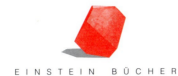

EINSTEIN BÜCHER

ZWISCHEN RAUSCHEN UND OFFENBARUNG

ZUR KULTUR- UND MEDIENGESCHICHTE DER STIMME

Herausgegeben von Friedrich Kittler,
Thomas Macho und Sigrid Weigel

Akademie Verlag

Die Deutsche Bibliothek – CIP-Einheitsaufnahme

Ein Titeldatensatz für diese Publikation ist bei
Der Deutschen Bibliothek erhältlich

ISBN 3-05-0035671-4

Redaktion:
Daniela Peter, Ulrike Vedder, Sabine Zimmermann

Das eingesetzte Papier ist alterungsbeständig nach DIN/ ISO 9706.

Umschlaggestaltung: Carolyn Steinbeck
Satz: WERKSATZ Schmidt & Schulz GmbH, Gräfenhainichen
Druck und Bindung: Druckhaus »Thomas Müntzer«, Bad Langensalza

Printed in the Federal Republic of Germany

Inhaltsverzeichnis

Inhaltsverzeichnis

Inhaltsverzeichnis

Vorbemerkung

In der modernen Öffentlichkeit repräsentiert die Stimme – anders als Bilder und Texte – die soziale Synthesis schlechthin. Sie wirkt als Medium demokratischer, transnationaler Ordnung, worauf auch ein reichhaltiges Wortfeld hinweist: Stimmrecht, Stimmzettel, Abstimmung, Übereinstimmung, Einstimmigkeit. Nicht erst in den spätindustriellen Gesellschaften *handelt*, wer seine Stimme – und sei es im übertragenen Sinne – erhebt; so ist der Bedarf an Übersetzern und Dolmetschern in der Europäischen Union ebenso groß wie der Bedarf an Synchronstimmen in der internationalen Filmindustrie. Fraglich bleibt allerdings, ob und in welchem Maße die politische Metaphorisierung der Stimme Verweise auf die konkrete Stimme, auf ihre materielle Artikulation und Hörbarkeit, impliziert, kurzum, wie sich die Stimme als Symbol oder Zeichen eines intelligiblen, abstrakten Begriffs zur realen, sprech- und hörbaren Stimme verhält, auf welche Weise die Stimme der Politik sich mit einer Politik der Stimme verbindet (Hans Georg Nicklaus).

Die Stimme vermittelt zwischen Abstraktion und Intimität; darin ist sie der Schrift oder dem Bild überlegen. Sie tendiert von vornherein zur Synästhesie: Texte generieren die ›innere Stimme‹ des Lesers, während die Bilder eines Films oder einer TV-Nachrichtensendung die Stimmen der Schauspieler und Moderatoren ›begleiten‹ (und nicht umgekehrt). In mediengeschichtlicher Hinsicht ist das Telefonnetz – die Verschaltung der Stimmen – der eigentliche Vorläufer des Internet; und die Erfolgsgeschichte der Television wurde erst durch das Radio ermöglicht. Nicht zuletzt erscheint die Stimme immer häufiger als Element ästhetisch-medialer Inszenierungen, beispielsweise in der Gegenwartskunst.

Die Geschichte der Stimme impliziert eine Vielzahl möglicher Motivdimensionen und Anschlüsse. Das Spektrum reicht von der mythischen Stimme Gottes – etwa in der Stiftung des Bundes mit dem Volk Israel –, den verführerischen Stimmen der Sirenen in der homerischen *Odyssee*, der Stimme der delphischen Pythia oder der Stimme der Toten (Sigrid Weigel) bis zu den Traumstimmen, den Stimmen der Engel, der ›himmlischen Kastraten‹ und Primadonnen. In der ›göttlichen Stimme‹ der Diva überlebt noch der Gründungsmythos der Oper, die Erzählung vom leidenschaftlichen Gesang des Orpheus, seiner Beschwörung von Liebe und Tod. Der Oper oder der Kathedrale läßt sich die politische Arena gegenüberstellen, das Forum der Rhetorik oder der Katheder des Lehrers (Bettine Menke). Die

Stimme ist das ›Objekt‹, das – etwa als die Stimme der Mutter, wie die Psychoanalyse im Anschluß an Melanie Klein, René Spitz, Donald Winnicott oder Wilfried Bion demonstrierte – der Konstitutionsgeschichte von Objektivität vorausgeht; sie ist das ›transitional object‹, das in der Stimme des Hypnotiseurs, des Therapeuten oder des Künstlers gleichsam wiederbelebt wird (Mladen Dolar). Stimmen sind medial auch in dem Sinn, daß sie ›Hörräume‹ stiften: ›Stimmungen‹, die sich gegen ihre rasche Übersetzung und Bedeutungsgebung sträuben (Anthony Moore).

Die Frage nach der Stimme verschränkt vielfältige wissenschaftliche Perspektiven. Nachdem die Kulturwissenschaften lange Zeit mit der Geschichte und Theorie des Bildes befaßt waren, sind in den letzten Jahren vermehrt Studien zur Stimme erschienen: Sie umfassen das weite Feld zwischen Technologie und Theologie, zwischen Rhetorik und Politik, zwischen Materialität und Metaphorik. Dabei scheint die Stimme aus ihrem ›grammatologischen‹ Schatten herausgetreten zu sein, so daß sich das Verhältnis von Repräsentation, Abwesenheit und Materialität – und zwar differenziert für unterschiedliche mediale und kulturelle Phänomene – neu und verändert stellt. Im Anschluß an Jacques Derridas Analyse des Logophonozentrismus der westlichen, durch die antike Philosophie geprägten Episteme, seiner Kritik an der Stimme als Repräsentanz eines selbstgewissen Subjekts und der Entwicklung der *différance* als zentraler grammatologischer Kategorie einer dekonstruktiven Theorie, war in den Kulturwissenschaften eine Phase mit deutlicher Dominanz der Schrift gegenüber der Stimme zu beobachten. Die Etablierung einer Opposition von Schrift und Stimme wurde dabei auch durch die Forschungen zur Oralität und Literalität – etwa von Eric A. Havelock oder Jack Goody – gestützt. Gleichzeitig konnte eine Konjunktur der Stimme in literaturtheoretischen, philosophischen und historischen Untersuchungen beobachtet werden, in denen die Kategorie der Stimme überwiegend als Zeichen eines abwesenden Subjekts oder einer nicht-repräsentierten Instanz in Einsatz kommt: etwa die Stimme der Toten in den Erinnerungen der Überlebenden bei den Videoaufzeichnungen von Holocaust-Überlebenden, die ›weibliche Stimme im männlichen Text‹ in der feministischen Literaturtheorie, die Stimme der ›anderen Kultur‹ in Titeln der *Cultural Studies* wie »The Other speaks back« oder das allgemeine Postulat eines »Privilegs der Stimme in der Literatur«, von dem Maurice Blanchot spricht, das in der – der Autortheorie Foucaults entlehnten – Formel »Wer spricht?« bis in Proseminare und Schulunterricht Eingang gefunden hat.

Im Kontext einer theoretischen Dominanz der Schrift und der gleichzeitigen Favorisierung der Stimme als »Pathosformel« nach Aby Warburg sind zuletzt einige exemplarische und auch enzyklopädische Studien zur Phänomenologie der Stimme in der Kulturgeschichte unternommen worden, in denen nun gerade die Schwelle zwischen philosophischen, rhetorischen oder kulturellen Konzepten in den Blick genommen wurde (Karl-Heinz Göttert, Thomas Macho). Wesentliche Anregungen und Interventionen, die eine Neubetrachtung des Verhältnisses von Schrift und Stimme notwendig machten, leiteten sich aus der Perspektive anderer Religionen und Kulturen ab, in denen der Stimme eine andere Bedeutung zukommt: etwa aus der jüdischen Tradition, in der die Stimme Gottes oder »the voiced text of the Torah« (Moshe Idel) einen grundsätzlich differenten Sinn der Stimme etabliert, oder auch aus der Einbeziehung von Phänomenen aus der Antike selbst, die – wie die Stimme des Orakels oder die antike Traumdeutung – intern konkurrierende Modelle des griechischen Denkens ins Spiel bringen. Auch im Bereich der Forschungen zur antiken Schriftphilosophie, vor allem im Kontext einer ›historischen Anthropologie der Antike‹, wurde die Opposition Stimme-Schrift in Frage gestellt, insbesondere durch philosophiegeschichtliche Studien zur inneren Stimme (Jesper Svenbro). Zugleich hat durch die Entwicklung und Etablierung kulturwissenschaftlicher Forschung überhaupt und der europäischen Ethnologie speziell die Erforschung nicht-schriftlicher kultureller Phänomene jenseits des literarischen Kanons ersichtlich an Relevanz gewonnen.

Eine weitere notwendige Intervention ergab sich aus den Anregungen und Ergebnissen der Medientheorie, die in der Rekonstruktion der Technik- und Wissenschaftsgeschichte akustischer und visueller Phänomene zu einer Reformulierung kulturgeschichtlicher und philologischer Fragestellungen beitrug, in der die Materialität der verschiedenen Kunst- und Ausdrucksformen erstmals zu ihrem Recht kommen konnte. In einer Situation, in der die akustischen Aufzeichnungs- und Übertragungssysteme – wie Telefon, Schallplatte, Tonband, Radio –, welche die Moderne ehemals dominierten, durch visuelle und elektronische Medien verdrängt werden, wird eine Archäologie der Wissenschafts- und Technikgeschichte der Phonographie und anderer akustischer Medien geradezu erzwungen (Brigitte Felderer). Nicht nur für die Musikgeschichte hat sich durch die neuere Mediengeschichte und die Untersuchung von Aufzeichnungssystemen (John Durham Peters, Tom Levin) ein neuer Blick auf die mediale Verfaßtheit scheinbar natürlicher Ausdrucksformen eröffnet. So stellt beispielsweise der Übergang vom Stummfilm zum Tonfilm (Friedrich Kittler) ein überaus ergiebiges Paradigma für die Untersuchung der Stimme im Verhältnis zu anderen Artikulations- und Darstellungsweisen dar, in denen sich Technik- und Kunstgeschichte in einer für die Moderne exemplarischen Weise überkreuzen.

Die Untersuchung kulturell und medial geprägter Formen von Stimmbildungen und Stimmtechniken sowie der Notationssysteme von Gesang und Musik haben schließlich in den letzten Jahren zu einer erstaunlichen Belebung der Opernforschung geführt und zu einer intensivierten Analyse des Verhältnisses von Musik/Stimme und Text in einem weiter gefaßten Forschungsparadigma unter dem

Titel »Verhältnis der Künste« (Wolfgang Scherer, Michel Poizat). Dabei hat – insbesondere in der anglo-amerikanischen und französischen Theorie – der Fokus der Geschlechterdifferenz in der Musik- und Operngeschichte eine Reihe von Studien zum Phänomen der Kastraten und der Diven hervorgebracht (Susan McClary), deren Wirkungen bis in die Popularkultur hineinreichen (vgl. den Erfolg des Films *Farinelli*).

Die Anregungen der Medientheorie haben aber nicht nur in der Literatur-, Musik- und Philosophiegeschichte zu veränderten Untersuchungsperspektiven geführt, sondern auch Phänomene aus der Politik und Justiz in ein neues Licht gerückt. Das betrifft beispielsweise die Bedeutung der Stimme vor Gericht, sowohl im Hinblick auf die ›Stimme des Gesetzes‹ als auch hinsichtlich der juridischen Prozeduren von Protokollierung und Archivierung (Cornelia Vismann). Darüber hinaus hat die Möglichkeit der akustischen Aufzeichnung von Stimmen in diesem Jahrhundert der historischen Forschung ganz neue Quellen und Zeugnisse zugänglich gemacht, so z. B. die Stimme des ›Führers‹, deren Bedeutung für das Phänomen einer ›Faszination des Faschismus‹ erst in Ansätzen untersucht wurde (Claudia Schmölders).

Die Beiträge dieses Bandes sind aus einer Tagung hervorgegangen, die im Februar 1999 im Einstein Forum (Potsdam) stattgefunden hat. Die Herausgeber danken den Mitarbeitern des Einstein Forums für ihre organisatorische Unterstützung. Die finanzielle Unterstützung durch die Fritz Thyssen Stiftung, die Thyrsen Stiftung und das Ministerium für Wissenschaft, Forschung und Kultur des Landes Brandenburg haben die Durchführung der Tagung möglich gemacht.

Friedrich Kittler, Thomas Macho, Sigrid Weigel

Teil I:
Übergänge zwischen Laut und Bedeutung –
Kulturgeschichtliche Konstellationen

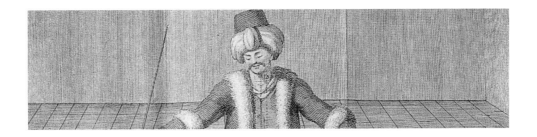

Glossolalie
in der Theologie

Thomas Macho

> Eine Stimme gehört zu einem Körper und dann zu einer
> Sprache. Die Sprache mag wechseln, doch die Stimme bleibt
> dieselbe. Ich erkenne deine Stimme, noch ehe ich weiß, in
> welcher Sprache du sprichst.
>
> John Berger[1]

Der Titel meiner Abhandlung klingt zweideutig. Doch will ich weder eine Einführung in ekstatisches Sprechen verfassen, noch die Theologie pauschal der *Glossolalie*, nämlich der inspirierten Unverständlichkeit ihrer Diskurse, verdächtigen. Weder will ich zu einer metaphysisch legitimierten »Urschreitherapie« einladen, noch zu einem Rundgang durch die Kuriositätenkabinette moderner Esoterik. Was mich beschäftigen wird, ist nicht die mutmaßliche Irrationalität spezifischer Gebetstechniken und Kultpraktiken, sondern vielmehr die *Rationalität* eines seit dem 18. Jahrhundert bezeugten analytischen Interesses an eben diesen Praktiken. Meine Leitfrage lautet daher schlicht: Was macht die Glossolalie interessant für die neuzeitliche Theologie und in deren Nachfolge: für Religionswissenschaft, Psychologie oder Kulturanthropologie? Dieser Frage will ich

---

[1] Berger, John (1986): *Und unsere Gesichter, mein Herz, vergänglich wie Fotos*, übers. von Karin Kersten, München, Wien, S. 61.

in insgesamt fünf Kapiteln nachgehen, die sich verschiedenen Epochen und Argumentationssträngen widmen: von Paulus bis zur Lautpoesie des 20. Jahrhunderts.

1. Vorspann mit Paulus

Wer sich über Theorie und Praxis des Zungenredens informieren will, stößt nur gelegentlich auf Hinweise zur jüdischen Prophetie oder zum Orakel der delphischen Pythia und der Sybille von Cumae (wie sie Vergil in seiner Aenëis beschrieben hat[2]); gewöhnlich findet er jedoch zahlreiche Kommentare zu einigen wenigen Belegstellen des Neuen Testaments: insbesondere zur paulinischen Lehre von den *Charismen* im ersten Brief an die Korinther (die das wohlbekannte *Hohelied der Liebe* einrahmen), und zur Erzählung vom pfingstlichen Sprachenwunder in der Apostelgeschichte.[3] Just diese häufigen Zitate derselben Belegstellen dokumentieren indes eine gewisse Ambivalenz der Theologie gegenüber dem Auftreten der Glossolalie: Sie thematisieren die Zungenrede als ein Phänomen, das zu vorsichtiger Beurteilung einlädt.

Im ersten Korintherbrief wird die Glossolalie – das *glóssais lalein* – als eine verbreitete Kultpraxis vorausgesetzt, von der Paulus zwar sagt, er sei stolz, daß er selbst »mehr als ihr alle in Zungen rede« (1. Kor 14,18), – allerdings bloß um hinzuzufügen: »Doch vor der Gemeinde will ich lieber fünf Worte mit Verstand reden, um auch andere zu unterweisen, als zehntausend Worte in Zungen stammeln« (1. Kor 14,19). Die Zungenrede ist offenkundig unverständlich; darum bedarf sie der Auslegung und Interpretation (wie übrigens auch das pythische oder sybillinische Orakel); der Apostel betont, wer »in Zungen redet«, solle »darum beten, daß er es auch auslegen kann. Denn wenn ich nur in Zungen bete, betet zwar mein Geist [*pneuma*], aber mein Verstand bleibt unfruchtbar« (1. Kor 14,13–14). Wer Zungenreden hört, könnte sie leicht mit einer Fremdsprache verwechseln: »Wenn ich nun den Sinn der Laute nicht kenne, bin ich für den Sprecher ein Fremder, wie der Fremde für mich« (1. Kor 14,11); und Außenstehende oder Gäste könnten allzuleicht verwirrt werden: »Wenn also die ganze Gemeinde sich versammelt und alle in Zungen reden, und es kommen Unkundige oder Ungläubige hinzu, werden sie dann nicht sagen: Ihr seid verrückt«? (1. Kor 14,23) Die Zungenrede steht im Verdacht des regressiven, des infantilen Gestammels: »Seid doch nicht Kinder an Einsicht, Brüder! Seid Unmündige an Bosheit, an Einsicht aber seid reife Menschen!«

---

[2] Vgl. Publius Vergilius Maro (1982): *Aeneis*, in Prosa übertr. von Volker Ebersbach, Leipzig, S. 125 f.

[3] Die Bibel wird in den folgenden Passagen zitiert nach: *Neue Jerusalemer Bibel* (1985), hg. von Alfons Deissler und Anton Vögtle, Freiburg/Brsg.

(1. Kor 14,20) Es kommt darauf an, das kindliche Reden zu überwinden. Nicht umsonst versichert Paulus: »Als ich ein Kind war, redete ich wie ein Kind, dachte wie ein Kind und urteilte wie ein Kind. Als ich ein Mann wurde, legte ich ab, was Kind an mir war« (1. Kor 13,11). Kindlich, ja kindisch, erscheint die Zungenrede; und die paulinische Haltung zur Glossolalie bleibt, vorsichtig gesagt, von tiefer Skepsis geprägt. (Gewiß würde es einen längeren Kommentar benötigen und verdienen, den Zusammenhang zwischen der Polemik gegen die Zungenrede und dem *Hohelied der Liebe* darzustellen; auch das vielzitierte Verbot der weiblichen Rede in der Gemeinde – 1. Kor 14,34 – gewinnt im engen Kontext der Argumentation gegen die Glossolalie eine veränderte Bedeutung.)

Während Paulus die Zungenrede in seiner Epistel an die Korinther ablehnt (oder zumindest eindringlich relativiert), scheint sie – nach ubiquitärer Lesart – im Bericht vom Pfingstwunder geradezu affirmiert zu werden. War es nicht der heilige Geist, der die Jünger (in Gestalt von Feuerzungen) so erfüllte, daß sie mit »fremden Zungen« zu predigen begannen? Und hörte nicht jeder Mensch in der versammelten Menge »sie in seiner Sprache reden« (Apg 2,6)? Und kam es da nicht zu Entsetzen und Verwunderung und zur verblüfften Frage: »Sind das nicht alles Galiläer, die hier reden? Wieso kann sie jeder von uns in seiner Muttersprache hören: Parther, Meder und Elamiter, Bewohner von Mesopotamien, Judäa und Kappadozien, von Pontus und der Provinz Asien, von Phrygien und Pamphylien, von Ägypten und dem Gebiet Libyens nach Zyrene hin, auch die Römer, die sich hier aufhalten, Juden und Proselyten, Kreter und Araber, wir hören sie in unseren Sprachen Gottes große Taten verkünden« (Apg 2,7–11). Das Pfingstwunder wird als die grandiose Zurücknahme der babylonischen Sprachenverwirrung inszeniert; dieser Eindruck wird lediglich durch einen kleinen Zusatz getrübt, der die eben zitierte Passage von der Simultan-Dolmetsch-Anlage des heiligen Geistes in einem anderen Licht erscheinen läßt. »Andere aber spotteten«, so heißt es: »Sie sind vom süßen Wein betrunken« (Apg 2,13). Offenbar war es keine Minderheit, die von den Reden in fremden Zungen nicht erreicht werden konnte, denn sogleich trat Petrus auf, gemeinsam mit den elf Aposteln, »und begann zu reden: Ihr Juden und alle Bewohner von Jerusalem! Dies sollt ihr wissen, achtet auf meine Worte! Diese Männer sind nicht betrunken, wie ihr meint; es ist ja erst die dritte Stunde am Morgen« (Apg 2,14–15). – Das Argument ist verräterisch; es besagt nämlich, daß es zu *späterer* Stunde durchaus verständlich gewesen wäre, das Reden in »fremden Zungen« mit dem Gestammel berauschter Menschen zu verwechseln.

2. Sprechen wie im Paradies

Exakt mit diesem Einwand gegen die Wahrnehmung des Pfingstwunders als Übersetzungsmirakel operierte bereits Johann Gottfried Herder, als er sich 1794 um eine Interpretation der Zungenrede – und zwar sowohl der zitierten Passagen aus der Apostelgeschichte als auch der Abschnitte aus dem ersten Korintherbrief – bemühte. »Wenns also später am Tage wäre, wie? So könnte man voll süßen Weins ungelernte Sprachen reden? Das kann Petrus so wenig als Lucas sagen wollen: denn auch zu den Spottenden spricht jener offenbar als zu vernünftigen, einer Überzeugung fähigen Menschen.« (Herder 1794, S. 6) Zusätzlich argumentiert Herder, die Verwunderung und das Entsetzen der versammelten Menschenmenge zu Pfingsten sei kaum erklärbar, wenn jeder bloß in seiner Muttersprache angesprochen worden wäre; obendrein würden in den Versen 9–11 gar keine Sprachen aufgezählt, sondern lediglich Provinzen – eine Landkarte der Orte und Gebiete, in denen Juden wohnten (die sich im übrigen, sei es auf Griechisch, Chaldäisch oder Hebräisch, durchaus zu verständigen gewußt hätten). Herder resümiert, das Pfingstwunder berichte von derselben Praxis wie der Korintherbrief; diese Praxis habe jedoch mit der Beherrschung von Fremdsprachen nichts zu tun. »Die Menge kommt zusammen und wird verwirrt; sie entsetzen sich, werden irre, Einer spricht zum andern: Was will das werden? Nur da Petrus in der gewöhnlichen, ihnen allen verständlichen Sprache spricht und ihnen die Begebenheit erkläret, nur da geht's ihnen ans Herz.« (Herder 1794, S. 9)

Herders Abhandlung reagierte auf eine Reihe anderer Autoren; sie wurde – nach Auskunft des Verfassers – aus »keiner andern Ursache« publiziert, »als weil neuerlichst diese Materie von Mehreren durchdacht und bearbeitet worden« (Herder 1794, S. 3). Tatsächlich wurde 1786 Christoph Gottfried Bardilis Interpretation von 1. Kor XIV in Göttingen gedruckt; zwischen 1777 und 1786 erschien das achtzehnbändige, von Johann Gottfried Eichhorn herausgegebene *Repertorium der biblischen und morgenländischen Literatur*, während zwischen 1756 und 1789 die *Aufrichtige und wahrhaftige Extracta aus dem allgemeinen Diario der wahren Inspirationsgemeinden* (von denen noch die Rede sein wird) in 22 Bänden veröffentlicht wurden. Im Vorwort zu seiner Pfingstschrift behauptet Herder, er habe den Text bereits vor zwanzig Jahren einer anderen Arbeit einverleiben wollen; der Leser darf annehmen, daß die *Abhandlung vom Ursprung der Sprache* (aus dem Jahre 1772) gemeint ist, auf deren Thesen sich der Autor auch im Verlauf seiner Überlegungen zur Zungenrede mehrfach bezieht. Indem er nämlich die Rede von der Zunge (*glóssa*) engführt mit der Rede vom Geist als Atem und Hauch (*pneuma*), kann er das Ideal der hebräischen Ursprache auch auf die Glossolalie ausdehnen: Sie wird als das begeisterte Gebet legitimiert, als der gleichsam ursprachliche Affekt: »Mit der Zunge sprechen heißt also nach dem Ebräischen Styl nichts anders als im Affect, begeistert, kräftig und herzlich reden.« (Herder 1794, S. 26) Naturgemäß gerät Herder bei seinem Versuch, Ursprache und Glossolalie enger zu verknüpfen, in Widerspruch zu Paulus. Der Widerspruch kann lediglich ermäßigt werden, indem (erstens) der Vers unterstrichen wird, in dem Paulus sich selbst der Zungenrede rühmt: »Mithin muß die Gabe an sich nicht verwerflich gewesen seyn, da Paullus für sie Gott danket« (Herder 1794, S. 38), sowie (zweitens) den Korinthern angekreidet wird, daß sie in heidnisch abgeschwächter Form wiederholen, was eigentlich nach Jerusalem (nämlich zum Pfingstfest) gehörte.

Was aber vielleicht die wichtigste Pointe der Parteinahme Herders für die Glossolalie (wie auch für seine jahrzehntelangen Forschungen zur Ursprache) bildet, kommt erst im letzten Abschnitt der zitierten Schrift zum Ausdruck. Herder formuliert hier einerseits das Lob des Protestantismus, indem er die rhetorische Figur des Übergangs vom toten Buchstaben zum Geist auf das Verhältnis zwischen römischem und reformiertem Christentum projiziert; andererseits jedoch läßt er die neue (pietistische) Glossolalie (etwa der Inspirationsgemeinden um Johann Friedrich Rock) aus Philologie und Buchdruck hervorgehen. Denn wodurch wurden wir, so Herder, von »roher Gewalt, Finsternis und Barbarei« des Katholizismus befreit? »Abermals durch den Geist, und zwar zuerst durch den Geist der Sprachen. Nicht in Begeisterung, nicht in mystischen Zungen kam er hernieder; mehrere Schriften, Schriften des Alterthums wurden entdeckt; mehrere Völker, Parther und Elamiter, Creter und Araber lernte man kennen; man verglich ihren Genius, den Geist verschiedener Zeiten und Himmelsstriche; man lernte und übte Sprachen. Dadurch kehrte man nun allmählich zum reinen, ursprünglichen Sinne auch der heiligen Schriften zurück; man hörte in allen Zungen die großen Thaten Gottes preisen. Die Buchdruckerei wurde erfunden, und wie Boten des Geistes flogen jetzt Schriften, Zurechtweisungen, Belehrungen, Erweckungen unter die Völker. Es wäre undankbar, die Wohlthat Gottes nicht zu erkennen, die uns zur geraden, klaren Ansicht der Dinge mehrere Hülfsmittel verschafft hat« (Herder 1794, S. 51f.).

Die These lautet also: Erst die »Befreiung des Geistes« durch Sprachgeschichte und gedruckte Bücher ermöglicht den modernen (protestantisch-pietistischen) Typus der Inspiration; erst eine neue Qualität der Schrift – nämlich durch wissenschaftliche Historisierung wie durch den Buchdruck – gestatte es, die Ursprünglichkeit der Stimme (von der Herder sich so fasziniert zeigt) poetologisch neu zu konzipieren. In der Abhandlung vom *Geist der ebräischen Poesie* wird nicht nur die Verwandtschaft zwischen Propheten und Dichtern behauptet, sondern eben auch ein Verhältnis zwischen der Schrift und dem »Athem der Seele«, das bereits die hebräische Ursprache ausgezeichnet habe; darin folgt Herder (wie Maurice Olender gezeigt hat) den Einsichten Spinozas und des Oratorianerpaters Richard Simon über den Sinn der Vokalisierung der hebräischen Texte, die in der Rezitation stets erneut vitalisiert (nämlich mit *pneuma* erfüllt) werden müssen. »Stumm wie es ist, präsentiert sich das hebräische Wort als undurchsichtiger Körper mit verborgener Bedeutung. Diese kann nur im Schall der Stimme zutage kommen. Um den Text zu lesen, muß man ihn singen, ihm jenen Hauch leihen, der ihn belebt und den Jahrhunderte des Vokalisierens beglaubigt haben.« (Olender 1995, S. 34) Die Stimme gibt gleichsam dem Text seine ursprachlichen Qualitäten zurück: Sie macht ihn – überspitzt gesagt – zur Zungenrede (wie in den Inspirationsgemeinden); nicht umsonst wird darum die Glossolalie genauso mit der Sprache der Kinder verglichen wie die hebräische Ursprache, die Herder mehrfach mit einem menschheitsgeschichtlichen Kindheitsstadium assoziiert.

3. Simultan-Übersetzungen aus Jerusalem

Während Herder den Sinn der Zungenrede sowohl hinsichtlich ihrer Gestalt als »kräftiges und herzliches Gebet«, als auch hinsichtlich ihrer sprach- und mediengeschichtlichen Implikationen zu denken und legitimieren trachtete (teilweise im Widerspruch zu Paulus, den er als »gütig«, aber auch »naiv« charakterisiert), betonten Johann Gottfried Eichhorn – und nach ihm Friedrich Bleek, Ferdinand Christian Baur, Johann Wilhelm August Neander und David Schulz – den ekstatischen Charakter der Glossolalie und kritisierten folgerichtig alle Versuche, das Pfingstereignis mit spezifischen Übersetzungsleistungen in Zusammenhang zu bringen. Dagegen setzten wiederum Hermann Olshausen (gegen Bleek) und Wilhelm Bäumlein (gegen Baur und Neander) auf eine apologetische Interpretation des zweiten Kapitels der Apostelgeschichte: Das Reden in fremden Sprachen und alten Dialekten sollte mit poetologischen Analogien plausibel gemacht werden. Denn, ich zitiere aus Adolf Hilgenfelds Studie über *Die Glossolalie in der alten Kirche* von 1850, »die religiöse Begeisterung, welche sich hier noch im Gefühl concentrire, suche sich eine neue Sprache zu erschaffen; als Ausdruck für die neuen, mächtigen Empfindungen, welche die Seele bewegen und erheben, biete sich mehr eine fremde, nicht gemein gebräuchliche Sprache dar, in ähnlicher Weise, nur in höherem Grade, wie der Dichter die gewöhnliche Sprache verschmäht.« (Hilgenfeld 1850, S. 9) Gegen diese Konstruktion wurde von Baur (in einer zweiten Abhandlung) eingewendet, sie überschätze die Möglichkeiten der *glóssa* – sei es der physischen oder der geistigen *Zunge* –, sich in neuen oder fremden Sprachen zu artikulieren. Baur hielt fest: »Für das Neue und Außerordentliche, welches das Gemüth erfüllte und bewegte, sollte, da das gewöhnliche Mittel der Mitteilung zu mangelhaft und unzureichend erschien, ein neues Organ, eine neue Sprache geschaffen werden; der Versuch hierzu waren alle jene eigenthümlichen und auffallenden Aeußerungen, in welchen die *glóssais lalounies* sich vernehmen ließen; aber dieser Versuch mußte der Natur der Sache nach ein sehr unvollkommenes Stückwerk sein, und konnte daher im besten Falle in nichts Anderem bestehen, als in einzelnen abgerissenen Wörtern und Redensarten, die entweder aus einem antiquirten Sprachgebrauch oder aus anderen Sprachen genommen waren.«[4]

Freilich verdankte sich die theologisch differenzierte Auseinandersetzung um die richtige Auslegung der Pfingsterzählung nicht allein dem Bemühen um wissenschaftlich haltbare Exegese, als vielmehr einer – noch in der ersten Hälfte des 19. Jahrhunderts unvermindert aktuellen – Wahrnehmungslage. Ich habe ja bereits darauf hingewiesen, daß das Interesse an der Glossolalie genährt wurde einerseits von der Diskussion um die Ursprache, die wahlweise mit dem Hebräischen (als der Sprache Gottes) oder mit dem Sanskrit identifiziert wurde; aber diese Ursprache, Kindheitsdialekt der Menschheit, konnte andererseits auch aktuell perzipiert werden. Denn gegen Ende des 17. Jahrhunderts entstand unter den *Camisards* in Südfrankreich, die nach dem Widerruf des Edikts von Nantes (1685) mit großer Härte verfolgt wurden, eine pneumatische Erweckungsbewegung, die rasch geradezu epidemische Ausmaße erreichte. Die Bewegung verlagerte sich auch nach Deutschland, wo sie von den Inspirationsgemeinden um den gelernten Sattler (und Pfarrerssohn) Johann Friedrich Rock in der Wetterau bis zur Mitte des 18. Jahrhunderts (und danach bis um 1850) fortgeführt wurde. Die Glossolalie wurde übrigens – wenngleich in geringerem Umfang – auch unter den Jansenisten praktiziert, unter Quäkern und Mormonen; in der ersten Hälfte des 19. Jahrhunderts wurde sie von den Anhängern des Pastors Edward Irving in Großbritannien verbreitet. Irving (der den heute vergessenen *Irvingismus* begründete) war davon überzeugt, daß die Endzeit angebrochen sei, was sich insbesondere in der neuerlichen Erscheinung der *Charismata* des Urchristentums manifestiere. In seiner geschichtlichen Untersuchung des Zungenredens bemerkt Eddison Mosiman: »Die ekstatischen Äußerungen kamen hier zum erstenmal vor im Oktober 1831. Zuerst waren sie nur nach der Predigt erlaubt, aber es währte nicht lang, bis sie den ganzen Gottesdienst beherrschten, und es ging oft sehr tumultuarisch her.« (Mosiman 1911, S. 55)

Den Mitgliedern dieser ekstatischen Bewegungen wurde nun häufig nachgesagt, daß sie nicht einfach nur »unartikulierte Laute« ausgestoßen, sondern in fremden Sprachen geredet hätten. Von den *Camisards* hieß es, sie hätten während ihrer

4 Baur, Ferdinand Christian (1838): »Kritische Übersicht über die neuesten, das *glóssais lalein* in der ersten christlichen Kirche betreffenden Untersuchungen, mit besonderer Rücksicht auf die Schrift von Schulz«. In: *Theologische Studien und Kritiken. Beiträge zur Theologie und Religionswissenschaft*, Jg. 1838, H. 3, Leipzig, S. 632 f.

glossolalischen Begeisterung in korrektem Französisch gesprochen. »Im gewöhnlichen Zustande konnten sie nicht in reinem Französisch reden; es wäre ihnen eben so schwer gewesen, wie es für einen ungebildeten Plattdeutschen schwer ist, Hochdeutsch zu sprechen.« (Mosiman 1911, S. 53) Von einer Kinderprophetin der *Camisards* hieß es: »Après celà elle *chanta* elle *parla* un *langage qu'on n'entendait pas*.«[5] Und in den Cevennenkriegen, die Ludwig XIV. gegen die *Camisards* führte, seien die Begeisterten den Truppen mit dem (möglicherweise funktionalen) Ruf vorangeschritten: *Tartara, tartara*.[6] Sir Buckley, einer der englischen Anhänger der Bewegung, behauptete, er hätte einige Zungenredner Lateinisch und Hebräisch sprechen hören, was ihnen nur in der Ekstase möglich gewesen sei (vgl. Mosiman 1911, S. 54). Von den Wetterauer Inspirationsgemeinden vermerkte dagegen ihr kritischer Historiker Max Goebel: »Fremde Sprachen kamen nur im Anfange und nur sehr vereinzelt vor: so hatte Pott noch in Halle eine mit Hebräischem vermischte Aussprache; Gleim [Johann Karl Gleim: *Das Geschrey zur Mitternacht, durch den Geist der Weissagung gewürcket und verkuendiget und jetzo als ein Zeugnuss der wahren Inspiration dargelegt*, 1715] begann seine Aussprachen, nach vierzehnwöchentlicher stummer Zubereitung, mit etwa fünfzig für jedermann völlig unverständlichen ungeheuer langen Wörtern: Schetakoro olahamanu, olaschemenete-hora, tischama … olische bonoto alla Jesus alla!«[7]

Einen hebräischen Tonfall schienen auch die Zungenredner des Pastors Irving zu imitieren: Nach dem Bericht eines Augen- und Ohrenzeugen wurde Irving bei seiner Predigt plötzlich unterbrochen »durch einige ganz fremdartige und an sich unverständliche Laute, die aber mit einer Gewalt der Stimme und einer Schärfe der Betonung ausgestoßen wurden, daß mir alle Haare dabei zu Berge standen und Schauder und Entsetzen mich ergriffen. So hatte mein Leben lang noch nichts mein Nervensystem, das doch nicht schwach ist, erschüttert, und ich glaube auch nicht, daß es mir möglich wäre, trotz aller Anstrengungen einer von Natur durchaus gesunden Kehle so gellende und schneidende Töne hervorzubringen. […] Vor dem Ausbruch der Rede nahm man an der betreffenden Person ein in sich Gekehrt- und gänzliches Versunkensein wahr. […] Auf einmal dann, gleich als von elektrischem Schlage getroffen, verfiel dieselbe in eine krampfhafte Zuckung, wobei der ganze Körper erschüttert wurde; darauf strömte ein feuriger Erguß von fremden, in meinen Ohren am meisten der hebräischen Sprache ähnlichen, nachdrucksvollen

---

5   Weinel, Heinrich (1899): *Die Wirkungen des Geistes und der Geister im nachapostolischen Zeitalter bis auf Irenäus*, Freiburg im Brsg., Leipzig, Tübingen, S. 73.

6   Vgl. ebd., S. 75.

7   Goebel, Max (1854): »Geschichte der wahren Inspirations=Gemeinden, von 1688 bis 1850«. In: *Zeitschrift für historische Theologie*, Jg. 24, Gotha, S. 390.

Lauten aus dem zuckenden Munde, welche gewöhnlich dreimal wiederholt und
[...] mit unglaublicher Heftigkeit und Schärfe ausgestoßen wurden.« (Zitiert nach
Mosiman 1911, S. 55) Mary Campbell, eine besonders begabte Expertin der Glossolalie in der irvingistischen Bewegung, hielt ihre Zungenreden selbst wahlweise für
die Sprache der Pelew-Inseln, für Türkisch oder Chinesisch; aufmerksame Hörer
vermeinten, französische oder lateinische Wortbrocken wahrzunehmen (vgl. Mosiman 1911, S. 56). Ein anderer Beobachter notierte: »Meine Frau, die bei mir war,
behauptete, einige wären Italienisch und Spanisch gewesen: das erstere ist sie
imstande zu sprechen und zu übersetzen, das zweite kennt sie wenig. In diesem
Falle konnte sie die Worte nicht dolmetschen noch im Sinne behalten, als sie
gesprochen worden.« (Mosiman 1911, S. 57) Die Zeitungen von 1831 charakteri-
sierten freilich die »Zungen« Mary Campbells und der Irvingianer ungerührt als
»unverständliches Geschnatter« und als »die Schreie und Seufzer von Verrückten«
(Mosiman 1911, S. 57).

Was ich an diesen Berichten, die sich mühelos durch zahlreiche weitere Beispiele
(insbesondere aus der Pfingstbewegung, von der noch die Rede sein wird) ergänzen
ließen, demonstrieren will, ist eine simple – soweit ich sehen kann: unbemerkte und
nicht kommentierte – Verschiebung. Während es zu Pfingsten – im Falle der Interpretation der apostolischen Glossolalie als Fremdsprachenkompetenz – um ein
»Hörwunder« gegangen sein muß – jeder hörte die Apostel in seiner eigenen Muttersprache predigen – wird jetzt von polyglotten Ekstatikern erzählt, die ihrerseits
gedolmetscht werden müssen (und zwar sogar darum, weil sie plötzlich die Hoch-
sprache verwenden). Während die Pfingsterzählung gleichsam eine *passive* Fähigkeit als Resultat des Sprachenwunders postuliert, wird von den modernen Pneuma-
tikern eine *aktive* Mehrsprachigkeit erwartet: Sie rekapitulieren gleichsam den
Stammbaum der Sprachgeschichte, weshalb sie natürlich mit einem hebräisch-
ursprachlichen »Sound« in Trance fallen müssen. Aufschlußreich ist in dieser Hinsicht übrigens die Hochsprachenkompetenz der *Camisards*-Propheten: Schließlich
hat gerade in Frankreich die Zentralisierung und nationalsprachliche Diszipliner-
rung nicht erst mit der Revolution und den napoleonischen Reformen, sondern
bereits im *Ancien Régime* (wie Tocqueville überzeugend nachweisen konnte)
begonnen. Ich halte fest: Das Wunder von Jerusalem bestand darin, daß sich Juden
aus der ganzen Welt in *einer* Sprache verständigen konnten; die Sprachenwunder
der Neuzeit bestehen offenkundig darin, daß auch die Angehörigen der Provinz die
nationalen Hochsprachen zu erlernen vermögen – und die Angehörigen der Kolo-
nien die Sprachen ihrer Herren. Nicht umsonst führte die Ausbreitung der Pfingstbewegung nach Indien vor allem dazu, daß die Inder Englisch lernten. So wird von
einer getauften Inderin mitgeteilt: »Ihre Muttersprache ist Marathi und sie konnte
ein wenig Hindostanisch reden. Aber sie war völlig unfähig, solches Englisch, wie sie

es jetzt anwendete, zu sprechen oder zu verstehen. Und als ich sie hörte, idiomatisch, deutlich und fließend Englisch reden, war ich sehr ergriffen, wie ich gewesen wäre, hätte ich jemand, den ich kannte, vom Tode auferstanden gesehen.« (Mosiman 1911, S. 69 f.)

4. Zur Psychopathologie der Zwangsrede

Während Eichhorn, Herder, Baur, Neander, Olshausen, Bäumlein oder Schulz noch im Rahmen ihrer jeweiligen theologischen Ansichten für oder gegen die Glossolalie, für oder gegen deren Interpretation als Sprache respektive als ekstatisches Gestammel stritten, versuchte Adolf Hilgenfeld mit seiner schon zitierten Untersuchung über *Die Glossolalie in der alten Kirche* von 1850 neuen Boden zu gewinnen. Schon die ersten Sätze charakterisieren den veränderten Anspruch: »Die Glossolalie ist deshalb eine für den kritischen Geschichtsforscher so anziehende Erscheinung, weil in ihr jedenfalls das Außerordentliche und Eigenthümliche der urchristlichen Begeisterung besonders hervortritt.« (Hilgenfeld 1850, S. 1) Die historische Exegese ist *kritisch*; sie muß keinen Glaubenssinn mehr retten, und folglich vergleicht Hilgenfeld die Glossolalie mit der antiken Orakelpraxis, thematisiert gnostizistische und montanistische Einflüsse, entwirft eine Übersicht der bis dato vertretenen Standpunkte und Positionen, um zu guter Letzt zum Schluß zu gelangen, ein theologischer Prinzipienstreit sei nicht entscheidbar – und im übrigen auch insofern überflüssig, als Paulus den höheren Charismen des Glaubens, der Liebe und Hoffnung den Vorzug gegenüber der Zungenrede eingeräumt habe. Mit Hilgenfelds Untersuchung endet die theologische Konfrontation von Ursprachenargumenten und Übersetzungsmodellen: zugunsten der Historisierung – und zugunsten der Psychologie. Bereits zwei Jahre vor Hilgenfelds Text erschien der *Versuch einer Theorie des religiösen Wahnsinns* von Karl Wilhelm Ideler, der beispielsweise die Zungenreden der *Camisards* als »wahnwitzige Schwärmerei«[8] qualifizierte; und ein halbes Jahrhundert später wurde in einer, wohlgemerkt, *theologischen* Abhandlung über die Glossolalie nüchtern konstatiert: »Die Grösse dieses Affekts ist so bedeutend, dass die Sprachorgane ganz unabhängig von dem Willen des Subjekts in starke Bewegung versetzt werden. Dabei kommen unartikulierte Einzellaute, sinnlose Lautverbindungen, aber auch richtige Wörter und Wortverbindungen zustande. Diese Wörter oder Sätzchen sind aus dem Bewusstsein des menschlichen Subjekts entnommen. Manchmal stammen sie freilich aus dem unterdrückten

---

[8] Ideler, Karl Wilhelm (1848): *Versuch einer Theorie des religiösen Wahnsinns. Ein Beitrag zur Kritik der religiösen Wirren der Gegenwart. Erster Theil: Die Erscheinungen des religiösen Wahnsinns*, Halle, S. 327 ff.

Bewusstsein. Denn wenn in Korinth den Zungenrednern die Worte ›Ein Fluch (ist) Jesus!‹ (1. Kor 12,3) entfliegen, dann ist das auf *eine* Linie zu stellen mit dem plötzlichen Hervorbrechen geschlechtlich-sinnlicher Bilder in den Visionen solcher Personen, die sich bei wachem Bewusstsein durch eine gewaltsame Unterdrückung ihrer sinnlichen Triebe auszeichnen. In der Ekstase wie im Traume treibt bisweilen aus den dunklen Tiefen der Nachtseiten des Bewusstseins Geheimstes mit Gewalt zum Licht empor. Und nicht nur Mönche, sondern auch neuere Visionäre haben dann solche Erfahrungen mit Entsetzen dämonischen Mächten zugeschrieben, weil sie so Furchtbares als Bestandteile ihres eigenen Seelenlebens nicht anzuerkennen vermochten.«[9] Nach der Jahrhundertwende begann sich die Kategorie der »automatischen Zwangsrede« durchzusetzen; und Emile Lombards zusammenfassende Studie *De la Glossolalie* (Lombard 1910) kam ebenso wie Eddison Mosimans bereits zitierte Studie über *Das Zungenreden* zum Schluß, es handle sich bei diesen Phänomenen um Effekte der Suggestion, die in Verbindung mit motorischen Automatismen einer allzu lebhaften, womöglich pathologischen religiösen Phantasiewelt entspringen.

Erst dem psychoanalytisch gebildeten Pfarrer Oskar Pfister aus Zürich (der bekanntlich mit Freud über die »Zukunft einer Illusion« korrespondierte) eröffnete sich ein neuer Zugang zur Glossolalie, und zwar durch die Bekanntschaft mit einem Zungenredner namens Simon, den Pfister überredete, sich dem psychoanalytischen Verfahren der freien Assoziation zu unterwerfen. Ich zitiere aus Pfisters Schrift über *Die psychologische Enträtselung der religiösen Glossolalie und der automatischen Kryptographie*, die 1912 im *Jahrbuch für psychoanalytische und psychopathologische Forschungen* veröffentlicht wurde: »Meine Bekanntschaft mit Simon verdanke ich einem an paranoider Katatonie leidenden Ekstatiker, der mir von einem durch einen unsaubern Geist zur Zungenrede getriebenen Jüngling erzählte. Unverzüglich bat ich den signalisierten jungen Mann um Auskunft, ob er bereit sei, mir über seine außergewöhnlichen religiösen Erfahrungen Aufschluß zu erteilen. Die Antwort lautete entgegenkommend.« (Pfister 1912, S. 13) Es stellte sich bald heraus, daß der junge Mann seit dem 16. Lebensjahr eine enge Freundschaftsbeziehung mit einem pietistisch orientierten Gemeindepfarrer unterhielt und bald nach der Konfirmationsfeier von den ersten Automatismen heimgesucht wurde. »Am Pfingstfest desselben Jahres, acht Wochen nach der Konfirmation, als er eine Predigt besucht und die Pfingsterzählung der Apostelgeschichte gelesen hatte, betete er inbrünstig. Plötzlich merkte er, daß er nicht in verständlichen Worten, sondern unwillkürlich

---

9   Weinel, Heinrich: *Die Wirkungen des Geistes und der Geister*. A. a. O. S. 72. Vgl. auch Gunkel, Hermann (1888): *Wirkungen des heiligen Geistes, nach der populären Anschauung der apostolischen Zeit und nach der Lehre des Apostels Paulus*, Göttingen (Inauguraldissertation), S. 21f.

in einer ihm unbekannten Sprache redete, die er sogleich als die biblische Zungenrede betrachtete und in den nächsten Wochen fleißig übte. In jener Zeit, kurz vor der Pfingstfeier, hatte ihm ein Sektenprediger die bisher arglos geübte Masturbation schroff ausgetrieben und die üble Gewohnheit als Ursache der bereits geschädigten Nerven sowie als Gefahr für die Augen hingestellt.« (Pfister 1912, S. 13 f.) Pfister protokolliert schließlich eine Reihe von Zungenreden, die er beim Mitschreiben laut nachspricht, und läßt seinen Probanden zu jedem einzelnen Wort assoziieren. Ich gebe ein Beispiel: »Esin gut efflorien meinosgat schinohaz daheit wenesgut när wossalaitsch enogaz to lorden hat wuschenehat menofeite lor; si wophantes menelör gut menofeit hi so met dä lör.« (Pfister 1912, S. 20)

Pfister kommt nach langwierigen Analysen zum Schluß, daß die Glossolalie dem Traum, dem Witz oder der *Dementia praecox* ähnlich sei; sie müsse als neurotische Wunscherfüllung im Sinne Freuds begriffen werden. Das sprachliche Material stamme vorwiegend aus der Kindheit; die epidemische Leidenschaft für die Zungenrede lasse sich hingegen auf suggestive Effekte zurückführen. Er schließt mit einer Kurzanalyse des Apostels Paulus: »Hauptsache aber ist, daß die Glossolalie seinem bedrückten Herzen durch ihren neurotischen Funktionswert Luft zu schaffen wußte. Unter den anderen ›Geistesgaben‹, die 1. Kor 12,8–10 aufgezählt werden, ist die Glossolalie diejenige, welche wegen ihrer Unverständlichkeit die geringste Gelegenheit zur Übertragung einschließt und somit nur autoerotische Befriedigung gewährt. Daß Paulus diesen Mangel erkannte, ist als ein wahres Glück für die christliche Religionsentwicklung zu bezeichnen.« (Pfister 1912, S. 99) Pfisters Analyse wurde bald überboten, etwa durch Hans Rusts *Das Zungenreden. Eine Studie zur kritischen Religionspsychologie.* Hier heißt es dann, viel gröber als im Text des Züricher Pastors, die »Annahme einer infantilen Bewußtseinsstellung der Zungenredner« passe genau »zu der fast regelmäßig beobachteten Tatsache, daß die Zungenredner ungebildete und einfältige Menschen sind, welche einem etwas primitiven Typus menschlicher Geistigkeit angehören. Wo die Betreffenden jedoch der gebildeten Schicht angehören, haben sie sich eine instinktive Zuneigung zu dem naturnahen Zustande sowie eine auf religiösen Mißverständnissen beruhende Höchstschätzung der Armut am Geiste bewahrt.« (Rust 1924, S. 53) Rust definiert die Zungenreden als Zwangshandlungen, die freilich von der Besessenheit unterschieden werden müssen.

5. Privatsprachenästhetik

Hans Rust (der Pfister übrigens vorwirft, noch im Bann der paulinischen Dogmatik zu verweilen) erwähnt als erster Theoretiker des Zungenredens auch Phänomene, die nicht im engeren Sinne zur Theologie, sondern zur Ästhetik gerechnet werden müssen. So schreibt er beispielsweise über die Lautgedichte des Dadaismus: »Eine andere verwandte Erscheinung muß hier noch genannt werden, die seit etlichen Jahren in einigen überkultivierten und kulturmüden Kreisen geübte Mode, welche als *Dadaismus* bekannt geworden ist. Sie ist weiter nichts als die absichtlich herbeigeführte Loslassung einer latenten infantilen Einstellung, welche sich unter dem Kulturfirnis erhalten hat und mit echter Kindlichkeit verwechselt wird.« (Rust 1924, S. 53) Das barsche Urteil thematisiert einen Zusammenhang, der freilich nicht bloß nach psychologischen Gesichtspunkten reflektiert zu werden braucht. So hat ja schon Herder die Ursprache der Propheten mit der Poesie assoziiert; und am Ursprung der modernen »Pfingstbewegung« stand ein australischer Dichter von evangelischen Liedern namens Alexander. Die bis zum heutigen Tag erfolgreiche (allerdings in ihrer Politik gegenüber der Glossolalie schwankende) »Pfingstbewegung« wurde übrigens begründet von Charles Fox Parham, einem Methodistenprediger (und Mitglied einer der zahlreichen Erweckungsbewegungen nach dem Bürgerkrieg); in den Gottesdiensten der Pfingstgemeinden wurde sogar in Zungen gesungen, und diese ästhetisch gestalteten Zungenlieder erinnern tatsächlich an die Lautpoesie Arps, Huelsenbecks oder Hausmanns. So sang ein Pastor namens Paul Lieder in Zungen, etwa den Choral *Laßt mich gehen*, der in glossolalischer Fassung wie folgt lautete:

> schua ea, schua ea,
> o tschi biro ti ra pea
> akki lungo ta ri fungo
> u li bara to ra tungo
> latschi bungo ti tu ta. (zit. nach Mosiman 1911, S. 79)

Daß sich (umgekehrt) Hugo Ball im Zuge seiner Konversion zum römischen Katholizismus auch für das byzantinische Christentum und für spätantike Ekstasetechniken zu interessieren anfing, ist bekannt, und muß hier ebensowenig ausführlich kommentiert werden,[10] wie das Interesse der Surrealisten an der *écriture automatique*, das mit jenem »Zwangsschreiben« in Verbindung gebracht werden mag, das Oskar Pfister (und lange vor ihm natürlich Justinus Kerner[11]) zu analysieren versuchten.

Das Interesse an einer ästhetisch legitimierten Privatsprache (gleichsam einer Zungenrede unter literarischen Perspektiven) wurde in der ersten Hälfte des

---

[10] Vgl. Wacker, Bernd [Hg.] (1996): *Dionysius DADA Areopagita. Hugo Ball und die Kritik der Moderne*, Paderborn 1996.

[11] Vgl. Kerner, Justinus (41846): *Die Seherin von Prevorst. Eröffnungen über das innere Leben des Menschen und über das Hineinragen einer Geisterwelt in unsere*, Stuttgart, Tübingen, S. 208ff.

20. Jahrhunderts von zahlreichen Zeitgenossen geteilt, wie Friedrich Kittler in seiner Analyse des »großen Lalula« (im zweiten Teil der *Aufschreibesysteme*) demonstriert (Kittler 1995, S. 259 ff.). Dort findet sich auch jenes Gedicht Stefan Georges, das in seinen beiden Schlußzeilen eine Geheimsprache zitiert, die der Dichter im Alter von sieben oder neun Jahren konstruiert haben soll. Das Gedicht trägt passenderweise den Titel *Ursprünge* – und schließt mit einem kaum verhohlenen Lob der Glossolalie:

Auf diesen trümmern hob die Kirche dann ihr haupt.
Die freien nackten leiber hat sie streng gestaupt.
Doch erbte sie die prächte die nur starrend schliefen
Und übergab das maass der höhen und der tiefen
Dem sinn der beim hosiannah über wolken blieb
Und dann zerknirscht sich an den gräberplatten rieb.
Doch an dem flusse im schilfpalaste
Trieb uns der wollust erhabenster schwall:
In einem sange den keiner erfasste
Waren wir heischer und herrscher vom All.
Süss und befeuernd wie Attikas choros
Über die hügel und inseln klang:
CO BESOSO PASOJE PTOROS
CO ES ON HAMA PASOJE BOAÑ.[12]

Bekannt ist schließlich auch, daß sich der Philosoph Ludwig Wittgenstein nicht nur der Kryptographie widmete (und nahezu ein Drittel seiner Tagebücher, zugleich seiner philosophischen Arbeitstexte) nach Maßgabe eines (allerdings ziemlich simplen) Schlüssels codierte, sondern darüber hinaus die Möglichkeiten einer Privatsprache intensiv reflektierte. Daß er dabei durchaus an die Glossolalie dachte, belegt folgende Bemerkung aus den *Philosophischen Untersuchungen*: »Man könnte sich Menschen denken, die etwas einer Sprache nicht ganz Unähnliches besäßen: Lautgebärden, ohne Wortschatz oder Grammatik. (›Mit Zungen reden‹.)«[13] Kurzum, was zunächst als ein originäres Thema der Theologie – nicht zuletzt unter dem Druck aktueller glossolalischer Erweckungsbewegungen – eingeführt wurde, geriet ab der Mitte des 19. Jahrhunderts unter die Hegemonie der Geschichtswissenschaft und danach der Psychologie; ab der Jahrhundertwende avancierte die Glossolalie

---

12 George, Stefan (1931): »Ursprünge«. In: *Der siebente Ring. Gesamt-Ausgabe der Werke*, endgültige Fassung, Bd. VI/VII, Berlin, S. 128 f.
13 Wittgenstein, Ludwig (1984): »Philosophische Untersuchungen«, hg. von G.E.M. Anscombe, Georg Henrik von Wright und Rush Rhees. In: *Werkausgabe*, Bd. I, Frankfurt am Main, S. 440 [§ 528].

zum beliebten Thema der Literatur und Ästhetik, schließlich der Sprachphilosophie. Erst neuerdings hat sich auch die Kulturanthropologie (von Cyril G. Williams bis Felicitas D. Goodman[14]) dieser Problemstellungen angenommen.

Ich fasse zusammen. Was ich demonstrieren wollte, ist die Chance (noch nicht das endgültige Resultat) einer kulturgeschichtlichen Recherche zum modernen Interesse an Glossolalie, das sich (in praktischer wie theoretischer Hinsicht) seit dem Ende des 17. Jahrhunderts entfaltet hat. Wer die Dokumente dieses Interesses, vor allem jedoch: die konstitutiven Beschreibungen der glossolalischen Erscheinungen, studiert, wird die Hoffnung auf eine Anthropologie der Trancerede (wie sie noch Goodman oder Julian Jaynes[15] artikulieren) rasch aufgeben. Die Zungenrede ist nicht mehr als ein Spiegel; ihre Wahrnehmung verweist auf kulturelle Optionen, Entwicklungen und Grenzen, die mit dem Modernisierungsprozeß in engem Zusammenhang stehen. Gerade in dieser Hinsicht ist die Glossolalie ein aufschlußreiches Thema der Kultur- und Wissenschaftsgeschichte des 19. und frühen 20. Jahrhunderts.

---

14 Vgl. Williams 1981 und Goodman 1991.
15 Vgl. Jaynes, Julian (1988): *Der Ursprung des Bewußtseins durch den Zusammenbruch der bikameralen Psyche*, übers. von Kurt Neff, Reinbek bei Hamburg.

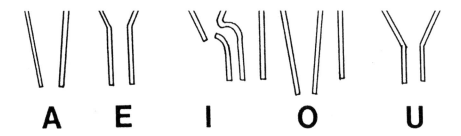

Die laut gelesene Tora

Stimmengemeinschaft in der jüdischen Mystik

Moshe Idel

1. Zwei Hauptwerke zur Stimme im antiken Judentum

Zwei Quellen der jüdischen Antike prägten in Mittelalter und früher Neuzeit die innerjüdische Diskussion über die Rolle der Stimme im Zusammenhang mit religiöser Erfahrung: die Bibel und das *Sefer Jezira*. Zwei grundsätzlich unterschiedlichen Literaturgattungen angehörend, beschäftigen sie sich mit der Sprache, wobei es im ersten Werk um die Stimme Gottes geht, während im zweiten die des Menschen im Vordergrund steht, weshalb sich ihre Vorstellungen wechselseitig ergänzen. Ich möchte eingangs kurz die in diesen beiden Werken enthaltenen Auffassungen hinsichtlich der Stimme beschreiben, da sie zahlreichen mittelalterlichen kabbalistischen Schriften zugrunde liegen.

Es dürfte keine sonderlich originale Behauptung sein, daß das wichtigste Medium des biblischen Gottes seine Stimme ist. Das geht klar aus dem Schöpfungsbericht, der Paradieserzählung, der Offenbarung am Sinai und dem Dialog mit den Propheten hervor. Gott als Schöpfer und Pädagoge greift also auf das Mittel seiner Stimme zurück, um seinen Willen kundzutun und das Verhalten jenes Volkes zu bestimmen, von dem es heißt, er habe es auserwählt. Weniger als andere göttliche Gliedmaße beim Eingriff in die unmittelbare Gestaltung der Wirklichkeit involviert, spielt der Mund Gottes eine hervorragende Rolle bei dessen Interventionen. Während beim Erwähnen anderer Gliedmaße Gottes wie Gesicht, Hand oder

Finger gelegentlich metaphorische Konnotationen anklingen, ist das bei seinem Mund kaum der Fall,[1] womit nicht gesagt sein soll, daß ein metaphorisches Verständnis des Begriffs »Mund« in der Bibel gänzlich fehlte. Doch ist kaum vorstellbar, daß eine derartig metaphorische Auffassung des Mundes als dominierendes Interpretationsmuster biblischer Texte angesehen werden sollte.[2]

Dagegen möchte ich auf die Tatsache eines bedeutsamen Wandels der biblischen Einstellung gegenüber der Stimme verweisen. Bekanntlich geschah die Offenbarung am Sinai unter lauten Geräuschen und Stimmen, *quolot*, die sich auch visuell zu erkennen gaben (Dtn 4, 12). Man stellte sich nicht vor, daß eine Enthüllung der göttlichen Gestalt stattfand, sondern eine Verkündigung, die die Erscheinung der Verkündigungsweise umfaßte. Entscheidend am Bericht dieser Offenbarung ist die überwältigende Erfahrung, die die lauten Stimmen hervorgerufen haben. Zweifelsohne ist dies Teil des Versuchs, den Leser dieser Bibelstelle zu beeindrucken und das Gefühl zu vermitteln, daß, wer auch immer diesem Ereignis beiwohnte, nicht anders als zutiefst erschreckt sein konnte. Als Gott sich am Sinai offenbarte, tat er es vermittels einer lauten Stimme.

Es lohnt sich, diese Beschreibung mit der Erfahrung des Elija, wie sie 1 Kön 19, 11–13 geschildert wird, zu vergleichen:

> Da zog der Herr vorüber: Ein starker, heftiger Sturm, der die Berge zerriß und die Felsen zerbrach, ging dem Herrn voraus. Doch der Herr war nicht im Sturm. Nach dem Sturm kam ein Erdbeben. Doch der Herr war nicht im Erdbeben. Nach dem Beben kam ein Feuer. Doch der Herr war nicht im Feuer. Nach dem Feuer kam ein sanftes, leises Säuseln. Als Elija es hörte, hüllte er sein Gesicht in den Mantel [...] [3]

Elija macht die gegensätzliche Erfahrung, daß Gott nicht, wie ein Leser des Exodus vermuten würde, in einem überwältigenden Naturschauspiel oder in seiner laut vernehmlichen Stimme gefunden wird, sondern im leisen, säuselnden Echo, das dem göttlichen Donner nachhallt: in der *qol demama daqqa*, dem sanften, leisen Säuseln. Allem Anschein nach ist der Offenbarung am Sinai und der Erfahrung des

---

[1] Zu modernen Bemühungen, die anthropomorphen und stimmlichen Aspekte der göttlichen Offenbarungen in der Bibel einschließlich der Klangfülle der Worte Gottes zu negieren, vgl. Abraham Y. Heschels Ansatz und dessen Analyse durch Perlman 1989, S. 111–113. Siehe dagegen auch ebd., S. 121, ferner Kaplan 1996.

[2] Dhorme, P. (1921): »L'emploi métaphorique des noms de parties du corps en Hébreu et en Akkadien«. In: *Revue Biblique* 30, S. 374–399.

[3] Zu dieser Textstelle vgl. z. B. Zakovich, Yair (1982): »Qol Demamah Daqqah, Form and Content in 1 Kings 19«. In: *Tarbiz* 51, S. 329–346 (hebräisch), Simon 1997, S. 264–266; Knohl 1996, S. 25; Neher 1981, S. 81–87.

Elija gemeinsam, daß die Stimme Medium der Verkündigung ist, wobei dieses Medium sich von der überwältigenden Manifestation der ersten, kollektiven und formativen Offenbarung zum leiseren Klang des Echos, wie ihn ein einzelner Prophet wahrnahm, veränderte. Es sollte allerdings betont werden, daß die oben erwähnten Beispiele nur einen kleinen Ausschnitt aus der übergroßen Anzahl von Bibelstellen bilden, wo die Stimme Gottes erwähnt wird. Und in der Tat steht die göttliche Stimme häufig für den göttlichen Willen, dem man gläubig gehorchen muß. Sehr viel weniger bedeutsam im biblischen Haushalt ist die menschliche Stimme.[4]

Ein kurzer, dichter und höchst einflußreicher Text aus der Spätantike, das *Sefer Jezira*, behandelt mehrere Themenbereiche wie die Erschaffung der Welt durch den Schöpfergott mittels Buchstabenkombinationen einerseits und den Ursprung eines jeden dieser Buchstaben in einem bestimmten Bereich des menschlichen Sprachorgans sowie die Beziehung zwischen jedem Buchstaben des hebräischen Alphabets und den Gliedmaßen des menschlichen Körpers andererseits.[5] Zahlreiche Elemente kabbalistischer Techniken, und zwar sowohl magische als auch mystische wie theosophische Fragestellungen von verschiedenen kabbalistischen Schulen, wurden mit diesem Buch in Beziehung gesetzt. Wie wir zahlreichen Kommentaren des 13. Jahrhunderts entnehmen können, ist allerdings der Einfluß des *Sefer Jezira* auf die Kabbala, unbestreitbar prägend für die ersten Phasen der Entstehung dieser mystischen Strömung, seit dem Beginn des 15. Jahrhunderts weniger deutlich erkennbar. Gleichwohl ist seine anfängliche Wirkung auf die Mehrzahl der kabbalistischen Schulen so bedeutend, daß es als Grundlagentext vieler kabbalistischer Tendenzen angesehen werden muß. Besonders wichtig für unser Thema sind die knappen Spekulationen über Anatomie und Phonetik, die in diesem schmalen Büchlein eine bemerkenswert herausragende Rolle spielen, wie auch in den sich daraus ergebenden Erörterungen über Stimme und Sprache.

Es sollte hier nicht unerwähnt bleiben, daß im bedeutendsten spekulativen Werk eines einzelnen jüdischen Autors der Spätantike, Philo von Alexandria, der Status der menschlichen Stimme vermindert wurde. Philo unterscheidet drei Arten des Exils, vom Land, von der Familie und vom Wort, d. h. von der Sprache.[6] Unter dem Einfluß von Plato und anderen Überlieferungen der griechischen Sprachphiloso-

---

4 Vgl. Knohl 1996, S. 17–30; Knohl 1995, S. 128–149.

5 Vgl. Scholem 1972, S. 75–76; Gruenwald, Ithamar (1987): »Jewish Mysticism's Transition from Sefer Yesira to the Bahir«. In: *Jerusalem Studies in Jewish Thought* 6 (hebräisch), S. 28–29; Idel 1990, S. 9–26; Liebes 1992, S. 237–248, wo die astrologischen Quellen von einigen der in diesem Buch geäußerten linguistischen Spekulationen aufgezeigt werden; Katz 1992, S. 16–18; Dan 1993, S. 7–35.

6 Vgl. *De migratione Abrahami*, § 2–3; *Quis rerum divinarum heres*, § 69–74.

phie macht der Autor aus Alexandria die geistige oder intellektuelle Erfüllung von der Transzendenz der Sprache abhängig.[7]

2. Über die Stimme und die Phänomenologie des Judentums

Wie wurde die Stimme in den phänomenologischen Beschreibungen des antiken Judentums aufgefaßt? Ich bin nur auf wenige Versuche gestoßen, dieses Thema in weiterem Rahmen und grundsätzlicher zu erörtern. Am klarsten hat sich Gershom Scholem über die der Stimme in der Religion zukommende Bedeutung geäußert, und zwar in seiner Beschreibung der drei Stadien des religiösen Bewußtseins, wo er zur zweiten Phase schreibt:

> Die zweite Periode, die Mystik nicht kennt, ist jene schöpferische Zeit, in der Religion durchbricht. Es ist ja die größte Tat der Religion, daß sie den Menschen aus dem träumerischen Stadium jener Einheit von Mensch, Welt und Gott herausreißt. Religion in ihren klassischsten Gestaltungen reißt ja eben jene absolute und ungeheure Kluft auf, in der Gott, die unendliche Person und das transzendente Sein, der endlichen Kreatur und endlichen Person gegenübertritt. Die Geburt der positiven Religion, das klassische Stadium der Religionsgeschichte, ist solcherart am weitesten von der Möglichkeit der Mystik entfernt. Hier wird der Mensch zum Bewußtsein der Zweiheit gebracht, zum Bewußtsein eines Abgrundes, über den nur noch die Stimme dringt: die Stimme Gottes, leitend und gesetzgebend in der Offenbarung, und die Stimme des Menschen im Gebet. Die großen monotheistischen Religionen leben im Bewußtsein dieser Polarität und dieser ewig unüberschreitbaren Abgründe.[8]

Phänomenologisch gesagt, zerstört die göttliche Stimme den Traum von der harmonischen Beziehung zwischen Gott, Welt und Mensch. Sie besitzt die beeindruckende Natur des Überichs, das Abgründe aufreißt und Ordnung sowie Gesetze auferlegt. Scholem versteht die Stimme in dem Sinn, daß weniger ein Gefühl der Nähe als vielmehr das Empfinden von Distanz herbeigeführt wird. Daher stellt seiner Meinung nach die Stimme Gottes eine Schranke dar und ist doch gleichzeitig Mittel der Kommunikation. Das dürfte auch auf die geschriebene Fassung der

---

[7] Vgl. zu Philos Verhältnis zur Sprache Winston 1991, S. 109–125; Niehoff, Maren R. (1995): »What is a Name? Philo's Mystical Philosophy of Language«. In: *Jewish Studies Quarterly* 2/3, S. 220–252.

[8] Scholem 1967, S. 8. Zu Scholems dreistufiger Schilderung der Religionsgeschichte s. Biale 1979, S. 137, 202–203; Rotenstreich 1959, S. 119–120; McGinn 1991, S. 335–336; Idel 1989, S. 3–4; zu Scholems Auffassung der Sprachtheorie der Kabbala sowie einigen Hinweisen auf die Stimme s. Scholem 1973 und Biale 1979, S. 112–142.

mündlichen Offenbarung, die Tora, zutreffen.[9] Kurzum, die Funktion der Stimme verweist auf weit mehr als eine Aktivität Gottes: Scholem zufolge ist sie das zentrale Merkmal des Monotheismus als einer transzendentalen Religion.

Indessen hütete sich Scholem, irgendeine besondere Phase des Judentums mit dieser zweiten Periode seines schematischen Entwurfs der Entwicklung der jüdischen Mystik zu identifizieren. So kann man nur vermuten, daß er an das biblische Judentum dachte, wo der Stimme Gottes eine herausragende Bedeutung zukommt. So darf man ferner annehmen, daß Scholem der Ansicht war, daß die geschriebene Fassung der Tora, die eine wichtige Funktion im rabbinischen Judentum einnahm, auch diese Form des Judentums als klassische Religion definieren würde.

Interessanterweise betont Eric Voegelin, wie zuvor Scholem, die zentrale Stellung des Wortes im zweiten Stadium des von ihm entworfenen Schemas der Entwicklung von Religion; seiner Auffassung nach vollzog sich ein Wandel von der »dichten Bildersprache einer elementaren, physiologischen, sexuellen oder materiellen demiurgischen Schöpferkraft zum Symbolismus der Schöpfungsworte.« (Voegelin 1990, S. 186) An anderer Stelle meint Voegelin, dieses zweite Stadium stünde für

> den Versuch, die unmittelbare Erfahrung göttlicher Gegenwart zu artikulieren, um die grundsätzliche Allgegenwärtigkeit eines seinem Wesen nach verborgenen Gottes beim Menschen zum Ausdruck zu bringen. Das ›Ich will mit dir sein‹ enthüllt nicht, so könnte man sagen, die Substanz Gottes, sondern die Grenze göttlicher Gegenwart beim Menschen; und gerade dann, wenn die Grenze göttlicher Gegenwart durch Offenbarung erhellt wurde, empfindet der Mensch den Abgrund, der sich zur nicht mitteilbaren Substanz des Tetragrammatons hin auftut [...]. Die Offenbarung des verborgenen Gottes durch Moses enthüllt seine Gegenwart unter seinem Volk; Offenbarung und historische Konstituierung des Volkes sind nicht zu trennen.[10]

Diese Passage greift einige der Themen auf, die Scholem in dem oben zitierten Text erwähnt, wo er die zweite Phase der Herausbildung der klassischen oder monotheistischen Religion beschreibt. Beide Gelehrte führen in vergleichsweise knappen Sätzen dasselbe Ensemble von Themen auf: Transzendenz, Abgrund, Geschichte, Gemeinschaft und Offenbarung; für beide ist das Wort von ausschlaggebender Bedeutung, und ich vermute, daß beide das Medium der Stimme als Verbindung zwischen der Gegenwart Gottes in der materiellen Welt einerseits und im mensch-

---

9   Einigen Ansichten Scholems zufolge überbrückt selbst die dritte, die mystische Periode nicht den Abgrund zwischen Mensch und Gott, und auch die symbolischen Interpretationen der Worte der Tora durch die Kabbalisten vermögen kaum das Gefühl der göttlichen Transzendenz abzuschwächen.

10   Voegelin 1956, S. 411–412; vgl. ferner Voegelin 1990 a, S. 198; Hughes 1993, S. 57–58.

lichen Geist andererseits ansahen. Unter diesem Gesichtspunkt symbolisiert die Stimme eine Übergangsphase innerhalb eines weiter gefaßten historischen und phänomenologischen Entwurfs, der die Bewegung von der ursprünglichen Geschlossenheit und Gemeinsamkeit zu einer mehr geistigen, differenzierten und individuelleren religiösen Erfahrung beschreibt. Oder um es in Maimonides' Worten zu sagen: Die mit dem Gebet verbundene Stimme steht höher als das rituelle Opfer, aber tiefer als die reine geistige Erkenntnis, die als religiöses Ideal angesehen wird.[11]

3. Von kollektiver zu individueller Erfahrung der Stimme: ein rabbinischer Text

Grundsätzlich möchte ich zwischen drei Aspekten der Tora unterscheiden: dem geschriebenen, dem gesprochenen und dem semantischen, der sich auf die beiden anderen bezieht. Jeder kann unterschiedlichen Formen der Logik folgen: Rein technisch betrachtet, rituell allerdings nicht zulässig, könnte der zu verlesende Text von einem Blinden gesprochen werden, der nicht Hebräisch versteht, sondern einfach ein hinlänglich gutes Gedächtnis hat, um das zu leisten. Was den schriftlichen Aspekt betrifft, so kann der Text von Personen in Augenschein genommen werden, die weder dessen mündlichen Vortrag je hörten noch Hebräisch verstehen. Die semantischen Aspekte hingegen hängen von einer der beiden Äußerungen, der mündlichen oder schriftlichen, unmittelbar ab. Alle drei wurden in der jüdischen Überlieferung als herausragend wichtig betont. Dabei kam dem semantischen Aspekt eine entscheidende Bedeutung zu, wurde doch die Tora als die höchste Form der Unterweisung und als Quelle anderer, abgeleiteter Formen der jüdischen religiösen Literatur verstanden. Wiewohl der semantische Aspekt schon in der rabbinischen Literatur als polymorph galt, wurde die unverändert-beständige Form des Texts, namentlich seine graphische Fassung, als grundlegend beibehalten.

Im Unterschied zur geschriebenen stellt die gesprochene Tora die Urform der göttlichen Erscheinung gegenüber dem Volk Israel als einem Kollektiv dar. Ohne weiter auf das komplexe Problem einer immerhin denkbaren etymologischen Verwandtschaft zwischen qol (Stimme) und qahal (Gemeinde, Gemeinschaft) einzugehen, ist mir keine plausible Erklärung bekannt, die eine hypothetisch gemeinsame Etymologie herleitet.[12] Während der geschriebene Text für die rabbinischen

---

[11] Dieser Standpunkt verrät eine für die klassische griechische Philosophie charakteristische Orientierung, die im abendländischen Mittelalter ihren Nachhall fand.

[12] Zum semantischen Problem vgl. Barr 1961, S. 119–127.

Exegesen unverzichtbar ist, da er sich mehr mit dem semantischen Aspekt befaßt, stellt die laut gesprochene Tora die ursprünglichere, unausgeformtere und stärker sinnlich erfahrbare Äußerung dar. So vermag die Erfahrung des Lesens für einen religiösen Menschen bereits einen Akt der Wiedergewinnung dessen darzustellen, was seiner Vorstellung nach die ursprüngliche Art der Übermittlung der Tora gewesen sein könnte. Folglich kann das liturgisch-rituelle laute Verlesen der Tora als Wiederholung der Erfahrung vom Sinai verstanden werden, wie wir weiter unten an einer *Sohar*-Stelle sehen werden.

Freilich wurde die biblische Betonung der korporativen Persönlichkeit, wie sie das Volk Israel darstellt, bereits in einigen rabbinischen Schriften abgeschwächt. Beim Studium der rabbinischen Literatur macht der Lernende mit seinem Text selbst dann, wenn er sich in einer Gemeinschaft mit anderen Gelehrten befindet, die ich als eine Stimmengemeinschaft bezeichnen möchte, eine eher individuelle Erfahrung. Auch wenn die Ergebnisse einer solchen Erfahrung gemeinschaftliche Aspekte aufweisen, Predigten etwa und Kommentare, so ist der Charakter dieser Erfahrungen keineswegs korporativ. Mit anderen Worten, jüdisches Denken wandelte sich von einer eher kompakten und gemeinschaftlichen Beschreibung der Verkündigung der Tora zu einer mehr individualistischen. Diese Verschiebung zeigt sich besonders deutlich in der Art und Weise, wie in einigen rabbinischen Schriften die Offenbarung der Tora am Sinai thematisiert wird.[13] Wie Philos Werk zeigt, ist der Übergang vom Gemeinschaftlichen zum Individuellen nicht völlig neu im Judentum. Doch während der Philosoph aus Alexandria griechische Denkmuster übernahm, um die individuelle Leistung jenseits von Zeit und Ort zu betonen, beschäftigte sich das rabbinische Denken, eindeutig unabhängig von Philo, eher mit der Einzigartigkeit der Offenbarung am Sinai und der jeweils individuellen Verkündigung, die jedem der damals dort Anwesenden zuteil wurde: und dies ohne jede Abschwächung des sinnlichen Aspekts dieser Offenbarung. So heißt es beispielsweise im *Jalqut Schim'oni*, einem Kompendium rabbinischer Texte aus dem 13. Jahrhundert:

> Rabbi Levi sprach: Der Heilige, gelobt sei Er, zeigte sich ihnen wie dieses Bild,[14] dessen Gesicht in alle Richtungen gewandt ist. Tausende blicken es an, und es sieht jeden einzelnen an. So auch der Heilige, gelobt sei Er, da Er sprach; jeder einzelne aus dem Volk Israel sagte: ›Die Rede war mit mir‹. Es heißt nicht,

---

[13] Vgl. z. B. *Mekhilta de-R. Ishma'el*, Ba-Hodesh, 89; *Exodus Rabba* § 29.

[14] *Yiqonin*. Zu diesem Begriff vgl. die unlängst erschienene Untersuchung von Lorberbaum 1997, S. 49–50, 167–177.

›Ich bin Gott‹, sondern ›Ich bin der Herr, dein Gott‹.[15] Rabbi Jossi bar Chanina sprach: ›Gemäß der Kraft[16] eines jeden einzelnen sprach die [göttliche] Rede‹.[17]

Wie die optische Offenbarung, die mit dem Bildnis verbunden ist, um ihren Polymorphismus anschaulich zu verdeutlichen, setzt die akustische Offenbarung am Sinai eher einen individuellen Empfänger als eine Gruppe oder Gemeinschaft voraus, die als Ganzes die gedrängte Erfahrung der Verkündigung macht. Aus dieser Textstelle geht die Differenzierung der Empfänger recht deutlich hervor. Hier ist die Stimme Gottes – und nicht der geschriebene Text – das grundlegende Thema der rabbinischen Schrift, von daher ist die Vielfältigkeit der Bedeutungen Ergebnis des göttlichen Entgegenkommens im Hinblick auf die Fähigkeiten eines jeden einzelnen. Die flexiblere Natur der Stimme im Vergleich und Gegensatz zu der doch eher starren Form eines geschriebenen Dokuments ruft das Gefühl einer persönlichen Verbindung im Augenblick der akustisch wahrnehmbaren Offenbarung hervor. Das ist die wesentliche Aussage der exegetischen Ausführung, die den Singular der Formulierung »Ich bin der Herr, dein Gott« betont, die den Singular »dein Gott« gegenüber der allgemeineren Wendung »Ich bin der Herr« hervorhebt. Während der polymorphe visuelle Aspekt als ein Bild beschrieben wird, nämlich die sichtbare Offenbarung Gottes, die jeden einzelnen Empfänger anders anschaut und folglich auch ihrerseits je unterschiedlich angeschaut wird, bleibt die geschriebene Tora als solche unerwähnt.[18] Die Vorstellung vom äußersten Entgegenkommen oder Anpassen der Stimme Gottes bedeutet freilich nicht, daß auch der Inhalt in dem Sinne angepaßt wurde, daß er dem Fassungsvermögen eines jeden bei der Offenbarung anwesenden Israeliten entsprach; gemeint ist eher ein Anpassen des Volumens der göttlichen Stimme an die Aufnahmefähigkeit jedes einzelnen Hörers. Wenn man von der Annahme ausgeht, daß eine bestimmte Beziehung zwischen der Tonlage einer Stimme und dem, was sie sagt, besteht, so gerät man leicht in ein Dilemma,

---

[15] Ex 20, 2.

[16] *Lefi koho.*

[17] Zu Exodus, § 286, S. 172. Vgl. ferner die in dieser Midrasch-Sammlung enthaltenen Stellen zum Buch Hiob, § 916, ferner Holdrege 1996, S. 272, 282–284, 309–310; Hirshman 1996, S. 90–93. Zu der Vorstellung, daß jeder Embryo die Offenbarung am Sinai empfing und die göttliche Glorie entsprechend seiner Fähigkeit sah, s. *Sohar*, Bd. 2, fol. 94a; Holdrege 1996, S. 324. Vgl. ferner die wichtige Zusammenstellung von Texten und deren Erörterung durch Heschel 1965, Bd. 2, S. 267–271.

[18] Das oben im Namen von R. Levi angeführte Zitat sollte mit einem anderen verglichen werden, das in seinem Namen in *Exodus Rabba* § 29, 3 festgehalten wurde: Glorie – *kavod* – und Stimme werden gemeinsam als Teil der Offenbarung am Sinai erwähnt. Vgl. Holdrege 1996, S. 306. Die Parallelität zwischen *yiqonin* und *kavod* verdiente eine gesonderte Untersuchung.

denn es ist schwer vorstellbar, daß es dem Verfasser des *Midrasch* darum zu tun war hervorzuheben, unterschiedliche Botschaften seien gleichzeitig unterschiedlichen Hörern übermittelt worden; andererseits kann man kaum annehmen, die Differenzierung der Stimme sei nicht so verstanden worden, daß bis zu einem bestimmten Grad auch der Inhalt sich jeweils veränderte. Als mögliche Lösung schlage ich vor, das Verhältnis zwischen Botschaft und unterschiedlicher Lage der göttlichen Stimme so zu sehen wie die Beziehung zwischen dem Text und dessen Interpretationen, und zwar in dem Sinn, daß, obgleich ein Text *objektiv* von einer Gemeinschaft kollektiv wahrgenommen wird, er doch von einem jeden einzelnen Leser leicht divergierend verstanden wird.

Ich möchte nun auf den visuellen Aspekt jener Textstelle aus dem *Jalqut Schim'oni* eingehen. Gott, der geradezu als Hologramm dargestellt wird, sieht jeden Israeliten anders an und wird seinerseits von diesen jeweils anders angeschaut. Wie bei dem von der Stimme geprägten Aspekt der Offenbarung können wir annehmen, daß es sich unter den verschiedenen Blickwinkeln auch optisch so mit ihr verhält. Dem Inhalt dieses Textes folgend, erscheint Gott den Israeliten auf unterschiedliche Weise entsprechend dem Gegenstand ihres Studiums:

›Ich bin dein Herr‹ – Rabbi Chanina bar Papa sprach: der Heilige, gelobt sei Er, zeigte ihnen ein finsteres Gesicht, ein freundliches Gesicht, ein mildes Gesicht und ein lachendes Gesicht. Ein finsteres Gesicht – es entspricht der Bibel, denn wenn jemand seinen Sohn in der Bibel unterweist, muß er ihn in Furcht unterrichten. Ein mildes Gesicht – das entspricht der Mischna. Ein freundliches Gesicht – dem Talmud. Ein lachendes Gesicht – der Aggada. Der Heilige, gelobt sei Er, sprach zu ihnen: ungeachtet ihr alle diese Erscheinungen gesehen habt, ›bin ich dein Gott.‹[19]

Gott ist also ein Lehrer mit unterschiedlichen Mienen, je nachdem, welche Art religiöser Literatur er zu übermitteln wünscht. Diese Stelle, die, das sei noch einmal in Erinnerung gerufen, im Zusammenhang der oben zitierten Passage aus dem *Jalqut Schim'oni* steht, bringt deutlich zum Ausdruck, daß die unmittelbare Beziehung zwischen Gott und Mensch nicht mit der Offenbarung am Sinai endete, sondern ununterbrochen bis zur Periode der *Mischna* weiterging, jener Literatur, der die zitierte Textstelle entnommen ist. Die visuellen und die akustisch-vokalen Offen-

---

[19] Ebd. Vgl. ferner Muffs, Yochanan (1975): »Joy and Love as Metaphorical Expressions of Willingness and Spontaneity in Cuneiform, Ancient Hebrew and Related Literatures«. In: *Christianity, Judaism and Other Greco-Roman Cults; Studies for Morton Smith at Sixty*, Leiden, S. 10–11, Anm. 21. Zu den unterschiedlichen Aspekten des göttlichen Antlitzes s. die Zusammenstellung von Midrasch-Texten bei Idel 1988, S. 175.

barungen hörten also nicht auf, sondern nahmen unterschiedliche Gestalten an: Die göttliche Physiognomie verändert sich von der Ehrfurcht gebietenden Miene zum freundlich-wohlwollenden Zug, und auch die Stimme klingt anders und bringt neuartige religiöse Literaturgattungen hervor. Die Stimme vom Sinai wird von rabbinischen Gelehrten also nicht als einmaliges Ereignis interpretiert, sondern als Glied einer Kette akustisch-vokaler Offenbarungen, die historisch bis in ihre Zeit gegenwärtig sind. Und in der Tat bezieht sich eine der interessantesten Interpretationen der Formulierung *qol gadol we-lo jassaf* (Dtn 5, 22) – diese Worte sagte der Herr *unter lautem Donner [...] und sonst nichts* – auf eine vokale Offenbarung, von der angenommen wird, daß sie ewig nachhalle.[20]

Ich stütze mich hier im wesentlichen auf die von dem Midrasch-Gelehrten entwickelten Vorstellungen, wonach die göttlichen Gesichtszüge sich nach und nach aufhellen und freundlicher werden und ihrerseits von Gott offenbarten oder gelehrten Literaturgattungen entsprechen; und in diesem Kontext möchte ich hervorheben, daß zahlreichen kabbalistischen Schulen zufolge die Stimme die Hauptverbindung zwischen Gott und Menschen blieb, in einzelnen Fällen sogar das Medium des unmittelbaren Kontakts oder einer starken Einheit zwischen Mensch und Gott. So wurde in einer Vielzahl kabbalistischer Texte die Rolle der Stimme nicht abgeschwächt, sondern tatsächlich sogar noch hervorgehoben. Im Rahmen dieser Erörterung kann ich nicht auf die vielfältigen Funktionen und Rollen eingehen, die der Stimme in der Kabbala und im Chassidismus zugeschrieben wurden, und werde mich im folgenden auf drei Hauptmodelle beschränken, die das Verständnis der gesprochenen Tora in der mittelalterlichen und neuzeitlichen jüdischen Mystik geprägt haben.[21]

4. Die gesprochene Tora und das Anhangen an Gott

Aus zahlreichen kabbalistischen und chassidischen Texten geht hervor, daß das laute Lesen der Tora als Mittel galt, Gott anzuhangen bzw. sich mit ihm zu vereinigen. Im folgenden werde ich einige herausragende Beispiele für dieses Verständnis vom Rezitieren kanonischer Texte anführen. Das will indes nicht besagen, daß anderen kabbalistischen Ansichten zufolge ein mehr geistig-intellektueller Zugang zur Tora dieser Erfahrung im Wege gestanden hätte. So betrachtete beispielsweise *Abraham Abulafia*, der Begründer der ekstatischen Kabbala, die Tora als Verbindung zwischen Gott und Mensch. Wiederholt verwies er darauf, daß der Zahlen-

---

[20] S. das von Heschel 1965, Bd. 3, S. 36–38 angeführte Material. Vgl. das überaus aufschlußreiche Zitat von R. Meir ibn Gabbai, das Scholem 1974, S. 298–300 übersetzt und erörtert hat.

[21] Eine detailliertere Beschreibung der drei Modelle findet sich bei Idel 1995, S. 45–102.

wert 611 von Tora dem des Wortes *'emza'it*, Vermittler, gleich sei (vgl. Idel 1989, S. 35–37 und S. 165, Anm. 47). Allerdings beschäftigte sich Abulafia nicht mit der laut gesprochenen Tora, sondern mit ihrer intellektuell gehaltvollen Aussage und den seiner Ansicht nach in ihr enthaltenen Hinweisen auf die Ideale der Ekstase. Als Kabbalist, der, um zur Prophetie zu gelangen, auf linguistische Techniken zurückgriff, die als anomisch zu bezeichnen ich früher einmal vorgeschlagen habe, war Abulafia stärker an umfassenden exegetischen Übungen interessiert, die sich auf Begriffe und Buchstaben der Tora bezogen, als an deren ritueller Zitation. Obwohl mir keine ausdrücklich abschätzige Bemerkung über das laute Lesen der Tora in den Schriften Abulafias bekannt ist, dürfen wir von seiner recht abfälligen Meinung über das Studium an den *Jeschiwot*, den Akademien für das Talmudstudium, durch diejenigen, die nicht die philosophische Bedeutung der Heiligen Schrift begreifen, auf seine vermutliche Verachtung dieses Brauchs, soweit er die Tora betrifft, schließen.[22] Als Schüler des mittelalterlichen neu-aristotelischen Denkens, das generell geistige Arbeit über vokale Tätigkeit und Tun setzt, mußte Abulafia die laute Zitation geringer einschätzen als die intellektuelle Erkenntnis des Inhalts (vgl. Idel 1994, S. 24–58).

Die meisten Kabbalisten folgten allerdings der halachischen Bestimmung, die ein lautes Sprechen sowohl des Gebets als auch der Tora mit intensiver geistiger Konzentration auf die in den Texten jeweils enthaltenen Themen verlangt. Obwohl auch sie die Bedeutung der innerlichen *Kavvana* oder des Ausrichtens des Geistes und manchmal auch von imaginierten Handlungen betonten, war ihre Einstellung gegenüber dem laut gesprochenen Teil des Ritus sehr viel positiver als diejenige Abulafias. Nach all dem Gesagten dürfte deutlich geworden sein, daß in der von Abulafia entwickelten Kabbala das Ideal der Vereinigung mit Gott als dem *summum bonum* des Judentums stärker betont wurde als bei irgendeinem anderen Kabbalisten zuvor (vgl. Idel 1994, S. 158–172). Obwohl sein Weg zur Vereinigung mit Gott anomisch ist, griffen andere und zahlenmäßig mehr Kabbalisten, von denen etliche mit seiner Lehre vertraut waren, auf sozusagen nomische Techniken zurück – darunter auch das laute Studium der Tora –, um zur Erfahrung der Vereinigung zu gelangen. Als erstes möchte ich ein in weiten Kreisen einflußreiches Buch anführen, dessen Autor R. Elija de Vidas ist, ein Kabbalist aus Safed, der in der zweiten Hälfte des 16. Jahrhunderts wirkte. Er schreibt:

Aufgrund seiner Liebe zum Menschen befestigte Gott diese Buchstaben im Mund des Menschen, damit er seinem Schöpfer anhangen könne; allein durch die Aussprache der Laute hier unten beim Lesen der Tora oder im Gebet, bewegt und schüttelt er die Wurzeln oben. Die Bedeutung des Wortes ›befestigen‹ ent-

---

[22] S. seinen Kommentar zum *Sefer ha-yashar*, Ms. München 285, fol. 27a.

spricht dem Anbringen des einen Endes einer Kette an einer Stelle und dem Befestigen des anderen an einer zweiten; ungeachtet der Entfernung zwischen den beiden Befestigungspunkten ist es doch so, daß, wenn jemand das eine Ende der Kette bewegt, das er in der Hand hält, er die ganze Kette bewegt [...] von daher können wir das Vermögen unserer Vorfahren erkennen, deren Gebete unmittelbar erhört wurden, denn sie achteten darauf, die zweiundzwanzig Buchstaben nicht zu entweihen, die an fünf unterschiedlichen Stellen im Mund gesprochen werden.[23]

Wir haben hier ein interessantes Beispiel für das, was man eine umgekehrte »große Kette der Wesen« nennen könnte; dieser Textstelle zufolge befähigt die linguistische Tätigkeit den Menschen, sich mit Gott zu verbinden, um seine Anliegen, seine Bedürfnisse und Bitten vorzubringen. Obwohl diese aufschlußreiche Stelle die Konvergenz zwischen unterschiedlichen religiösen Bereichen wie Theurgie und Magie veranschaulicht, worauf ich im 7. Abschnitt noch einmal zurückkommen werde, hat es doch den Anschein, als sei ihr mystisches Hauptanliegen die Tatsache, daß Gott das Ensemble der menschlichen Sprachorgane als Ausgangsbasis für den in der Vereinigung mit Gott seinen Höhepunkt findenden Aufstieg von Wesenheiten schuf, die vom Menschen durch seine Stimme hervorgebracht werden. Dieser Aufstieg hängt von der Aktivierung bestimmter linguistischer Wendungen ab, wie sie sich in kanonischen Texten des Judentums finden. Nicht die spirituelle Beschäftigung mit der Tora noch etwa die Aufnahme ihrer religiösen Inhalte sind es also, die in erster Linie zur Erfahrung der Vereinigung führen, sondern ihre vernehmlich laute Lesung. Daher auch die Forderung nach absoluter Reinheit der Stimme. Interessanterweise muß den Ansichten des Lehrers von Elija de Vidas, R. Moses Cordovero, zufolge die nach oben gerichtete Funktion der menschlichen Stimme mit dem oberen Sprachorgan Gottes in Beziehung gesetzt werden (vgl. Idel 1995, S. 215 f.). Liest man die zitierte Textpassage unter diesem Aspekt, so stellen das Studium der Tora und das Gebet, sofern sie beide vernehmlich laut erfolgen, eine bestimmte Dialogform mit dem göttlichen Bereich dar, als würde ein tiefer befindlicher Mund zu einem höher gelegenen sprechen.

Ausgehend von der oben angeführten Stelle möchte ich nun auf Scholems Ansicht zurückkommen, daß die Bedeutung der Stimme in der klassischen Religion mit der Vorstellung von Abgrund und Transzendenz verbunden sei. In einigen kabbalistischen Abhandlungen, zu denen übrigens auch der in seinem Einfluß kaum zu überschätzende *Sohar* zählt, gipfelte die genaue Schilderung jener organischen

---

[23] Elija da Vidas, *Sefer Reshit Hokhma*, Gate of Heaven, Kap. 10; (Jerusalem, 1984) Bd. 2, S. 247.

Anlage, die die menschliche Stimme hervorbringt, in der Ausarbeitung einer Theologie, in der eine überaus detailgetreue Ähnlichkeit zwischen Gott und Mensch konstruiert wurde. Kein jüdischer Autor ist im Anthropomorphismus vor der im *Sohar* bis in Einzelheiten gehenden Anatomie des göttlichen Angesichts bzw. dessen Konfigurationen und des göttlichen Mundes jemals so weit gegangen. Die Bedeutung der göttlichen Stimme in der Bibel und der menschlichen Stimme in der rabbinischen Literatur führte zu weiteren detailfreudigen Ausführungen, die ihrerseits umfassende Erklärungen zur Folge hatten. Dies mit dem Ziel, den beiden Bereichen einen gemeinsamen Rahmen zu geben. Als Teil einer ethisch-kabbalistischen Abhandlung, die sich an ein breiteres Publikum wandte als die mehr mit technisch-praktischen Angaben versehenen kabbalistischen Schriften, hält die oben zitierte Passage sich nicht lange bei anatomischen Einzelheiten des göttlichen Mundes auf, wobei allerdings zu sagen ist, daß derlei detaillierte Angaben sich im Werk von Elijas Lehrer finden. Gleichwohl sehen wir vor uns das Bild von den beiden Mündern, dem niederen und dem in der höheren Welt, die sich in einem Dialog befinden. Man könnte es verstehen als eine Art Liebesgeschichte zwischen der göttlichen Liebe einerseits, die, wie es ja in R. Elijas Text ausdrücklich heißt, die Erschaffung der Sprachorgane des Menschen bewirkte, und der menschlichen Liebe zu Gott andererseits, insofern die Möglichkeit des Anhangens an Gott als Teil einer weiter gefaßten Auffassung von R. Elija erwähnt wird, der die Bedeutung der Liebe Gottes betont, wie wir einem diesem Thema gewidmeten Abschnitt in seinem Werk *Scha'ar ha-'ahava*, die Pforte der Liebe, entnehmen können. Zumindest was die mystische Literatur betrifft, wurde also der sogenannte klassische Abgrund durch die Konstruktion struktureller und operativer Verbindungen transzendiert, die einige Formen der Kommunikation hervorbringen, nicht nur das Auferlegen von Gesetzen durch die Stimme. Wie wir weiter unten sehen werden, legt die Verbindung zwischen den beiden Mündern einen Einfluß des Menschen auf Gott sehr nahe, wobei offensichtlich auf die Vorstellung von der Stimme als einer umgekehrten Kette der Wesen zurückgegriffen wird.[24] Tatsächlich geht es hier um mehr als die Übermittlung geistiger Konzepte vom einen Ende der ontischen Kette zum anderen vermittels der Stimme; ich vermute, daß die Kabbalisten die Vorstellung einer ontischen Verbindung hatten, die mehr vereint als trennt. Schließlich erwähnt R. Elija die Wurzeln oben, die von den Stimmbändern bewegt werden, und es kann kein Zweifel daran bestehen, daß die neoplatonische Ansicht von der Emanation

---

[24] Zur Vorstellung der großen Kette der Wesen s. Lovejoy 1993; McGinn 1972, bes. S. 86–102. Was andere Beispiele für die Kette der Wesen im Judentum anbetrifft, vgl. Blumenthal, David (1986): »Lovejoy's Great Chain of Being and the Jewish Tradition«. In: *Jacob's Ladder and the Tree of Life*, hg. von Paul G. und Marion L. Kuntz, New York, S. 179–190.

einer niedrigeren Seele aus einer höheren Quelle eine stärkere Beziehung zwischen Mensch und Gott schuf als nur eben eine Beziehung zwischen Hörer und Redendem. Ferner sollte nicht unerwähnt bleiben, daß im Kreis der Kabbalisten zu Safed, dem ja auch R. Elija angehörte, eine Vorstellung von der Spiegelung des menschlichen und göttlichen Angesichts in Umlauf war (vgl. Sack 1995, S. 205–213). Ist diese Beziehung wesentlich anders als im oben angeführten Text aus dem Midrasch? Hat die theosophische Kabbala die Distanz zwischen Gott und Mensch merklich verringert? Besteht eine größere, im Rückgriff auf neuplatonische Muster geschaffene Intimität, die in linguistische Begriffe übertragen wurde? Auf diese Fragen gibt es keine simplen Antworten. Der visuell wahrnehmbare, bildhafte Blick auf jeden Israeliten und deren Hören der göttlichen Stimme, die sie durch die Jahrhunderte hindurch unterweist, ist in der Tat von der kabbalistischen Ansicht, wie sie oben referiert wurde, verschieden, aber nicht zwangsläufig intimer.

Die oben umrissenen kabbalistischen Themen geben einige frühere Strömungen wieder, von denen manche bereits in den Schriften von R. da Vidas Lehrer auszumachen sind.[25] Was die Wirkung dieses Textabschnitts betrifft, sollte darauf verwiesen werden, daß er sich wortwörtlich in *Schnej luchot ha-brit*, einem Werk des gleichfalls außerordentlich einflußreichen Autors R. Jeschaja Horowitz, wiederfindet.[26]

Wie zahlreiche Gelehrte vor ihm, so geht auch R. Elija von der Annahme aus, daß eine bestimmte energetische Entität aus dem Mund der die Tora laut Lesenden zum himmlischen Bereich aufsteigt. Im Zusammenhang mit der Erörterung der fünf Stellen im Mund, an denen die Konsonanten angesetzt sind, lieferte die anatomische Theorie des *Sefer Jezira* ein detailliertes Erklärungsmuster für die je besondere Artikulation während des Lesens. Ein ähnlicher Standpunkt wird im Namen des R. Isaak Luria von seinem Schüler, R. Chajjim Vital, angeführt, der schrieb, daß sein Lehrer der Ansicht war,

es komme, was die Intention beim Studium der Tora und beim Bemühen um ihr Verständnis betreffe, im wesentlichen auf die Intention an, und seine [des Menschen] gesamte Intention müsse darauf gerichtet sein, seine Seele anzubinden und mit ihrer Seele durch die Beschäftigung mit der Tora zu vereinigen, um den

---

[25] Vgl. Moses Cordovero, *’Elimah Rabbati* (Jerusalem, 1966) fol. 132d. Die Vorstellung vom Anhangen an eine spirituelle Kraft, die einem der diesseitigen Welt angehörenden Wesen inhärent ist, muß ebenfalls Cordovero zugeschrieben werden; vgl. seinen Kommentar zum *Sohar* mit dem Titel *’Or yaqar* (Jerusalem, 1979) Bd. 10, S. 7, sowie Bd. 12, S. 147.

[26] Vgl. Yeshayah Horowitz, *Shnej Luhot Ha-Berit* (Jerusalem, 1969) Bd. 1, fol. 112b.

übernatürlichen Baum zu vervollständigen und den übernatürlichen Menschen und diesen zum besseren zu ergänzen.[27]

Der Hauptunterschied zwischen dem Zitat aus Lurias Schrift und dem von da Vidas besteht in der starken Betonung des intellektuellen Verstehens seitens des erstgenannten Autors. Diese mentalistische Einstellung findet sich weniger prononciert in der Schule von Lurias Lehrer, R. Moses Cordovero, der da Vidas angehörte. Meiner Meinung nach ist eine tendenzielle Entfernung vom Mentalismus kennzeichnend für den Chassidismus, der sich im wesentlichen der Auffassung Cordoveros anschloß und den Akzent auf das vernehmlich laute Sprechen als hinreichend legte.[28] Dies ist der Fall in einem Text von R. Meschullam Phoebus von Zbaraz, einem chassidischen Gelehrten aus der zweiten Hälfte des 18. Jahrhunderts, in dem es heißt: »Das Wesentliche der Intention beim Studium [der Tora] ist identisch mit der Intention des Gebets: die Seele haftet Gott an und nähert sich Ihm, gelobt sei Er, vermittels der Buchstaben der Tora. Dann steigen die Buchstaben, Dünsten gleich, zu Gott, gelobt sei Er, empor, und Er hat großen Gefallen daran.«[29]

Einerseits wurden Buchstaben – im Sinne von Lauten – zu Entitäten, die den Mystiker befähigten, in unmittelbaren Kontakt mit dem Göttlichen zu treten, wie es sich in der sublunaren Welt findet; andererseits wurden diese Laute als Vehikel verstanden, mit denen der Aufstieg zum Göttlichen möglich wird, wie es sich in der transzendentalen Welt findet. Sie sind gleichsam Vermittlungsinstanzen für Kontakte mit sowohl immanenten als auch transzendenten Manifestationen des Göttlichen.

Die Möglichkeit, durch lautes Lesen der Tora zur Einheit mit Gott zu gelangen, intensivierte sich im Chassidismus seit seiner Entstehung immer mehr. Das zuletzt angeführte Zitat ist nur eines von zahlreichen Beispielen, die in diesem Zusammenhang genannt werden könnten. Eine Erklärung von überaus großem Einfluß hinsichtlich der Möglichkeit des Anhangens an Gott durch das laute Lesen der Tora wird dem Begründer des Chassidismus, R. Israel Baal Schem Tov (Bescht), zugeschrieben. Er soll verschiedentlich geäußert haben, daß »der Hauptzweck des Lernens der Tora und des Gebets der ist, dem innersten Aspekt der spirituellen

---

[27] *Sha'ar ruah ha-qodesh* (Jerusalem, 1912) fol. 11a. Vgl. ferner einen entsprechenden Lurianischen Text, der bei Idel 1988, S. 57 übersetzt und analysiert wurde. Zum Nachhall dieser Stelle in späterer Literatur s. Piekarz 1978, S. 359–360; Tishby 1982–1992, Bd. 3, S. 986, Anm. 61.

[28] Siehe weiter unten Abschnitt 5, insbesondere Anm. 49.

[29] *Yosher Divrej 'Emmet* § 39 (zusammen mit den *Liqqutim Yiqarim* gedruckt, Jerusalem, 1981) fol. 133a. Zum Studium der Tora im frühen Chassidismus s. Weiss 1985, S. 56–68.

Kraft[30] des Lichtes von *'En Sof* anzuhangen, das in den ausgesprochenen Buchstaben der Tora und des Gebets enthalten ist.«[31]

Die Erklärung des Vorgangs der Vereinigung unterscheidet sich hier etwas von früheren Quellen. Im Anschluß an frühere Überlieferungen geht der Bescht von der Annahme aus, daß Buchstaben, insbesondere die laut gesprochenen, als Behältnisse spiritueller Kräfte dienen können, in die sie hinabsteigen. Indem er diese Gefäße herstellt, vermag der Mensch die Immanenz der göttlichen Kraft in dieser Welt zu gewährleisten und schließlich ihr anzuhangen. Ein Aufstieg ist folglich nicht notwendig, auch erwähnt diese Überlieferung kein intendiertes Herabsteigen dieser spirituellen Kräfte durch das Studium der Tora, wie wir weiter unten noch sehen werden. Es ist dies auch die Grundannahme des bedeutendsten Schülers des Bescht, R. Dov Baer, dem Maggid von Meseritsch: »Der Heilige, gelobt sei Er, konzentrierte sich in der Tora; deshalb soll jemand, der sich zu Tora oder Gebet äußert, dies mit aller Kraft tun, denn so[32] vereinigt er sich mit Ihm,[33] gelobt sei Er, da all seine Kraft im ausgesprochenen Buchstaben ist, und Er, gelobt sei Er, weilt im ausgesprochenen Buchstaben.«[34]

Hier wird die herausragende Bedeutung des Aktes des Aussprechens deutlich: Die Stärke der Vereinigung mit Gott entspricht dem in die Aussprache der Laute investierten Maß an Kraft. Je lauter der Stimmaufwand ist, desto inniger wird die Verbindung des Mystikers mit Gott sein.

Aus einer anderen Textstelle geht hervor, daß das Studium der Tora eine orale Tätigkeit ist, deren erklärtes Ziel das Anhangen an Gott ist:

---

[30] Zu diesem Begriff im Hebräischen und seinen Quellen s. *Picatrix* Ms. München 214 fol. 51a; ferner Ritter und Plessner 1962, S. 36. Zur Bedeutsamkeit der Theorie der *ruhaniyyut* vgl. die wichtige Untersuchung von Pines, Shlomo (1988): »On the Term Ruhaniyyat and Its Sources and On Judah Halevi's Kuzari«. In: *Tarbiz* 57 (hebräisch), S. 518–520; ferner Idel 1995, passim.

[31] Jacob Josef von Polonoye, *Toldot Ya'aqov Yoseph* (Koretz, 1780) fol. 25a.

[32] D.h. durch die sprachliche Äußerung.

[33] *Na'asseh 'ahdut 'imo*; zum Begriff *ahdut* s. Idel 1995, S. 295 Anm. 234.

[34] *'Or ha-'Emmet* (Ed. Shitomir, Repr. Bnej Beraq, 1967) fol. 15b–17a, ferner Idel 1995, S. 92–93. Zu weiteren Aspekten dieses Textes und seines Zusammenhangs s. Schatz-Uffenheimer 1993, S. 181–182. Vgl. *Yosher Divrej 'Emmet*, fol. 25d. S. auch Idel 1995, S. 155–156 zur sprichwörtlichen Wendung »Jeder (Buchstabe oder) Laut ist eine ganze Welt«. Sehr ausführliche und tiefe Erörterungen bezüglich der Zitation von Lauten beim Lesen der Tora bzw. dem Sprechen von Gebeten in Beziehung zur *ruhaniyyut* findet sich bei R. Levi Isaak von Berditschew, *Quedushat Levi*, fol. 139a, 140d–141a, und bei R. Schneur Salman von Liady in seinem *Liqqutej Torah*, III, fol. 76a, wo das Herbeiziehen der Offenbarung des unendlichen Lichts in die Tora als Interpretation des Studiums der Tora um ihrer selbst willen dargestellt wird. Vgl. auch Scholem 1974, S. 211, 213.

Durch das Studium und die Beschäftigung mit der Tora um ihrer selbst willen vermag er seine Seele zu beleben und seine 248 Organe und 365 Sehnen zu verbessern und ihrer Wurzel anzuhangen, und der Wurzel ihrer Wurzel, welche die Tora und der Name [das Tetragramm], gelobt sei Er, sind […] all dies wird erreicht durch das Studium der Tora um ihrer selbst willen und indem man die Buchstaben selbst bittet, und ich hörte die Auslegung des Bescht […] zu der Stelle ›das Geheimnis Gottes‹, das in ihnen ist und ihnen [den Tora Lernenden] helfen wird, die Buchstaben mit einer sicheren Interpretation ›um ihrer selbst willen‹ auszusprechen.[35]

Der Prozeß des Anhangens muß in dieser Passage so verstanden werden, daß er sich ausdrücklich auf die Zehn Gebote bezieht, wie sie am Berg Sinai verkündet wurden, d. h. auf ihre mündliche Form. Das »Reden«, nämlich das Aussprechen der Buchstaben, beweist eindeutig, wie die Tora gelernt wurde: Die Laute, die beim gesprochenen Studium der Tora hervorgebracht wurden, sind Mittel und Wege, sich mit der ihnen innewohnenden inneren göttlichen Kraft zu verbinden, möglicherweise – wie man dem Zitat entnehmen konnte – als Ergebnis menschlicher Tätigkeit, die den Lauten spirituelle Kräfte verleiht.[36] Das trifft auch für die lurianische Auffassung zu, die von R. Meschullam Phoebus im Namen von R. Menachem Mendel von Premislany angeführt wird: Sie verwendet für das Studium der Tora den Begriff *qeri'a* – lautes Lesen, das im Anhangen der Seele an ihre Wurzel gipfelt.[37]

5. Die gesprochene Tora und das Herabziehen Gottes

Von außerordentlichem Einfluß in der kabbalistischen und chassidischen Literatur war die Auffassung, daß die Stimme imstande sei, durch lautes Vortragen kanonischer Texte göttliche Einflüsse herabzuziehen. Ich möchte diese Vorstellung als das Talisman-Modell bezeichnen, insofern von Wörtern und gelegentlich selbst von Äußerungen im allgemeinen angenommen wird, sie vermöchten höhere Mächte anzuziehen oder zu sammeln. Das laute Lesen der Tora wurde gewissermaßen zu einem lautlich-klanglichen Talisman, der ein Behältnis übernatürlicher Kräfte darstellt.[38] Statt linguistische Elemente, gleichsam Pfade zu mystisch vollkommener

---

35 *Degel Mahaneh 'Efrayyim*, S. 103.

36 S. Elimelekh von Lisansk, *No'am 'Elimelekh* (Jerusalem, 1960) fol. 8a, 64b, 59b. Ferner Nigal, Gedalyah (1973): »Study and Precepts in the Teaching of R. Elimelekh of Lisansk and His Disciples«. In: *Tarbiz* 42, S. 476–477.

37 Vgl. Tishby 1982–1992, Bd. 3, S. 986, Anm. 61.

38 Ausführlichere Darstellung des Talisman-Modells bei Idel 1995, S. 65–81.

Erfahrung, in höhere Regionen emporzusenden, wie es in der theosophisch-theurgischen Kabbala der Fall ist, geht das Talisman-Modell von der Vorstellung aus, daß eine nach unten gerichtete Bewegung einer höheren Macht oder Spiritualität durch das ritualistische Sprechen kanonischer Texte ausgelöst werden könne.

Ich möchte mit dem meiner Ansicht nach bemerkenswertesten Beispiel für jene Vorstellung vom Herabziehen Gottes durch lautes Lesen der Tora beginnen: Die Wurzel *qr'* hat zwei Bedeutungen: rufen und lesen. Einige Kabbalisten waren der Auffassung, daß unterschiedliche Bedeutungen ein und desselben Verbums ein semantisches Feld markieren, in dessen Grenzen die verschiedenen Bedeutungen sich nicht nur auf denselben Begriff beziehen, sondern zusammengefaßt werden, so daß eine Bedeutung des Wortes unmittelbar eine andere modifiziert und relativiert. Dieser allgemeinere Ansatz wird in unserem besonderen Fall dahingehend erklärt, daß jemand beim Lesen eines Textes zugleich auch ruft, und sofern es sich um das laute Lesen der Tora handelt, ruft der Leser niemand anderen als Gott, wobei eben dieses Rufen gelegentlich Gott herabzuziehen vermag, da die Zitation des Bibeltextes als Beschwörung verstanden wird.[39]

Es hat den Anschein, als datierten die ersten Beispiele für jene Auffassung des Verbums *qr'* im Sinne des Herabziehens Gottes bereits aus der Kabbala des 13. Jahrhunderts.[40] Indes sind vergleichsweise wenige kabbalistische Texte zu diesem Thema erhalten, und es fällt einigermaßen schwer, einen umfassenderen Entwurf zu skizzieren, wie das Verhältnis von Lesen/Rufen zu verstehen sei.

Rabbi Abraham Azulai aus Cordoba vertrat die Auffassung, daß der Lernende beim Studium der spirituellen Tora den göttlichen Influxus auf sich herabziehe, so daß er sich über die ganze Welt verbreite.[41] Dieselbe Ansicht findet sich auch in der Lurianischen Kabbala, und zwar im Zusammenhang mit dem Begriff der *miqra'e qodesh*, dem Zitieren von Abschnitten aus der Bibel an bestimmten Feiertagen, weil diese Feste sich auf das Herabziehen des göttlichen Influxus innerhalb des Systems der *Sefirot* günstiger auswirkten.[42]

[39] Zur magischen Bedeutung dieses Verbs in der Hechalot-Literatur s. Schäfer 1988, S. 259. In dem hier behandelten Zusammenhang steht noch eine Untersuchung der biblischen Wendung *qoré be-shem YHWH* (Ps 99 und Joel 2, 17) aus.

[40] Vgl. Menahem Recanati, *Kommentar zur Torah* (Jerusalem, 1961) fol. 4 c, 10 b, 26 a.

[41] Vgl. Kommentar zu *Massekhet 'Avot* (Repr. Jerusalem, 1986) fol. 2 b. Vgl. bereits da Vidas, *Reshit Hokhmah*, Gate of Holiness, Kap. 6; Bd. 2, S. 84–85, wo das Studium der Tora als Herbeiziehen des Influxus beschrieben wird. Vgl. ferner die sehr interessante Stelle bei R. Shlomo Rocca, *Kavvanat Shelomo* (Venedig, 1670) fol. 78 cd, wo empfohlen wird, Influxus, Licht, Wissen usw. mit Hilfe des jeweils entsprechenden Buchstabens herabzuziehen, wenn die Torarolle der Gemeinde in der Synagoge gezeigt wird.

[42] *Pri 'Etz Hayyim* (Dubrovno, 1848) fol. 113 bc. Vgl. ferner R. Ya'aqov Koppels *Siddur Qol Ya'aqov*

In einer Sammlung von Spruchweisheiten aus dem Kreis des *Großen Maggid* mit dem Titel *'Or ha-'Emmet* stoßen wir auf die meiner Ansicht nach magischsten Formulierungen, die sich auf das laute Lesen der Tora und dessen Wirkung auf Gott beziehen:

> Gott hat sich gleichsam in der Tora zusammengezogen. Wenn jemand einen anderen beim Namen ruft, so legt dieser seine Arbeit beiseite und antwortet dem, der ihn gerufen hat, denn so zu handeln zwingt[43] ihn sein Name. So hat sich Gott gleichsam in der Tora zusammengezogen, und die Tora ist sein Name;[44] und wenn jemand die Tora ruft, dann zieht man den Heiligen, gelobt sei Er, zu uns herab, denn Er und Sein Name bilden mit uns eine gesamte Einheit.[45]

Der Text spielt mit der doppelten Bedeutung des Verbs *qr'*: Rufen und Lesen. Das Lesen der Tora ist gleichbedeutend mit dem Rufen oder Beschwören Gottes vermittels seines Namens; tatsächlich scheint es ihn zu zwingen, zu uns herabzukommen. So vollzieht sich die Erfahrung einer mystischen Vereinigung. Für unsere Thematik ist es interessant zu sehen, wie die Vorstellung des *Zimzum* in diesem Textabschnitt verstanden wird: Gottes primordiale Kontraktion ist Ausgangspunkt unseres Vermögens, Ihn herabzuziehen. An einer anderen Stelle im selben Werk betont der *Große Maggid* die Notwendigkeit des Lesens/Rufens mit ganzer Kraft, um sich mit Gott zu vereinigen, denn Er »ist im Buchstaben [...] und sein Intellekt, der aus der Welt des Intellekts ist, wird zum Gliedmaß der Schechina.«[46]

Die Formulierung *'assur bi-shmo* meint wörtlich, Gott sei in seinem Namen gefangen oder durch ihn gebunden. Hier klingt ein Thema aus dem Vers des Hohenliedes (7, 6) an, in dem es heißt, der König, der in zahlreichen jüdischen Schriften als Allegorie für Gott verstanden wird, sei in den Flechten gefangen oder gebunden: *melech 'assur barehatim.*[47]

(Lemberg, 1859) fol. 169 b–171 b, der zu Lebzeiten des Kaidanovers verfaßt wurde und in dem sich recht umfängliche Ausführungen finden, die mit denen von Vital nahezu identisch sind; vgl. R. Zwi Hirsch Kaidanover, *Qav ha-yosher*, fol. 159 a.

43 *She-hu' 'assur bi-shemo.*

44 Siehe Scholem 1960, S. 49–52; Idel 1981, S. 49–52.

45 *'Or ha-'Emmet*, fol. 14 c. Vgl. auch die bei Idel 1995, S. 180–182 zusammengestellten und erörterten Texte. Ferner den Text von R. Menahem Mendel von Witebsk, übersetzt und analysiert bei Idel 1992, S. 62–63.

46 *'Or ha-'Emmet*, fol. 15 a, ferner auch ebd. 39 c wie bei Idel 1995, S. 168–169 zitiert.

47 Vgl. hierzu aber Scholem, der die Auffassung vertritt, »daß auch Licht und Laut, ja selbst der Name Gottes nur symbolische Repräsentationen jener letzten Realität sind, die in ihrem Urgrund immer wieder als gestaltlos, amorph erscheint.« Scholem 1960, S. 17.

Ähnliche Ansichten finden wir in den Schriften eines der bedeutendsten Schüler des *Großen Maggid*, R. *Schneur Salman von Liady*, dem Begründer des Lubawitscher Chassidismus, einer entschieden intellektualistischen Strömung innerhalb der chassidischen Bewegung überhaupt. So vertritt R. *Schneur Salman* die Auffassung, daß die Bibel, die in der jüdischen Literatur durchweg *miqra*, d. h. »das, was gelesen wird«[48], heißt, deshalb diese Bezeichnung trägt,

> weil man ruft und die Offenbarung des Lichts des *'En Sof*, des Unendlichen, mittels der Buchstaben herabzieht, auch wenn man rein gar nichts versteht[49] [...] Und das Herabziehen geschieht nun gerade durch die Buchstaben, und das ist der Grund, weshalb jemand, obwohl er die Bedeutung[50] gar nicht versteht, doch dieses Herabziehen bewirken kann, während in der mündlichen Überlieferung, so, wie sie nun einmal in *Hokhma* (Weisheit) gehüllt ist, niemand das Herabziehen auszulösen vermag, wenn er nicht geistig folgen kann. In der schriftlichen Überlieferung indes kann einem das Herabziehen gelingen, auch wenn man nichts versteht, insofern dieses Herabziehen nicht im solchen Maße vom Verständnis abhängt wie bei der mündlichen Überlieferung, weil der Ursprung des Herabziehens[51] über der Weisheit steht usw., womit gesagt ist, daß das Herabziehen vermittels der Buchstaben geschieht, und deshalb heißt die schriftliche Überlieferung *miqra*, weil wir rufen und vermittels der Buchstaben herabziehen.[52]

Wie oben bereits bemerkt, steht das hebräische Verb *qore*, hier als *er ruft* bzw. *Rufender* übersetzt, auch für lesen. Das Lesen der Tora wird hier eher im Sinne einer Zitation verstanden, als ein Rufen Gottes, eine Anrufung, die sehr machtvoll ist, insofern sie vermittels von Buchstaben geschieht, deren Ursprung über dem

---

[48] Zu einem ähnlichen Begriff, *maqra'*, womit die öffentliche kollektive Lesung des Quran bezeichnet wird, s. Graham 1993, S. 108, 112.

[49] S. auch oben Anm. 28.

[50] Im Hebräischen bezeichnet *pe(rush)* auch den einfachen Wortsinn.

[51] Man könnte die Formulierung auch so verstehen, als sei gemeint, eine herabkommende Emanation – *hamshakhah* – zu verursachen.

[52] *Liqqutej Torah* (Brooklyn, 1979), Wa-yiqra', II, fol. 5bc. Zu dieser Stelle s. Wolfson, Elliot (1993): »Beautiful Maiden Without Eyes«. In: *The Midrashic Imagination*, hg. von Michael Fishbane, Albany, S. 189, wo eine leicht abweichende Übersetzung gegeben wird. Wolfson führte diesen Text zur Stützung seiner These an, derzufolge ein Einfluß der positiven Bewertung im Sohar des einfachen, d. h. wortwörtlichen Sinns des Bibeltexts festzustellen sei. Meiner Meinung nach haben wir es hier mit einem Beispiel für den Einfluß des talismanischen und nicht des symbolischen Modells zu tun. Es sollte gleichwohl nicht unerwähnt bleiben, daß Wolfson die magische Implikation des Herabziehens nicht entgangen ist; s. ebd., S. 202, Anm. 193.

Bereich von *Hokhma*, von Weisheit, der zweiten *Sefira*, liegt. Unser Autor betont, daß der Ursprung der Buchstaben und der Rede ganz allgemein höher steht als der des Wissens, weil Wissen von der zweiten *Sefira Hokhma* herrührt, die Rede aber aus der ersten, *Keter*. Dieser Standpunkt wird an einer anderen Stelle im selben Werk ausführlicher erläutert.[53] Es handelt sich hier um eine sehr wichtige Textpassage, die ausdrücklich die buchstäbliche Überlegenheit der Rede über das Wissen beschreibt – eine Auffassung, der ich sonst nirgends in kabbalistischen Texten begegnet bin.

Überdies wird, einer weiteren Stelle in diesem Werk zufolge, das Herabziehen Gottes wegen der besonderen Eigenschaft des biblischen Texts in dem Sinne verstanden, daß es eine ununterbrochene Folge von göttlichen Namen hervorbringt.[54] Dies ist die Ansicht von *R. Aharon Kohen von Apta*, einem chassidischen Kompilator des späten 18. Jahrhunderts, der dem Lubawitscher Chassidismus nahe stand. In seinem Werk *'Or ha-ganuz le-Tsaddiqim* hebt er nachdrücklich den Umstand hervor, daß die Welt durch die göttliche Rede geschaffen wurde, in welchem Zusammenhang er auch schreibt, daß dementsprechend der Mensch,

bevor er eine Rede über die Tora halte oder ein Gebet spreche, [seine Gedanken] auf die Tatsache konzentrieren müsse, daß der Heilige, gelobt sei Er, und die Tora eines seien. Daß also in diesen Worten, die er spricht, das Licht der Göttlichkeit aufbewahrt wird, und es ist die Seele der ganzen Welt, weil die Tora und ihre Buchstaben die Seele der ganzen Welt sind, insofern mit den Buchstaben der Tora und ihren Namen und Kombinationen alle Bestandteile der Welten und der Seelen geschaffen wurden, daß mit einer in Heiligkeit gehaltenen Rede über Themen aus der Tora er die Verbesserung erweckt und die Einheit aller Bestandteile der Welten und der Seelen, so daß sie sich zur Göttlichkeit vereinen,[55] und das ist mit dem Schriftvers[56] gemeint ›ihr sollt für mich ein Opfer bringen‹, den *Raschi* in seinem Kommentar versteht im Sinne von Opfer ›für meinen Namen‹ (*li-shmi*), was heißen soll, daß die Menschen die Tora um ihres Namens – ihrer selbst willen lesen sollen, um Mich zu Meinem Namen zu ziehen, welcher die

---

53 S. *Liqqutej Tora* Huqqat IV, fol. 59 a. S. ferner ebd., Be-huqqotai II, fol. 45 d–46 b mit einer weiteren aufschlußreichen und ausführlichen Erörterung der »Buchstaben des Gedankens«, *'otiyyot ha-maha-shavah* wo die Identität von Gedanken und linguistischen Wesen augenfällig hervortritt. An anderer Stelle wird interessanterweise festgestellt, daß es keine Gedankenäußerung gebe ohne Buchstaben. Vgl. ferner Idel 1992, S. 62–64.

54 S. Idel, *Absorbing Perfections: Kabbalah and Hermeneutics,* Kap. 11, 12 (in Vorbereitung).

55 Ich vermute, daß wir hier die Trias *'Elohut* (Gottheit), *'olamot* (Welten), *nefashot* (Seelen) vor uns haben, die seit den Anfängen des Chassidismus geläufig ist. Vgl. Idel 1995, S. 153.

56 Vgl. Ex 25, 2.

Tora ist, die in ihrer Gesamtheit die Namen des Heiligen, gelobt sei Er, umfaßt […] und deshalb wird, wer die Tora liest, Rufer genannt, weil er den Heiligen, gelobt sei Er, ruft wie einer, der seinen Vater mit Namen ruft. So der Königssohn, der Schmerzen leidet und seinen Vater mit dessen vielfältigen Beinamen anruft: ›Mein Vater‹, ›Mein Herr‹, ›Mein König‹, ›Mein Gebieter‹ usw., bis das Erbarmen des Vaters für seinen Sohn erweckt wird. So zieht auch der Leser der Tora im Akt einer übergroßen *Kavvana*, [bei der er sich darauf konzentriert] daß alle Worte der Tora Beinamen Gottes sind zusätzlich zu denen, die bereits bekannt sind […], und durch die Macht der Ehrfurcht und des Anhangens (*Debekuth*) Ihn, gelobt sei Er, herab zu seinen Namen, welche die Worte und Formulierungen der Tora und des Gebets sind, das Erbarmen Gottes wurde über ihm erweckt, und das ist die Bedeutung des Verses ›und sie sollen Mich bringen‹ zu Meinem Namen, nämlich Mich zu Meinem Namen herabzuziehen.[57]

Der Leser der Tora ist also eher jemand, der bittet, als nötigt.[58] Lautes Lesen der Tora und des Gebets werden tatsächlich zu einer identischen Handlung, eine Auffassung, die im Chassidismus weit verbreitet ist. Die talismanartige Auffassung der durch die Stimme des Lesers aktivierten Buchstaben der Tora tritt auch im Werk eines anderen Schülers des *Großen Maggid* deutlich hervor, *R. Ze'ev Wolf von Shitomir:* »Der Heilige, gelobt sei Er, hat die Stärke seines Lichtglanzes in den Buchstaben der Tora konzentriert und in den Kombinationen von Namen und in den Attributen der Beinamen, um [uns zu befähigen], Ihn zu ergreifen und Ihn bei Namen anzurufen, um seine Vorsehung herabzuziehen[59] auf die Geschöpfe vermittels der Kombination von Namen.«[60]

Hier paßt sich die unendliche Stärke und der Glanz Gottes der weltlichen Realität an, wie sie in den Buchstaben der geschriebenen Tora sich darstellt. Indes werden diese Buchstaben auch als Instrumente begriffen, die Göttlichkeit in diese Welt herabzuziehen. Obwohl beide Ansichten voneinander abweichen – die göttliche Kontraktion im Gegensatz zur menschlichen Attraktion –, ist das Anrufen der göttlichen Mächte durch das Lesen der Tora sehr deutlich. Der magische Aspekt, der in der oben zitierten Passage aus *'Or ha-'emmet* so klar hervortritt, wird leicht abgeschwächt, ist aber noch erkennbar. Dies ist auch der Fall im Werk eines Zeitgenossen von *R. Ze'ev Wolf, R. Moses Chajim Efrajim von Sudilkow,* dem Enkel des *Bescht*:

[57] (Lemberg, 1850), Kol. VI, fol. 4 b – Kol. 7, fol. 1 a.
[58] Zu »Rufern«, die mit Hilfe »beschwörenden Gesangs« und »unaussprechlichen Worten« das Herabkommen des göttlichen Pneuma bewirken, vgl. Lewy 1978, S. 47.
[59] *Le-hamshikh.*
[60] *'Or ha-Me'ir* (Perizek, 1815), fol. 240 c, ferner fol. 247 d.

Wie ist es möglich, den Heiligen, gelobt sei Er, so aufzufassen, als ruhe er auf dem Menschen; es geschieht durch die Tora, die sich in der Tat aus den Namen Gottes zusammensetzt,[61] insofern Er und Seine Namen eine Einheit bilden,[62] und wenn jemand die Tora liest aus Liebe zu Gott und um seine Gebote zu halten und sich dessen enthält, was verboten ist, und er die Buchstaben der Tora ausspricht, die die Namen Gottes bilden,[63] so faßt er [durch derlei Tätigkeiten] wirklich Gott, und es ist, als ruhe die Göttliche Gegenwart auf ihm, wie geschrieben steht:[64] ›an jedem Ort, an dem ich meinem Namen ein Gedächtnis stifte‹, das ist die heilige Tora, die in Gänze seine Namen umfaßt, und dann ›werde ich zu dir kommen und dich segnen.‹[65]

Indem also der Mensch, diesem Gelehrten zufolge, die Tora um ihrer selbst willen liest und lernt, »faßt er dadurch gleichsam den Namen und zieht die Göttliche Gegenwart zu sich herab, so daß sie auf ihm ruht.«[66]

6. Theosophie, Theurgie und die gesprochene Tora

Das verbreitetste Modell in den zahlreichen kabbalistischen Schulen könnte man als theosophisch-theurgisch bezeichnen. Es geht davon aus, daß der Ritus imstande ist, auf die dynamische göttliche Struktur einzuwirken.[67] Das heißt in unserem Fall, daß man sich vorstellte, das laute Lesen der Tora vereinige jene göttlichen Potenzen, die unter dem Begriff der *Sefirot* bekannt sind. Es handelt sich hier um eine weit verbreitete Ansicht, und ich beschränke mich darauf, nur ein Beispiel für diese Auffassung der gesprochenen Tora anzuführen, das ich wiederum einer Schrift von *R. Moses Cordovero* entnehme:

Wenn Israel hier unten die Tora studiert, kommen sie[68] zusammen, um dem Geheimnis der erneuerten Spiritualität der Tora[69] anzuhangen, die vom Hauch

---

[61] Siehe Idel 1981, S. 52–54.

[62] Vgl. Idel 1981, S. 49–52.

[63] Die Auffassung, daß jeder einzelne Buchstabe ein Name Gottes ist, wird bei Idel 1995, S. 154–156 erörtert.

[64] Ex 20, 24.

[65] *Degel Mahaneh ’Efrayyim* (Jerusalem, 1963) S. 119.

[66] Ebd., S. 119–120. Vgl. die Interpretation dieses Verses in *Shemu‘ah Tovah* (Jerusalem, 1932) S. 79. Ferner R. Aharon Kohen von Apta, *Ner Mitzwah* (Pietrkov, 1881) fol. 30 b, und R. Isaac Eisik Yehudah Safrin von Komarno, *Heikhal ha-Berakhah* (Lemberg, 1869), vgl. fol. 41 a.

[67] Dieses Modell ist bei Idel 1988, S. 112–199 beschrieben.

[68] Nämlich die Engel, und sie sind auch weiter unten gemeint.

[69] *Ruhaniyyut ha-Torah.* Vgl. Idel, Absorbing Perfections, Kap. 4, Anm. 63.

aus dem Mund des Menschen zu den höheren Welten aufsteigt, um sie zu verbinden und zu vereinigen [...] wie die Freude von Braut und Bräutigam, die sich aufgrund der Geheimnisse der Tora verbinden und die höhere Vereinigung genießen [...] und das geht gewiß auf die *Merkava* zurück, daß [die Sefirot] *Tif'eret* und *Malkhut* sich vereinigen.[70]

Wie in verschiedenen anderen Texten der theosophisch-theurgischen Kabbala wird die *Merkava* hier so verstanden, daß sie die Vereinigung der beiden untersten *Sefirot* bewirkt. Diese Verbindung wird durch den Aufstieg einer geistigen Kraft erreicht, die sich beim intensiven Studium der Tora formiert und die Beziehung zwischen den göttlichen Potenzen verändert.

7. Synthese von Modellen

Es versteht sich beinahe von selbst, daß diese verschiedenen Modelle, die unterschiedliche religiöse Belange widerspiegeln, sich nicht wechselseitig ausschließen, sondern häufig in Kombinationen auftreten. So gibt es beispielsweise eine Kombination des Vereinigungsschemas mit dem Talisman-Modell in einer interessanten Textstelle bei *R. Menachem Nachum von Tschernobyl,* der in der zweiten Hälfte des 18. Jahrhunderts wirkte:

Der Mensch muß die Buchstaben aussprechen, während er sich im Zustand des Anhangens an die ›Ur-Rede‹ befindet, und so wird es möglich, die Ur-Rede – ein Aspekt Gottes – ganz allgemein auf Israel herabzuziehen. Da dies der Kern der Offenbarung der Tora ist, die ein Aspekt Gottes und in Seinem Namen enthalten ist, wird ein Teil Gottes herabgezogen und den Kindern Israels eingegeben vermittels der Rede, die von der Ur-Rede ausgeht.[71]

An einer anderen Stelle auf demselben Blatt schreibt R. *Menachem Nachum von Tschernobyl:* »*li-shemah,* um des Buchstabens *h* willen, d.h. der fünften Stelle, die die Ur-Rede ist.«[72]

Der chassidische Gelehrte interpretierte das Studium der Tora in dem Sinne, daß es wegen der fünf Stellen geschehe, von denen aus die Stimme aktiviert wird. So wird letztlich das Studium als stimmlich-lautbare Übung angesehen und sollte

[70] Moses Cordovero, *Derishot be-Inyanej Mal'akhim,* als Appendix zum Werk des Reuven Margaliot *Mal'akhej 'Elyon* gedruckt (Jerusalem, 1945) S. 70, ferner ebd., S. 72; unter anderem auch R. Me'ir ibn Gabbai, *Tola'at Ya'aqov* fol. 27b, da Vidas, *Reshit Hokhmah.* Vgl. Fine 1984, S. 109; R. Kalonymos Kalman Epstein, *Ma'or va-Shemesh,* Bd. 1, S. 256.
[71] *Me'or Ejnayyim* (Jerusalem, 1975) S. 171.
[72] Ebd.

idealerweise auch ebendies sein. In den beiden oben angeführten Passagen steht für Ur-Rede der hebräische Ausdruck *dibbur qadmon*, eine überaus seltene Wendung, die sich freilich auch in einem Werk *Abraham Abulafias* findet.[73]

Hier wird Rede nicht nur in dem Sinne verstanden, daß ihr eine geistige Kraft innewohne, die andere geistige Kräfte vermittels der *Kavvana*, der geistigen Intention, des Betenden oder des Lesers der Tora herabzuziehen vermag.[74] *R. Menachem Nachum* geht davon aus, daß der Akt des Sprechens schon eine göttliche Emanation darstellt, sofern er in Lauterkeit geschehe.[75] In seiner Bearbeitung der Auffassung von *Cordovero* ist eher die Rede – *dibbur* – als der Buchstabe bzw. das Ensemble der »Laute« Residenz des Göttlichen Lichts.[76] In dieser Fassung des der Lehre des *Bescht* verpflichteten Chassidismus wird die Magie des Herabziehens höherer Kräfte eindeutig abgeschwächt, und der »mystisch Redende« tritt in den Vordergrund anstelle der magischen und mystischen Kontemplation von Buchstaben und Lauten.[77]

Ich möchte nun auf zwei Ansichten eines Autors aus dem frühen 19. Jahrhundert eingehen, die eine weitere Synthese zwischen unitiven und talismanischen Modellen aufweist. Nach Auffassung von *R. Moses Chajim Efrajim von Sudilkow*, dem Enkel des *Bescht* und offenkundig unter dessen Einfluß, bilden »die Tora und Gott und Israel nur dann eine Einheit,[78] wenn sie [die Juden] die Tora um ihrer selbst willen studieren. Dann ist in ihr [der Tora] die Macht Gottes, und sie wird zum Geheimnis der Emanation, dann vermag sie zu beleben und zu heilen.«[79]

Die Tätigkeit des Studiums der Tora, die insbesondere den laut vernehmlichen Vortrag einschließt, wird als Prozeß beschrieben, bei dem die der Tora inhärenten Potenzen aktualisiert werden. Ich vermute, daß *R. Moses Chajim* von der Vorstellung ausging, daß die Aktivierung der geschriebenen Buchstaben durch die

---

73 Vgl. Idel 1994, S. 105–107. Ein Vergleich zwischen der Formulierung *dibbur qadmon* und dem Hindi-Begriff *paravac* verspräche interessant zu sein. Vgl. Padoux 1990, S. 172–188.

74 Ebd., fol. 56a.

75 Ebd., fol. 56b, vgl. auch ebd., fol. 3c.

76 Ebd., fol. 66b.

77 Vgl. sein Werk *Yismah Lev*, S. 297. Nach der berühmten mittelalterlichen Definition des Menschen ist dessen Wesensmerkmal die Sprache, und R. Menahem Nahum interpretiert die mittelalterliche Bestimmung des Menschen als »denkendes Lebewesen« im Sinne eines *medabber* qua Sprechen, d.h. er legt den entscheidenden Akzent auf die Sprache und nicht auf das Denken.

78 Zur Identität dieser drei Elemente s. Tishby 1993, Bd. 3, S. 941–960, bes. S. 943, 954. Da er sich lediglich mit den theologischen Aspekten dieser Identität befaßte, ging Tishby weder auf diese Textstelle ein noch auch auf die magischen und mystischen Implikationen dieser ineinanderverwobenen Trias. Dabei ist jene Ansicht von der Aktivität des Volkes Israel als Grundvoraussetzung für die Erfüllung dieser Identität außerordentlich selten. Vgl. auch Idel, *Absorbing Perfections*, Einleitung, Anm. 10.

79 *Degel Mahaneh 'Efrayyim* S. 103.

menschliche Stimme, oder genauer gesagt durch die Stimme des Volkes Israel, einen Moment der Inspiration einschließt, wobei das dem Leser der Tora innewohnende göttliche oder spirituelle Element in den gelesenen Text eingesetzt wird. Kanonische Texte erreichen also ihre höchste Wirksamkeit nicht in ihrer optisch wahrnehmbaren Form, sondern wenn sie mit der Stimme vernehmlich vorgetragen werden: So wird die göttliche Struktur reflektiert – in diesem Sinne verstehe ich die Formulierung vom Geheimnis der Emanation –, und so vermag man zu heilen. Ein Vergleich dieser Ansicht vom Studium der Tora mit dem Zitieren einer magischen Vorschrift liegt nahe. In den meisten Fällen ist letztere durch das Zitieren einer Formel wirksam. Die Zitation aktiviert die Formel, indes liegt der Hauptzweck des Vorgangs jenseits der Formel: Der Akt der Zitation oder Anrufung sucht auf eine dritte Größe oder Wesenheit einzuwirken, die Hauptsache der magischen Handlung. Das trifft auch für die Tora zu: Ihre Zitation aktiviert etwas außerhalb, jenseits von ihr.

8. Apotheosen der gesprochenen Tora

So heilig die geschriebene Form der Tora auch war, die Tatsache, daß es darüber hinaus noch ein Ritual ihrer lauten Zitation gab, vermehrte gleichsam ihre Heiligkeit. Einigen Ansichten zufolge stellt das Lesen eine Aktualisierung dar. So meint der berühmte *Rabbi Jehuda Bezalel Loew aus Prag*, eine Leuchte der Gelehrsamkeit des späten 16. Jahrhunderts, daß »wenn der Mensch die Tora vermittels seiner Rede aktualisiert, er die Tora ins Leben ruft […] wenn aber jemand die Tora nur in Gedanken studiert, ist es, als würde er sie nicht studieren, weil der Gedanke nicht der Mensch ist, sondern [seine] Rede.«[80]

Zuvor definiert der *Maharal* Rede als Vitalität – *chijjut* – des Menschen. Im Rückgriff auf die aristotelische Terminologie beschreibt *R. Loew* die Aktualisierung der Tora durch den vernehmlichen Vortrag. Indes ist die Ansicht durchaus unaristotelisch, derzufolge die laut gelesene Tora höher zu bewerten sei als die, die – nicht vernehmlich – in Gedanken verstanden oder gelesen wird.

Eine andere berühmte Persönlichkeit des späten 18. Jahrhunderts, der chassidische Gelehrte *R. Levi Isaak von Berditschew*, stellt fest, daß

es bekanntlich die Gestalt eines Buchstabens gibt, wie sie in einem Buch erscheint. Und dann gibt es die Sprache des Redenden, der sagt, was in dem Buch geschrieben steht. Und die Gestalt der Buchstaben, wie sie in dem Buch geschrieben sind, entspricht der Welt des Formens, der Welt der Natur, insofern sie

---

[80] Vgl. *Netivot 'Olam* I. Kap. 4, Ed. H. Pardes, (Jerusalem, 1982), S. 51.

begrenzt sind und eine Gestalt haben, während die Sprache des Redenden, der sagt, was in dem Buch geschrieben steht, im höchsten Maße geistig ist und etwas, das keine Grenzen kennt und der Welt des Gedankens entspricht.[81]

Das dieser Beschreibung innewohnende axiologische Prinzip dürfte jedem, der mit kabbalistischen und chassidischen Ontologien vertraut ist, in die Augen springen: Die Welt des Formens (*'olam ha-beri'a*) ist die niedrigste in der Hierarchie der vier Welten, die Welt des Gedankens dagegen die höchste. Unbestimmbarkeit ist das Hauptmerkmal der menschlichen Rede im Vergleich zur begrenzten Natur des schriftlichen Ausdrucks. Rede bzw. Sprache ist geistig im Vergleich zur natürlichen, zumal materiellen Welt.

Möglicherweise haben wir es hier mit einer Schlußfolgerung zu tun, die der frühen kabbalistischen Beschreibung der Vokale als dem Geist, der den Konsonanten innewohnt, entnommen wurde (s. Scholem 1923, S. 87 f. u. 168). Da die Konsonanten die einzigen Buchstaben sind, die traditionellerweise beim Schreiben der Bibel verwendet werden, fehlen die Vokale in den Torarollen. Implizit wurde jedoch die vokalisierte Version der Bibel von Kabbalisten wie etwa *R. Jacob ben Sheshet, R. Joseph Gikatilla, R. Bachja ben Ascher* oder *R. Joseph aus Hamadan* als die artikulierte und daher begrenzte Form der Bibel angesehen, während die unvokalisierte Fassung, vor allem in der Art, wie die Torarollen geschrieben sind, als die unbeschränkte, die unendliche Potentialität der Bibel galt.[82] Wenn wir jedoch annehmen, daß die geschriebene die potentielle, die vokalisierte, also vernehmlich gesprochene Tora dagegen die aktualisierte Tora darstellt, besteht kein grundsätzlicher Unterschied zwischen der frühen kabbalistischen Ansicht und den beiden späteren Auffassungen, wie sie oben angeführt wurden.

Zu Beginn des 19. Jahrhunderts begann *R. Moses Eliaqim Beri'ah*, der Sohn des berühmten *Maggid R. Israel von Kusnitz*, einen seiner Pentateuch-Kommentare folgendermaßen:

Bereschit bara [Im Anfang schuf] etc.[83] Es heißt in den *Tiqqunim*: [das Wort] *Bereschit* [ist zusammengesetzt aus] *Beit Rosch*[84], und es scheint, dies könnte

---

81 *Qedushat ha-Levi* (Jerusalem, 1972) fol. 117 ab. S. ferner R. Menahem Mendel von Witebsk *Pri ha-'Aretz* (Jerusalem, 1969) fol. 9 a. Die implizite Identifizierung der »Welt des Gedankens« mit der »Rede« findet sich auch in der Schule des Grossen Maggid; s. *'Or ha-'Emmet* fol. 4d: »Als würde der erste Gedanke auch Rede genannt werden.« S. ferner die Identität von *paravac* und Bewußtsein, vgl. Padoux 1990, S. 172–173.

82 Vgl. Idel, *Absorbing Perfections* Kap. 3, § II a.

83 Gen 1,1.

84 Haus Haupt. Das sind die Konsonanten des Worts *Bereshit*, im Anfang. Der *Tiqqunej Zohar* benannte Traktat besteht zur Gänze aus einer Fülle von Interpretationen der unterschiedlichen Kombina-

man auf der Grundlage des Verses ›Den Stein, den die Bauleute verwarfen, ist der Eckstein geworden‹ erklären.[85] Und zwar deshalb, weil im *Sefer Jezira* geschrieben steht, daß die Buchstaben Steine genannt werden und die Wörter Häuser.[86] Und der Mensch, der sich anschickt, die Tora zu lesen oder zu beten,[87] sollte ein Haus bauen, das aus der Kombination der Buchstaben besteht, angefüllt mit Glanz und Vollkommenheit und eine Stätte[88] vorbereiten für Gott, gelobt sei Er, auf daß Er in diesen Worten des Gebets hausen könne. Das ist die Bedeutung des Verses ›Den Stein, den die Bauleute verwarfen‹, nämlich die Buchstaben, die die Bauleute, das sind diejenigen, die beten, verachten; ›dieser Stein wird zum Eckstein werden.‹[89] Mit diesen Buchstaben, die am Beginn der Schöpfung standen, hat Gott, gelobt sei Er und Sein Name […] Himmel und Erde geschaffen und alle Lebewesen in ihnen. Das ist die Bedeutung des Ecksteins, nämlich er ist der Anfang der Schöpfung der Welt, in diesem Augenblick wandte sich Gott dieser Welt zu, um sie zu erschaffen. Und das Hauptziel [des Menschen] sollte es sein, dieses Niveau zu erreichen im Anhangen an die höheren Welten, und so wird er würdig, vor Gott vollkommen und von Licht erfüllt zu sprechen. Das ist die Absicht der *Tiqqunim*, wenn in ihnen die Kombination der Buchstaben *Beit* (Haus) und *Rosch* (Haupt) angegeben werden, daß man nämlich ein Haus dem Haupt, das ist Gott, gelobt sei Er und Sein Name, errichten soll, so daß er in den Worten und Reden der Tora und den Gebeten weilen kann.[90]

In dieser Stelle geht es zweifelsohne um die vokalisierten Buchstaben sowohl des Gebets, was sich gewissermaßen von selbst versteht, als auch der Tora. Die Aktualisierung der Konsonanten errichtet eine Stätte, einen Tempel für die Anwesenheit der göttlichen Macht. Beim Aussprechen der Laute der Buchstaben der Tora bringt der Mensch Gott in die Buchstaben der Schrift, entweder in einer energischen Weise, wie sie die in Abschnitt 5 angeführten Textstellen über die Talisman-Konzeption beschreiben, oder in einer abgeschwächteren Form, die die Einführung der

---

tionen dieser Konsonanten. S. die von Margaliot besorgte Ausgabe (Jerusalem, 1978) fol. 24a Tiqqun VII ff.

[85] Ps 118, 22.

[86] Vgl. *Sefer Jezira* 4, 4. Ferner Philo von Alexandrias Vergleich von Wörtern mit Häusern in *De migratione Abrahami*, § 2–3. S. auch R. Ze'ev Wolf von Shitomir, *'Or ha-Me'ir* fol. 5 bd.

[87] Diese beiden Tätigkeiten gelten dem Chassidismus beinahe gleich, insofern die Chassidim die Wichtigkeit lautlich-stimmlicher Handlungen in ihrer Sprachmystik stets hervorhoben.

[88] *Mishkan.*

[89] Ps 118, 22.

[90] *Qohelet Moshe* (Lublin, 1875) fol. 8 a.

göttlichen Gegenwart voraussetzt, die dem Leser keine Macht überträgt, sondern ihm die Erfahrung göttlicher Gegenwart und Vereinigung mit dieser Gegenwart vermittelt. Durch rituelle Rede imitiert der Mensch den Schöpfergott, insbesondere in der Art, wie Er im *Sefer Jezira* beschrieben wird; der Sprechende versetzt sich in die Situation der Urzeit und vermag eine mystische Erfahrung zu machen, bevor er die göttliche Energie in den Lauten herabzuziehen vermag.

9. Gesprochene Tora und Erlebnisfülle

Während das rabbinische Judentum sich weit weniger mit den geistigen, rituelle Handlungen begleitenden Einstellungen befaßte, legten zahlreiche spekulative Strömungen des mittelalterlichen Judentums einen bisweilen äußerst prononcierten Akzent auf die *Kavvana*, entweder im Sinne eines philosophischen Bewußtseins der Ordnung der Realität, oder einer auf die unterschiedlichen göttlichen Potenzen, die *Sefirot*, gerichteten Intention. Dabei blieben die Stimme wie auch andere körperliche Gesten bedeutsam, genügten aber an sich nicht zum Erreichen der höchsten spirituellen Vollkommenheit. In dem Maße, wie die *Kavvana* an Bedeutung gewann, traten performative Aspekte des Ritus in den Hintergrund. Anders gesagt, die Fülle der Erfahrung wurde als Kombination dieser beiden unterschiedlichen parallelen, gelegentlich ineinander verwobenen Bewegungen angesehen. Lautes Sprechen allein reichte also nicht aus, um höchste Wirkung zu erzielen. Nichtsdestoweniger hoben namhafte kabbalistische und chassidische Autoren die Möglichkeit hervor, daß ausschließlich der stimmlich-lautbaren rituellen Handlung – in unserem Falle dem Vortragen der Tora – Bedeutung zukommen könne.

So heißt es beispielsweise im *Buch Sohar*:

> Wenn das Buch der Tora [zur Lesung] herbeigebracht wird, müssen sich alle in Ehrfurcht, Furcht, Zittern und Schweiß vorbereiten und ihre Herzen ausrichten, als stünden sie in diesem Augenblick am Berge Sinai, um die Tora zu empfangen. Und sie sollen hören […], und es ist niemandem gestattet, seinen Mund zu öffnen, nicht einmal, um Worte der Tora zu sprechen.[91]

Die Wiederholung der Erfahrung vom Berge Sinai ist auffällig. Wie in der oben aus dem Werk des *R. Moses Eliakim Beri'ah* angeführten Stelle die Bibellektüre den Leser zu den ersten Anfängen der Schöpfung zurückversetzte, oder – wie wir im folgenden bei *R. Menachem Nachum aus Tschernobyl* sehen werden – messianischen Erfahrungen nahebrachte, so fordert der *Sohar* die Gemeinde auf, den Empfang der

---

[91] *Sohar* II, fol. 206a. Dieser Text wurde in R. Elijah da Vidas Werk *Reshit Hokhmah*, Gate of Holiness, Kap. 14, Bd. 2 S. 370–371 übernommen.

Tora durch das Hören ihres Vortrags wirklich zu vollziehen. Die auditive Erfahrung ist offensichtlich von entscheidender Bedeutung beim Streben nach Erlebnisfülle. Wenn der Akzent bei diesem Streben auf dem Hören der Stimme liegt, so scheint die mehr innerlich-geistige Einstellung den Texten gegenüber geringer geschätzt zu werden. Eines der interessantesten Beispiele für die Abwertung des Geistigen findet sich bei *R. Moses Cordovero* in der Mitte des 16. Jahrhunderts: »Selbst, wenn jemand nicht mehr kann als die Tora vernehmlich zu verlesen, und zwar nur den (biblischen) Vers, wird er doch gewißlich eine Belohnung für dieses laute Verlesen erhalten, und diese Belohnung wird groß sein.«[92]

Wir haben hier in einem der einflußreichsten Werke die eindeutige Aussage eines Autors, der der prononciert intellektualistischen Richtung der Kabbala zuzurechnen ist. Es gehört zu einer weiter gefaßten kabbalistischen Strategie, der eher konventionellen Verrichtung des Ritus religiösen Wert beizumessen. Das trifft bereits auf die Anfänge der Kabbala zu und blieb eines der Merkmale der jüdischen Mystik auch in ihren folgenden Perioden (s. Idel 1993, S. 111–130). Indes sollte man die zitierte Passage nicht in dem Sinne verstehen, daß der einfache Mensch höher stehe als der vollkommene Kabbalist.

Unmittelbar nach der angeführten Stelle setzt *Cordovero* das Konzept des mündlichen Verlesens der geschriebenen Tora mit dem Gesetz in seiner mündlichen Überlieferung gleich; sie ist die wahre Erläuterung der schriftlich fixierten Tora, und wer immer die Tora ernsthaft liest, muß es auf ihre innere Bedeutung,[93] die ›spirituelle Macht‹ absehen, wobei er beim lauten Lesen diese spirituelle Macht freisetzt. Daher hat das reine Artikulieren der Buchstaben[94] der Tora allein schon die Bedeutung einer Offenbarung für den Leser und hebt die Buchstaben auf eine höhere Ebene. *Cordovero* versteht das Lesen als eine Umwandlung, die sich gleichermaßen und gleichzeitig im Menschen wie in den Buchstaben vollzieht. Im Falle des gesprochenen Gebets ist die Artikulierung von Lauten notwendig, weil sie die Grundlage für das Bündeln der spirituellen Kräfte darstellt. In einem der oben angeführten Texte wurden ja in der Tat Gebet und Studium der Tora in einem Atemzug genannt, und es könnten noch weitere Texte zitiert werden, die alle den Schriften des Schülers von *Cordovero*, *R. Elija da Vidas*, entnommen sind.[95] Die

---

[92] *Sefer Pardes Rimmonim*, XXVII, Kap. 2, (Jerusalem, 1962), II fol. 60 a. Vgl. Piekarz 1978, S. 356–359, der Cordovero als Quelle von *Shelah* nachwies, und einen chassidischen Autor aus der Mitte des 18. Jahrhunderts – R. Baruch von Kossov – dessen Ausführungen stark von dieser Stelle beeinflußt waren. Vgl. ferner die muslimischen Texte und deren Erörterung bei Graham 1993, S. 112–115.

[93] Zum Mündlichen Gesetz als dem verborgenen Sinn der Geschriebenen Lehre vgl. Urbach 1979, S. 271; Idel 1989, S. 46–55.

[94] *Sefer Pardes Rimmonim* XXVII Kap. 2; II, fol. 59 d.

[95] Siehe *Reshit Hokhmah*, Gate of Holiness, Kap. 6; II S. 87.

mündliche, vernehmliche Artikulierung enthüllt entweder verborgene spirituelle Kräfte, die den Buchstaben immanent sind, oder zieht sie in die Buchstaben, in die Selbstlaute zumal, herab. Da *da Vidas* in diesem Zusammenhang sowohl Tora als auch Gebet erwähnt, dürfen wir daraus schließen, daß das Enthüllen der spirituellen Kraft bzw. ihr Herabziehen gleichbedeutend ist mit der *Devekuth*, dem Anhangen an Gott.

Obwohl in den kabbalistischen Schriften Gebet und Studium der Tora gleichermaßen als implizit ähnlich dargestellt werden, insofern sie in hebräischen Buchstaben geschrieben sind, wird im Chassidismus das Gebet entschieden höher bewertet. Das geht besonders klar aus einer dem *Bescht* zugeschriebenen und von *R. Menachem Mendel von Rimanov* überlieferten Äußerung hervor, derzufolge der Begründer des Chassidismus weniger durch sein Studium als vielmehr durch sein Beten der von ihm geschauten Offenbarungen teilhaftig wurde.[96]

Und *R. Menachem Mendel von Lubawitsch*, das dritte Oberhaupt der Lubawitscher Schule, lehrt, daß »hinsichtlich von Studium und Gebet gilt: obwohl sie nicht auf die Bedeutung der Worte zielen, weil die Buchstaben von der Tora sind, sind sie (die Worte) Stätten Gottes.«[97]

Wenden wir uns nun einem Beispiel jener Tendenz zu, bei der es meiner Auffassung nach um die Synchronisation des Inhalts des mündlichen Lesens und der geistigen Konzeption dieses Lesens geht. *R. Menachem Nachum von Tschernobyl* zufolge führt die vollkommene Hingabe beim Aussprechen der Worte der Tora und des Gebets, sofern sie mit einem dieser Haltung entsprechenden intellektuellen Akt in Übereinstimmung stehen, zu einer Erfahrung, die als messianisch beschrieben wird. Es handelt sich um einen Fall, der tatsächlich der ekstatischen Erfahrung ähnlich ist, unitiv auf anthropologischem Niveau, die man sich als der allgemeinen messianischen Erfahrung vorausgehend und diese herbeiführend vorstellen könnte, die ihrerseits auf kollektivem Niveau unitiv ist.[98]

An einer anderen Stelle erörtert der Autor ausführlich die messianische Zeit als Gegenwart des göttlichen Lichts, die durch ein vollkommenes Studium der Tora erreicht wird: Durch das Studium wird die unreine Seele geläutert und glänzend gemacht. Dieses intensive Studium, das durch die mystische Einheit mit dem göttlichen Licht vom Tod befreit, kann im Hier und Jetzt erreicht werden:

---

96 Siehe *'Ilana'de-Hayyej* (Pietrkov, 1908) fol. 56b. Zur Wirkung des lauten Lesens durch einen ungebildeten Menschen im Chassidismus s. Scholem 1950, S. 236.

97 Vgl. R. Hayyim Liebersohn von Tschernobyl, *Tzeror ha-Hayyim* (Bielgoraj, 1913) fol. 30a.

98 Siehe *Me'or 'Einayyim* S. 166, 167.

Wenn jemand das Joch der Tora auf sich nimmt, wird die Tora die Unreinheit der Schlange entfernen durch die Beschäftigung [des Menschen] mit der Tora des HErrn und mit den heiligen Buchstaben, die den Palast des HErrn bilden.[99] Und so wird er imstande sein, sich mit Ihm, gelobt sei Er, zu vereinigen, und alle Übeltäter werden fern von ihm sein und keine Unreinheit und kein Schmutz wird an ihm haften. Daher wird er vom Joch der [weltlichen] Herrschaft und der Umgangsformen und von der Unterwerfung unter die Widrigkeiten des Exils befreit sein […] und er wird die Schlange von sich abtun, und durch sie [die Tora und ihre Buchstaben] erwirbt er sich das Recht, Zeuge des Kommens unseres Messias zu sein.[100]

Genau wie im Falle des Gebets vermag auch das Studium der Tora die Erfahrung des Exils, ein unreines Verhältnis, ungeschehen zu machen und den Mystiker von den Widrigkeiten dieser Welt zu befreien, indem es ihn in unmittelbaren Kontakt mit dem Göttlichen bringt, von dem die Vorstellung besteht, es sei in den Buchstaben der Texte, die der Mensch liest, ausgedrückt. Diese als Residenz der göttlichen Spiritualität verstandenen Buchstaben stellen den Ort der Begegnung zwischen Mensch und Gott dar. Obwohl in diesem Fall die messianische Erfahrung nicht explizit zum Ausdruck kommt, verstehe ich diese Stelle doch in demselben Sinne wie die oben angeführte Passage über das Gebet. Im täglich praktizierten Ritus und den ganz alltäglichen Verrichtungen vermag die Hingabe des Mystikers das Joch des Exils abzuschütteln oder den Zustand einer Unreinheit aufzuheben und die Erfahrung der Erlösung zu aktivieren. Sofern der jüdische Ritus auf spirituelle Weise vollzogen wird, ist die Antizipation der messianischen Zeit erreichbar – wie im Fall der Interpretation des Sabbath-Gebets, das so verstanden wurde, daß es die Betenden zurück ins Paradies versetze. Hier wird ebenfalls die Unreinheit der Schlange überwunden durch die Reinigung vom Schmutz durch das Studium der Tora, womit der Leser in Situationen und Ereignisse des Gartens Eden zurückversetzt wird (vgl. Idel 1998, S. 221–234 u. 286–287).

---

[99] Zur Vorstellung von den laut ausgesprochenen Buchstaben als Palästen der göttlichen Mächte s. Idel 1995, S. 158–164. In diesem Zusammenhang sollte betont werden, daß, soweit ich die Literatur kenne, R. Menahem Nahum diejenige chassidische Autorität ist, die diese Thematik mehr als irgendein anderer Autor innerhalb der chassidischen Bewegung hervorhebt.

[100] *Me'or Ejnayyim*, S. 113.

10. Stimmengemeinschaft: einige soziologische Bemerkungen

Die beiden wichtigsten Rituale im Judentum, die öffentlich vollzogen werden, Gebet und Verlesen der Tora, sind unzweideutig an die Stimme, an das vernehmliche Sprechen gebunden. Die Bestimmung der Halacha, daß beide rezitiert, laut gesprochen werden müssen, ist wesentlicher Bestandteil ihrer Praxis, und es will mir scheinen, daß, anthropologisch gesprochen, umfängliche Monographien über das Judentum der Rolle mehr Aufmerksamkeit schenken sollten, die der Stimme in den gemeinsam vollzogenen Riten zukommt. Was die große Mehrheit der Gemeindemitglieder betrifft, besteht kein Grund zur Annahme, daß eines der drei oben genannten Modelle nachweislich bei der Formung ihrer religiösen Erfahrung beteiligt war. Es sei hier noch einmal daran erinnert, daß das, was oben erörtert wurde, mit den Konzeptualisierungen und Erfahrungen zahlenmäßig kleiner Eliten zu tun hat und nicht mit dem weit verbreiteten Verständnis der Praxis jüdischer Riten. Nichtsdestoweniger schufen die üblicheren, auf vokaler religiöser Aktivität beruhenden Erfahrungen Gemeinschaften, die zumindest in jenen Phasen, in denen die Riten vollzogen wurden, durch eine gemeinsam erlebte klanglich-stimmliche Atmosphäre charakterisiert wurden. Stärker noch als durch das Gebet wurden Juden durch die Teilhabe an demselben semantischen Universum verbunden; sie wurden dadurch zu einer Gemeinschaft, daß sie einen identischen, von denselben Lauten strukturierten Lebensrhythmus besaßen. Wie wir oben sehen konnten, wiesen selbst so herausragende Vertreter der eher intellektualistischen Strömung innerhalb von Kabbala und Chassidismus wie *Moses Cordovero* und *Schneur Salman von Liady* dem lauten Rezitieren eine Rolle zu, die weit über ein reines Erfüllen halachischer Bestimmungen hinausging. Das heißt, daß zwar nicht alle, aber eben doch zahlreiche namhafte Vertreter einer elitären jüdischen Mystik davon absahen, die Bedeutung stimmlicher Aktivitäten abzuwerten, ungeachtet der Annahme von Axiologien, die den intellektuellen Vorgang stark hervorheben.

Obwohl nicht mit diesen beiden Aktivitäten verbunden, ist der dritte im Zusammenhang unseres Themas zu berücksichtigende Ritus das Studium des Talmud in den Jeschiwot, den rabbinischen Lehrhäusern. Es entspricht einer weit verbreiteten Praxis, mehrere Jahre dem Studium der Talmudtraktate in Gruppen zu widmen und die überlieferten Lehrmeinungen dabei laut, nicht selten lautstark zu erörtern. Zweifellos kann man die meisten rabbinischen Studien in dem Sinne beschreiben, daß sie Stimmengemeinschaft stiften. Wie im Zusammenhang mit der oben angeführten Stelle aus der Schrift von *R. Schneur Salman von Liady* bereits dargestellt wurde, umfaßte das Lernen der mündlichen Tora eine deutlich intensivierte intellektuelle Aktivität. Überdies gibt es Beweise für eine Praxis, bei der Texte des Talmud um ihrer selbst willen rezitiert wurden, nachdem ihr Inhalt einmal aufgenommen worden war. Von einem berühmten chassidischen Gelehrten des frühen 19. Jahrhunderts, *R. Jacob Isaak*, besser unter seinem Beinamen als Seher von Lublin bekannt, hieß es, daß er, nachdem er ein Blatt Gemara studiert hatte, es gerne laut aufsagte, ohne weiter an seinen Inhalt zu denken – *bli 'ijjun*.[101]

Interessanter noch als diese Erhöhung des lauten Lernens des Talmud und der Tora, womit klassische rabbinische Bestimmungen fortgesetzt wurden, ist das Aufkommen des Brauchs, kabbalistische Werke mit lauter Stimme zu studieren. Vom späten 16. Jahrhundert an gibt es Hinweise auf das laute Studium des *Sohar* in Nordafrika.[102] Für Osteuropa finden wir erst zu Beginn des 19. Jahrhunderts entsprechende Zeugnisse im Zusammenhang mit der Erwähnung von Büchern, die Geheimnisse enthalten.[103]

Obwohl kein Zweifel daran bestehen kann, daß lautes Studieren und Beten Teil eines Versuchs waren, das Memorieren gelernter Texte zu erleichtern, und zwar stärker als das reine Lesen der Tora bzw. der Gebete,[104] war das Ergebnis dasselbe: Laute wurden integraler Bestandteil rabbinischer Lehrhäuser entsprechend der in den Synagogen geübten Praxis. Etwas unterschiedlich hinsichtlich ihrer sozialen und kulturellen Struktur – einerseits der größere Teil derjenigen, die beten und die Tora lesen, die durchschnittlich eine weniger umfassende und höhere Bildung in der jüdischen Religion genossen hatten; andererseits die kleinere Gruppe, die den Talmud studierte – muß doch die aktive Teilnahme am Hervorbringen einer Klangatmosphäre, die die gesamte Gemeinschaft mit einer Aktualisierung des kanonischen Texts umfaßte, als prägende Erfahrung für die jüdischen Gemeinden angesehen werden.

Die Klangfülle, die bei den genannten jüdischen Riten erzeugt wurde, hebt sie von der stärkeren Erhabenheit ab, die so charakteristisch für zahlreiche, mit dem Verlesen heiliger Texte verknüpfte Rituale ist. Es handelt sich kaum um den Gleichklang koordinierter Stimmen, die übereinstimmen. Musikalisch ausgedrückt ist das Ergebnis gelegentlich der Kakophonie näher als der Symphonie. Das traditionelle Studium der Tora bzw. des Gebets und selbst das Lesen der Tora fand häufig in einer Atmosphäre disharmonischer Stimmenvielfalt statt. Die Teilnahme an einer

---

[101] Vgl. R. Israel ben R. Isaac Simha, *'Esser 'Orot* in seinem *Sefer Zekhut Yisrael* (Repr. Jerusalem, 1973) fol. 46b, Nr. 30.

[102] Siehe Goldberg 1990, S. 249–251; Huss, Boaz (1998): »Sefer ha-Zohar as a Canonical, Sacred and Holy Text: Changing Perspectives of the Book of Splendor between the Thirteenth and Eighteenth Centuries«. In: *The Journal of Jewish Thought and Philosophy* 7, S. 295–296.

[103] Zum stimmlich-lauten Lesen bzw. Studieren, auch von Texten der Kabbala, vgl. die Ansicht von R. Dov Baer von Lubawitsch bei Jacobs 1963, S. 165.

[104] Vgl. Knohl 1996, S. 28–29, Anm. 37.

nur lose koordinierten vokalen Aktivität charakterisiert eine Gemeinschaft, die sich zu einem übergreifend-allgemeineren Vorhaben zusammenschließt, dem Individuum indes gestattet – oder ihm zumindest zugesteht – entsprechend seinem eigenen Rhythmus zu studieren oder zu beten.[105]

Übersetzung: Eva Maria Thimme

---

[105] Die Dominanz der oben angeführten Stellen aus chassidischen Texten, die die Unterschiedlichkeit der Bedeutungen des stimmlich-lauten Vortrags hervorheben, soll der Einschätzung jener Annahme förderlich sein, derzufolge das stille oder in Gedanken gesprochene Gebet sich besonderer Wertschätzung im Chassidismus erfreute. Siehe Schatz-Uffenheimer 1993, S. 185–186.

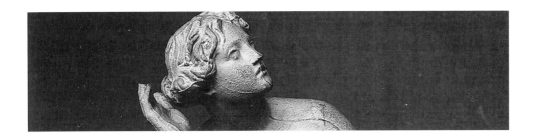

Stilles Lesen
und die Internalisierung der Stimme
im alten Griechenland

Jesper Svenbro

Als im achten Jahrhundert v. Chr. die Alphabetschrift in die griechische Zivilisation eindrang, stieß sie zunächst auf das kulturelle Umfeld einer seit langem bestehenden oralen Tradition. Das gesprochene Wort stand aber nicht nur ›am Anfang‹, vor allem war es ›an der Macht‹. Im frühen Griechenland herrschte das gesprochene Wort unangefochten, insbesondere als *kleos*, als »Ruhm«, den der homerische Barde den Helden der epischen Dichtung zuteil werden ließ. Den Griechen der archaischen Periode war *kleos* ein Grundwert, ja eine Obsession (vgl. Detienne 1967, S. 20; Nagy 1979, S. 15–18). Wenn der homerische Held den Tod auf dem Schlachtfeld in Kauf nahm, so deshalb, weil er hoffte, ›unsterblichen Ruhm‹ zu erlangen, und es ist bezeichnend, daß das Wort, das wir mit »Ruhm« oder »Ruf« übersetzen, die Grundbedeutung »Klang« hat – wie es durch die etymologischen Verwandten des Wortes in den germanischen Sprachen bestätigt wird, z. B. durch das deutsche Nomen *Laut* (Hellquist 1980, S. 581). Der Ruhm eines Helden wie Achilles ist ein Ruhm für das Ohr, ein tönender, klingender Ruhm. Seine Unsterblichkeit muß sich immer wieder akustisch kundtun, da Stille Tod und Vergessen bedeutet. Im Plural ist *kleos* denn auch der von Homer gebrauchte *terminus technicus*, um seine eigene epische Dichtung zu bezeichnen (*Ilias*, IX,189, 524).

Wie hoch der Klang der Rede geschätzt wurde, das kann an den Veränderungen abgelesen werden, die die Griechen an dem von den Semiten übernommenen Konsonantenalphabet vorgenommen hatten: Bekanntlich definierten sie zur Bezeichnung von Vokallauten eine Reihe von Zeichen um. Während die Konsonanten, wie das geschriebene Wort selbst, als »stimmlos«, *aphôna*, begriffen wurden, galten die Vokale als »sprechend«, »mit einer Stimme versehen«, *phônêenta*. Um zu verstehen, warum und in welcher Absicht die Griechen das phönizische Alphabet übernahmen, dürfen wir diese ›phonozentrische‹ Haltung nicht außer acht lassen – so paradox das auch erscheinen mag. Denn wozu sollte die »stille Schrift«, *graphê sigôsa*, (Euripides, *Iphigenia auf Tauris*, 762–763) innerhalb einer Kultur nutzen, in der man die orale Tradition für imstande hielt, allein mittels des Gedächtnisses und der menschlichen Stimme für deren Fortbestand zu sorgen (Xenophanes fr. B 1,20 Diels-Kranz)? Die einfachste Antwort auf diese Frage scheint mir die folgende zu sein: Ziel der Schrift ist es, *kleos* zu vermehren – etwa durch Grabinschriften, die dem Verstorbenen eine neue Art von Posterität garantieren. Wenn dies zutrifft, so bedeutet das, daß die orale Kultur Griechenlands das geschriebene Wort nicht in einer ihr fremden, sondern in der ihr eigenen Perspektive gebrauchte; nicht um die epische Tradition zu bewahren – obwohl das letztendlich eine ihrer Leistungen war –, sondern um den Klang kraftvoller, das Sprechen effektvoller und den Ruhm klangvoller zu machen.

In dieser Antwort ist bereits eine Hypothese über die Art des Lesens im archaischen Griechenland enthalten: Wir müssen annehmen, daß *die ersten griechischen Leser laut lasen*. In einer Gesellschaft wie derjenigen der Griechen, die dem gesprochenen Wort einen derart hohen Stellenwert beimaß, wäre das geschriebene Wort ohne jedes Interesse geblieben, wäre sein Zweck nicht derjenige gewesen, lautes Lesen zu ermöglichen. Nun beinhaltet eine solche Hypothese nichts, was sich nicht mit der in dieser Hinsicht seit langem gültigen Betrachtungsweise vereinbaren ließe (Balogh 1927). Von kulturgeschichtlichen Gegebenheiten ausgehend, stimmt sie überdies mit einer anderen, allgemein anerkannten Hypothese überein, welche die einfache Schlußfolgerung aus einer jüngeren Erkenntnis darstellt: Wenn die griechischen Leser des klassischen Zeitalters laut lasen, so müssen wir annehmen, daß dies auch für ihre archaischen Vorgänger galt. Obwohl wir hierüber keine Dokumente besitzen, müssen wir logischerweise annehmen, daß das laute Lesen die ursprüngliche Form des Lesens ist, das stille Lesen dagegen eine abgeleitete Form.

Auf den ersten Blick hin mag es so scheinen, als verfügten wir über keinerlei Zeugnisse, welche die Praxis des archaischen Lesens dokumentieren – zumindest solange wir unter ›Zeugnis‹ Beschreibungen von Lesern oder Reaktionen auf den Akt des Lesens verstehen. Sobald wir jedoch das Vokabular betrachten, welches seit der archaischen Periode mit dem Ziel entwickelt wurde, die Idee des Lesens auszudrücken, ändert sich die Lage vollkommen. Tatsächlich besitzt die griechische Sprache mehr als zehn Wörter mit der Bedeutung »lesen«, die sich in unseren Quellen bereits seit 500 v. Chr. nachweisen lassen (Svenbro 1991). Diese überraschend große Zahl verlangt nach einer Erklärung. Meines Erachtens ist sie den vielfältigen Dialekten der griechischen Sprache geschuldet, wie auch der Tatsache, daß die ›Versuchsperiode‹ – während der diese Verben in Umlauf gebracht und an deren Ende einige von ihnen ausgewählt wurden – noch nicht vorüber ist, wenn wir ihnen das erste Mal in Inschriften und Texten begegnen. Diese Verben stellen für uns den maßgeblichen Zugang zur Logik des griechischen Lesens dar. Die Grundbedeutung eines Verbs, das im Sinne von »lesen« gebraucht wird, liefert uns einen wertvollen Hinweis darauf, wie der Akt des Lesens zum Zeitpunkt des ersten Auftretens eines spezialisierten Wortgebrauchs – oder kurz danach – verstanden wurde. Dieses Zeugnis ist um so wertvoller, als es der Ebene der kollektiven Erfahrung der Sprache angehört, welche den individuellen oder zufälligen Kontext übersteigt. Es wird somit notwendig sein, linguistische Zeugnisse zu untersuchen, d. h. das Vokabular und die Grammatik. Meines Erachtens stellt dies den einzigen Weg dar, die Hypothese von der oralen Natur des archaischen Lesens zu verifizieren. Zugleich ruft uns eine solche Vorgehensweise die Andersheit des Lesens in einer Kultur in Erinnerung, die sich von der unseren grundlegend unterscheidet, aber doch eine ausreichend große Ähnlichkeit mit ihr aufweist, um einen Vergleich sinnvoll erscheinen zu lassen.

1950 veröffentlichte Pierre Chantraine, der Autor des *Dictionnaire étymologique de la langue grecque*, einen Artikel über die griechischen Verben mit der Bedeutung »lesen« (Chantraine 1950). Trotz seiner Verdienste weist dieser Artikel einen offensichtlichen Mangel auf, insofern er sich auf lediglich vier Wörter beschränkt. Unter den von dem großen französischen Sprachwissenschaftler vernachlässigten Verben befindet sich eines, das mir besonders wichtig erscheint und deswegen meinen Ausgangspunkt darstellen soll: *nemein*, das wörtlich »verteilen« heißt. Soweit es sich nach unseren schriftlichen Quellen beurteilen läßt, scheint dieses Verb im Sinne von »lesen« äußerst selten gebraucht worden zu sein. Dieses seltene Vorkommen mag erklären, warum es Chantraine nicht berücksichtigt hat. Abgesehen von drei Einträgen bei Hesychius, dem alexandrinischen Lexikographen, der im fünften Jahrhundert lebte, besitzen wir nur ein einziges Beispiel des Verbs in seiner nicht zusammengesetzten Form. Der Tragödiendichter Sophokles verwendet es in einem kurzen Fragment, das genau aus diesem Grund überliefert ist (Sophokles fr. 144 Radt). Den Kontext bildet der Aufbruch der Griechen nach Troia. Die griechischen Anführer inspirieren ihre Truppen: »Du, der du auf dem Stuhl sitzt, in deiner Hand die Schrifttafeln haltend, lies die Liste (*neme*), damit wir erfahren, ob von denen, die den Schwur geleistet haben, welche fehlen!« Als Tyndareos unter dem Heer von Freiern, die nach Sparta gekommen waren, einen Gatten für seine Tochter Helena auswählen mußte, ließ er alle Freier schwören, dem erwählten Bräutigam mit der Waffe in der Hand zu Hilfe zu kommen. Auf diese Weise versicherte sich Menelaos des Beistands einer großen Anzahl von Helden, als Paris später Helena raubte. In dem eben zitierten Fragment hält der Leser die Liste all derer in der Hand, die den Eid geschworen haben. Das Verlesen dieser Liste, oder wörtlich deren ihre »Verteilung« deckt auf, wer nicht anwesend ist. Was wir hier vor uns haben, ist ein Akt des lauten Lesens vor einer Versammlung, an die der Inhalt der Schrifttafeln mündlich »verteilt« wird.

Daher kann das Verb *nemein* die Bedeutung »lesen« oder genauer »laut lesen« annehmen. Es scheinen jedoch eher die zusammengesetzten Formen des Verbs zu sein, die in dieser besonderen Bedeutung gebraucht wurden. Eines von ihnen ist *ana-nemein,* charakteristisch für das Dorische, wenn wir dem Dichter Theokrit glauben wollen (XVIII, 47–48). Bestätigt wird seine Unterscheidung durch zwei frühe anderweitige Belegstellen des Verbs (Epicharmus fr. 244 Kaibel).[1] Theokrit folgend sollten wir also das Verb *ana-nemein* als das dorische Verb für »lesen« ansehen. Die aktive Form *ana-nemein* finden wir also im Dorischen, d. h. in Sparta ebenso wie auf Sizilien, die mediale Form *ana-nemesthai* in einer Inschrift aus Euböa, die im ionischen Dialekt geschrieben ist und aus der ersten Hälfte des fünften Jahrhunderts v. Chr. (1210 Peek) stammt. Ich beziehe mich auf den Epitaph eines gewissen Mnesitheos, dessen Anfangszeilen folgendermaßen lauten: »Seid gegrüßt, ihr Vorübergehenden! Tot ruhe ich hier. Du, der du dich näherst, lies (*ana-nemesthai*), wer der Mann ist, der hier begraben liegt: ein Fremder aus Ägina, mit Namen Mnesitheos.«

Im Dorischen macht die aktive Form *ana-nemein* den Leser zu einem Instrument des geschriebenen Wortes: In Sparta fragt niemand, ob der Leser selbst die Botschaft empfängt, die er an andere »verteilt«. Diese Feststellung gilt sowohl für das einfache *nemein,* als auch für das zusammengesetzte *epi-nemein,* welches sich nach Hesychius ebenfalls in der Bedeutung von »lesen« findet. Die mediale Form des Verbs *ananemesthai* aus der Inschrift des Mnesitheos hat eine komplexere Bedeutung. Es meint nicht einfach nur »verteilen«, sondern vielmehr »(etwas) verteilen und *sich selbst in die Verteilung einschließen*« (Benveniste 1966, S. 168–175). Der vom Autor der euböischen Inschrift imaginierte Leser »verteilt« daher den Inhalt des Epitaphs nicht nur an die »Vorübergehenden«, auf die der Text Bezug nimmt, sondern zugleich an sich selbst. Die von dem Leser ausgesprochenen Worte richten sich ebenso an seine Zuhörer wie an den Leser selbst. Ein solcher Leser kann den Inhalt jener Inschrift sogar *ohne* Hörerschaft »verteilen«: Er verteilt ihn dann an sich selbst als seinen eigenen Zuhörer, er verteilt ihn mündlich an sich selbst, so als müsse er die Buchstabenfolge für sein ›Ohr‹ aussprechen, das – im Gegensatz zu

---

[1] Forssman, Bernhard (1976): »ANNEMOTA in einer dorischen Gefäßinschrift«. In: *Münchener Studien zur Sprachwissenschaft* 34, S. 39–44.

seinem ›Auge‹ – imstande ist, deren Bedeutung zu erfassen. Für diesen einsamen »Verteiler« ist die Stimme das Instrument, welches ihm allererst erlaubt, das geschriebene Wort zu verstehen.

Betrachtet man diesen einsamen Leser, der das geschriebene Wort an sich selbst »verteilt«, etwas näher, so drängt sich der Eindruck auf, daß er eine Art akustischen »Umweg« einschlägt, um sich die Bedeutung des Geschriebenen zu erschließen. Was nichts anderes heißt, als daß die Entzifferung des Textes vergleichsweise langsam und schwierig ist. Sein Lesen setzt eine beträchtliche Anstrengung voraus – eine Anstrengung, die das Präfix *ana-* möglicherweise ausdrücken soll, wie Chantraine vorschlägt (Chantraine 1950, S. 115).

Diese mühsame und lästige Seite des Lesens soll nunmehr unter zwei Aspekten betrachtet werden: Wir wollen es erstens in Beziehung setzen mit der *Kompetenz* des Lesers und zweitens mit der *materiellen Erscheinungsweise* des geschriebenen Wortes. Was den ersten Aspekt angeht, so wissen wir dank Plutarch, daß der Schreib- und Leseunterricht in Sparta nicht mehr als die notwendigsten Grundkenntnisse vermittelte (*Lycurg* 16,10); und dies war höchstwahrscheinlich auch im fünften Jahrhundert in Euböa der Fall. Selbst die Lesefähigkeit einer Person, die »Vorübergehenden« eine Inschrift vorliest, muß daher als sehr bedingt eingestuft werden. Was den zweiten Aspekt angeht, so müssen wir uns in Erinnerung rufen, daß eine Inschrift wie der Epitaph des Mnesitheos praktisch ohne Leerzeichen auskommt, d. h. ohne das Spatium, welches die Wörter trennt (Svenbro 1988, S. 58 f.). Seine Buchstaben sind in *scriptio continua* aneinandergereiht, was – wie die Erfahrung lehrt – jedes erste Lesen hindernisreich und langsam macht und früher oder später die Intervention der Stimme erfordert.

Das Verb *nemein* bildet demnach den Mittelpunkt einer lexikalischen Familie, deren sämtliche Mitglieder »lesen« bedeuten. Dies ist nicht unwichtig, wenn wir die Semantik von *nomos* verstehen wollen, einem von *nemein* abgeleiteten Nomen. Es liegt nahe, daß eine mögliche Bedeutung von *nomos* »lesen« ist. Formal gesehen gibt es keinen Grund, diese Hypothese auszuschließen. Zwar ist es zutreffend, daß unsere Wörterbücher nichts enthalten, was eine solche Bedeutung für *nomos* nahelegen würde, das wir ja normalerweise mit »Gesetz« übersetzen; nichts – abgesehen von den *nomoi* der Vögel in einem Gedicht von Alcman, jenem archaischen Dichter des siebten Jahrhunderts v. Chr. (Alcman fr. 42 Page) und auf den ersten Blick hin scheinen die »Melodien« der Vögel – denn so müssen wir das Wort hier übersetzen – nicht viel mit den Gesetzen der archaischen Legislaten gemein zu haben. Doch Vorsicht! Die *nomoi* des Charondas, einem der großen Gesetzgeber im archaische Griechenland, »wurden gesungen«, wie uns ein antiker Schreiber berichtet (Hermippus fr. 88 Wehrli). Mit anderen Worten kann die Verbreitung des Gesetzes möglicherweise die Form des Singens angenommen haben. Mithin sind Vögel und

»Gesetzessänger« (*nom-ôdoi*) (Strabo XII,2,9) an exakt analogen »Verteilungen« beteiligt.

Das »Gesetz« ist eine mündliche Verteilung, doch eine, die sich erst auf das Gedächtnis gründet und danach auf das geschriebene Wort. Dies stimmt mit der doppelten Bedeutung von *nemein* und *nemesthai* überein, denn beide Verben können sich auf eine mündliche, auf das Gedächtnis gründende Verteilung beziehen. So wird beispielsweise in einem Gedicht von Simonides von einer Person gesagt, sie »zitiere« ein Sprichwort (Verb: *nemein*) (Simonides fr. 37,11–13 Page) oder bei Herodot »rezitiert« jemand Genealogien (Verb: *ana-nemesthai*) (Herodot I,173). Wie wir gesehen haben, können sich diese zwei Verben ebenfalls auf eine mündliche, auf das geschriebene Wort gründende Verteilung beziehen, insbesondere auf das Verlesen einer Teilnehmerliste oder einer Grabinschrift. Im achten oder siebten Jahrhundert v. Chr. »verteilen« die von Hesiod beschriebenen böotischen Könige Recht (Verb: *nemein*) – ein Recht, das, wie Hesiod selbst uns erklärt, sich an das Ohr richtet, ein mündlich verteiltes Recht (Hesiod, *Werke und Tage*, 213). Das einzige, was dieser »Verteilung« fehlt, um zu einem Lesen zu werden, ist das geschriebene Wort.

Nun kann genau wie *nemein* das Verb *legein* die Bedeutung »lesen« umfassen, auch wenn wir es normalerweise mit »sagen« oder »sprechen« übersetzen. Nehmen wir den Satz aus Platons Theätet: »Nun Knabe, nimm die Schrift und lies (*lege*).« (143 c). Oder betrachten wir die Formel *lege ton nomon*, »lies das Gesetz«, geläufig bei den Rednern des vierten Jahrhunderts v. Chr. (Demosthenes, *Gegen Meidias*, 8.10 usw.). Wieder sind es besonders die zusammengesetzten Formen des einfachen Verbs, die wir in der Bedeutung von »lesen« finden. Das erste dieser Komposita ist das aktive *ana-legein*, welches in einer in Teos in Kleinasien gefundenen Inschrift aus den sechziger Jahren des fünften Jahrhunderts v. Chr. gebraucht wird (Herrmann 1981, S. 8, 11). Das zweite ist das mediale *ana-legesthai*, für das sich allerdings nur spätere Beispiele finden (Chantraine 1950, S. 126). Was ich über die Vorsilbe *ana-* wie auch über den Unterschied zwischen dem aktiven *ana-nemein* und dem medialen *ana-nemesthai* gesagt habe, ist für diese zwei Komposita offensichtlich ebenso bedeutsam, und zugleich erhärtet dieser Parallelismus meine Interpretation von *nemein* in der Bedeutung von »mündlich verteilen« und »lesen«. Tatsächlich stehen *nemein* und *legein* jeweils im Mittelpunkt zweier analoger lexikalischer Familien, deren Mitglieder allesamt »lesen« bedeuten, wenn auch mit unterschiedlichen Implikationen.

Um jedoch die Familie von *legein* vollständig zu machen, so müssen wir ein viertes, wichtiges Mitglied hinzufügen, *epi-legesthai*. Das Verb, das bei dem Historiker Herodot, einem Ionisch schreibenden Autor, häufig vorkommt, wird nur im Medium gebraucht, wenn es »lesen« bedeutet, wogegen das entsprechende Mitglied der Familie von *nemein, epi-nemein,* nur im Aktiv gebraucht wird. Grundsätzlich würde ich *epi-legesthai* (mit der Bedeutung »lesen und sich selbst in das Lesen einschließen«) in der gleichen Art und Weise erklären, wie ich *ana-nemesthai* und *ana-legesthai* erklärt habe. Die Form des Mediums impliziert, daß der Leser nicht nur einem oder mehreren Zuhörern, sondern auch sich selbst vorliest. Was die besonderen Implikationen von *epi-legesthai* angeht, so sprechen diese für sich. Das Verb bedeutet wörtlich »ein *legein* zu etwas hinzufügen«, d.h. »ein ›lesen‹ zu etwas hinzufügen« (gleichbedeutend mit »eine Erklärung abgeben«). Der Leser fügt dem geschriebenen Wort seine Stimme hinzu, welches für sich unvollständig ist. Die Schrift scheint das *legein* oder den *logos* zu brauchen, den der Leser hinzufügt: Ohne einen Leser bleibt sie toter Buchstabe. So wird Lesen eine Art ›epi-log‹ für das geschriebene Wort, dem eine eigene Stimme fehlt und das mithin auf den Leser angewiesen ist.

Das folgende Diagramm zeigt die auffällige Korrespondenz zwischen den jeweiligen ›lexikalischen Familien‹ von *nemein* und *legein*:

epi-nemein	ana-nemein	*nemein*	*legein*	ana-legein	
	ana-nemesthai			ana-legesthai	epi-legesthai

Das Verb, welches einem in den Sinn kommt, wenn es um die griechische Übersetzung von »lesen« geht, ist aber zweifellos *ana-gignôskein,* das zum ersten Mal in einem Gedicht von Pindar vorkommt (Pindar, *Siegeslieder,* 10,1), welches auf 474 v. Chr. datiert worden ist (Bowra 1964, S. 409).

Während *ana-nemein* das Hauptverb im Dorischen ist und *epi-legesthai* häufig im Ionischen gebraucht wird, ist in Athen *ana-gignôskein* das Verb, welches »lesen« bedeutet. Im Attischen heißt lesen somit wörtlich *erkennen,* denn »erkennen« ist die Grundbedeutung von *ana-gignôskein.* Chantraine schreibt: »Dieses Verb war gut geeignet für die Bedeutung »lesen«, d.h. die Schriftzeichen erkennen und sie entziffern« (Chantraine 1950, S. 115). Diese Interpretation scheint im wesentlichen mit derjenigen übereinzustimmen, die von Liddel-Scott-Jones vorgeschlagen wird (»aus Schriftzeichen, sie *wiedererkennen,* und folglich, *lesen«).* Meines Erachtens läßt sich diese Lesart jedoch nicht aufrechterhalten. Das Erkennen, auf das sich das Verb bezieht, ist nicht das Erkennen des einzelnen alphabetischen Zeichens, im Griechischen *gramma.* Wir wissen alle, daß Lesen mehr ist als das einfache Erkennen von alphabetischen Zeichen. Man kann durchaus »seine eigenen Buchstaben erkennen«, *ta grammata epistasthai* (Hippocrates, *De Diaeta,* I,23), ohne lesen zu können. Ich möchte ein modernes Beispiel heranziehen, um zu illustrieren, wie wir meines Erachtens das Phänomen des »Erkennens« beim griechischen Lesen verstehen sollten.

»DOUKIPUDONKTAN« lautet der erste Satz auf der ersten Seite von Raymond Queneaus Roman *Zazie dans le métro*.[2] Wenn wir die normale französische Schreibweise als Maßstab nehmen, kommen wir nicht umhin, einige Irregularitäten festzustellen. Erstens ist der Satz in *scriptio continua* geschrieben (was, wie ich gezeigt habe, für die griechische Schrift charakteristisch ist). Zweitens ist seine Schreibweise phonetisch (wie die griechische Schreibweise) und nicht etymologisch bedingt, wobei die französische Schreibweise durch eine lange, traditionsreiche Geschichte bestimmt ist. Drittens gibt seine Syntax klar zu erkennen, daß er zur gesprochenen Sprache gehört (was im Griechischen vor dem Entstehen der Schriftsprache, die sich von der gesprochenen Sprache deutlich unterscheidet, bei jedem Satz der Fall ist). Aus diesen drei Gründen dürfte sich der französische Leser etwas verloren fühlen, wenn er zum ersten Mal mit dem Satz DOUKIPUDONKTAN (deutsche Übersetzung von Eugen Helmlé: FONWOSTINKTSNSO) konfrontiert wird. Er befindet sich in einer Situation, welche der des archaischen griechischen Lesers ziemlich nahekommt: Nur durch den Gebrauch seiner eigenen Stimme – wie uns die Erfahrung lehrt – wird er »erkennen« können, was auf den ersten Blick undurchdringlich erscheint. Sein Auge (und hier endet die Analogie) würde natürlich die folgende, normalisierte Fassung des Satzes vorziehen: »(C'est) d'où qu'ils puent, donc, tant?« Wörtlich: »Von wo stinken die denn so?« Mit anderen Worten, was hier erkannt wird, ist die Buchstabenfolge und nicht das einzelne alphabetische Zeichen. Oder genauer: Der Leser »erkennt« die Buchstabenfolge als bedeutungsvolle Sprache.

Der Leser, welcher die Buchstabenfolge DOUKIPUDONKTAN zum ersten Mal ausspricht, verläßt sich somit auf sein Ohr, um sie als Sprache erkennen zu können. Er mag zu sich selbst sagen: »Ach, *das* war gemeint!« Schon bevor er sie auf diese Weise erkannt hat, wird er sie vielleicht bereits Buchstabe für Buchstabe identifiziert und dabei das eigenartige (zweimalige) Vorkommen des Buchstabens K bemerkt haben. Doch diese visuelle Punkt-für-Punkt-Identifikation stellt noch keinen Akt des Lesens dar. Der entscheidende Moment, der Moment des Erkennens, ist derjenige, wenn die Buchstaben, die auf den ersten Blick hinsichtlich ihrer Bedeutung unverständlich und wie zufällig zusammengestellt erscheinen, zu erkennen geben, daß sie eine bedeutungsvolle Nachricht transportieren – dank der lesenden Stimme. Es ist der Augenblick, wo – aus der Sicht des Griechischen – die alphabetischen Zeichen zu *stoicheia* umgewandelt werden, d. h. zu »Elementen, die eine Rede bilden«, oder wörtlicher zu »Buchstaben, die eine Folge bilden«.[3] Beim Aussprechen

---

[2] Queneau, Raymond (1959): *Zazie dans le métro*, Paris.

[3] Das Nomen *stoicheia* leitet sich vom Verb *steichein* ab, »in einer Reihe marschieren, eine Folge bilden«.

der Buchstaben erkennt der Leser, ob sie eine bedeutungsvolle Folge bilden oder nicht.

Bei der Untersuchung der Verben mit der Bedeutung »lesen« haben sich mindestens drei wichtige, das Lesen im frühen Griechenland charakterisierende Definitionsmerkmale feststellen lassen. Das erste ist der *instrumentelle* Charakter des Lesers bzw. der Stimme des Lesers, ersichtlich aus der Analyse von *nemein* und seinen verschiedenen Komposita. Das zweite ist die *Unvollständigkeit* des geschriebenen Wortes, das der Hilfe der Stimme bedarf, wie die Analyse des Verbs *epi-legesthai* deutlich machte. Das dritte Definitionsmerkmal des Lesens in Griechenland folgt logisch aus den beiden ersten. Wenn die Stimme des Lesers das Instrument ist, dank dessen das geschriebene Wort erst seine volle Verwirklichung erlangt, dann sind drittens die *Adressaten* des geschriebenen Wortes nicht Leser im strengen Wortsinn, sondern vielmehr Hörer. Und genau so nannten die Griechen sie. Die »Hörer« des Textes, die *akouontes* oder *akroatai*, sind nicht seine Leser, wie unsere Wörterbücher vorgeben. Abgesehen von dem Leser, »der sich in das Lesen einschließt« und der seine eigene Stimme hört, *lesen* sie absolut nichts. Sie hören lediglich einem Lesen zu – einem lauten Lesen – so wie z. B. die von dem Autor des Epitaphs des Mnesitheos imaginierten »Vorübergehenden«. Sie sind keine Leser, und doch wendet sich der Text an sie.

Mit anderen Worten, der Schreiber rechnet mit einem Leser, der einwilligt, dem Zwang der alphabetischen Sequenz zu folgen. *Lesen* heißt somit, seine eigene Stimme dem geschriebenen Wort (letztlich dem Schreiber) zur Verfügung zu stellen. Es heißt, die eigene Stimme preiszugeben, wenn auch nur für den Akt des Lesens. Und diese Stimme wird unmittelbar vom geschriebenen Wort vereinnahmt, was bedeutet, daß die Stimme dem Leser beim Akt des Lesens nicht gehört. Er hat sie aufgegeben. Seine Stimme unterwirft sich dem geschriebenen Wort, sie vereinigt sich mit ihm. *Gelesen werden* heißt infolgedessen, über den Körper des Lesers Macht ausüben, sogar aus großem räumlichen und zeitlichen Abstand heraus. Der Schreiber, dem es gelingt, gelesen zu werden, herrscht über den Stimmapparat eines jeden, der ihm als *instrumentum vocale* dient, d. h. eines jeden, der in seinem Dienst steht oder gar sein Sklave ist.

Die Eingangsszene von Platons *Theätet* soll diesen Punkt verdeutlichen. Es ist der Sklave des Eukleides, der die Unterredung (*logos*) vorliest, die sein Herr in einer Schrift festgehalten hat. Eukleides und sein Freund Terpsion sind somit die zwei Zuhörer des von einem Sklaven gelesenen *logos* (143a–c). Wenn die Tatsache, daß der Herr die Aufgabe des Lesens seinem Sklaven überträgt, typisch sein sollte, so wäre dies die Erklärung dafür, daß die Vermittlung alphabetischer Kenntnisse auf ein Minimum reduziert war, nicht nur in Sparta, sondern höchstwahrscheinlich auch andernorts. Auch wenn das Lesen mit der Stellung des Bürgers nicht völlig unvereinbar ist, drängt sich doch der Eindruck auf, daß es vorzugsweise nur in Maßen praktiziert werden sollte: Ein Leser sollte, wenn er ›frei‹ bleiben wollte – frei von äußeren Zwängen –, sich nicht allzu sehr mit seiner Funktion als Instrument identifizieren. Vom Standpunkt des Bürgers aus ist es besser, »im Lesen schwach« zu bleiben, *ta grammata phaulos*, wie Sokrates sagt (Platon, *Phaidros*, 242 c), d. h. man sollte in der Lage sein zu lesen, aber auch nicht mehr.

Versuchen wir, genauer zu sein. Wenn das Sprechen »in eigenen Worten«, *en idiois logois* – eine andere sokratische Formel (Platon, *Der Staat*, 366 e) – die Bedingung dafür ist, die Wahrheit zu sagen, was sollen wir dann von dem archaischen Leser denken, der vor einer Gruppe von Zuhörern mit lauter Stimme eine Inschrift wie »Ich bin der Grabstein des Glaukos« entziffert (15 Pfohl)? Zweideutige Situationen wie diese, d. h. die Möglichkeit, einen laut vorgelesenen Satz mit einem vom Leser selbst formulierten Satz zu verwechseln, werden sich später die Komödiendichter zunutze machen. Höchstwahrscheinlich ist dieses Phänomen so alt wie die ersten Inschriften, bei denen das Objekt eine erste Person ist, d. h. so alt wie die allerersten griechischen Inschriften aus dem achten Jahrhundert v. Chr. Der Leser der zitierten Inschrift gebraucht das Pronomen »ich« in der ersten Person Singular, obwohl es sich nicht auf ihn selbst bezieht. Da dieses »ich« unveränderlich ist, kann er nicht sagen: »Es behauptet, daß es der Grabstein des Glaukos ist.« Das wäre kein Leseakt. Im Gegenteil, er muß die Inschrift so lesen, wie er sie vorfindet. Wenn der Leser dies tut, so heißt das, daß er dem geschriebenen Wort *dient*, dem er seinen Stimmapparat, seinen Körper, seine Stimme überlassen hat. Er gehört ihm. Das ist kein Widerspruch, denn die Stimme, die »ich« sagt, gehört – wie schon gesagt – dem geschriebenen Wort, sie bildet mit ihm einen Körper, sie vereinigt sich mit ihm während des Leseaktes. Kein Widerspruch, aber eine Form von Gewalt, gegen die es nur eine Waffe gibt: die Weigerung zu lesen.

Nun ist der Gebrauch der ersten Person zur Bezeichnung in griechischen Inschriften so überraschend und zugleich so gebräuchlich, daß dieses Phänomen eine weitergehende Analyse erfordert (Svenbro 1988, S. 33–52). Selbst wenn wir einräumen, daß dieser Gebrauch den Leser dem geschriebenen Wort unterordnet, haben wir damit seine Bedeutung noch lange nicht ausgeschöpft. Er ist das Zeichen für eine ziemlich ungewöhnliche und doch von einer ganzen Kultur geteilten Art und Weise, die Beziehung zwischen Schreiber, beschriftetem Gegenstand und Leser zu denken. Diese Denkweise läßt sich folgendermaßen zusammenfassen: Das beschriftete Objekt ist eine erste Person, während der Schreiber eine dritte Person ist (erst ab 550 v. Chr. finden wir Gegenstände, die sich explizit als dritte Person bezeichnen). Als Beispiel sei eine Amphore aus dem sechsten Jahrhundert zitiert: »Kleimachos machte mich und ich bin sein« [*eikeinou eimi*] (Guarducci 1975, S. 482). Wenn die Inschrift gelesen wird, wird Kleimachos nicht länger da sein, er wird abwesend sein, was das Demonstrativpronomen *eikeinos* präzise ausdrückt.[4] Umgekehrt wird der beschriftete Gegenstand anwesend sein: Niemand hat ein deutlicher begründetes Anrecht auf das »Ich« der Inschrift als die Amphore – nicht einmal Kleimachos. Er schreibt auf seine Amphore, weil er seine eigene künftige Abwesenheit vorhersieht – andernfalls müßte er überhaupt nicht schreiben. Er bezeichnet sich selbst als abwesend, weil er die Inschrift geschrieben haben wird. Der Rest ist eine Angelegenheit zwischen der beschrifteten Amphore und dem Leser, die sich als »ich« und »du« gegenüberstehen.

Wegen ihrer Inschriften in der ersten Person gehören sowohl der Grabstein des Glaukos als auch die Amphore des Kleimachos zu einer Kategorie von Objekten, die gemeinhin als ›sprechende Gegenstände‹ geführt werden. Der Autor einer klassischen Studie, die diesen Gegenständen gewidmet ist, Mario Burzachechi, hat für diese überraschende Wahl der ersten Person – die sich auf den beschrifteten Gegenstand bezieht – eine Erklärung zu geben versucht, eine animistische, um es kurz zu machen (Burzachechi 1962, S. 53). Das Prinzip, das sich hinter dieser Erklärung verbirgt, ist freilich auf einer anderen Ebene angesiedelt, in der Beziehung nämlich zwischen der »Stimme« und der ersten Person, die benutzt wird, um auf den beschrifteten Gegenstand zu verweisen. Dies ist das einzige Kriterium, das ihn bei seiner Auswahl der Inschriften leitete). Da sie sich auf sich selbst als »ich« oder manchmal als »wir« beziehen, werden sie als »sprechende« Gegenstände angesehen. Der Gegenstand scheint allein schon deswegen mit einer »Stimme« ausgestattet zu sein, weil er sich auf sich selbst als »ich«, *ego* bezieht.

Diese Verbindung zwischen der ersten Person und der Stimme scheint offensichtlich zu sein. Um sie in Zweifel zu ziehen, genügt jedoch folgende Beobachtung: Wäre die Stimme für die erste Person tatsächlich konstitutiv, könnte ein Stummer nicht von sich behaupten, im Besitz eines »Ichs« zu sein – was ein völliger Unsinn ist und uns zwingt, diese Verbindung aufzulösen, wenn wir nicht Gefangene einer bestimmten Metaphysik der Stimme bleiben wollen. Die erste Person verfügt nicht über mehr Sprache – oder ›inneres Leben‹ – als die dritte Person. An sich hat sie überhaupt keine Stimme. Andererseits *situiert* die erste Person dasjenige, worauf sie sich bezieht. Weit davon entfernt, ein Zeichen für animistische Glaubensinhalte zu sein, hängt die Wahl der ersten Person, die das beschriftete Objekt bezeichnet, von einer ungewöhnlichen Inszenierung desselben Objekts ab, das als ein »ich« gegenüber dem »du« des Lesers gegenwärtig ist, bei gleichzeitiger Abwesenheit des Schreibers, der als »er« oder »sie« bezeichnet wird.

---

[4] *ekei-nos* ist das Demonstrativpronomen in der 3. Person, wodurch angezeigt wird, daß die Person nicht »hier« ist, sondern »dort«, ja sogar »im Jenseits«: *ekei*.

Obwohl der Ausdruck »sprechende Gegenstände« in seiner üblichen Bedeutung vermieden werden sollte, eignet er sich ausgezeichnet für Gegenstände, welche *die Metapher der Stimme auf sich selbst* anwenden, wie in folgender Inschrift aus Athen, auf die wir noch ausführlich zurückkommen werden: »Jedem, der mich fragt, antworte ich auf die gleiche Weise, (nämlich) daß Andron, der Sohn des Antiphanes, mich als seinen Zehnten gestiftet hat« (*Inscriptiones Graecae*, I², 410).

Die mit dieser Inschrift versehene archaische Statue ist aus dem Grunde ein »sprechender Gegenstand«, weil sie ein Verb mit der Bedeutung »antworten« gebraucht, nicht aber weil sie die erste Person Singular »Ich« verwendet. Sie erhebt ihre »Stimme«, ihre metaphorische Stimme. In der archaischen Periode ist diese Metapher äußerst selten und die von mir zitierte Inschrift aus dem späten sechsten Jahrhundert bildet in der Tat unser frühestes gesichertes Beispiel (Svenbro 1988, S. 50, Anm. 77). Solange eine Inschrift dieser Art als »sprechender Gegenstand« im Sinn von Burzachechi betrachtet wird, kann natürlich sehr leicht übersehen werden, wie ungewöhnlich sie ist: Was sollte die Metapher der Stimme einem Gegenstand hinzufügen, von dem bereits angenommen wird, daß er »sprechend« sei? Er wäre lediglich einer von vielen Gegenständen, die sich in der ersten Person auf sich selbst beziehen.

Wir sollten uns deswegen entschieden der *Metapher der Stimme* zuwenden, die uns in dieser Inschrift begegnet. Die darin implizierte Logik scheint allem zu widersprechen, was wir bisher über das griechische Lesen festgestellt haben. Genauer gesagt: In einer Kultur, in der es zum Bild des Lesers gehört, daß er seine Stimme dem geschriebenen Wort leiht, damit es zu seiner vollen, d. h. akustischen Verwirklichung gelangt, scheint die Metapher der Stimme, die sich auf den beschrifteten, diese Metapher verwendenden Gegenstand bezieht, merkwürdig überflüssig. Sie könnte tatsächlich die Stimme des Lesers überflüssig machen, insofern das »sprechende« Objekt ja bereits im Besitz einer »Stimme« ist, seiner eigenen metaphorischen Stimme.

Von daher wird es klar, warum es notwendig ist, so eindringlich auf dem Begriff des »sprechenden Gegenstands« zu beharren und ihm eine neue Definition zu geben. Der Gegenstand, der die Metapher der Stimme im Hinblick auf seinen eigenen verschriftlichten Sprechakt (»ich antworte«) verwendet, legt die Vermutung nahe, daß wir es mit einer völlig neuen Form des Lesens zu tun haben – einer Form des Lesens, die zu jener Form, die bisher mein Thema war, in einem scharfen Gegensatz steht. Denn die Logik der Andron-Inschrift scheint sich nicht mit dem traditionellen Lesen vereinbaren zu lassen, dessen Untersuchung uns für den fast schon schockierenden Charakter des nicht-oralen oder stillen Lesen sensibel gemacht haben sollte.

Die Widersinnigkeit des stillen Lesens ist in der Tat eine doppelte, und zwar in Bezug auf das laute Lesen, das zweifellos die vorherrschende Form des Lesens in der Antike war, wie in Bezug auf die moderne Forschung, die im allgemeinen die Möglichkeit eines nicht-oralen Lesens im alten Griechenland eher skeptisch beurteilt hat (Balogh 1927). Wenn, wie ich behauptet habe, der Zweck des Schreibens die Erzeugung von Klang war, von effektvoller Rede, von klingendem Ruhm, warum um alles in der Welt sollten sich die Griechen dann darum bemüht haben, still zu lesen? Warum sollte jemand in einer Kultur, welche die Stille zum Synonym für Vergessen machte, still lesen (Detienne 1967, S. 9–27)? Der Knoten scheint sich nicht leicht lösen zu lassen.

Um die Hypothese vom stillen Lesen auf eine sichere Grundlage zu stellen, sollten wir daher nach Elementen im kulturellen Kontext der Griechen suchen, die geeignet sind, diese plausibel zu machen. Wir finden sie in einem Bereich, der nicht ohne Bezug zum Lesen ist, im Bereich der Rechtsprechung, des Gesetzes, des *nomos*. Ein Bereich, in dem, wie Eric Havelock gezeigt hat (Havelock 1969), während des fünften Jahrhunderts v. Chr. eine bemerkenswerte Verinnerlichung stattgefunden hat: aus Gerechtigkeit (*dike*) wurde Gerechtigkeitssinn (*dikaiosyne*). Die »Stimme des Gewissens«, oder genauer des *daimonion*, welches mit Sokrates (Platon, *Apologie*, 31d usw.) assoziiert wird, ist ohne Zweifel emblematisch für diese Verinnerlichung – die sich genau in dem Jahrhundert vollzieht, das uns den ersten unbestreitbaren Beweis für stilles Lesen liefert, nämlich die Verinnerlichung der Stimme des Lesers, der von nun an in der Lage ist, »in seinem Kopf zu lesen«.

In seinem Artikel »Silent Reading in Antiquity« zitiert Bernard Knox zwei entscheidende Texte aus dem fünften Jahrhundert v. Chr., die zu zeigen scheinen, daß die Griechen – oder vielmehr bestimmte Griechen – stilles Lesen praktizierten und daß sich zur Zeit des Peloponnesischen Krieges die dramatischen Dichter auf die Vertrautheit des Publikums mit dieser Praxis verlassen konnten (Knox 1968, S. 432–435). Der erste dieser Texte ist eine Passage aus dem 428 v. Chr. aufgeführten *Hyppolytos* von Euripides. Theseus bemerkt eine Schreibtafel, die an der Hand der toten Phaedra hängt und fragt sich, welche Botschaft sie ihm bringen will. Er bricht das Siegel. Der Chor mischt sich ein, um seine Trauer auszudrücken, bis er von Theseus unterbrochen wird. »Weh mir! Wie häuft sich neues auf das alte Leid, / Ganz unverhüllbar! unenthüllbar! fürchterlich!«, ruft er aus (874–875). Auf Bitten des Chors offenbart er dann den Inhalt der Tafel – nicht indem er ihn laut vorliest, sondern indem er ihn zusammenfaßt. Er hat ihn offensichtlich leise gelesen, während der Chor gesungen hat.

Der zweite von Knox zitierte Text ist eine Stelle aus Aristophanes' *Rittern* aus dem Jahr 424 v. Chr. Die Szene stellt die Lektüre eines geschriebenen Orakels dar, das Paphlagon von einem gewissen Nicias gestohlen wurde. »Gib/Und laß mich lesen«, sagt Demosthenes zu Nicias, der ihm zunächst einen Becher Wein einschenkt und fragt: »Was sagt es?« Vom Lesen ganz in Anspruch genommen, antwortet Demosthenes: »Eingeschenkt! Den zweiten«. »Steht im Orakel ›Eingeschenkt! Den zweiten‹?«, fragt Nicias erstaunt, im Glauben, sein Gefährte lese laut. Der Witz wird in den folgenden Zeilen wiederholt und ausgeführt, bis Demosthenes schließlich Nicias erklärt: »Darinnen steht sein (d. h. des Paphlagon) Untergang« (118–127). Worauf er das Orakel zusammenfaßt. Er liest es nicht vor; er hat es bereits im Stillen gelesen. Der Abschnitt zeigt uns somit einen mit dem stillen Lesen vertrauten Leser in Gesellschaft eines Zuhörers, der mit dieser Praxis nicht vertraut zu sein scheint und die vom Leser gesprochenen Worte für gelesene Worte hält, was sie tatsächlich aber nicht sind.

Die Szene aus den *Rittern* scheint besonders instruktiv, zumindest auf den ersten Blick, da sie impliziert, daß 424 v. Chr. die Praxis des stillen Lesens nicht jedermann vertraut war, auch wenn es bei den Zuhörern der Komödie vorausgesetzt wurde. Infolgedessen können wir annehmen, daß das stille Lesen zu diesem Zeitpunkt nur von einer begrenzten Anzahl von Lesern praktiziert wurde. Anderen hingegen war es unbekannt, insbesondere der Masse der illiteraten Bevölkerung, die mit dem Schreiben nur ›von außen‹ vertraut war.

Nach Knox stand die Gewohnheit, große Textmengen zu lesen, am Ursprung des stillen Lesens, da stilles Lesen beträchtlich schneller vonstatten geht als lautes Lesen (Knox 1968, S. 421–422). Ein Schriftsteller wie Herodot gab die Gewohnheit des lauten Lesens wahrscheinlich während seiner Arbeit als Geschichtsschreiber auf, und vor ihm hatten jene, die im Athen des sechsten Jahrhunderts am Text Homers arbeiteten, sicher Gelegenheit, diese neue Technik zu entwickeln. Zwar war es die Technik einer Minderheit, aber es war eine wichtige Minderheit – zu der z. B. die dramatischen Dichter gehörten – und ihre frühe Geschichte verdient durchaus unsere Aufmerksamkeit.

Vielleicht erscheint es uns aber doch eher zweifelhaft, daß das Lesen großer Text*mengen* eine ausreichende Bedingung dafür ist, daß das stille Lesen im fünften Jahrhundert in Griechenland entstehen konnte. Welche *qualitative*, sich auf das geschriebene Wort beziehende Innovation, die auf die zweite Hälfte des sechsten Jahrhunderts datiert werden müßte, wäre dann aber in der Lage gewesen, die Kategorien des traditionellen Lesens neu zu strukturieren? Meine Antwort ist kurz und bündig: allein die Erfahrung des Theaters.

Welches sind die Unterscheidungsmerkmale einer Theateraufführung – die so stark auf der menschlichen Stimme beruht –, die in ihrer Besonderheit ausgeprägt genug sind, um die Praxis des stillen Lesens strukturiert zu haben? Das erste, an das zu denken wäre, ist die klare Trennung von Bühne und Publikum. Diese Trennung schränkt die fiktionale Handlung auf die Bühne ein und bildet in gewisser Hinsicht *das* Unterscheidungsmerkmal des Theaters: Vom Publikum wird nicht erwartet, an dem teilzunehmen, was aufgeführt wird. Es braucht nur zuzusehen und zuzuhören. Vom Zuschauer wird nicht erwartet, daß er auf der Bühne eingreift oder daß er den Text liest, der, obwohl auf der Bühne abwesend, doch die Handlung bestimmt. Von den Schauspielern auswendig gelernt, ist der Text in dem Augenblick, in dem er gesprochen wird, nicht sichtbar. Die Schauspieler haben seine Stelle eingenommen. Indem sie ihn sprechen, transponieren sie ihn in eine Art ›Vokalschrift‹. Sie lesen ihn nicht, sie produzieren eher eine stimmhafte Kopie.

Die Trennung zwischen der Bühne, von der diese Vokalschrift ausgeht, und dem Publikum war möglicherweise deutlich genug, um den Griechen – oder zumindest einigen Griechen – eine analoge Trennung zwischen dem geschriebenen Wort und dem Leser nahezulegen. Anders gesagt: Die Trennung war deutlich genug, um die Möglichkeit einer neuen Haltung dem geschriebenen Wort gegenüber nahegelegt zu haben. Der traditionelle Leser, der seine Stimme braucht, um einen Text ›zu erkennen‹, unterhält eine offensichtlich aktive Beziehung zu dem, was geschrieben steht. Er muß sich bemühen zu verstehen, andernfalls bleiben die Buchstaben bedeutungslos oder ›bloße Buchstaben‹. Umgekehrt unterhält der stille Leser, dessen Auge zu einer unmittelbaren Identifizierung des Wortes in der Lage ist, eine Beziehung zum geschriebenen Wort, die eher passiv zu sein scheint. Oder vielmehr, die Aktivität des stillen Lesers wird nicht als Anstrengung, etwas zu entziffern, angesehen; sie ist keine bewußte Aktivität (ebenso wie die interpretative Aktivität des ›Ohrs‹, das einen bedeutungsvollen Ton hört, keine bewußte Aktivität ist; sie erscheint vielmehr als passive Rezeption). Das visuelle ›Erkennen‹ von Bedeutung ist hier unmittelbar: Ihm geht kein Moment der Undurchdringlichkeit voraus. Der Leser, der ›in seinem Kopf liest‹, muß das geschriebene Wort nicht durch die Intervention seiner Stimme aktivieren oder reaktivieren. Das geschriebene Wort scheint zu ihm einfach zu ›sprechen‹. Er ›hört‹ einer Schrift zu – genau wie der Zuschauer im Theater, der der Vokalschrift der Schauspieler zuhört. Der Text, der visuell ›erkannt‹ wird, scheint die selbe Autonomie zu besitzen wie der von der Bühne kommende Text. Die Buchstaben ›lesen‹ sich selbst – oder vielmehr, ›sprechen‹ sich selbst. Der stille Leser braucht auf der Bühne des geschriebenen Wortes nicht einzugreifen. Da die Buchstaben ›sprechen‹ können, können sie es auch ohne seine Stimme: Sie haben bereits eine. Der Leser muß nur ›hin(ein)hören‹ – in sich selbst. Die lesende Stimme ist verinnerlicht.

In dieser weitreichenden und etwas abstrakten Hypothese wird die Erfahrung des Theaters als die strukturierende Kraft hinter der Umwandlung des traditionellen Lesens in das stille Lesen angesehen. Wenn wir nach einem konkreten Beleg für diese Beziehung zwischen der Einrichtung des Theaters und dem Lesen suchen, wo sollten wir suchen? Ich möchte hier nur ein Zeugnis anführen, um mein Argument zu untermauern und abzurunden, nämlich die Andron-Inschrift, die ich bereits als erstes mögliches Beispiel für eine still zu lesende Inschrift zitiert habe, als einen ersten möglichen ›sprechenden Gegenstand‹, so wie ich ihn zu definieren versucht habe. Die Inschrift – der inzwischen verlorengegangenen Statue – lautet: »Jedem, der mich fragt, antworte ich, *hypokrinomai*, in gleicher Weise, (nämlich) daß Andron, der Sohn des Antiphanes, mich als seinen Zehnten gestiftet hat«.

Was sollte dieses kleine Epigramm mit dem Theater zu tun haben? Im Griechischen ist *hypokritês* das Wort für »Schauspieler«. Es ist vom Verb *hypokrinesthai* abgeleitet, welches »als Schauspieler auftreten« bedeutet. Doch bevor dem Verb diese eingeschränkte Bedeutung gegeben wurde, meinte es »antworten« oder »deuten« (einen Traum oder ein Vorzeichen) (Thomson 1950, S. 181–183). »Schickt uns beiden oder dir allein die Gottheit dies Zeichen?«, fragt Peisistratos in der Odyssee. Homer fährt fort: »Bei diesen Worten überlegte Menelaos und wußte nicht recht, wie er richtig *hypokrinesthai* sollte« (XV, 167–170). Wir können ebenso mit »antworten« wie mit »deuten« übersetzen. Für das frühe Stadium der Geschichte des griechischen Theaters können wir annehmen, daß der Leiter des Chores, der ein dionysisches Ritual aufführt, Fragen entgegennahm, die die Bedeutung dessen betrafen, was aufgeführt wurde: Seine »Antwort« dürfte somit seine »Deutung« gewesen sein. Dies entspricht bereits dem Begriff *hypokritês*. Der Chorleiter wurde jedoch erst von dem Augenblick an in einen »Schauspieler« verwandelt, als er anfing, seine »Antworten-Deutungen« zu geben, ohne gefragt zu werden – anders gesagt: von dem Augenblick an, als die Trennung von Bühne und Zuschauer sich durchgesetzt hatte.

Nun ist es genau das Verb *hypokrinesthai*, dem wir in der Inschrift der Andron-Statue begegnen, die aus dem späten sechsten Jahrhundert stammt: *hypokrinomai* heißt es da. Zu der Zeit, als die Andron-Statue ihre Inschrift erhält, besteht das athenische Theater bereits in seiner institutionalisierten Form: Das tragische Agon begann 534 und die tragischen Aufführungen – vor Aeschylos, mit einem Schauspieler und einem Chor – gehen noch mehr als dreißig Jahre vor dieses Datum zurück (Pickard-Cambridge 1962, S. 88). Das Verb *hypokrinomai* hat infolgedessen eine viel reichere Bedeutung, als meine Übersetzung »ich antworte« nahelegt. Im attischen Griechisch wurde *apo-krinomai* in diesem einfachen Sinn gebraucht. Wenn der Autor der Inschrift einfach »ich antworte« hätte schreiben wollen, würde er *apokrinomai* gebraucht haben, welches das genaue metrische Äquivalent von *hypokrinomai* ist. Er tat es nicht. Also wird er *hypokrinomai* gewählt haben, um mehr als die einfache Idee von »antworten« auszudrücken.

Wie wir bereits gesehen haben, stellt sich die Andron-Inschrift durch den Gebrauch des Verbs *hypokrinomai* auf eine andere Ebene. Sie macht ihre Statue zu einem »sprechenden Gegenstand«. Nicht aber weil sie die erste Person »Ich«

gebraucht: Die Statue ist ein »sprechender Gegenstand« wegen der stimmlichen Implikationen des Verbs *hypokrinomai.* Durch den Gebrauch dieses Verbs erhebt die Inschrift ihre »Stimme«. Und der athenische Kontext fügt diesem »Sprechen« eine streng theatralische Konnotation hinzu; über ihre metaphorische Stimme antwortet diese Inschrift auf eine Frage, die nicht gestellt worden ist, die sie jedoch in voller Autonomie vorwegnimmt. Wenn *hypokrinomai* jedoch zugleich bedeutet, daß sie »deutet«, was als Rätsel wahrgenommen wird (»Welche Bedeutung soll der beschrifteten Statue gegeben werden?«), »deutet« sie selbst, »entziffert« sie selbst vor den Augen des Zuschauer-Lesers, der sich nicht mehr die Mühe der Vokalisierung des geschriebenen Wortes machen muß – aus dem einfachen Grund, daß sie sich hier selbst »vokalisiert«. Die Andron-Statue tritt als kleiner metaphorischer Schauspieler auf, der still seine immergleiche alphabetische Antwort wiederholt, welche der Leser als eine Stimme empfängt.

Als eine Stimme in seinem Kopf.

Aus dem Englischen von Peter Geble

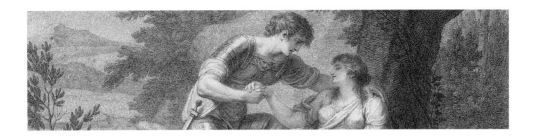

Die Stimme der Toten

Schnittpunkte zwischen Mythos, Literatur und Kulturwissenschaft

Sigrid Weigel

1. Das Gespräch mit den Toten in Literatur und Kulturwissenschaft

Auf seiner *Reise von München nach Genua* (1828) unterbricht Heinrich Heine die Route Richtung Süden, um auf dem Schlachtfeld von Marengo nicht nur ein eigentümliches Bekenntnis über seine Liebe zu Schlachtfeldern abzugeben, sondern auch um über das prekäre Verhältnis zwischen dem Fortgang der Weltgeschichte und dem Leben des einzelnen Individuums zu reflektieren. Nachdem er eben noch im Amphitheater von Verona ein Gespräch mit den »stolzen römischen Geistern« geführt hat, kommen ihm nun am Ort der berühmten Napoleonischen Schlacht gegen Österreich »die Betrachtungen so scharenweise angeflogen, daß man glauben sollte, es wären dieselben, die dort so mancher plötzlich aufgeben mußte, und die nun, wie herrenlose Hunde, umherirren.« (Heine 1969 ff., Bd. 2, S. 378) Seinen Überlegungen über den Wert des einzelnen Lebens und des ganzen Geschlechts – »Denn jeder einzelne Mensch ist schon eine Welt, die mit ihm geboren wird und mit ihm stirbt, unter jedem Grabstein liegt eine Weltgeschichte« – wird mit dem Bild von den herrenlosen Hunden eine fremde Autorschaft zugeschrieben: eine Herkunft von den Verstorbenen. Auf dem Schauplatz der vergangenen Schlacht erscheinen ihm die eigenen Betrachtungen wie Wiedergänger fremder, durch den Tod der Akteure herrenlos gewordener Gedanken. Dabei sind es eben dieselben Stimmen, die die Betrachtungen des Erzählers auch unterbrechen: »Still davon, so würden die Toten sprechen, die hier gefallen sind.«

Die Liebe des Autors zu den Schlachtfeldern scheint also in einer Faszination für jenen Ort begründet, an dem die Stimmen der Toten hörbar werden.[1] Sie ist Teil seiner Besessenheit für die Schauplätze der Geschichte, die Heine immer wieder als ›sprechende‹ Orte beschreibt; er betritt sie, um im Gespräch mit den Toten das Vergangene zu vergegenwärtigen.

Heines berühmtes Faible für alle Arten von Geisterstimmen findet aber neben den Schlachtfeldern noch ganz andere Orte und Wege ihrer Vernehmbarkeit. Man denke etwa an den Tanz der Mademoiselle Laurence im zweiten Kapitel der *Florentinischen Nächte* (1836), an dieses schwer entzifferbare »getanzte Rätsel«, dessen Bewegungen weniger von der Musik als von einer Stimme, die aus dem Grabe kommt, in Gang gesetzt zu werden scheinen: »Manchmal beugte sich das Mädchen zur Erde, wie mit lauerndem Ohre, als hörte sie eine Stimme, die zu ihr heraufspräche [...]« (Heine 1969ff., Bd. 1, S. 594). Wie man später im Zusammenhang der von ihr erzählten Lebensgeschichte erfahren wird, lauscht sie – in diesen Augenblicken ihrer vom Unbewußten gelenkten Bewegungen – der Stimme ihrer toten Mutter. Denn das Leben der Tanzenden ist, da ihre schwangere Mutter versehentlich scheintot begraben worden war, buchstäblich dem Grabe entsprungen.

So scheint es für den Autor, der seine eigenen Schriften als Bühne und Schauplatz für die Stimmen der Toten versteht, vor allem zwei favorisierte Plätze für dieses Unterfangen zu geben: einerseits jene Orte, an denen er mit den in den Kämpfen der Weltgeschichte Verstorbenen spricht, und zum anderen die Kunst. Denn beispielsweise auch Heines Bildbetrachtungen im Pariser Salon von 1831 präsentieren sich als Gespräche mit den Geisterstimmen jener Historien, die dem Betrachter auf den Bildern entgegentreten und die er »wie ein buntes Echo der eignen Herzensstimme« (Heine 1969ff., Bd. 3, S. 42) zum Sprechen bringt. Beides, die Schlachtfelder oder andere Totenstätte und die Kunst, sind Schauplätze, an denen der Abstand, der den Autor von den Gewesenen trennt, durch deren Metamorphose in Geisterstimmen übersprungen wird. Mit ihnen wird, obwohl sie einer vergangenen Zeit angehören, auch in der Jetztzeit ein Gespräch als möglich erachtet. Damit wird die Stimme in Heines Schriften als Erscheinungsform für die Wiedergänger der Geschichte(n) im Text der Literatur kenntlich.

---

[1] Zu Heines Poetologie als Gespräch mit den Toten vgl. auch folgende Beiträge der Verfasserin: »Heines orientalische und okzidentalische Wechsel – Schreiben als Korrespondenz mit der Vergangenheit«. In: Klaus Briegleb/Itta Shettletzky (Hg.): *Das Jerusalemer Heine-Symposion. Mythos, Gedächtnis, Moderne*, Hamburg (im Druck). – »Der Ort als Schauplatz des Gedächtnisses. Zur Kritik der ›Lieux de mémoire‹, mit einem Ortstermin bei Goethe und Heine«. In: Ulrike Steierwald (Hg.): *Weimar – Archäologie eines Ortes* (im Druck).

Genau dieselbe Konstellation beschreibt eine Urszene kulturwissenschaftlicher Lektüre, die sich im Modell von Verhandlungen mit den Schriftstellern der Vergangenheit definiert. »Es begann mit dem Wunsch, mit dem Toten zu sprechen.« So lautet der erste programmatische Satz in Stephen Greenblatts *Verhandlungen mit Shakespeare*:

> Der Wunsch liegt, obzwar unausgesprochen, vielen literaturwissenschaftlichen Studien zugrunde. Er wird organisiert, professionalisiert und unter dicken Schichten bürokratischer Etiketten vergraben: Literaturprofessoren sind bestallte Schamanen der Mittelklasse. Obwohl ich nie geglaubt habe, daß die Toten mich hören könnten, und mir stets bewußt war, daß sie nicht sprechen konnten, war ich mir sicher, ein Gespräch mit ihnen wieder aufleben lassen zu können. Selbst als ich erkannte, daß noch in den intensivsten Augenblicken angestrengten Lauschens mir nur meine eigene Stimme entgegenraunte, mochte ich nicht von meinem Wunsch ablassen. Gewiß, ich hörte stets nur meine eigene Stimme, aber meine Stimme war zugleich die Stimme der Toten, insofern es den Toten gelungen war, Textspuren von sich selbst zu hinterlassen, die sich durch die Stimmen der Lebenden zu Gehör bringen. (Greenblatt 1993, S. 9)

Versteht man Greenblatts Rede von den bestallten Schamanen als selbstironische Reflexion einer kulturwissenschaftlichen Tätigkeit, dann erfordert die Thematisierung der Stimme u. a. eine Auseinandersetzung mit der impliziten Wunschstruktur, die in der Wissenschaft auch dort noch am Werke ist, wo der Glaube längst desillusioniert ist. Vielleicht gerade dort, wo der Glaube an die Repräsentierbarkeit des Abwesenden und Gewesenen in den überlieferten Spuren dekonstruiert ist, wird ein Konzept der Stimme interessant, demgegenüber der Wissenschaftler sich selbst als Medium begreift. Er lauscht den Stimmen der anderen, so wie sie in seiner eigenen Lektüre hörbar werden; erst seine Lektüre der Spuren also ist es, durch die die Verstorbenen als Stimme wiederauferstehen.

In diesem Konzept ist die Stimme weder Medium noch Metapher, weder materieller Klang noch Stellvertreter eines Sinnkonzepts; sie ist jenseits jener Opposition angesiedelt, die die Thematisierung der Stimme mehrheitlich bestimmt: hier die rauhe oder betörende Stimme als akustische Spur, dort das umfangreiche Register der Stimmsymbolik im Diskurs der politischen Öffentlichkeit und der Kommunikationstheorie. Jenseits dieses Gegensatzes ist die Stimme hier Echo oder Widerhall der eigenen Lektürehaltung. Die Echostimme jener Textspuren, die von den Gewesenen hinterlassen wurden und die in der Jetztzeit der Lektüre hörbar werden, vereint offensichtlich die Obsessionen von Literatur und Kulturwissenschaft. In den eingangs zitierten Beispielen von Heinrich Heine und Stephen Greenblatt scheinen die Rollen dabei allerdings vertauscht. Während der Theoretiker einer *Poetik der*

Kultur als Bedingung der Möglichkeit seines Gesprächs mit den Toten die Voraussetzung formuliert, »insofern es den Toten gelungen war, Textspuren von sich zu
hinterlassen«, entdeckt der Schriftsteller diese Spuren auch noch jenseits geschriebener oder gedruckter Texte, versteht er die unterschiedlichsten kulturellen Schauplätze seiner Betrachtung selbst als sprechend, – so jedenfalls, wenn in seinen Reise-
bildern, Erzählungen, Aufzeichnungen und Journaltexten immer wieder von den
sprechenden Steinen, Mauern oder »Resten der Vergangenheit« die Rede ist (Heine
1969 ff., Bd. 1, S. 868) oder wenn er die Stadttopographie als Schrift beschreibt, in der
»jedes Volk die Spuren seiner Anwesenheit zurückgelassen, freilich oft nicht in der
leserlichsten Schrift« (Heine 1969 ff., Bd. 2, S. 360). Die Schriften des Autors Heinrich
Heine gehören damit in die Genese eines kulturwissenschaftlichen Lektüreparadig-
mas, das sich als Gedächtnisszene begreift und die verschiedenen Phänomene der
Kulturgeschichte im Kontext einer Lesbarkeit der Kultur ›zum Sprechen bringt‹.[2]

Daß die Literatur zugleich Vorbild und Voraussetzung eines solchen kulturwissenschaftlichen Lektüreverfahrens ist, erklärt sich aus der Tatsache, daß die Stimme
im literarischen Text als Agentur des *Performativen* operiert: Qua Stimme werden
Begebenheiten inszeniert und erzählt, Erinnerungen reinszeniert und Räume und
Schauplätze mit Personal belebt; qua Stimme wird das Personal differenziert, charakterisiert, identifiziert oder (wieder-)erkannt, werden die Affekte, Stimmungen
und Äußerungen moduliert, durch die Stimme wird der Text zum Schauplatz des
Gewesenen, Abwesenden und Anderen, das durch sie zwar nicht repräsentiert ist,
jedoch vernehmbar wird. Diese Bedeutung der Stimme in der Literatur geht über
die rhetorische Funktion der Sprache und jene Figuren der Rhetorik hinaus, mit
denen der Textraum personifiziert wird; in ihr berühren sich die Arbeit des Poeten
und die des Geschichtsschreibers, den auch Heine – nach Friedrich Schlegel – als
»rückwärts schauenden Propheten« bezeichnet: »Der Historiker ist immer ein Mer-
lin, er ist die Stimme einer begrabnen Zeit« (Heine 1969 ff., Bd. 6, S. 640).[3] Durch

---

[2] Vgl. dazu Weigel, Sigrid (2000): »Zum Phantasma der Lesbarkeit – Heines ›Florentinische Nächte‹ als
literarische Urszene eines kulturwissenschaftlichen Theorems«. In: Gerhard Neumann/Sigrid Weigel
(Hg.): *Lesbarkeit der Kultur. Literaturwissenschaft zwischen Kulturtechnik und Ethnographie*. München
2000.

[3] Die Nähe dieses Konzepts einer Stimme, die das Kontinuum der Zeit durchschlägt und die Stimmen
der Toten als Resonanz der Gegenwart begreift, zu Walter Benjamins Geschichtstheorie ist offensichtlich, obwohl in dessen späteren Überlegungen zur ›Urgeschichte der Moderne‹ der Topos des Bildes
dominiert, das Bild als Konstellation, in der das Gewesene mit dem Jetzt zusammentritt. Doch gibt es,
besonders beim jüngeren Benjamin, auch zahlreiche Referenzen auf die Stimme und das Echo, die in
seinen geschichtstheoretischen Überlegungen und im Umfeld seiner Überlegungen zum Zitat – das
Zitat, das an Ursprung und Zerstörung teilhat – wieder auftauchen. Zu Benjamins gedächtnistheore-
tischem Geschichtsbegriff vgl. Weigel 1997.

seine Arbeit sind die Spuren, die die Gewesenen hinterlassen haben, les- und vernehmbar geworden; ihm kommt dieselbe Rolle zu, die Heine auch dem Schriftsteller zuschreibt. Insofern könnte man sagen, daß die Kulturwissenschaft heute den Anspruch der Geschichtsschreibung mit dem Vermögen der Literatur zu verbinden sucht.[4] Damit erinnert sie durchaus an eine Vorstellung von Überlieferung, die vor die Trennung von *historia* und *fabula* zurückgeht und die die antiken Texte beispielsweise als Archiv von Stimmen der Verstorbenen betrachtet. Die Überlieferung wird dabei nicht als gegeben vorausgesetzt, sondern als Ergebnis von Verhandlungen mit den gewesenen Geschlechtern betrachtet. Mit Greenblatts Stichwort des Schamanentums ist zugleich der Hinweis darauf verbunden, daß in einer solchen kulturwissenschaftlichen Praxis Momente des Kults erinnert und fortgeschrieben werden, die aller Kultur vorausgehen und ihr – auch in einem säkularisierten Status – als Palimpsest zugrunde liegen: das Gespräch mit den Toten.

Alles aus der Vorzeit komme allein durch Sprache zu ihm, so Herder im Abschnitt über die Sprache in seinen *Ideen zur Philosophie der Geschichte der Menschheit*: »Noch jetzt sehe ich die Helden Homers und fühle Oßians Klagen, obgleich die Schatten der Sänger und ihrer Helden solange der Erde entflohn sind. Ein bewegter Hauch des Mundes hat sie unsterblich gemacht und bringt ihre Gestalten vor mich; die Stimme der Verstorbenen ist in meinem Ohr: ich hörte ihre längstverstummeten Gedanken« (Herder 1989, Bd. 6, S. 348). Das Hören des längst Verstummten oder das wiederaufgelebte Gespräch mit den Toten (Greenblatt) betreffen die Wahrnehmung einer fremden oder fernen, einer erstorbenen, tonlos gewordenen Stimme, die in ihrer Wiederauferstehung qua Lektüre einen – anderen – Klang erhält, eine Stimme, die dennoch nicht (bloße) Metapher für die Substitution eines Begriffs, eines Abstraktums, eines Intelligiblen oder eines Allgemeinen ist, wie das in der beliebten und proliferierenden Rede von der Stimme der Vernunft, der Natur, des Körpers, des Gewissens, des Rechts etc. der Fall ist, auch nicht metony-

---

4 Durch die geschichtsphilosophische Dimension unterscheidet sich das hier erörterte kulturwissenschaftliche Paradigma der Stimme von der Funktion der Stimme in der Literaturtheorie im engeren Sinne. Besonders die jüngere Literaturtheorie (nach 1945) ist durch eine Popularität und vielfältige Besetzung der Stimme geprägt, die dabei nicht selten zur Pathosformel wird. Vgl. dazu Weigel, Sigrid (1998): »Die geraubte Stimme und die Wiederkehr der Geister und Phantome. Film- und Theoriegeschichtliches zur Stimme als Pathosformel«. In: *Der Sinn der Sinne*. Hg. v. d. Kunst- und Ausstellungshalle der Bundesrepublik Deutschland, Bonn 1998. S. 190–206, speziell 199 ff. – Es unterscheidet sich auch von jener Ethik des ›Anderen‹, die zu einer neuen Metaphysik ›des Menschen‹ tendiert und in der die Stimme als Metapher des universellen ›Anderen‹ oder ›Nächsten‹ fungiert und als »natürliche Vermittlung« des Subjekts zu einem »auf das Außen hin geöffneten Raum«, einen Raum, dem jedoch jegliche konkrete historische Signaturen abhanden zu kommen drohen, wie etwa in der Literaturtheorie von Maurice Blanchot, vgl. Blanchot 1991, S. 259 f.

mische Vertretung eines Kollektivsubjekts wie etwa im Diskurs von Volkesstimme, der Stimme der Generation oder Familie, ebensowenig allegorische Personifikation einer Vorstellung wie etwa der Liebe, für die man gewohnt ist, das Herz sprechen zu lassen.

2. Die Stimme der Toten im Schatten der *Grammatologie*

Diese Stimme der Toten in Literatur und Kulturgeschichte ist eine Stimme, die der (kulturellen) Schrift und der Lektüre bedarf, ohne doch bloßer Effekt der Spur oder *différance* zu sein, weil sie selbst als Signifikant der Spur auftritt: Latenz der Stimme in der Schrift. Wird in dem Paradigma eines Gesprächs mit den Toten die Stimme gerade nicht als vorgängig begriffen, sondern als Phänomen einer Wiederkehr – gleichsam als Wiederauferstehung eines in der Schrift Begrabenen –, so gehört diese Konstellation zu dem Vergessenen der Dekonstruktion und ist erst jüngst aus dem »grammatologischen« Schatten (wieder) herausgetreten. Denn die Marginalisierung, wenn nicht Verwerfung der Stimme in der Theorie, die über einen längeren Zeitraum anhielt, ist Teil der Wirkungsgeschichte von Derridas Dekonstruktion jenes abendländischen, metaphysischen Sinn- und Zeichenkonzepts, in dem die Stimme als vorrangig und als der Schrift vorausgehend betrachtet wurde – wie etwa bei Aristoteles, wo es heißt, daß »das in der Stimme verlautende Zeichen für die in der Seele hervorgerufenen Zustände und das geschriebene Zeichen für das in der Stimme Verlautende« sei. Dazu Derridas *Grammatologie*: »Jedenfalls ist die Stimme dem Signifikat am nächsten, ob man es nun genau als (gedachten oder gelebten) Sinn oder etwas weniger genau als Ding bestimmt. Jeder Signifikant, zumal der geschriebene, wäre bloßes Derivat, verglichen mit der von der Seele oder dem denkenden Erfassen des Sinns, ja sogar dem Ding selbst untrennbaren Stimme.« (Derrida 1974, S. 24 f.)

Aus Derridas grammatologischem Projekt, »die Spur vor dem Seienden« zu denken (Derrida 1974, S. 82), ist aber nicht nur eine Schrifttheorie der Spur bzw. der *différance* entstanden, sondern auch die weitreichende analytische Beschreibung der supplementären Ökonomie einer jeden Hermeneutik, die sich auf Natur beruft. Ging es in Derridas Projekt im Kern um die Vorgängigkeit der Spur vor jedem Sinn und jedem sprachlichen Medium, sei es Schrift oder Rede, Zeichen oder Alphabet, so führte in der Nachfolge der *Grammatologie* seine grammatologische Rehabilitierung der Schrift aus deren Abwertung als bloß sekundärem Notationssystem allerdings zu einer Umwertung bzw. zu einer umgekehrten Bewertung in der Theorie. Im Fahrwasser von Derridas Dekonstruktion eines Logozentrismus war damit auch die Stimme, als Signifikant einer solchen *différance*, weitgehend aus dem Blick der Aufmerksamkeit geraten, bei Derrida selbst ebenso wie in der mittlerweile über dreißigjährigen Wirkungsgeschichte der Dekonstruktion. Im Kontext seiner jüngeren Publikationen, vor allem in dem Buch *Marx' Gespenster* (1995), in dem der Autor die Frage nach der Gerechtigkeit stellt und sie als Verantwortlichkeit der lebenden Gegenwart definiert »vor den Gespenstern jener, die noch nicht geboren oder schon gestorben sind« (Derrida 1995, S. 11 f.), scheint sich aber eine Wiederkehr der Stimme zu ereignen. Insofern ist es genau das Gespräch mit der Stimme der Toten, das in der *Grammatologie* vergessen wurde und nun in der Gestalt von Gespensterstimmen in die Theorie zurückgekehrt ist und gleichsam die Figur einer doppelten Wiederkehr beschreibt: die theoretische Wiederkehr jener Stimme, die das Phänomen eines Wiedergängertums darstellt.

Wenn es in der *Grammatologie* mit Blick auf das Mythologem eines selbstpräsenten Sinns im Zeichen und im Hinblick auf die strukturelle Abwesenheit, die jeder Schrift einhergeht, hieß, daß das Graphem seinem Wesen nach testamentarisch sei (Derrida 1974, S. 120), da es den Tod des Bezeichneten voraussetze, dann muß im Kontext des kulturhistorischen bzw. gedächtnistheoretischen Paradigmas eines ›Gesprächs mit den Toten‹ dieses Postulat allerdings nicht zurückgenommen werden, sondern eher radikalisiert. Überlieferung bzw. Tradierung hat darin nämlich immer schon einen testamentarischen Status, ist immer schon Umgang mit Hinterlassenschaften oder dem Nachlaß der Verstorbenen und bedarf insofern nicht eines Nekrologs, einer Rede über die Toten, sondern eines Gesprächs *mit ihnen*. Darin ist die Stimme der Toten nicht identisch mit der Stimme derjenigen, die einst gelebt haben; sie ist vielmehr allererst als auferstandene vernehmbar, als aus der testamentarischen Schrift wiedergekehrter Ton der verstummten Vergangenheit – nicht *Nach*hall des Gewesenen, sondern *Wider*hall der an die »begrabene Zeit« adressierten Fragen und Resonanz der Erfahrungen und Leidenschaften der Heutigen.

Und obwohl von einer ganz anderen materiell-klanglichen Qualität, ist diese Stimme, die das Kontinuum der Zeit durchschlägt und im Topos des Gesprächs die Vorstellung einer Unmittelbarkeit zur Vergangenheit evoziert, dennoch der Musik und dem Gesang bzw. dem Gedächtnis der Musik verwandt. Für sie gilt nämlich dasselbe, was Ingeborg Bachmann für Maria Callas und deren Gesang formuliert hat: »Sie war der Hebel, der eine Welt umgedreht hat, zu dem Hörenden, man konnte plötzlich durchhören durch Jahrhunderte«[5]. Der Klang dieser Stimme ähnelt dem von Traumfiguren, wie sie im Moment des Erwachens vernehmbar sind, und der den Traumbildern, sofern es sich um Verstorbene handelt, eine eigentümliche Gegenwärtigkeit verleiht. So wie Heine es in seinen *Memoiren* im

---

[5] Bachmann, Ingeborg (1978): *Werke*, hg. von Christine Koschel, Inge von Weidenbaum, Clemens Münster, 4 Bde., München, Bd. 4, S. 343.

Hinblick auf den verstorbenen Vater beschrieben hat: »Es verging seitdem keine Nacht, wo ich nicht an meinen seligen Vater denken mußte, und wenn ich des Morgens erwache, glaube ich oft noch den Klang seiner Stimme zu hören wie das Echo eines Traumes. Alsdann ist mir zu Sinn, als müßte ich mich geschwind ankleiden und zu meinem Vater hinabeilen in die große Stube, wie ich es als Knabe tat.« (Heine 1969ff., Bd. 6, S. 586)

Die unheimliche oder täuschende Gegenwärtigkeit, die sich an diese Echostimme der Verstorbenen heftet, macht sie zum Verwandten und Erben des *Doubles* im Totenkult archaischer und heidnischer Kulturen. Als Phänomen, das zwischen den Lebenden und dem Totenreich zirkuliert, verweist die Stimme der Toten in der Kulturwissenschaft ohnehin auf verbreitete mythische Überlieferungen und kultische Vorstellungen, in denen die Stimme an der Schwelle von Leben und Tod ihre Bedeutung erhält – sei es in magischen Praktiken einer Beschwörung der Toten und ihrer stimmlichen Präsenz in den Riten paganer oder polytheistischer Kulturen, sei es in den antiken Gründungsmythen des Gesangs und der Musik, in denen deren Entstehung (wie beispielsweise in den Mythen von Orpheus oder den Zikaden) regelförmig mit einem vorausgegangenen Tod verbunden ist: als Stimme, die den Tod beschwört oder aus ihm entsteht. Erst in der Wiederkehr dieser Stimme in der Literatur ist diese selbst zum Signum von Wiedergängern geworden, sei es beispielsweise die gespenstische Stimme von Hamlets Vater, sei es die Klage, die in Tassos Epos für den Krieger Tancredi aus dem Wald der toten Seelen ertönt und ihn an die getötete Geliebte Clorinda gemahnt, sei es die mit Schrecken verbundene Stimme des steinernen Gastes in Mozarts Oper *Don Giovanni*.

3. Die Geburt der Musikstimme aus dem ›zweiten Tod‹ in der Mythologie: Orpheus und die Zikaden

Aber schon der Orpheus-Mythos erweist sich bei genauerer Lektüre als eine Erzählung, die nicht einfach von der Geburt des Gesangs aus dem Versuch, den Tod rückgängig zu machen, handelt. Sofern man sich an die Version hält, die Ovid im zehnten Buch seiner *Metamorphosen* überliefert, steht der Gesang des Orpheus in einem komplexeren Verhältnis zum Tod, da erst aus der Erfahrung eines ›zweiten Todes‹ jenes Spiel entspringt, das aus dem Zusammenklang von Leier und Stimme und dem Zusammenspiel verschiedener Weisen als Musik erscheint, eine Musik, die zugleich die Voraussetzung für andere Erzählungen darstellt, wie z. B. die Geschichte von Pygmalion und seinem geliebten Kunstgeschöpf. Zunächst nämlich, nachdem ihm die Neuvermählte noch vor der Ankunft des Hochzeitsgottes durch einen Schlangenbiß ins Schattenreich entrissen wurde, wendet sich Orpheus mit seinem

Klagegesang an die »Herrschaften im wüsten Reiche der Schatten« und fleht sie an, den Tod seiner Geliebten Eurydice rückgängig zu machen – bzw. noch einmal einen Aufschub des Todes zu gewähren, den das Leben der Sterblichen im Ovidschen Kosmos bedeutet, bzw. einen Aufschub der Angleichung des Organischen ans Anorganische (um es mit Freud zu sagen), denn auch Orpheus geht davon aus, daß ›wir Sterblichen‹ der Erde verfallen:

> »Nur leihen sollt ihr, nicht schenken.
> Gibt das Schicksal die Gattin nicht frei, so will ich gewiß auch
> Selbst nicht kehren zurück, dann freut euch am Tode von Beiden.«
> Während er so sang, zu den Worten rührte die Saiten,
> Weinten die bleichen Seelen, […]
> Damals benetzten zum ersten Male der vom Liede besiegten
> Furien Wangen, so sagt man, die Tränen. Die Herrin und Er,
> der Herr der Tiefe, vermochten es nicht, zu versagen die Bitte. (Ovid 1990, S. 253)

Gelingt es dem Gesang des Orpheus, d.h. seiner von einer Leier begleiteten klagenden und flehenden Stimme, die Götter der Unterwelt zum Innehalten zu bewegen und zu Tränen zu rühren, so knüpfen diese an ihre Gabe die bekannte Bedingung, daß er sich, wenn er die Geliebte aus dem Totenreich heraus- und ins Leben zurückführe, nicht umwenden dürfe. Nachdem er auf Grund seines unaufschiebbaren Verlangens, die Geliebte endlich zu sehen, diese Bedingung verfehlt hat und Eurydice ihm wieder entglitten ist – »Nur ein letztes ›Lebewohl‹, das kaum seinem Ohr vernehmbar, / Sprach sie und sank zurück dahin, woher sie gekommen« – verfällt Orpheus über diesen »erneuten Tod der Gattin« in einen Zustand von Erstarrung und Trauer, um danach jeglicher Frauenliebe zu fliehen.

Während es der Klagegesang des mythischen Sängers, der durch den Tod der Geliebten motiviert war, demnach vollbrachte, die Götter zu erweichen, ist der nachfolgende Gesang des Orpheus davon fundamental unterschieden. Bei Ovid wird erzählt, daß Orpheus nach der eigenen Verfehlung des Göttergesetzes, nach der Erfahrung eines erneuten Verlustes der Angetrauten und nach dem Zustand der Trauer erst nach einer dreijährigen Unterbrechung – »dreimal hatte die Sonne vollbracht das im Zeichen der nassen Fische geschlossene Jahr« – seine Stimme wieder erhebt, und zwar erst, nachdem es ihm gelungen ist, eine Art geformter Musik oder Melodie hervorzubringen: »Als mit des Daumens Schlag er die Saiten genug dann geprüft und / Hörte: die mancherlei Weisen, obgleich verschieden sie tönten, / Stimmten zusammen, da brach er mit diesem Liede das Schweigen«. Das Lied erscheint jetzt nicht mehr als ein durch die Leier begleiteter Klagegesang; vielmehr kann der Zusammenklang verschiedener Weisen zu einem Lied als Moment

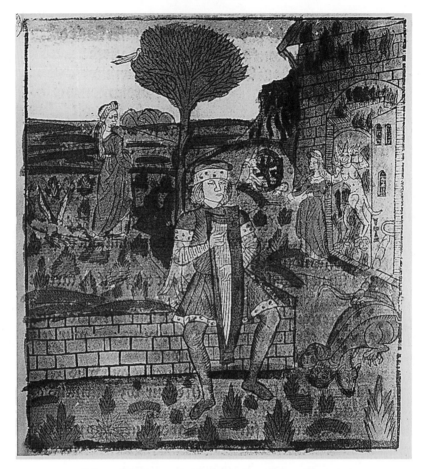

Abb. 1   Miniatur: *Ovid: Orpheus und Eurydike*, 1484

der Entstehung einer Melodie oder der Geburt des Gesangs *als* Musik gelesen werden.

Dabei ist auffällig, daß die folgenden Lieder des Orpheus, die sich an die »Mutter Muse« adressieren, von schuld- und verhängnisvollen Verwicklungen einzelner Götterfiguren und ihren Geschichten erzählen, die manchmal unheilbare Wunden hinterlassen, von verfehlten und tödlichen Liebesgeschichten und von den Meta-morphosen von Menschen in Steine und Pflanzen als deren Effekte – gefolgt von der Pygmalion-Mythe, die nun umgekehrt von der Geburt eines Kunstgeschöpfs aus dem Mangel und von der Belebung des selbst hergestellten ›Geschöpfs‹ qua Liebe handelt. Hervorgehoben werden muß dabei die Tatsache, daß Orpheus sich mit Gesang nun nicht mehr *an die* Götter adressiert, sondern in den Liedern an die

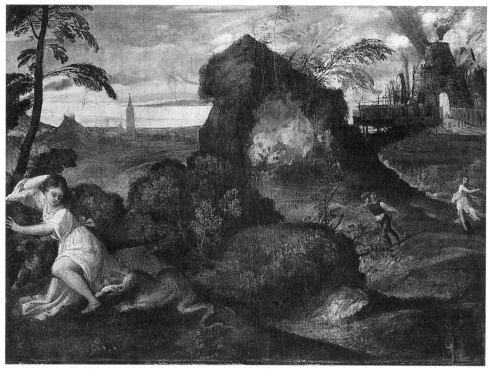

Abb. 2   Tizian: *Orpheus und Eurydike* (Nachweiszeit 1492–1576)

Muse *von den* Göttern und ihren Geschichten handelt. Damit gehört die Orpheus-Mythe in die Reihe der Ursprungsmythen über die Entstehung der Musik. Erst aus der Verfehlung des Versuchs, den Tod durch den Klagegesang des Liebenden rückgängig zu machen und die Tote zum Leben wiederzuerwecken, und aus der Erfahrung eines zweiten Todes entsteht hier ein Gesang, dem – als *polyphonie* – der Status geformter Musik zukommt. Im Unterschied zu jeder Vorstellung einer quasi-natürlichen Entstehung des Gesangs aus der Totenklage, wie sie noch durch den ersten Teil der Orpheus-Mythe nahegelegt werden könnte, ist durch den zweiten Teil der Erzählung hier der Entstehung der Musik als Kunst ein Wissen um die Unumkehrbarkeit des Todes als Voraussetzung eingeschrieben. Der Gesang als Kunst aber adressiert sich nicht mehr an die Götter, sondern handelt unter anderem von ihnen. Statt dessen verbindet er sich mit der Hoffnung einer anderen Art (Wieder-)Belebung, der Wiederbelebung der ›toten Natur‹ und der Kunstgeschöpfe, denen eine andere Stimme verliehen wird. So erhält beispielsweise die stumme Sprache seines Geschöpfs, das Erröten, im Gespräch Pygmalions mit seiner Statue eine Stimme nur durch ihn, durch die eigene Stimme. Oder, wie Ingeborg Bachmann schreibt:

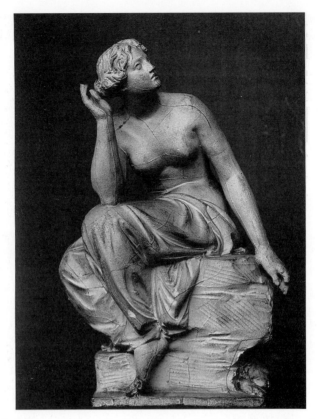

Abb. 3   Christian Daniel Rauch: *Eurydike, die der Musik des Orpheus lauscht*, 1833

»Die Kunst kommt erst nach dem zweiten Tod.«[6] Und erst in ihr wird den Toten eine Stimme (wieder) verliehen.

Im Unterschied zu dieser Mythe, die von der Entstehung der Musik aus den Verhandlungen mit den Göttern und den Toten an der Schwelle zwischen Totenreich und Lebenden erzählt, handelt Platons Bericht von den Zikaden vom Mythos der Entstehung eines gleichsam vor-orphischen Gesangs aus dem Tod vor-musischer Wesen. Die Zikaden nämlich, so heißt es in der betreffenden Passage des *Phaidros* (259 b–d), seien einst Menschen gewesen, die vor der Zeit der Musen lebten.

---

[6] Bachmann, Ingeborg (1995): *Todesarten-Projekt*, hg. von Monika Albrecht und Dirk Göttsche unter der Leitung von Robert Pichl, 4 Bde., München, Bd. 1, S. 174.

Als aber die Musen geboren wurden und der Gesang ans Licht trat, da sind einige von den Menschen jener Zeit so außer sich geraten vor Lust, daß sie singend Speise und Trank vergaßen und dahinstarben, ohne es zu merken. Aus diesen entsteht seitdem das Geschlecht der Grillen. Und die Musen verliehen ihnen die Gabe, daß sie von Geburt an keiner Speise bedürfen, sondern ohne zu essen und zu trinken sogleich zu singen, bis sie sterben, und daß sie hernach zu den Musen kommen und ihnen melden, wer von den Menschen hier eine jede von ihnen verehre. (Platon 1958, S. 233)

Platons Zikaden-Mythos handelt vom Tod aus einer bewußtlosen Lust am Gesang der Musen als Möglichkeitsbedingung für die Entstehung eines Geschlechts ›reinen‹ Gesangs, d.h. eines Gesangs, der keiner menschlichen Nahrung bedarf, während der erneute Tod dieser Stimmwesen bzw. das Verenden dieser gleichsam körperlosen Stimmen Voraussetzung dafür ist, daß sie sich in Kundschafter der Musen verwandeln. Auch hier ist also ein doppelter Tod im Spiele, um die Lust am Gesang, die (noch) ohne Bewußtsein und Wissen um die Musen ist, über einen reinen un-menschlichen Gesang in ein Nachrichtensystem zu verwandeln, durch das die Musen Kunde von ihrer Verehrung durch die Menschen erhalten. In dem folgenden detaillierten Bericht darüber, für welche Künste sich die einzelnen Musen besonders interessieren, werden zwei hervorgehoben: »Der ältesten aber, Kalliope, und Urania, die gleich nach ihr kommt, geben sie die an, die ihr Leben mit der Philosophie verbringen und die Kunst dieser beiden Musen ehren, indem sie ja vor allen übrigen Musen die schönsten Stimmen hören lassen, da sie über den Himmel und über die göttlichen und menschlichen Reden gesetzt sind.«

Ist Mnemosyne bekanntlich die Mutter der Musen, so sind die archaischen menschlichen Wesen aus der vor-musischen Zeit mit keinem Gedächtnis und also auch mit keinem Bewußtsein für die Kunst der Musen begabt, die sie in reiner Lust mißverstehen und daran sterben. Entspringt aus diesem Tod das Geschlecht der Zikaden, die Verkörperung einer reinen Stimme, so entsteht erst über deren Tod die Schar jener Boten, die den Musen nun von jenen Menschen künden, die im Unterschied zu den Zikaden eine andere Art Musik ehren, eine Musik, die mit einem philosophischen Leben zusammenstimmt. In Platons Zikaden-Mythos wird die Musik als Kunst und als Teil einer philosophischen Art zu leben von einer Stimme des reinen, bewußt- und körperlosen Gesangs unterschieden. Dabei kommt auch hier die an die Musen adressierte Verehrung von Musik und Philosophie erst über einen zweiten Tod zustande, wogegen der Gesang der Zikaden als quasi vor-orphischer Gesang gekennzeichnet ist, dem das Gedächtnis ebenso mangelt wie das Wissen um den Tod als Voraussetzung eines Gesangs, dem der Status von Musik oder Kunst zukommt. Auch die philosophische Zikadenerzählung geht also über den Mythos einer Entstehung des Gesangs aus dem Tod bzw. dem Ersterben einer Naturstimme hinaus. Somit erzählen die bekanntesten Gründungsmythen der Musik davon, daß der Stimme in der Kunst ein Wissen um den Tod und um die Unumkehrbarkeit des Todes angehört, womit sie in eine Konstellation der Wiederheraufkunft aus der Erfahrung des Todes eingebunden ist.

4. Die Stimme als Wiedergänger der Toten: Tassos *Gerusalemme liberata*

Aufgrund dieser Herkunft ist es nicht verwunderlich, daß die Stimme in der Literatur sehr häufig als Gedächtnisspur der Toten genutzt wird. Das Paradigma eines ›Gesprächs mit den Toten‹ anläßlich der von den Gewesenen hinterlassenen Spuren setzt aber die Vorstellung voraus, daß in diesen Spuren die Stimme *der* Gewesenen vernehmbar wird, womit die Stimmen, die aus den Spuren hörbar werden, den Verstorbenen *selbst* zugeschrieben werden. Eine solche Vorstellung aber referiert weniger auf die Gründungsmythen der Musik als auf solche Erzählungen, in denen von der Wiederkehr der Verstorbenen *als* Stimme oder von der Stimme als *Double* der Toten die Rede ist.

Eine solche Erzählung, die eine der vielfältigsten Lektüren in der Literatur-, Musik- und Theoriegeschichte erfahren hat, ist die Episode zwischen Tancredi und Clorinda in Torquato Tassos Heldenepos *Gerusalemme liberata* (1575). Die vielleicht folgenreichste Lesart des Epos betrifft das Zitat einer Szene aus dem Schlußteil der Tancredi und Clorinda-Episode im dritten Kapitel von Sigmund Freuds Schrift *Jenseits des Lustprinzips* (1920), in dem er die gedächtnistheoretische Kategorie des Wiederholungszwangs einführt und – in Analogie zum neurotischen Wiederholungszwang – den »Schicksalszug« von (nicht-neurotischen) Personen erörtert, in deren Leben eine bemerkenswerte Tendenz zur Wiederholung deutlich wird:

> Wir verwundern uns über diese ›ewige Wiederkehr des Gleichen‹ nur wenig, wenn es sich um ein *aktives* Verhalten des Betreffenden handelt und wenn wir den sich gleichbleibenden Charakterzug seines Wesens auffinden, der sich in der Wiederholung der nämlichen Erlebnisse äußern muß. Weit stärker wirken jene Fälle auf uns, bei denen die Person etwas *passiv* zu erleben scheint, worauf ihr ein Einfluß nicht zusteht, während sie doch immer nur die Wiederholung desselben Schicksals erlebt. (Freud 1975, S. 232)

Das scheinbar Passive im Wiederholungserlebnis wird von Freud hier als Effekt eines Wiederholungszwangs gedeutet, der sich gleichsam hinter dem Rücken der Subjekte in ihrem Leben durchsetzt und gerade nicht im Sinne einer Wunscherfüllung funktioniert; vielmehr geht es Freud um die Annahme, »daß es im Seelenleben wirklich einen Wiederholungszwang gibt, der sich über das Lustprinzip hinaussetzt.« Ist der Wiederholungszwang, wie er schreibt, »dem unbewußt Verdrängten zuzuschreiben« (Freud 1975, S. 230), so wird der für Freuds Psychoanalyse so zentrale Begriff des ›Unbewußten‹ hier jenseits des Gegensatzes von aktivem Verhalten und passivem Erleben angesiedelt. Diese Situierung erst macht als Fallbeispiel das Zitat aus einem alten literarischen Text möglich, dessen Renaissance-Poetologie in gänzlich anderen Kategorien des ›Verwunderns‹ gründet, wenn er auch reichlich Stoff für eine solche Reaktion bereit hält. Nach der knappen Nennung eines anderen Falles führt Freud das literarische Beispiel folgendermaßen ein:

> Die ergreifendste poetische Darstellung eines solchen Schicksalszuges hat Tasso im romantischen Epos *Gerusalemme liberata* gegeben. Held Tankredi hat unwissentlich die von ihm geliebte Clorinda getötet, als sie in der Rüstung eines feindlichen Ritters mit ihm kämpfte. Nach ihrem Begräbnis dringt er in den unheimlichen Zauberwald ein, der das Heer der Kreuzfahrer schreckt. Dort zerhaut er einen hohen Baum mit seinem Schwerte, aber aus der Wunde des Baumes strömt Blut, und die Stimme Clorindas, deren Seele in diesen Baum gebannt war, klagt ihn an, daß er wiederum die Geliebte geschädigt habe. (Freud 1975, S. 232)

Der Autor verzichtet auf eine nähere Ausdeutung seines Beispiels. Allein das »wiederum« in seiner Erzählung ist es, das die Geschichte Tancredis in das Muster des Wiederholungszwangs einfügt. Nur dadurch wird eine Lesart des Epos angedeutet, in der den Handlungen Trancredis, seinem Eindringen in den Zauberwald und dem Hieb in den Baum, Momente einer zwanghaften Wiederholung zugeschrieben werden bzw. einer Handlung, in der sich ein unbewußt Verdrängtes artikuliert. Die Bedeutung dieser Wiederholung aber wird bei Freud durch die Stimme Clorindas formuliert: daß Tancredi wiederum die Geliebte geschädigt habe. Damit kommt der Stimme der Toten in Freuds Lektüre des Epos die Rolle zu, ein unbewußtes Wissen auszusprechen. Die Stimme der Getöteten *sagt*, was der Held nicht weiß, aber unbewußt in der Form des Wiederholungszwangs ausagiert und *tut*. In Freuds Deutung des Epos wird die Stimme der Toten zur Stimme des »unbewußt Verdrängten«; ihr Wissen aber wird provoziert oder ausgelöst durch sein Wiederholungshandeln, ist also als Resonanz seines Agierens, seines Gangs in den Wald gedeutet; ohne sein Eindringen keine Stimme. Oder: Wie sein Unbewußtes in den Wald hineinruft, so schallt es heraus.

In dieser Konstellation ist die Stimme aber nicht nur Echo und *Wider*hall seiner unbewußten Wiederholung, sondern in der Figur der Wiederholung zugleich auch Echo und *Nach*hall des Verdrängten bzw. dessen, was wiederholt werden muß.

Wenn bei Freud von einer wiederholten Schädigung gesprochen wird, dann verweist das auf die Verdrängung einer ersten Schädigung im Kontext einer vergangenen Handlung, deren Bedeutung erst in der Wiederholung offenkundig wird. Insofern bezieht sich die Bewertung der »ergreifendsten poetischen Darstellung« womöglich weniger auf die – in der Rezeption von Tassos Epos so prominente – Tragik der »unwissentlichen« Tötung, auf die Tötung eines vermeintlichen Gegners, in dessen Maske Clorinda unerkannt blieb und vom Geliebten auf diese Weise von eigener Hand erschlagen wurde, als vielmehr auf die Verdrängung der Tatsache, daß Tancredi der Geliebten mit dieser Tötung Gewalt angetan hat. Diese Lesart mag auf den ersten Blick überraschen, doch wird sie bei genauerer Lektüre des Epos durchaus plausibel – und das, obwohl die Stimme Clorindas bei Tasso nicht direkt von einer Wiederholung spricht.

Nachdem Tancredi sein Schwert in den Stamm einer mächtigen Zypresse geschlagen hat, in deren Rinde eine Warnung in Hieroglyphenschrift eingeritzt ist, die sich an den Krieger adressiert – »deh! se non sei crudel quanto sei forte, / deh! non turbar questa secreta sede. / Perdona a l'alme omai di luce prive: / non deé guerra co' morti aver chi vive.« (Ach, wenn du nicht so grausam bist wie tapfer, / So schone der entlegnen Ruhestätte. / Sei gnädig den des Lichts beraubten Seelen. / Der Lebende soll nicht mit Toten kämpfen.) (XIII, 39)[7] –, lauten die Worte, die sich aus einem »Schmerzens-Ach« formen, das aus dem Baum vernehmbar ist, in Tassos Epos:

[…] Ahi! troppo – disse
– m'hai tu, Tancredi, offeso; or tanto basti.
Tu dal corpo che meco e per me visse,
felice albergo già, mi discacciasti:
Perché il misero tronco, a cui m'affisse
il mio duro destino, anco mi guasti?
Dopo la morte gli aversari tuoi,
Crudel, ne' lor sepolcri offender vuoi?
(XIII, 42)

[…] Allzu sehr
hast du mir wehgetan. Genug jetzt, Tankred!
Du hast aus meinem Körper mich vertrieben,
In dem ich ehedem so glücklich wohnte.
Warum zerstörst du nun den armen Stamm,
in den mein hartes Schicksal mich gebannt hat?
So willst du, Unbarmherz'ger, deine Feinde
Auch nach dem Tode noch im Grabe kränken?

Freuds Lektüre der Begebenheit gewinnt ihre Plausibilität aber aus der Tatsache, daß zwischen der Szene des Kampfes, in der Tancredi die Geliebte tötet, und der Szene im Zauberwald nämlich die Episode einer christlichen Verklärung dieser Tötung steht, die im Sinne Freuds durchaus als Verdrängung bezeichnet werden kann. Erst durch sie, d. h. mit Bezug auf diese Verklärung, kommt der Klage der

---

7 Tasso 1972–1983, S. 378. Die Angaben bei den Tasso-Zitaten bezeichnen jeweils Gesang und Strophe. Die deutsche Übersetzung folgt der Ausgabe von Emil Staiger, Tasso 1978.

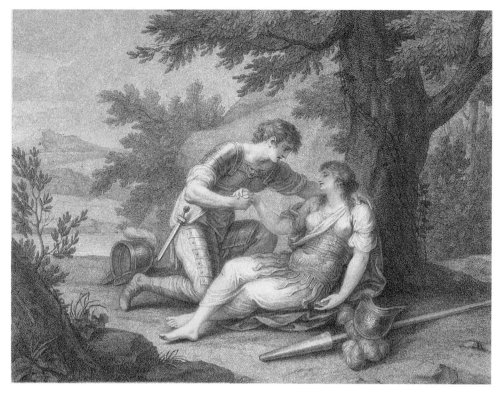

Abb. 4   Francesco Bartolozzi: *Tancred and Clorinda*

Toten, die aus dem Baum ertönt, der Status einer widersprechenden Stimme zu.[8]

Doch zunächst zum Epos von Torquato Tasso: Die tragische, tödliche Liebesgeschichte von Tancredi und Clorinda wird im Zusammenhang des personal- und ereignisreichen Epos aus der Geschichte der Kreuzzüge, dessen verwickelte Begebenheiten auf die Eroberung Jerusalems durch Gottfried von Bouillon im Jahre 1099 zurückgehen, im zwölften und dreizehnten der zwanzig Gesänge erzählt. Die beiden Akteure gehören jeweils den gegnerischen Parteien an, er dem Christenlager unter Führung Gottfrieds, während die berühmte Amazone auf seiten der Moham-

---

[8] Die Tatsache, daß das Tasso-Zitat im Zusammenhang von Freuds Theorie des Traumas steht, hat jüngst Anlaß gegeben, die Szene als Allegorie einer immer schon traumatischen Geschichte zu lesen. Zur Kritik an der prekären Begründung eines Geschichtsbegriffs, der Geschichte und Trauma gleichsetzt, z. B. bei Cathy Caruth, vgl. meinen Beitrag »Télescopage im Unbewußten. Zum Verhältnis von Trauma, Geschichtsbegriff und Literatur«. In: *Trauma. Zwischen Psychoanalyse und kulturellem Deutungsmuster*, hg. von Elisabeth Bronfen, Birgit R. Erdle, Sigrid Weigel, Köln 1999, S. 51–76.

medaner und des Königs von Jerusalem kämpft. Eine tendenziell schwankende Haltung Clorindas bzw. ihre Neigung zu einzelnen Christen, die auch schon bei der Rettung eines unschuldig zum Scheiterhaufen verurteilten Paares zum Ausdruck kam (zweiter Gesang), wird nachträglich motiviert durch die Geschichte über ihre ›dunkle Herkunft‹, die ihr von ihrem Diener, der sie an Ammes Statt aufgezogen hatte, offenbart wird, um sie davon abzubringen, sich heimlich und verkleidet ins Christenlager zu begeben und dort den großen Belagerungsturm durch ein Feuer zu zerstören: Sie sei tatsächlich die nach der Geburt fortgegebene Tochter einer äthiopischen Königin christlichen Glaubens. Mit dieser Offenbarung wird aus der ruhmreichen ägyptischen Kämpferin Clorinda die unwissentliche Tochter einer Christin, die über ihre eigentliche Herkunft nichts weiß. Ihre Bezeichnung als ›Ungetaufte‹ im Kontext dieses Herkunftsnarrativs signalisiert jedoch bereits ihr nachfolgendes Schicksal. Als sie im Zweikampf mit Tancredi erliegt, wird ihre uneindeutige Stellung zwischen den Lagern darin zum Ausdruck gebracht, daß sie – im Gestus der gattungstypischen ›letzten Worte‹ – ihm verzeiht und, in einer »von Gott ihr eingeflößten Lauterkeit«, ihn darum bittet, sie zu taufen: »E dona / battesmo a me ch'ogni mia colpa lave.« (Und taufe mich, daß alle Schuld getilgt sei.) Erst als er daraufhin der Sterbenden Wasser bringt und den Helm öffnet, erkennt er sie im Erschrecken in der berühmten Szene: »La vide, la conobbe, e restò senza / e voce e moto. Ahi vista! ahi conoscenza!« (Er sah, erkannte sie – und sprachlos, reglos / Verharrte er: O Sehen und Erkennen!) (XII, 67).

Offensichtlich ist aber dieser Szene eines erschreckten Erkennens dennoch eine Verkennung eingeschrieben. Während für die Leser klar ist, daß sich Clorindas Erwähnung einer Schuld, die sie mit der Taufe tilgen möchte, auf ihr ›ungetauftes Leben‹ bezieht, scheint *er* dies auf seine Schuld an ihrem Tod zu beziehen. Anders nämlich wäre jenes Traumbild undenkbar, in dem er nach einer Phase von Schmerz, Verzweiflung und Trauer ihren Tod verklärt – nicht zufällig wohl im Anschluß an eine Ansprache des »ehrwürdigen Petrus« an ihn, der ihn ermahnt, seine Verzweiflung zu beenden und sich wieder als »Ritter Christi« zur Verfügung zu stellen: »Miralo, prego, e te raccogli, e frena / quel dolor ch'a morir doppio ti mena.« (Ich flehe: Sieh! Ermanne dich und zügle / Den Schmerz, der zwiefach dir den Tod bereitet.) (XII, 88) Im Verlaufe seines Bemühens um diese ›Ermannung‹ »erscheint im Traum ihm die ersehnte Freundin« und bedankt sich – gleichsam in Übererfüllung eines christlichen Auftrags zum Leben im Muster einer Märtyrerin – für die Tötung:

Mira come son bella e come lieta,	Geliebter, sieh, wie schön und froh ich bin,
fedel mio caro, e in tuo duolo acqueta.//	Und bringe deinen Schmerz in mir zur Ruhe.//
Tale i' son, tua mercé: tu me da i vivi	Ich bin's, dank dir. Du hast der Sterblichkeit
del mortal mondo, per error, togliesti;	Der Lebenden aus Irrtum mich entrissen,
tu in grembo a Dio fra gli immortali e divi,	Mich fromm geweiht, daß ich in Gottes Schoß,

per pietà, di salir degna mi fèsti.
Quivi io beata amando godo, e quivi
sepro che per te loco anco s'appresti,
ove al gran Sole e ne l'eterno die
vagheggiarai le sue bellezze e mie.
(XII, 91 u. 92)

Zum Sitz der unvergänglich Sel'gen schwebe.
Hier lebe ich in sel'ger Liebeswonne
Und hoffe auch für dich den Raum bereitet,
Wo vor der großen Sonne, ew'gen Tages,
Du ihre Schönheit und die meine schaust.

Nach einem ›getrösteten Erwachen‹ aus diesem Traum und dem Begräbnis Clorindas ist der Held damit gerüstet, sich weiter an den Kämpfen um Jerusalem zu beteiligen, und selbst, nachdem bereits mehrere Krieger verstört aus dem Zauberwald zurückgekehrt sind, sich unerschrocken, wie betont wird, allein der Herausforderung zu stellen.

Im Sinne von Freuds Lektüre markiert sein Traumbild, das als sein Wunschbild gelesen werden kann, den Akt der Verdrängung. Dieser überbietet die aus ihren letzten Worten mißverstandene Tilgung der eigenen Schuld, indem der Stimme ihrer Traumerscheinung sogar der Wunsch und Dank, von ihm getötet worden zu sein, in den Mund gelegt wird. Die Stimme der Toten, die dann im Zauberwald aus dem erschlagenen Baum hörbar wird, widerspricht aber exakt diesem Traumbild. Während in den Worten der Clorinda-Stimme in Tancredis Traumbild vom Dank dafür, »der Sterblichkeit der Lebenden« entrissen zu sein, die Rede war, klagt die aus dem Baum zu hörende Stimme der Toten ihn nun dagegen an, daß er sie aus ihrem »Körper vertrieben, in dem ich ehedem so glücklich wohnte.« Die Stimme der Toten steht damit nicht nur im Widerspruch zu seinem Traumbild, sondern auch zur christlichen Idee einer Auferstehung als körperloser Seele. Sie erinnert an die Bedeutung der Tötung, die Tancredi im Muster christlicher Märtyrerideologie, zusammen mit seiner Schuld, verdrängt hatte. In ihr artikuliert sich ein anderes Wissen jenseits der dominanten Ideologie des Epos. Die Stimme der Toten, die aus dem Baum vernehmbar wird, durchschlägt das epische Kontinuum christlicher Überlieferung der Kreuzzüge und bringt eine andere Stimme und eine fremde kulturelle Deutung ins Spiel.

Durch die Stimme der Toten kommt in Tassos Epos also ein anderes Wissen zum Ausdruck, das in seinem eigenen Text – gleichsam unterhalb oder jenseits der christlichen Programmatik und seiner Erzählung der Kreuzzugsbegebenheiten aus der Perspektive des Christenlagers – ebenfalls zur Sprache kommt. Was Freud als Wiederholungszwang und als Effekt eines unbewußt Verdrängten deutet, wird in Tassos Epos mit einer christlichen Verklärung der unwissentlichen Tötung der Geliebten und mit einer Versöhnung der damit verbundenen Schuld erklärt. Soweit entsteht keine Dissonanz zwischen Freuds Lektüre und dem Text Tassos; doch erhält das ›Wunder‹ der Stimme aus dem Baum bei Tasso eine andere Begründung, die im Zusammenhang seiner Poetik des ›Wunderbaren‹ zu sehen ist. In seinen *Dis-*

corsi zur Dichtkunst geht es vor allem um die Frage, wie das Wunderbare mit dem Wahrscheinlichen zu verbinden sei. Der Dichter müsse auf das Wunderbare der »Heidnischen Götterwelt« verzichten, denn sobald die übernatürlichen Kräfte den heidnischen Göttern zugeschrieben werden, hört das Wahrscheinliche auf (Tasso 1972, S. 740). Deshalb müsse der Stoff für ein Heldenepos der christlichen Geschichte entnommen sein, jedoch nicht der »unantastbar heiligen«, da die nicht verändert und literarisiert werden dürfe. In dem Heldenepos *Gerusalemme liberata* ist es ihm ganz offensichtlich dennoch gelungen, das ›Wunderbare‹ aus einer anderen Kultur in einen Stoff aus der christlichen Geschichte zu integrieren und ihm – mehr noch – den Status einer widersprechenden Stimme zu verleihen. Die Hieroglyphenschrift auf der Rinde und die weiteren Worte der Stimme, die aus dem Baum spricht, verweisen nämlich auf ein Tabu von Todesstätten und Gräbern im und für den Kampf: »So willst du, Unbarmherz'ger, deine Feinde / Auch nach dem Tode noch im Grabe kränken?« Dieser Satz und die Aufschrift, der Lebende solle nicht mit Toten kämpfen, kennzeichnen den Wald als Stätte der toten Seelen, in die ihn der Magus verwandelt hat und deren Ausbeutung für den Bau von Waffen sich somit verbietet. Die Tatsache, daß es aus dem verwundeten Baum blutet, verweist zugleich auf eine andere Vorstellung der toten Seelen und Geister als die der körperlosen christlichen Seelen. Der Magus habe die Toten aus ihren Gräbern gezogen, wandeln lassen und ihnen den Wald als neue Behausung angewiesen, heißt es bei Tasso (XIII, 6 bis 11).

Die Geister, die den sogenannten Zauberwald bewohnen, sind im Epos also Wiedergänger und die Stimme der Toten, die aus dem Baum spricht, ein Wiedergängerphänomen – auch, wenn sie in den Augen Tancredis »nur« ein Scheinbild sind: »Se ben sospetta o in parte anco s'accorge / che 'l simulcro sia non forma vera, / pur desia di fuggir« (Auch wenn er zweifelt, ja wohl gar erkennt, / Es sei nur Schein, kein wirkliches Gebilde, / Begehrt er doch zu fliehn) (XIII, 44). Der von Geistern beseelte Wald, die Ruhestätte der Erschlagenen, erhält auf diese Weise in ein und demselben Text eine doppelte Deutung: Was aus der Sicht der einen in den Kampf um Jerusalem verwickelten Kultur das Werk des Magus ist, wird aus der Sicht der Christen als Scheinbild gedeutet; der Effekt der Erscheinung ist allerdings identisch. Genau wie beim Wiederholungszwang, wo das scheinbar nur passiv Erlebte durch ein anderes, durchaus aktives Wissen herbeigeführt wurde.

In dem ›Gespräch mit den Toten‹, von dem in dem hier erörterten Paradigma der Lektüre in Literatur und Kulturwissenschaft die Rede ist, geht es genau um dieses andere Wissen. Jenseits der etablierten und festgeschriebenen Diskurse der Überlieferung sollen Stimmen wieder zum Sprechen gebracht werden, die im Prozeß der immer schon gedeuteten Geschichte verstummt, unhörbar und durch andere überdeckt und übertönt worden waren.

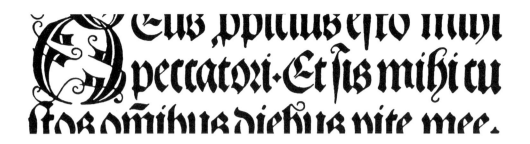

Wider den toten Buchstaben

Zur Problemgeschichte eines Topos

Karl-Heinz Göttert

I. Es ist offensichtlich nicht mehr möglich herauszufinden, wer den Topos vom toten Buchstaben aufgebracht hat. Der sonst so gut informierte Büchmann gibt statt eines Beleges den Hinweis auf das Neue Testament, Paulusbriefe, genauer: 2. Brief an die Korinther 3,6, wo es heißt: »Denn der Buchstabe tötet, aber der Geist macht lebendig«, und kommentiert: »Danach sagen wir auch, vom eigentlichen Sinne abweichend, *Der tote Buchstabe*« (Büchmann 1986, S. 45). Demzufolge wäre der tote Buchstabe ein produktives Mißverständnis gewesen, eine Übertragung der Gesetzesfixiertheit auf die Schriftlichkeit als solche, besonders seit der Buchstabe im Zeitalter Gutenbergs der Stimme Konkurrenz zu machen begann. Möglicherweise dient dabei Luther als Bindeglied, jedenfalls spielt er in diesem Sinne das Evangelium, »das ynn büchern stehet und ynn buchstaben verfasset wirtt« gegen das in »mündliche[r] predig« und als »lebendig wortt« Verkündete aus.[1] Aber es gibt eine weitere Spur, die Büchmann entgangen zu sein scheint. Im Geschichtswerk des Aurelius Victor aus dem 4. Jahrhundert n. Chr. ist die Rede von *litterae inanes*,[2] mit denen ebenfalls tote Buchstaben gemeint sind, und diesmal ganz ohne biblischen Hintergrund und dessen produktive Überbietung. Buchstabe und Geist

---

[1] »Epistel Sanct Petri gepredigt und ausgelegt« (1523). In: *Werke* (Weimarer Ausgabe) XII, Weimar 1891, S. 259; vgl. Maas 1991, S. 211.

[2] Georges, Karl Ernst (1976): *Ausführliches lateinisch-deutsches Handwörterbuch.* 2 Bde., Hannover, II, S. 678.

sind eben zweierlei, und wenn man sie in einen Gegensatz bringt, so geht dies leicht zuungunsten des Buchstabens aus. Buchstaben wollen jedenfalls zum Leben erweckt werden – durch den Vortrag zum Beispiel oder auch durch Lesen. Davon ist im Mittelalter und in der frühen Neuzeit gelegentlich die Rede, aber von übermäßigem Gebrauch der Formel ist nichts bekannt. Erst seit ca. 1800 wird sie epidemisch. Wieso?

Vielleicht muß man sich zunächst klar machen, daß Rede und Schrift, Wort und Buch lange Zeit nur Alternativen, keine Antonyme waren. In der ersten Rhetorik unserer Tradition, der aristotelischen, heißt es: »Es besitzt aber der Stil der schriftlichen Darstellung die höchste Form der artistischen Ausbildung, während der Debattenstil in höchstem Maße die Aktion des Redners unterstützt.«[3] Für Aristoteles war eines der drei Genera, die Lobrede, eine schriftliche Gattung, denn sie zielte seiner Meinung nach *nur* auf das Lesen ab.[4] Man kann weiter an die enge Nachbarschaft von Rhetorik und Poetik denken und stößt wieder auf das selbstverständliche Nebeneinander von Mündlichkeit und Schriftlichkeit, besonders unter den Bedingungen der antiken Kaiserzeit, in der die Beredsamkeit so sehr an Bedeutung verlor, daß sich die Abhandlungen über ihren Verfall bekanntlich häuften. Alles Weitere waren Wellenbewegungen. Im humanistischen 16. Jahrhundert gibt es eine Dominanz der Schriftlichkeit, jedenfalls streichen die Rhetoriken das *actio*-Kapitel, dem zu Beginn des 17. Jahrhunderts eine Art Rückkehr folgt, in Einzelfällen sogar mit dem Anspruch, die Verständigung angesichts der Erfahrungen mit der Neuen Welt *nur* noch auf die körperlichen Zeichen zu gründen (vgl. Göttert 1998, S. 227 ff.). Seit der Aufklärung aber orientiert sich die Rhetorik wieder vornehmlich an der Schriftlichkeit, an dem, was man im weiteren Sinne als *Litteratur* bezeichnete.[5] Johann Andreas Fabricius versteht in seiner *Philosophischen Oratorie* (1724) unter *fürtrag* nicht die *actio*, sondern die Behandlung von *dispositio* und Topik.[6] Selbst im Anhang zu den »äusserlichen umständen im fürtrage« trennt er noch den »schriftlichen fürtrag« eigens vom »mündlichen«.[7] Johann Christoph Gottsched bezeichnet es in seiner *Ausführlichen Redekunst* von 1736 als Lernziel, »zierlich, und anmuthig zu reden, oder zu schreiben«.[8] Auch bei ihm ist der »Vortrag« des Redners

3 Aristoteles: *Rhetorik,* übers. von Franz G. Sieveke, München 1980, III, S. 12.

4 »Die Redeweise des genus demonstrativum nun entspricht am meisten der schriftlichen Darstellung. Sie zielt nämlich auf das Lesen ab«: ebd.; vgl. zum Ganzen Bader 1994, S. 35 ff.

5 Vgl. das Standardwerk: Fumaroli 1980.

6 Fabricius, Johann Andreas (1724): *Philosophische Oratorie. Das ist: Vernünftige Anleitung zur gelehrten und galanten Beredsamkeit,* Leipzig (ND Kronberg 1974), S. 371 ff.

7 Fabricius: a. a. O, S. 524 ff.

8 Gottsched, Johann Christoph (1736): *Ausführliche Redekunst,* Leipzig 1736 (ND Hildesheim und New York 1973), S. 33.

keineswegs die *actio*, vielmehr spricht er vom »Vortrag der Wahrheit durch wahrscheinliche Gründe«.[9]

In solcherlei Zusammenhängen wird man den Topos vom toten Buchstaben kaum erwarten. Mindestens einen Beleg findet man jedoch, und dies sogar bei einem wichtigen Autor. Und zwar war es Georg Philipp Harsdörffer, der in seinem *Teutschen Secretarius* von 1661 konstatiert, »daß das lebendige Wort den todten Buchstaben weit überlegen scheinete«.[10] Aber man ahnt es schon angesichts des verräterischen Titels – ein Secretarius ist nun einmal kein Redner – und des noch verräterischeren Wörtchens *scheinen*: Harsdörffer steht nicht, jedenfalls nicht uneingeschränkt auf der Seite der Mündlichkeit. Zwar heißt es: »Die Schrifft kann schwerlich von ihrer zweyen oder mehr zugleich gelesen werden: die Stimme aber erstrecket sich auff etlich tausend zu gleicher Zeit«.[11] Nur bleibt es nicht dabei: Man müsse auch das »in ihrer Geburt sterbende« Wesen der Rede sehen: »Die Rede wird dem aller veränderlichsten Element nemlich der Lufft anvertrauet: Die Schrifft aber beharret beständig«.[12] Daraus ergibt sich schließlich: »Das Schreiben aber übertrifft das Reden in vielen Stücken.«[13] Die Lebendigkeit wird also übertroffen von der Beständigkeit, man könnte auch sagen: Die Speicherfähigkeit läuft der Übertragungsleistung den Rang ab. So gesehen kennzeichnet die neuzeitliche Geschichte des Topos schon in ihren Anfängen ein Paukenschlag: Der tote Buchstabe war sogar einmal ironisch gemeint gewesen.

II. Dabei ist es nicht geblieben. Rund hundert Jahre später klingt es schon vertrauter, d. h. schriftkritischer, und zwar in Herders *Abhandlung über den Ursprung der Sprache* (1772). Dort liest man, im Hebräischen hätte man die Vokale deshalb nicht geschrieben, weil sie durch keine Art von Schrift hätten eingefangen werden können. Noch war die Sprache »gleichsam ganz Spiritus, fortgehender Hauch und Geist des Mundes« und dieser Hauch und Geist des Mundes »Odem Gottes, wehende Luft, die das Ohr aufhaschte, und die toten Buchstaben, die sie [die Juden] hinmalten, waren nur der Leichnam, der lesend mit Lebensgeist beseelt werden mußte.«[14]

---

9   Gottsched: a. a. O., S. 40.

10 Harsdörffer, Georg Philipp (1661): *Deß Teutschen SECRETARII Zweyter Theil,* Nürnberg, § 24; vgl. Weithase 1961, I, S. 126 f.

11 Harsdörffer: a. a. O., § 25. Vgl. auch Hallbauer, Friedrich Andreas (1725): *Anweisung zur verbesserten teutschen Oratorie,* Jena (ND Kronberg 1974), Vorrede. Auch Christian Weise diskutiert die Unterschiede im *Neu-erleuterten Politischen Redner,* Leipzig 1684 (ND Kronberg 1974), S. 231 f.; vgl. Weithase 1961, S. 127.

12 Harsdörffer: a. a. O., § 26.

13 Harsdörffer: a. a. O., § 27.

14 Herder 1960, S. 9; vgl. Gaier 1988, S. 91.

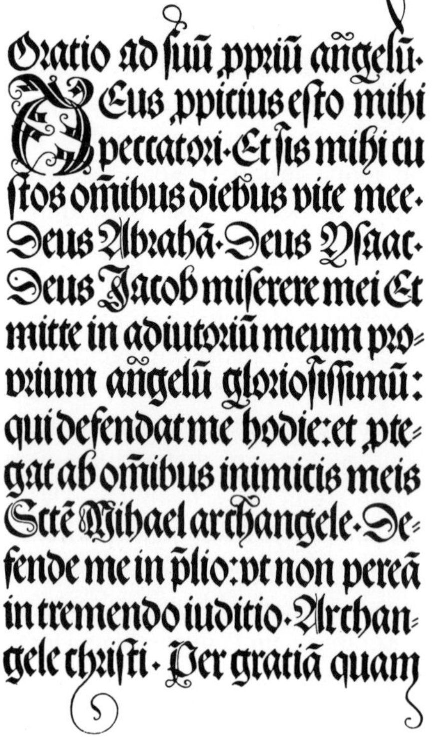
Oratio ad suũ ꝓpriũ angelũ·
Deus ꝓpicius esto mihi
peccatori·Et sis mihi cu
stos omĩbus diebus vite mee·
Deus Abrahã·Deus Ysaac·
Deus Jacob miserere mei Et
mitte in adiutoriũ meum pro=
prium angelũ gloriosissimũ:
qui defendat me hodie:et ꝓte=
gat ab omĩbus inimicis meis
Sctẽ Michael archangele·De=
fende me in ꝑlio:vt non pereã
in tremendo iuditio·Archan=
gele christi·Per gratiã quam

Abb. 5 Textseite aus dem Gebetbuch Kaiser Maximilians, 1513

Aber auch hier ist nicht vom Druck die Rede, sondern nur von der Schrift, und die ist keineswegs dem gesprochenen Wort entgegengestellt, sondern ganz im Gegenteil: Die Rede *ist* vom geschriebenen Wort, *in ihm* gibt es lebendigen Geist *und* toten Körper. Die Pointe der Aussage liegt darin, daß Sprache als geistiges Produkt aufgefaßt sein will, das sich eines materiellen (körperlichen) Mediums bedient. Geist gibt es nur sinnlich vermittelt, der Gedanke *klebt* am Ausdruck[15] bzw. umgekehrt: der Ausdruck ist die einzige Form, in der Gedanken existieren. Statt – rhetorisch – *res* und *verba* zu *trennen* oder gut aufklärerisch dem *un*vermittelten Gedanken nachzujagen, beginnt Herder die Sprache zu sondieren, um die Leistungsfähigkeit geistiger Produktion zu erkunden. Dabei setzt er an der Stimme an, aber nicht gegen die Schrift gewandt. Eher geht es darum, wie die Stimme *in* die Schrift

[15] So die Formulierung in: Herder, Johann Gottfried von (1768): »Ueber die neuere Deutsche Litteratur«. In: *Sämtliche Werke,* hg. von Bernhard Suphan Bd. 2, Berlin 1892, S. 16.

kommt.[16] Die toten Buchstaben sind nicht tot, weil sie Buchstaben sind, sondern nur solange sie nicht zum Leben erweckt werden.

Dies alles ist im Prinzip gut bekannt, aber es gibt offenbar trotzdem das Mißverständnis, Herder habe mit seiner Mündlichkeitseuphorie eine schriftkritische Position bezogen.[17] Dagegen sprechen jedoch schon biographische Momente. Im Jahre 1772 war Herder siebenundzwanzig und berühmt – als Gelehrter. Drei Jahre zuvor hatte er die Seereise von Riga nach Frankreich unternommen, auf der er – im *Journal meiner Reise* – sein größtes Projekt entwarf: das »Jahrbuch der Schriften für die Menschheit«, ein monströses Unternehmen, in dem er alles für die Erziehung des modernen Menschen wichtige Wissen aufführen wollte, natürlich Buchwissen.[18] Und auch in diesem Zusammenhang fällt zwar nicht das Wort vom toten Buchstaben, wohl aber von der »toten Sprache« (Herder 1997, S. 88). Und wieder handelt es sich nicht um die Gleichung: Schrift gleich tot, im Gegenteil. Was Herder am Griechischen als toter Sprache kritisiert, ist die Tatsache, daß man sie (bislang) mit den Augen las – und nicht mit den Ohren. Eine Sprache ist tot, nicht weil sie nicht mehr gesprochen, sondern weil sie falsch gelesen wird. Im richtigen Lesen wird der Sinn der Worte genauso entbunden wie beim Hören. Und zu dieser ganzheitlichen Erfahrung von Sprache gehört nicht allein der stimmliche Ausdruck. Es gehören »Accent«, also Rhythmus, sogar »Lieblingsausdrücke« dazu (Herder 1997, S. 88). Die lebendige Sprache ist die Sprache in der Fülle ihres Ausdrucksreichtums. Dieser verkümmert nicht durch die Schrift, sondern zunächst einmal durch das, was Herder »Galanterie« nennt; wir können einfacher von Rhetorik sprechen. Zur toten Sprache wird ihm nicht Griechisch oder Latein, sondern ausgerechnet Französisch mit seinem »baroksten Geschmack«: »Die Philosophie der Französischen Sprache hindert also die Philosophie der Gedanken«, heißt es, und: Französisch sei eine »todte Metaphysische Sprache«, nur im Umgang sei »keine beßer« – dank ihres »Reichthum[s] an feinen und delicaten Abstraktionen zu Substantiven« (Herder 1997, S. 93).

Daraus resultiert keineswegs eine Verurteilung des Buchdrucks. Der Bibliotheksnarr, der selbst 8 000 Bücher sammelte, *sah* freilich im Buch ein Problem, jedoch das der *Nutzbarkeit*.[19] So wird ihm die Seereise zu einer Bewährungsprobe im Reich des Wissens, am Horizont erscheint die Gefahr, er selbst sei bereits ein »Repositorium

---

16 Anschaulich die Formulierung Goethes im Werther: »Ach könntest du das wieder ausdrücken, könntest du dem Papiere das einhauchen, was so voll, so warm in dir lebt […]«. In: Goethe, Johann Wolfgang von: *Werke*. Hamburger Ausgabe in 14 Bänden, Bd. 6, S. 9.

17 So selbst Ursula Geitner in ihrer brillanten Interpretation (Geitner 1992, S. 340).

18 Herder 1997; vgl. Wegmann 1998, Kap. 6.

19 Vgl. Wegmann 1998, Kap. 6 (mit Hinweis auf Häfner 1995).

voll Papiere und Bücher geworden, das nur in die Studierstube gehört« – will sagen: Er habe sich *verirrt* im Meer der Bücher.[20] Gewiß gilt all dies für die Wissenschaft. Da, wo Herder die Dichtung in den Blick faßt, hat er eine andere Einstellung zum Buchdruck. Man kann dies anhand seiner Preisschrift *Ueber die Würkung der Dichtkunst auf die Sitten der Völker in alten und neuen Zeiten* (1778) verfolgen, die natürlich auf Rousseau zielt. Die Dichtkunst *hat* die Sitten verbessert, lautet die These, wenn sie nur lebendig ist und nicht in Konventionen erstarrt. Für dieses Erstarren sorgt *auch* der Buchdruck, keineswegs aber als solcher: »Die Buchdruckerei hat viel Gutes gestiftet«, liest man vielmehr, und dann erst: »der Dichtkunst hat sie viel von ihrer lebendigen Wirkung geraubet«.[21] Die Rede ist also davon, daß der Dichter – statt »lebendig im Herz zu tönen« – jetzt »für die papierne Ewigkeit« schreibe, und damit meinte er: »für das liebe klassische Werk und Wesen«, wovon sich der »Sänger und Rhapsode« absetzt, der »nur für den jetzigen Augenblick sang« – weil »Herz und Gedächtnis die Stelle der Bücherkammer auf Jahrhunderte hin vertraten« (Herder 1778/1892, S. 412). Schon bei den Römern habe die Dichtung an Wirksamkeit verloren, weil sie zur Konvention überging (Herder 1778/1892, S. 378 ff.). Und in den europäischen Nationalliteraturen habe der Druck nur verstärkt, was sich auch ohne ihn bemerkbar machte: der Übergang zu einer »Litteratur« voll »schöner Farbe« und »guten Geschmacks«, aber ohne Leben (Herder 1778/1892, S. 415). Der Druck ist nicht als Speichermedium verhängnisvoll, sondern er verzerrt die Rezeption, indem ein »lesendes Publikum« – immer gemeint: ein Dichtung lesendes Publikum – Dichtung als Stoff für Gelehrsamkeit aufnimmt und nicht als sittenbildend (Herder 1778/1892, S. 428). Würden Ossian oder gar Orpheus wiederkehren, so würden sie nicht »für die Presse singen«, heißt es (Herder 1778/1892, S. 430), sich nicht von Buchhändlern verkaufen lassen und damit auch nicht abhängig werden von dem, »was in Zeitungen gelobt« wird. Der »dürftige Zustand der Leserei« (Herder 1778/1892, S. 431) ist dürftig, weil er ein institutionalisierter geworden ist; Lesen

---

[20] Herder 1997, S. 9 f. In den *Briefen zur Beförderung der Humanität* heißt es, durch den Buchdruck würden »verwirrte Büchermänner […] zuletzt selbst in Person gedruckte Buchstaben«. In: *Sämtliche Werke,* hg. von Bernhard Suphan, Bd. 18, Berlin 1883, S. 90 f. (nach Wegmann 1998, S. 198).

[21] Herder 1778/1892, S. 411. Ähnlich die Formulierung in der Schrift *Von der Gabe der Sprachen am ersten christlichen Pfingstfest,* auf die mich Thomas Macho aufmerksam macht: »Die Buchdruckerei wurde erfunden, und wie Boten des Geistes flogen jetzt Schriften, Zurechtweisungen, Belehrungen, Erweckungen unter die Völker. Es wäre undankbar, die Wohlthat Gottes nicht zu erkennen, die uns zur geraden, klaren Ansicht der Dinge mehrere Hülfsmittel verschafft, als irgend Eine Zeit, Ein Volk, Ein Kirchenvater je hatte und haben konnte.« In: Bd. 19, Berlin 1880, S. 51 f. – Übrigens beziehen sich auch die bekannten schriftkritischen Goetheworte (vom »Schreiben« als »Mißbrauch der Sprache« und von der mißbräuchlichen Aufnahme der Poesie durchs Auge) auf die *Dichtung,* vgl. Schön 1987, S. 104 f.

verhindert die Wirkung der Dichtung nicht, weil es an Mündlichkeit mangelt, sondern weil das Medium Nebenwirkungen zeitigt. Gegen *richtige* Leser hat Herder
nichts einzuwenden: »Gebt uns andre Zeiten, andre Sitten, andre Leser und Leserinnen, andre Schriften, die Leser und Leserinnen bilden, und die Dichtkunst wird
ihnen nicht widerstreben« (Herder 1778/1892, S. 433), heißt es am Ende der Abhandlung.

Erst von da aus lassen sich Herders Äußerungen zur Stimme etwa in der *Kalligone* (1800) einordnen, mit welcher er der in seinen Augen völlig wirklichkeitsfrem-
den »Transzendentalinfluenza« der *Kritik der Urteilskraft* begegnen wollte.[22] Hier ist
die Rede vom »unbuchstabierten Naturmenschen«[23], dem der Ausdruck noch kein
Problem war, weil keine Tradition und vor allem keine Technik ihn in seiner Einheit
zerstört hatte. Es geht also um die Ursprünge, wodurch der Leistungsfähigkeit des
Ausdrucksvermögens auf die Spur zu kommen sei, und Herder findet diese Leistungsfähigkeit im harmonischen Zusammenspiel von Tönen und Gebärden, von
Auge und Ohr. Daraus resultiert die »Zaubergewalt« der Stimme bzw. des »lauten
Vortrags«[24], und dies heißt: die Übertragbarkeit des Gemeinten, dessen, »was das
empfindende Geschöpf im Innern fühlet«.[25] Um es auf den Punkt zu bringen: Herder setzt am Ausdrucksvermögen an und erfindet gewissermaßen die natürliche
Ausdrucksfähigkeit gegenüber der rhetorischen Kunst. Nicht aber gilt es zurückzukehren, sondern den alten Ausdrucksreichtum in die Moderne zu überführen:
auch, ja gerade in der Schrift. Die Sprache des Herzens in die *Sprache* hinüber-
zuretten, ist das Programm. Der mündliche Ausdruck leistet dies keineswegs als solcher. Man kann höchstens davon sprechen, daß Herder die mündlichen *Anfänge* des
Sprechens in der Menschheitsgeschichte verklärt, aber nicht weil sie mündlich, sondern weil sie Anfänge waren. Sein Problem *ist* sogar eher die Schriftlichkeit. In einer
Schulrede, in welcher er die Alltagskommunikation in den Blick nimmt, hat Herder
es als Programm formuliert: »Seine Muttersprache verstehen, recht und andringend
reden, gescheit und vernünftig schreiben lernen, muß jetzt ein jeder. Es ist ein
redendes und schreibendes Jahrhundert.«[26] Und: »Lernt Deutsch, ihr Jünglinge,
denn ihr seyd Deutsche; lernt es reden, schreiben, zu jeder Art schreiben!«[27] In
einer anderen Schulrede hat Herder die *bloße* stimmliche und damit sinnliche Seite
des Ausdrucks sogar vehement attackiert:

---

[22] Herder: »Kalligone«. In: *Sämtliche Werke* 22, S. 7 und S. 11.
[23] Herder: »Kalligone«, S. 145.
[24] Herder: »Kalligone«, S. 165.
[25] Herder: »Kalligone«, S. 64.
[26] Herder: »Vom Fortschreiten einer Schule mit der Zeit« (1798). In: Bd. 30, S. 239–249, hier S. 152.
[27] Herder: »Vom Fortschreiten einer Schule mit der Zeit«, S. 152.

Worte ohne Gedanken lernen ist der menschlichen Seele ein schädliches Opium, das zwar zuerst einen süßen Traum, einen Tanz von Sylben und Bildern gewährt, vor dem man sich als vor einer Zauberansicht halbwachend und halbschlummernd fühlet; bald aber spürt man, wie bei dem körperlichen Opium die bösen Folgen dieser Wortträume [...] Man lieset, wie Hamlet sagt, Wort, Worte, Worte, Schälle, bei denen unglücklicher Weise die Autoren glaubten, daß sie dächten, indem sie doch nur sprachen und nachsprachen; dunkle oder lichte Schemen der Imagination, die man jetzt Oden und auch Gedichte, jetzt Abhandlungen nennt, Wortschälle, Opiumträume.[28]

Halten wir also fest: Mündlichkeitseuphorie ja, aber keine pauschale Schriftkritik. Genau dies änderte sich. Ein Zeugnis dafür bietet Adam Müller.

III. Müllers *Zwölf Reden über die Beredsamkeit* gelten als eine Ikone der Verteidigung mündlicher Rede in Deutschland.[29] Was in den vielbeachteten Vorträgen von 1812 nicht nur theoretisch, sondern auch praktisch zum Ausdruck kam – Müller hat den Druck tatsächlich vier Jahre lang verweigert –, war der Versuch, zu den Zeiten der Mündlichkeit zurückzukehren. Der berühmteste Satz, als Fazit ans Ende gestellt – lautet: »Glücklicherweise neigt sich die Herrschaft der Feder überall dem Ende entgegen: weder der Buchstabe noch das Geld werden unsre Staaten retten, dies Höchste, diese Bedingung aller unsrer Zukunft überhaupt gewährt nur das lebendige Wort und die lebendige Tat.« (Müller 1983, S. 168) Hier also *hat* der Buchstabe seinen Status als Feindbild, und wenn das Attribut des Toten an dieser Stelle fehlt, so nur deshalb, weil es im Text sonst überreichlich verteilt ist: als die »toten Lettern« etwa oder als die »tote Schriftsprache«, die dem »lebendigen Gespräch« kontrastiert (Müller 1983, S. 32). Auch die fatale »Beschreibsamkeit« (Müller 1983, S. 97), die so suggestiv der ersehnten Beredsamkeit entgegensteht, gehört in die Reihe der Variationen des endgültig schriftkritisch, um nicht zu sagen: schriftpanisch gewordenen Topos. Wieso geht Müller in diesem Punkt den entscheidenden Schritt über Herder hinaus? Warum verbindet sich die Euphorie über den »Zauber« der Stimme, die Müller mit Herder teilt (Müller 1983, S. 7 u. 90), mit dieser Kritik am Buchdruck, die mit der angesprochenen Diagnose geradezu das Abstruse streift?

---

[28] Herder: »Vitae, non scholae discendum« (1800). In: *Sämtliche Werke XXX,* 266–276; vgl. Schön 1987, S. 110 f.; Kittler 1980, S. 157.

[29] So bereits die Ankündigung der Vortragsreihe im Österreichischen Beobachter: vgl. Nachwort zur Ausgabe: Müller 1983, S. 193. Zur Rezeption in diesem Sinne etwa bei Curtius, Ernst Robert und Jens, Walter, vgl. ebd., S. 205 f.

Man kann sich dazu ans programmatische Vorwort halten, in welchem Müller von einer Beobachtung ausgeht, die eher nüchtern ausfällt und die gezogene Konsequenz keineswegs ahnen läßt. Es gebe politische ebenso wie wissenschaftliche Wirksamkeit nur noch vom Schreibtisch aus; die Rede ist vom »ausschließend schriftlichen Betrieb der Staats- und gelehrten Angelegenheiten« (Müller 1983, S. 10). Aber Müller hält dies statt für einen Modernisierungseffekt für eine Besonderheit der Entwicklung in Deutschland, speziell aufgrund der Tatsache, daß sich hier keine »Nation« gebildet habe (Müller 1983, S. 6). Wo Nationen existierten wie in Frankreich oder England, habe die Schriftlichkeit nicht nur nicht überhand genommen, sie trage zudem die Züge der Mündlichkeit: Wie man in den Wissenschaften für ein »lebendiges Ohr« schreibe, so gebe es in der schönen Literatur »der Buchdruckerkunst zum Trotz« »eine lebendige Tradition«, so daß Autoren wie Corneille weiterlebten, selbst wenn ihre gedruckten Werke verloren gingen (Müller 1983, S. 7). Müller, der seine Thesen u. a. mit einer Philosophie des Dialogischen unterfüttert, schreckt an dieser Stelle nicht vor der widersinnigsten Interpretation des Schiller-Wortes von der Seele zurück, die im Sprechen bekanntlich schon nicht mehr als sie selbst spricht. Der Satz gelte für Deutschland, heißt es, für die Franzosen dagegen: »Spricht die Seele – so hat sie auch genau im Worte Platz« (Müller 1983, S. 13). Es gibt also eine »Harmonie der Sprache mit dem Gedanken« (Müller 1983, S. 13), aber nicht als ein philosophisches, sondern als ein politisches Problem. Die Lösung heißt: Nation, und zwar als Körper, mit dem man buchstäblich *ringen* kann. Wahrheit ist ein Ergebnis dieses Ringens, in welchem Überzeugung nicht auf Argumenten beruht, sondern auf »Reiz«: »Die Beredsamkeit will ergreifen, aber durch Reiz […]. Sie will eine freie Seele bezaubern und beherrschen«, bis der Gegner in Freiheit vor der Wahrheit niederkniet (Müller 1983, S. 13).

Jedem Kenner der Diskussion wird an dieser Stelle § 53 der *Kritik der Urteilskraft* einfallen, und wer Kants Verurteilung der »Rednerkunst« »als Kunst, sich der Schwächen der Menschen zu seinen Absichten zu bedienen«,[30] womöglich bislang zu streng gefunden hat, dürfte nun besser verstehen, was er meinte. Aber man muß sich nicht unbedingt an Kant halten, es tut auch Johann Georg Philipp Thiele, der schon 1781 Konsequenzen aus den neuen Kommunikationsverhältnissen für die Schule zu ziehen suchte:

Der gewöhnliche Gebrauch der Redekunst ist also heutiges Tags in Staats- und Rechtshändeln, auf Kanzeln, Lehrstühlen und in Schriften. In allen diesen Fällen aber ists mehr um Unterricht als Ueberredung zu thun; und da vollends Staats-

---

30 Kant, Immanuel (1957): »Kritik der Urteilskraft«. In: *Werke in sechs Bänden,* hg. von Wilhelm Weischedel, Wiesbaden, Bd. 5, S. 431.

und Rechtsgeschäfte schriftlich getrieben werden, so wird schon dadurch derjenige Theil dieser Kunst unbrauchbar, der den Hörer gewinnen soll; Stimme, Wortpracht, Stellung der Gründe; der Leser entbehrt dies alles, und kann seinen Mann so oft und mit kaltem Blut überlesen, daß er ihm hinter die Künste kömmt. Eben daher sind auch unsre Zeiten für Taschenspiele mit Worten und ihren Bedeutungen, die sonst in Werth waren, zu lichte.[31]

Unter den Bedingungen der Schriftlichkeit hat der »Reiz« ausgedient – der Leser kann stattdessen »oft« lesen. Harsdörffers Argument wird somit radikalisiert: Die Beständigkeit läuft der Lebendigkeit nicht nur den Rang ab, sie läßt sie als eine Art intellektuelles Hindernis erscheinen. Das lebendige Wort ist nicht nur das schwächere, es wird entlarvt – als ein verführerisches, jedenfalls mit »Künsten« verzerrtes Wort. Hier aber liegt offenbar der Grund für Müllers Widerspruch: Es geht ihm um die Bindekräfte, die bisher Vernünftigkeit gewährleistet hatten. Vernünftigkeit im Wahrscheinlichen zu wahren, hatte bislang nur auf *persönlicher* Ebene, und das heißt letztlich: als Überwältigung funktioniert. Dies enthüllt sich schlagartig als Voraussetzung rhetorischer Lehre. Wahrheit ohne Reiz war eben undenkbar gewesen. Der Buchdruck also läuft auf *Ent*persönlichung hinaus und damit auf Preisgabe der alten »Rauschtechniken«.[32] Hinter der Forderung nach Kultivierung des Ohrs als des »adligsten Sinnes« und hinter der Verteufelung der Druckerlettern (Müller 1983, S. 44) steht nichts anderes als die Furcht vor einer Moderne, in der Rationalität dem »kalten Blut«, will sagen: dem besonnenen und nicht zuletzt je eigenen Urteil anvertraut ist.

Diese Interpretation bestätigt sich in einem zweiten Punkt, in dem Müller den Buchdruck aufs Korn nimmt. In der IX. Vorlesung ist die Rede von der Verbindung von Buchdruck und Ökonomie, ein Feld, das ihm – wie wir wissen – nahe lag.[33] Bücher sind eine Ware und unterliegen dem Gesetz der Waren: Der Wert bestimmt sich im Verkauf. Dies führt zur Überlegenheit des Buchhändlers gegenüber dem Bücherschreiber. Wert gibt es nur noch in Form von Zahlen, und auf den Olymp gelangt allein derjenige, der buchstäblich Zahlen *macht*. Aber dies ist nicht einmal das Entscheidende. Schlimmer als die Zahlen, in denen sich der Wert ausdrückt, sind die Zahlen der Autoren selbst. Das »Schlechte, Falsche und Unbedeutende« zerfließt nicht mehr in der Luft, heißt es, und zwar ganz ohne jenen Unterton, den Harsdörffer diesem unbeständigen Element beigab (Müller 1983, S. 38). Für die

---

[31] Thiele, Johann Georg Philipp (1781): *An die Jünglinge von der Bildung durch Lektüre*, S. 62 und S. 43; zit. nach Bosse, 1978, S. 89; vgl. auch Geitner 1992, S. 339.

[32] Kittler 1980, S. 157.

[33] Vgl. Henn-Schmölders 1977; ebenso Jürgen Wilkes Nachwort in Müller 1983, S. 201. Aber auch Herder hatte den Punkt bereits erwähnt in: *Ueber die Wirkung der Dichtung*, S. 430.

»Presse« schreibe bald jeder, so daß »sich die Anzahl der Schreibenden der Anzahl der Lesenden nähert oder [...] diese übertrifft« (Müller 1983, S. 127). Das Schreiben erledige sich damit allerdings letztlich »von selbst«, und der Buchdruck werde zur gewöhnlichen »Kopiermaschine« z. B. in Form von Zeitungen, so daß es lächerlich wäre, von »Despotismus« zu sprechen (Müller 1983, S. 128). Im Gegenteil, man könne das Instrument »seiner eigenen Ohnmacht überlassen.« (Müller 1983, S. 128) Der Buchstabe tötet sich also gewissermaßen durch seine eigene Stärke: die Quantität. Die fast beliebige Vermehrbarkeit selbst bildet den Todeskeim – man kann nicht sagen, daß dies eine schlechte Beobachtung wäre. Und Müller beläßt es nicht dabei, sondern erteilt einen Ratschlag. Die Buchdruckerkunst könne man nicht mehr rückgängig machen, aber man könne sie in die richtigen Hände geben (Müller 1983, S. 129). Statt alles im »allgemeinen Wohlgefallen [...] an körperlosen Gedanken, an einem wesenlosen Flattern des Verstandes« (Müller 1983, S. 129) untergehen zu lassen, z. B. »eine flache Philosophie wie die des Voltaire oder Helvetius« zu verbreiten (Müller 1983, S. 128), solle nur gedruckt werden, was zuvor »ausgesprochen, erlitten, erlebt« wurde: »Die Buchdruckerkunst wird nur gelten als eine dienende Beihilfe für die eigentliche rednerische Tat« (Müller 1983, S. 129). Dann gibt es sogar ein Surplus des Gedruckten: Als Ausgewähltes genießt es »eine gewisse tiefer gehende Aufmerksamkeit«, erhält etwas zurück, was die Schrift immer schon besaß (und nur durch den Druck verdrängt wurde): die »alte Würde des geschriebenen Worts«, »jenes Zaubermittel der Öffentlichkeit« (Müller 1983, S. 129 f.).

Was also ist der Vorteil des lebendigen Wortes gegenüber dem toten Buchstaben? Antwort: die natürliche Selektivität. Der gedruckte Buchstabe ist nicht (nur) als solcher tot, sondern er tötet durch seine Massenhaftigkeit. Wir kennen die Diagnose: Zu viel Information ist das Ende der Information. Müller hat dies einprägsam vorweggenommen. Das Minderwertige rücke in »Geschwadern«, und er meinte damit: in »Bibliotheken«, auf uns Arme zu (Müller 1983, S. 38). Nur noch »einförmiges Rauschen der Bücherblätter in einsamen Gemächern« sei von den einstigen Klängen übrig geblieben: ein »totes Rauschen der Blätter im Herbst« statt des »fröhlichen Tumultes« (Müller 1983, S. 39) vergangener Tage. Die Rückkehr zur Stimme also wäre die Verhinderung des *overflow*, des informationstheoretischen Exitus. Wir wissen heute natürlich, was die Menschheit tatsächlich ausgehalten hat und blicken neidisch auf die Buchproduktion der Zeit um 1800 zurück. Statt des toten Rauschens der Blätter im Herbst erleben wir ein weltweites Klicken im Internet und sind immer noch nicht am Ende. Aber nicht daß Müller wieder einmal nicht recht gehabt hätte. Viel interessanter ist die Tatsache, daß vom vormodernen Standpunkt aus geistige Produktivität überhaupt nur als Produzieren verstanden wurde, nicht als Verarbeiten. Müller kennt das Problem des Formulierens, aber er kennt nicht das Problem des Lesens (vgl. Schön 1987, S. 110 f.). Angesichts der Massenhaftigkeit von

Literatur aber bedarf es eines produktiven Lesens, wie es zuvor eines produktiven Sprechens/Schreibens bedurft hatte. Der Buchstabe tötet nur dort, wo das Lesen nicht eingeübt ist. Darauf gab es längst die adäquate Reaktion, sogar in der Schule. Die Rhetorik wird zu einer Hermeneutik umfunktioniert, im Unterricht ersetzt nicht nur der schriftliche Aufsatz den alten Vortrag, neben den Aufsatz tritt die Lektüre als urteilsbildende Instanz.[34] Die Folge des Buchdrucks *war* Massenhaftigkeit der Produktion, aber diese Folge wurde aufgefangen durch eine neue Vorstellung von Rezeption als geistiger Leistung. Unter den Voraussetzungen von rezeptiver Intellektualität wird die lesende Aneignung geradezu zur Bedingung für die Entstehung von Werken *im* interpretierenden Lesen. Die Antwort auf den Buchdruck ist jenes leise Lesen der Moderne, in dem der Einzelne gegen die Reizüberflutung durch den Laut die eigene Intellektualität setzt (vgl. Schön 1987, S. 99 ff.). Nur unter dem Gesichtspunkt einer *produzierenden* Intellektualität ist der Buchdruck also ein Problem und erscheint Mündlichkeit als unabdingbar. Oder anders ausgedrückt: Unter dem Gesichtspunkt einer *rezipierenden* Intellektualität gewinnt der Buchdruck seine eigentliche Modernität und macht die Reklamierung von Mündlichkeit zum puren Mißverständnis.

IV. Müllers Polemik gegen den toten Buchstaben stand im Zeichen des Versuchs, die Beredsamkeit zu erneuern. Aber Müller hat dabei nicht auf die Schulrhetorik zurückgegriffen, sondern im Gegenteil: Es gibt deutliche Abgrenzungen insbesondere gegen alles, was an *Regeln* erinnerte.[35] Die Schulrhetorik war jedoch keineswegs untergegangen, sondern es zeigte sich, daß es gerade der Bereich der *actio* war, welcher am Ende des 18. Jahrhunderts in seinen aufklärerischen Traditionen eine Fortsetzung fand. Vor allem die Gestik profitierte davon, seit sich die Schauspielkunst interessiert gezeigt hatte. Bekanntlich wurden die *Ideen zu einer Mimik* (1785/86), die Johann Jakob Engel aus seiner Praxis als Berliner Theaterdirektor konzipierte, enthusiastisch aufgenommen. Dabei hatte Engel selbst in zwei Briefen (dem 33. und 34.) bereits die Lehre vom Ausdruck der inneren Bewegungen in den äußeren auf die Stimme bzw. die Deklamation übertragen. Diese Stelle ist aufgrund ihrer Knappheit aber als nicht erschöpfend empfunden worden, zumal es neben der rhetorischen Lehre von der *vox* mittlerweile eine Diskussion um die Deklamation gab, die besonders auf Klopstock zurückging. Schon Klopstock hatte im Zusammenhang seines neuen Dichtungsbegriffs den mündlichen Vortrag gefordert: Der *Messias* war für einen Rhapsoden geschrieben. Dabei wendete er sich zwar gegen die Reduzierung der Sprache auf den »Buchstaben«, allerdings noch mehr gegen eine

---

[34] Bosse 1978, S. 106 ff.; vgl. Kittler 1980, S. 150 f.
[35] Vgl. Jürgen Wilkes Nachwort in Müller 1983, S. 209 ff.

bloße Ausstaffierung z. B. mit gelernten Gesten, womit er die aufklärerische Rhetorik kritisierte: Klopstock spricht von einer »unlehrbaren Bildung der Töne« als Grundlage von Deklamation, übrigens ebenso von einer allgemeinen Sprecherziehung, welche die tägliche Kommunikation auf neue Grundlagen stellen sollte.[36] Auch Müller hat die Deklamation in diesem Sinne begrüßt. Er berichtet von einem »gewissen allgemeinen Drang zum Vorlesen und Deklamieren der Nationaldichter, so ungeschickt er sich mitunter auch äußern mag«, und hält dies für »ein erfreuliches Zeichen, daß sich die Verzauberung unsres Ohrs und unsrer Stimme wieder allmählich lösen will« (Müller 1983, S. 8).

Aber die Klopstocksche Deklamation verband sich rasch bis zur Ununterscheidbarkeit mit dem rhetorischen Modell, auch wenn es hier eigentlich wenig zu verbinden gab: Deklamation war in der Schulrhetorik nur die Darstellungsseite für die Produktion *eigener* Rede gewesen. Jetzt aber bezieht sie sich auf *fremde* Texte – wie das Lesen. Während der 90er Jahre erschienen im Jahrestakt Anleitungen zur Deklamation, die noch unbefangener als Engel auf die Schulrhetorik zurückgriffen (vgl. Weithase 1961, Bd. 2, S. 416 ff.). Dabei aber ist das Bedauern über den Verlust der Mündlichkeit und die Dominanz der Schriftlichkeit konstitutiv: »Reden – darnach ist jetzt die Frage nicht mehr; schreiben, schreiben muß man«, heißt es polemisch etwa im Jahre 1789.[37] Und anderswo wird einmal mehr wiederholt, daß in Deutschland das Feld für öffentliche Beredsamkeit im Gegensatz zu England beschnitten sei.[38] Originelles findet sich dabei selten, wenn man davon absieht, daß ein Autor mit der Tonsprache ernst macht und sämtliche Redebeispiele in Notenschrift bietet[39] oder ein anderer die Wirkung der Stimme mit der Anziehungskraft des Mondes und der Oxydation im Pflanzenreich vergleicht, um die »sanfte Gewalt der Beredsamkeit« zu erläutern.[40] Umso ungebrochener ist die Überzeugung von der Notwendigkeit, der Moderne die Mittel der Vergangenheit anzudienen bzw. »Gebehrden- und Deklamirkunst« gegen die »Dunstwolken metaphysischer Gelehrsamkeit« aufzubieten, womit Christoph von Rommel die Transzendentalphilosophie meinte.[41]

---

[36] So in der *Gelehrtenrepublik* (1774); vgl. Göttert 1998, S. 381 f.

[37] Franke (1789): *Ueber Declamation*, Göttingen, S. 195; vgl. Geitner 1992, S. 341, Anm. 222.

[38] Löbel, Renat. Gotthilf (1793): *Anleitung zur Bildung des mündlichen Vortrags für geistliche und weltliche Redner,* Leipzig, S. 25.

[39] Cludius, Hermann Heimart, *Grundris der körperlichen Beredsamkeit. Für Liebhaber der schönen Künste, Redner und Schauspieler,* Hamburg 1792, S. IX.

[40] Ewald, Johann Ludwig (1809): *Ueber Deklamation und Kanzelberedsamkeit,* Hamburg, S. 8 f.

[41] Rommel, Christoph von (1809): *Aristoteles und Roscius, oder über die Kunst überhaupt und über die Gebehrden- und Deklamirkunst insbesondere,* Leipzig.

In diese Tradition aber fällt auch die Polemik gegen den toten Buchstaben. Die wohl interessanteste stammt von Gustav Anton Freiherr von Seckendorff, der mit seinen *Vorlesungen über Deklamation und Mimik* (1815/16) die ausführlichste Darstellung zum Thema gegeben hat. Der Professor der Philosophie und Ästhetik am Kollegio Karolino zu Braunschweig verteidigte die Deklamation u. a. gegen ihre noch unvollkommenen ersten Vertreter – die große Zeit des Fachs sollte erst noch kommen. Dabei aber erscheint ihm nichts geeigneter als die Konfrontation mit dem Buchdruck: »Wenn man an den Alten die Wirkungen der Deklamation [...] betrachtet, so möchte man der Buchdruckerkunst gram werden«, heißt es gleich zu Beginn (Seckendorf 1815/16, Bd. 2, S. 8). Seckendorf weiß diese Wirkungen zu spezifizieren. Weder die kleinere Anzahl der erreichbaren Hörer noch der Nachteil der Verbreitung über ganze Erdteile hinweg kann wirklich zählen, weil dem lebendigen Wort immer der uns mittlerweile wohlbekannte entscheidende Trumpf bleibt – das *Ergreifen*, das die Tat auslöst: »Der Redner war daher der Gefürchtete der alten Zeit. Er ergriff die Gemüther, und ward von ihnen beschützt. Bücher sind todte Kohlen, der Redner-Geist facht, wie ein Sirocco, die todte Asche an«.[42] Seckendorf nennt darüber hinaus als weitere Vorteile: Bücher muß man kaufen, und Bücher werden über Jahre hinweg gelesen: Sie kosten buchstäblich Zeit und Geld, während der Redner in jeder Hinsicht frei und im Augenblick wirkt (Seckendorf 1815/16, Bd. 1, S. 10). Schließlich lasse die »Buchdruckerkunst« die »Schreibseligkeit« überhandnehmen, die »Stuben- und Akten-Gelehrsamkeit trat an die Stelle der lebenswarmen, mündlichen Mittheilung« (Seckendorf 1815/16, Bd. 1, S. 10 f.). Auch hier also die Müllersche Diagnose mitsamt ihrer Voraussetzung: dem Ansatz beim *Ergreifen*.

Die theoretische Begründung, die zugleich zur Umkehr anleiten soll, liegt dann in der Behauptung, die Sprache ahme den bezeichneten Gegenstand nach – der vorläufige Tiefpunkt der Diskussion, auch wenn es sich dabei um simplifizierte Herdersche Gedanken handelt. Mindestens rhythmisch gebe es einen Zusammenhang zwischen Worten und auf Geistiges bezogenen Begriffen, heißt es. Als Beispiel aber dienen Wörter wie Donnern oder gar die Wiedergabe der »weiten Schritte des Elefanten«, die im Wort »plump« mit »tiefen Tönen« ausgedrückt werde im Gegensatz zu »hohen Tönen« für das »Zwitschern des Sperlings« (Seckendorf 1815/16, Bd. 1, S. 68). Wenn sich Seckendorff schließlich dazu versteigt, das harmlose *st* als konsonantischen »Ausruf« zu deuten, womit »Schweigen, Stillstand oder heimliches Kommen« ausgedrückt sei, und hinzufügt, daß die Vokale mehr zum Herzen, die Konsonanten mehr zum Kopf sprächen, (Seckendorf 1815/16, Bd. 1, S. 71), so wird wohl deutlich, wohin es – nach Herder – mit dem »unbeschreiblichen Zauber« der Töne gekommen ist. Es wird, mit anderen Worten, die Illusion genährt, eine

---

[42] Seckendorf 1815/16, Bd. 1, S. 9; vgl. Geitner 1992, S. 338 f.

mündliche Sprache sei eine substantielle, eine nicht-arbiträre Sprache.[43] Auf dem Höhepunkt der Schriftkultur wird die Kultur der Mündlichkeit als Reich des wahren Sinns reklamiert, die Stimme als Garant der Verbindung zum wahren Sein – die Derridasche Enthüllungsformel als veritabler Alptraum. Und dabei sind nicht einmal die absurdesten Beispiele genannt. Zwar heißt es, die klare Identifizierung der Affekte in der Stimme sei schwierig, weil in der Moderne Mischungsverhältnisse dominierten (Seckendorf 1815/16, Bd. 1, S. 334). Aber dann traut sich Seckendorff zu, selbst Wahrheit und Lüge an der Stimme zu erkennen, so wie man übrigens etwa gleichzeitig die Graphologie als neue Charakterkunde konzipierte (Seckendorf 1815/16, Bd. 1, S. 336 f.). Auch der Ausdruck sinnlicher Gefühle gilt als an der Stimme ablesbar, was u. a. am »heimlichen Jauchzen« dessen bewiesen wird, »der bei kaltem Wintertage ins warme Bett kommt« (Seckendorf 1815/16, Bd. 1, S. 340). Um das Referieren abzukürzen: Es gibt nichts, was Seckendorff unversucht läßt, die Abhängigkeit des Sinns vom Körper zu erweisen und damit die Stimme gegen das technische Medium zu verteidigen.

V. Die Schriften zur Deklamation kämpften also gegen den toten Buchstaben, aber sie wandten sich immerhin an Berufssprecher, besonders an Schauspieler – man könnte auch sagen: Sie gingen an der Realität vorbei. Zwar ist gelegentlich vom Alltag (von Juristen und Geistlichen) sowie von der Schule die Rede, aber man kann den zeitgenössischen Klagen entnehmen, daß der Transfer nie wirklich geglückt ist. Friedrich Schleiermacher bedauert 1826, daß die »schriftliche Behandlung der öffentlichen Angelegenheiten ein [...] Maximum erreicht hat«.[44] Rudolf Hildebrand, Germanistikprofessor und Pädagoge, hat 1867 mit seiner Forderung nach dem »Hauptgewicht« auf der gesprochenen Sprache an den Schulen für ständiges Zitieren gesorgt – die Entwicklung konnte er nicht aufhalten.[45] Das kunstmäßige Sprechen wird die Domäne der Kunst, die Schule bildete für die Schriftlichkeit aus. Den modernen Menschen mit der Stimme zu erlösen, blieb Sonntagsreden vorbehalten. Dieser Gedanke ist aber keineswegs allmählich versickert, sondern im Gegenteil: Er gewann noch einmal an Kraft, und zwar im Nationalsozialismus. Der Kampf gegen den toten Buchstaben spielt geradezu eine Hauptrolle bei der Begründung von Rassismus und völkischer Ideologie. Was im 19. Jahrhundert keinem Vertreter der Sprechkunst gelungen ist, nämlich die Etablierung als Universitätsfach, wird Wirklichkeit. Ewald Geißler, seit 1906 mehr oder weniger erfolgloser Lektor für Vortragskunst, liefert die Grundlagen, mit Erich Drach ist die Sprechkunst end-

---

43 Vgl. Geitner 1992, S. 341, Anm. 221.
44 Zit. nach Bosse 1978, S. 86.
45 *Vom deutschen Sprachunterricht in der Schule;* vgl. Roß 1994, S. 23.

gültig als Sprechwissenschaft etabliert. Geißler und Drach eint eines: Gegen die Orientierungslosigkeit der modernen Welt soll das gesprochene Wort die Erlösung bringen.

Man kann bei Geißler verfolgen, wie sich die schon bei Adam Müller angelegten mystischen und pseudoreligiösen Züge des Sprechens radikalisierten, ja zum schriftkritischen Amoklauf werden (Roß 1994, S. 32 ff.). In einer Kombination von Wundts Völkerpsychologie und einer phonetisch zentrierten *Sprachwissenschaft* soll der »Gefühls- und Affektwert der Sprache« die angebliche Dominanz der Logik brechen.[46] Diese Logik aber wurzelt für Geißler in der »Druckerpresse« als Zerstörerin *natürlicher* Verhältnisse.[47] Die von »der Druckerschwärze und der unseligen Logik verwirrten Kulturmenschen« müssen ergo zum »natürlichen Sprachgefühl« zurückgeführt werden.[48] Im Jahre 1910 lobt Geißler die Sozialdemokraten dafür, die »menschliche Rede« als »Machtmittel« zurückgewonnen zu haben, um sie im selben Atemzug eines »unverfrorenen Schlagwörtertums« zu bezichtigen.[49] Dabei rückt die »Druckerschwärze« ins Zentrum der Kulturkritik. Weil der moderne Mensch »das wundervolle Leben der Sprache in eine tote Folge schwarzer Lettern verwandelt habe«, ging jede Orientierung verloren.[50] Das gesprochene Wort wird dagegen zum »Zauberwort«, das mittlerweile nicht nur das »Wesen enthüllt«, sondern zur »Herrschaft über das Wesen« führt.[51] Damit ist der Kampf gegen die *Papiersprache* die Voraussetzung einer *gesunden* Weltanschauung: »Von der überfremdeten, entleerten Allerweltslässigkeit des 19. Jahrhunderts müssen wir hinüber zu dem, was der Nationalsozialismus selbst meint und ist: zum deutsch-volkhaften Ursprünglichkeitswort.«[52] All dies führt zur wohl ultimativen Verballhornung des Topos vom toten Buchstaben: »Es ist die Rückkehr ins Ur des Wortes, in seine anfängliche, noch leibgebundene, blutdurchflossene, gefühlsdurchwebte Gestalt – gegenüber der zivilisatorischen Ablösung, die auch beim Sprechen stets aus der Späte des Druckwortes zu kommen scheint. Die Grundlage des Marxismus ist ein Buch in schlechtem Papierdeutsch, Hitler dagegen bleibt auch im Papier atmender Redner und schrieb erst und nur, als er am Reden verhindert war.«[53]

[46] *Rhetorik* (1908); vgl. Roß 1994, S. 35.
[47] *Rhetorik. Richtlinien für die Kunst des Sprechens* (1910); vgl. Roß 1994, S. 34.
[48] *Rhetorik* (1908); vgl. Roß 1994, S. 37. Dort auch ist die Rede davon, daß »das wundervolle Leben der Sprache in eine tote Folge schwarzer Lettern verwandelt« sei.
[49] *Rhetorik. Richtlinien für die Kunst des Sprechens* (1910); Roß 1994, S. 34.
[50] *Rhetorik* (1908); vgl. Roß 1994, S. 37.
[51] *Rhetorik* (1908); vgl. Roß 1994, S. 39.
[52] *Lehrgänge in deutscher Redekunst* (1935); vgl. Roß 1994, S. 37.
[53] *Lehrgänge in deutscher Redekunst* (1935), vgl. Roß 1994, S. 94.

Erich Drach, der vom Theater kam und nach zweijährigen Studien an Max Reinhardts Schauspielschule als Schauspieler und Regisseur tätig war, wechselte 1917 als Lektor für Sprechkunde an die Berliner Universität und gründete von hier aus 1930 die Arbeitsgemeinschaft von Lektoren der Vortragskunst an deutschen Universitäten. Damit war die institutionelle Voraussetzung geschaffen, die Sprechkunde zum Kernfach nationalsozialistischer Erziehung zu machen. Den Hintergrund bietet wiederum ein fanatischer Kampf gegen Logik und Druck. Von der Beschwörung der »ursprünglichen Verhältnisse« beim »körperlich-lautlichen Ausdruck«[54] führt ein gerader Weg zur nationalsozialistischen Volksgemeinschaft. Wenn Hitler im Vorwort zu *Mein Kampf* die »großen Redner« gegen die »großen Schreiber« ausspielte, so übernimmt Drach diese Stelle als Motto seiner *Redner-Schulung* von 1934; die »nationale Erneuerung Deutschlands« wird dabei als Folge »des lebenerzeugenden, volksformenden, gesprochenen Worts« gesehen.[55] Man kann leicht verfolgen, wie Drachs Vorgaben begierig aufgegriffen wurden. Der Kampf gegen die »Verkopfung des Volkes« und die »Verkopfung der Sprache«,[56] die Gegenüberstellung von totem Schreiben und lebendigem Sprechen bildet überall die selbstverständliche Voraussetzung für ein radikal antimodernes Weltbild. Die »Wirhaftigkeit des Gemeinschaftlichen« steht gegen das Schriftwort, dem mit seiner fehlenden Beziehung zum Hörer alle »sittlichen Antriebe« fehlten (Roß 1994, S. 89). Weiter ist die Rede davon, daß durch die Pflege des gesprochenen Wortes das deutsche Volk »ein ursprünglicheres Verhältnis« zu seiner »oft zum *Papierdeutsch* entarteten Muttersprache zurückgewinnen« werde.[57] Im Duden von 1934 sind die Stichwörter »papierene Sprache, papierener Stil, papierenes Zeitalter« ein Reflex dieser offenbar unentwegt wiederholten Formeln (vgl. Roß 1994, S. 92). Natürlich mußte auch die »jüdische Großpresse« mit ihren »schreibenden Giftmischern« herhalten,[58] um die Schädlichkeit des Buchstabens, aber auch seine letztliche Ohnmacht angesichts des lebendigen Wortes zu dokumentieren.

VI. Der Kampf gegen den toten Buchstaben gehört in den großen Zusammenhang der Reaktionen auf den Modernisierungsprozeß. Die Mystifizierung der Stimme, die Beschwörung des *Natürlichen* gegen das Abstrakte, die Ausspielung der Seele gegen die Logik: All dies konnte im gedruckten Buchstaben seine symbolische Verdichtung finden. Kaum irgendwo war das Apparathafte jedenfalls so allgegenwärtig

---

54 *Die redenden Künste* (1926); vgl. Roß 1994, S. 85.
55 *Redner-Schulung* (1934); vgl. Roß 1994, S. 93.
56 *Charakterbildung und Rhetorik* (1942); vgl. Roß 1994, S. 89.
57 Esser, Wilhelm Martin (1939): *Deutsche Sprecherziehung*, vgl. Roß 1994, S. 91.
58 Weller, Maximilian (1935): *Gesprochene Muttersprache*, vgl. Roß 1994, S. 92.

wie in der Letter. Und vielleicht kann man auch hinzufügen: Auf keinem Gebiet hatte die Polemik einen griffigeres, ein suggestiveres Bild als das des toten Buchstabens gegenüber der lebendigen Stimme. Den Sinn von den Sinnen abzukoppeln, mußte wie ein zweiter Sündenfall anmuten, umso mehr als die Leistung der Sinne bzw. des Körpers im Sonderbereich der Kunst nicht nur weiterhin greifbar war, sondern eine unvergleichliche Steigerung erfuhr – man denke nur an das Wirken eines Max Reinhardt. Aber in dieser Art der Betrachtung lag auch ein Mißverständnis, das durch die Antonymisierung von Schrift und Stimme allererst hervorgerufen wurde. Der Buchstabe, auf dessen Tod man sich in der Polemik immer so selbstverständlich verlassen hatte, war niemals tot gewesen. Seit Erfindung der Buchdruckerkunst gibt es einen Kampf um die Ästhetik des Gedruckten, um die Frage, wie man die Schrift selbst zum *Sprechen* bringt. Während der Klang der Stimme mehr und mehr mystifiziert wird, entsteht in der Schrift das Bewußtsein des Mitbedeutens bis in die Entdeckung des »Zaubers« der Buchstaben.[59] Noch pointierter formuliert: In der Schrift selbst wird eine Dimension entdeckt, die derjenigen der Stimme überraschend genau entspricht, ja die Leistung der Stimme fortsetzt. Gerade im 19. Jahrhundert, auf dem Höhepunkt des Kampfs gegen den toten Buchstaben, formiert sich die moderne Typographie mit der Entdeckung der Geheimnisse des Designs. Das Design bildet so gesehen geradezu die optische Verlängerung der Stimmdiskussion.[60] Einige Hinweise müssen genügen, um dies deutlich zu machen.

Bekanntlich hatte Gutenberg seinen Drucken die gotische Buchschrift zugrundegelegt: eine sogenannte gebrochene Schrift, die sich später zur Fraktur weiterentwickeln sollte. Sie wurde überall in Europa aufgenommen, bekam aber sehr rasch Konkurrenz vom älteren Schrifttyp der lateinischen Rundschrift, welche im Zeitalter des Humanismus als Antiqua auftrat. Noch im 16. Jahrhundert entschied sich der Streit. Ganz Europa ging zur Antiqua über, während sich in Deutschland eine Zweischriftigkeit durchsetzte: deutsche Drucke in Fraktur, Latein und die europäischen Sprachen in Antiqua. Das aber wurde sofort mit Programmatik verbunden. Schon die frühen Drucke für Kaiser Maximilian – das *Gebetbuch* (1513) und der *Theuerdank* (1517) – stellen die Fraktur in den Zusammenhang höfischer Repräsentation: die *gotische* Letter sollte »höfischer Besonderheit und Eleganz Ausdruck« geben (Heiderhoff 1971, S. 17). Auch Luther, der dem Buchstaben der Predigt gegenüber abhold war, verlangte für seine Bibeldrucke gleichwohl mit größtem Nachdruck

---

59 Ruprecht, Gustav (1912): *Das Kleid der deutschen Sprache*, Göttingen, S. 40 und 48.

60 Bisher gibt es offenbar nur die gegenteilige Behauptung: »Unterscheidungen wie die zwischen Fraktur und Antiqua, Brot- und Zierschriften etc. haben keine irgendwie sinnvollen Parallelen im phonetischen Bereich. Denn die charakteristischen Unterschiede von Hand- und Druckschriften, Stein- und Buchschriften usw. sind werkzeugbedingt.« Günther 1993, S. 34.

Fraktur: »Denn die lateinischen Buchstaben hindern uns über die Maßen sehr, gut deutsch zu reden« (Heiderhoff 1971, S. 18). Schon angesichts eines solchen Wortes hätte jede Todeserklärung des Buchstabens mißtrauisch stimmen müssen. Tatsächlich häuften sich die anderslautenden Nachrichten. Genauso wie die Fraktur als Ausdrucksträger verteidigt wurde, wird die Antiqua ideologisch beansprucht. Erasmus von Rotterdam ordnet sie für seine Schriften an; und wie Kaiser Maximilian eine repräsentative Fraktur entwickeln ließ, beauftragte Ludwig XIV. im Jahre 1692 eine Kommission mit der Entwicklung einer Antiqua eigens für die Imprimerie Royale. Alexis de Tocqueville – darauf hat schon McLuhan aufmerksam gemacht – führte die Französische Revolution geradezu auf jene Uniformität und Kontinuität zurück, welche die Typographie geschaffen hatte – wahrscheinlich die höchste Ehre, die dem Buchstaben jemals zugekommen ist. Erst am Ende des 18. Jahrhunderts nimmt auch Deutschland als schriftgeteiltes Land an dieser Entwicklung teil. Johann Gottlob Immanuel Breitkopf versucht den europäischen Klassizismus auf die Fraktur zu übertragen und rechtfertigt die Angemessenheit seiner Schrift als Ausdruckskörper in der *Nachricht von der Stempelschneiderey und Schriftgießerey* (1776/77). Während Wieland zwischen 1794 und 1802 seine *Sämmtlichen Werke* in Antiqua drucken ließ, verlangen Kant, Goethe und Friedrich Schlegel Fraktur, Goethe sprach gar von ihr als der »Offenbarung deutschen Gemütes« (Ruprecht 1912, S. 49). Justus Erich Walbaum, der in Weimar sowohl eine Antiqua wie eine Fraktur lieferte, prägt mit seiner Fraktur die klassisch-romantische Buchproduktion zu Beginn des 19. Jahrhunderts – man hat geradezu vom »typographischen Betriebsgeheimnis deutscher Spekulation« gesprochen.

Es nimmt nicht wunder, daß dieser völlig andersartige Kampf um den Buchstaben gerade in Deutschland eine besondere Rolle spielte, weil hier die Zweischriftigkeit die Ideologisierung anheizte. Nach der Reichsgründung kam es sogar zur Eskalation. Der Schreibfederhersteller Friedrich Soennecken legte 1881 eine Analyse vor, die das deutsche Schriftwesen hart attackierte. Man suche bei der Fraktur das »Grundprinzip des Schönen [...] unter den verbogenen, verdrehten und verkrüppelten Buchstaben vergebens«, hieß es (Soennecken 1881, S. 48). Gegen die These von der »Repräsentation der deutschen Eigenart« in der Fraktur beschwor Soennecken die grundsätzliche Arbitrarität der Schrift,[61] die lediglich durch ihre »Schönheit« wirke – damit allerdings mehr »als alle Kunstsammlungen und Museen« (Soennecken 1881, S. 49). Im übrigen suchte Soennecken die Probleme rein technisch zu fassen, z. B. als eine Frage der besseren Lesbarkeit bis hin zu der These, die Fraktur fördere die Kurzsichtigkeit und verursache damit die mangelnde

---

[61]   Die Schrift sei etwas »rein Äußerliches«, nicht zu verwechseln mit der Sprache eines Volkes. Vgl. Soennecken 1881, S. 53 f.

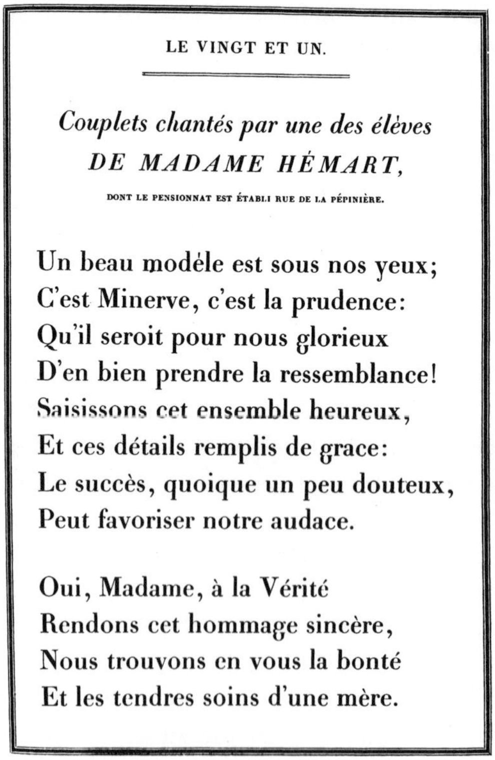

> LE VINGT ET UN.
>
> *Couplets chantés par une des élèves*
> *DE MADAME HÉMART,*
> DONT LE PENSIONNAT EST ÉTABLI RUE DE LA PÉPINIÈRE.
>
> Un beau modéle est sous nos yeux;
> C'est Minerve, c'est la prudence:
> Qu'il seroit pour nous glorieux
> D'en bien prendre la ressemblance!
> Saisissons cet ensemble heureux,
> Et ces détails remplis de grace:
> Le succès, quoique un peu douteux,
> Peut favoriser notre audace.
>
> Oui, Madame, à la Vérité
> Rendons cet hommage sincère,
> Nous trouvons en vous la bonté
> Et les tendres soins d'une mère.

Abb. 6   Textseite aus *Specimen des Nouveaux Caractères* des P. Didot (Paris 1819)

Tauglichkeit des deutschen Soldaten im Kriege (Soennecken 1881, S. 68). Diese Thesen riefen die Gegner auf den Plan und führten letztlich zum Scheitern des Soenneckenschen Vorstoßes bis in die Abstimmungsniederlage der Antiqua-Befürworter im Deutschen Reichstag im Jahre 1911. Die Aufladung mit *nationalen* Konnotationen aber war nur *eine* Möglichkeit, den Buchstaben als Ausdrucksträger zu würdigen.[62] In England verfaßte William Morris seine historisierende Schrift gegen Aufklärung und Industrialisierung, die in Deutschland vom Jugendstil aufgegriffen und weiterentwickelt wurde.[63] Für Rudolf Koch, der als der *deutsche Morris* gefeiert wurde, war »dieses scheinbar dürftige Gefäß« der Schrift ein Ausdrucksmittel, das sogar »Empfindungen« transportieren konnte (Klingspor 1949, S. 31). Konsequenterweise hatte Eugen Diederichs um die gleiche Zeit die Idee propagiert, jedes Buch mit einer *eigenen* Schrift auszustatten, um Gehalt und Gestalt in Übereinstimmung

[62] Zur heillosen Ideologisierung in Deutschland vgl. Rück 1993; von Polenz 1996; Hartmann 1998.
[63] Rück 1993, S. 243; vgl. Handover 1969, S. 20 ff.

zu bringen. Die *Times* war die erste große Zeitung, die sich mit der *Modern New Roman* im Jahre 1932 eine Schrift schneiden ließ, die das Nonplusultra seriöser Nachrichtensprache darstellen sollte (Handover 1969, S. 38).

An diesem Punkt kann vielleicht ein Fazit gezogen werden. Zur gleichen Zeit, als die Antimodernisten auf die Stimme setzten, hatte das gedruckte Wort in der ganzen Welt seine Anerkennung als »Gewand des Geistes« gefunden (Kapr/Schiller 1980, S. 16). Seit der Renaissance haben Drucker wie etwa Claude Garamond in Frankreich, John Baskerville in England oder Giambattista Bodoni in Italien den Buchstaben als Ausdrucksträger entwickelt. Noch in den 30er Jahren des 20. Jahrhunderts wird für die Moderne das angeblich passende Kleid in Form der serifenlosen Grotesk-Schriften geschaffen. Zu dieser Zeit geht das Schriftenangebot bereits in die Tausende. Mehr als die bloße Zahl bezeugt der Widerstand gegen jeden Ordnungsversuch wie denjenigen der DIN-Norm 16518 aus dem Jahre 1964[64] eine Sensibilität gegenüber dem Buchstaben, welche der rhetorischen Sensibilität gegenüber der Stimme in nichts nachsteht. Nicht nur daß sich Typographielehren streckenweise wie Physiognomiken lesen – sie formulieren ihre Grundprinzipien geradezu stimmanalog: »Eine schlecht gesetzte Seite eines Texts wird ähnlich peinlich wirken wie eine mit schlechter Aussprache vorgetragene Rede.« (Kapr/Schiller 1980, S. 20) Sogar von der »Orchestrierung des typographischen Vortrags« ist die Rede (Kapr/Schiller 1980, S. 108). Wenn die Geschichte der Stimme den Beleg dafür erbringt, daß Sinn nie ohne Körper existiert, so bedeutet der Verlust der Stimme alles andere denn die Heraufkunft einer körperlosen Kommunikation. Ausgerechnet am Buchstaben setzt sich vielmehr die Erfahrung fort, daß es *reine* Information nicht gibt, ja daß auch im Falle der Schrift das Medium die Botschaft sein kann. Aus dieser Sicht wirkt der Kampf gegen den toten Buchstaben noch grotesker, als er in Wirklichkeit war. Nicht daß er verloren ging, ist die Pointe, sondern daß er nie gewonnen zu werden brauchte. Die lebendige Stimme ist jedenfalls auf weiten Gebieten der Kommunikation entbehrlich geworden. Aber was ihr Leben ausgemacht hat, lebt weiter – im *toten* Buchstaben.

---

[64] Vgl. Schauer 1975; Vöhringer 1989.

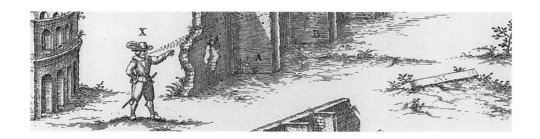

Die Stimme der Rhetorik –
Die Rhetorik der Stimme

Bettine Menke

D ie Formel einer *Rhetorik der Stimme* meint nicht nur die Stimme *in* der Rhetorik, *vox* als Kategorie, der in den Lehrbüchern der Rhetorik mehr oder eher weniger ausführliche Abschnitte gewidmet sind.[1] Vielmehr möchte ich unter diesem Titel die Aufmerksamkeit richten sowohl auf den Ort, den die Stimme *in* der Rhetorik bekommt, und auf jene rhetorische Figur, durch die eine Stimme *gegeben* wird, als auch auf die *Rhetorik* der Verstimmlichung der Texte um 1800, eine Rhetorik der Entrhetorisierung.

Innerhalb der Lehre der Rhetorik ist von der Stimme (*vox*) unter dem Obertitel der *pronuntiatio* oder *actio* die Rede als dem einen Aspekt der Aus- und Aufführung der Rede, deren anderer der *gestus*, die Gebärde ist; *vox* steht hier, so scheint es (zunächst), unter der Vorschrift einer Mimesis ans Gemeinte. Die Stimme tritt in den Rhetoriklehrbüchern aber auch unter den Figuren auf, und zwar durch und als ein Stimme-*Geben*. Wie die rhetorischen Erörterungen der Aufführung, des Vortrags einen (meist negativen) reglementierenden Bezug aufs Schauspiel enthalten,[2] soll diese Rede-Figur, *Prosopopoiia*, als *prosopon-poein* terminologisch vom Theater stammen. Es handelt sich bei der *Prosopopoiia* oder *fictio personae*, wie der Rheto-

---

[1] Vgl. Göttert 1996.
[2] Vgl. den Artikel *Actio* von Steinbrink, B., Sp. 43 ff.; der schauspielerhafte Vortrag ist Gegenstand der Auseinandersetzung zwischen Asianismus und Attizismus (Sp. 45, 47 ff.).

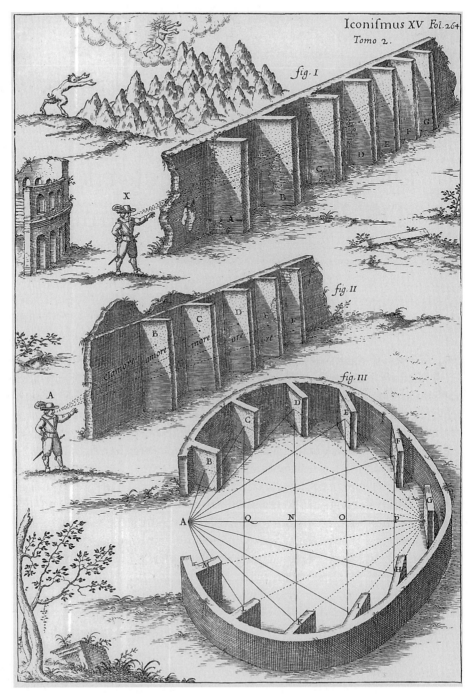

Abb. 7   Athanasius Kircher: Musurgia universalis, Rom 1650, Tom.

riker Quintilian in seinem Lehrbuch ins Lateinische übersetzte, um die »Erfindung von Personen« für eine Rede, eine Fiktion von Personen, die eine fingierte Rede erzeugt. Quintilian führt sie ein unterm Vorzeichen ihrer »größeren Kühnheit« und der – mit Ciceros Worten – »stärkeren Lungenkraft«, die diese Erfindung erfordere. Die »stärkere Lungenkraft« fungiert aber als metafigurale Metapher für das Stimme-Verleihen, das die *Prosopopoiia* ist, eine Metapher, die die »Kühnheit« des rhetorischen Operierens mit einem der Parameter von *vox* als *pronuntiatio* (neben Tonfall und sprachrhythmischer Variation) charakterisiert und an das Sprechen durch eine Maske erinnert. Quintilian bestimmt die *Prosopopoiia* und ihre Funktion wie folgt:

> Durch sie bringen wir zumal die Gedanken unserer Gegner so zum Vorschein, als ob sie mit sich selbst sprächen [...] – und führen sodann in glaublicher Form auch Gespräche ein, die wir mit anderen und die anderen untereinander geführt haben; schließlich können wir so Ratschläge, Scheltworte, Klagen, Lob und Jammern geeigneten Personen in den Mund legen. Ja, sogar Götter vom Himmel herab- und aus der Unterwelt heraufzurufen (*excitare*) ist bei dieser Ausdrucksform statthaft. Auch Städte und Völker erhalten Sprache (*vocem accipiunt*). (Quintilian 1988, IX 2, S. 29–31)

Wenn »durch« *Prosopopoiia* »zumal die Gedanken unserer Gegner so zum Vorschein [gebracht werden], als ob sie mit sich selbst sprächen«, so ist diese *Prosopopoiia* eines Gegners vor Gericht ein Mittel agonaler Rhetorik, das im *double* der (eigenen) Stimme einen Schauplatz der Rede, eine Szene der Rede eröffnet. Und auch für die *pronuntiatio* oder *actio* der Rede wird das Verhältnis des Redners als Advokat zu dem, *für* den er spricht, als *fictio personae* diskutiert. Des Redners Stimme kann (oder muß sogar) verliehen werden, *für* einen anderen sprechen[3] und fingiert dessen *persona*; sie ist nicht die eine, mit sich selbst identische. Quintilians *Institutio oratoria* verhandelt im 11. Buch die *pronuntiatio* auch wie folgt:

> Größer noch ist die Aufmerksamkeit, die die Tragödien- und Komödiendichter den Personendarstellungen widmen; denn sie stellen ja viele und ganz unterschiedliche dar. *Ebenso* war auch das Verfahren der Redner, die *für andere* Reden verfaßten, und ist es noch beim Vortrag von Deklamationen; denn da sprechen wir ja nicht immer *als* Anwälte, sondern sehr oft *als* streitende Parteien. [...]

---

3   Vgl. Campe, Rüdiger (1999): »Affizieren und Selbstaffizieren. Rhetorisch-anthropologische Näherung ausgehend von Quintilian, *Institutio oratoria*, VI 1–2«. In: *Rhetorische Anthropologie. Studien zum Homo rhetoricus*, hg. von Joseph Kopperschmidt, München, sowie den Beitrag von Cornelia Vismann im vorliegenden Band.

Tatsächlich gilt es nun auch in den Fällen, wo man uns als Anwalt hinzuzieht, den gleichen Unterschied sorgfältig zu beachten. Wir verwenden nämlich angenommene Rollen (*fictione personarum*), sprechen gleichsam mit der Sprache eines anderen (*ore alieno*), und dabei müssen wir den Personen, denen wir unsere Sprache (*vocem*) leihen, die ihnen eigene Wesensart geben. (Quintilian 1988, XI 1, S. 38/39)

Das Stimmeverleihen und Persona-Geben geht also die *pronuntiatio* in allen ihren Fällen an.[4] Absehbar wird eine (geregelte) Nicht-Einstimmigkeit des Sprechenden auf jener Szene, die eine *Rede*-Szene ist, die eine Szene (in) der Stimme ist, eine Szene, die die Stimme eröffnet. Die *performance* der Rede, die im Sinne der *pronuntiatio* weitgehend als Mimesis ans Gemeinte beschrieben und reguliert wurde, ist dann aber weitreichender *Performanz*, Produktivität der Rede. Diese Produktivität ist *Ex-Zitation*, die Produktion und Fiktion von Masken der Rede, sprechender Gesichter durch und für das Stimmeverleihen.

Für die Wortgeschichte von *prosopon* wird in der altphilologischen, rechtshistorischen und auch theologischen Literatur die rhetorische und grammatische Funktion dieses *Gesichts* gegenüber dem älteren *soma* hervorgehoben (vgl. Hirzel 1914, S. 42). Neben dem »Gesicht, wie es von Natur einem Wesen eigen ist«, meint *prosopon* dann »das künstliche Gesicht, das der Mensch durch Aufsetzen einer Maske sich selber verleiht«.[5] Und Hobbes erläutert das lateinische Wort *persona*, den Bühnenaspekt unterstreichend:

The word Person is Latin, instead whereof the Greeks have *prosopon*, which signifies the *face*, as *persona* in Latin signifies the *disguise* or *outward appearance* of a man, *counterfeited* on the stage, and sometimes more particularely that part of it which disguiseth the face (as a mask or vizard); and from the stage hath been translated to any repres
er of speech and action, as well in tribunals as theatres. (Hobbes 1651, chap. XVI, S. 101)

Prosopon-poiien heißt ›mit einer Maske oder einem Gesicht (*prosopon*) versehen‹, »to ›give‹ a face«, wie Paul de Man übersetzt (de Man 1984, S. 76; de Man 1986, S. 44). Was abwesend, stumm oder tot ist, spricht durch die *Prosopopoiia*. *Per-sonare* war die geläufige ›falsche‹ Etymologie, die in Berufung der Theater-Masken die *persona*

---

4 Von einer anderen Seite her (Buch VI der *Institutio oratoria* und der Selbstaffektion des Redners) hat Rüdiger Campe jüngst diese Redehandlungen und ihre Prosopopoiien verhandelt (Campe 1999; a. a. O.).

5 »Bis man in der hellenistischen Zeit es für nötig fand, neben das damals mehrdeutige *prosopon* eine davon abgeleitete Neubildung, *prosopeion* als eigentliches Wort für Maske zu setzen.« (Hirzel 1914, S. 40/41) Vgl. Nédoncelle, Maurice (1948): »Prosopon et Persona dans l'Antiquité Classique«. Essai de Bilan Linguistique. In: *Revue des Sciences Religieuses* (RevSR) 22, S. 278/279.

als das, wohindurch es schallte, begründete[6], Benjamin zitiert diese für den zitierend Vortragenden (Benjamin 1931/1972–1986: *Karl Kraus* II, S. 347), dessen Stimme durch Masken der Rede spricht, die die Zitation fremder Rede figurieren.

Eine Rede oder ein Text läßt durch die *Prosopopoiia* konkrete Dinge oder abstrakte Begriffe, Tote und Abwesende als redende Personen auftreten; eine Rede wird erfunden, eine Stimme verliehen und deren Gesicht *fingiert*.

> Prosopopeia […] consists in *staging* as it were, absent, dead, supernatural or even inanimate beings. These are made to act, speak, answer as is our want. At the very least these beings can be made into confidants, witnesses, accusers, avengers, judges, etc. (Hvh. B.M.) (Fontanier 1821–1827/1968, S. 404ff., Riffaterre 1985, S. 107).

Durch *Prosopopoiia* sprechen die *Toten*, in Gesprächen mit und unter ihnen; die Stimme der Toten *ist* eine *Prosopopoiia*, ein *staging* zu einer verliehenen Stimme (derer, die stumm sind und zu stimmlosen zugleich erklärt werden). Die Stimme des Redners und Deklamators ist – durch *fictiones personae* – die eines anderen; vom »Personenreichtum« der zitierend sprechenden Stimme (von Karl Kraus) sprach Benjamin (Benjamin 1931/1972–1986, II, S. 347). Wenn die Stimme des Redners *personae* (der anderen) auftreten läßt, wird sie nicht Medium und Metapher der Selbstpräsenz gewesen sein, als die sie (seit dem 18. Jahrhundert) gedacht wird. Sie spricht, indem sie nicht sie selbst ist, indem sie den »Schauplatz« der für die (fremde) Rede fingierten Personen eröffnet.[7]

Quintilian bezieht sich mit dem Satz: »es gibt manche, die nur dann von *Prosopopoiia* sprechen, wenn wir Verkörperung und Redegabe erfinden (*in quibus et corpora et verba fingimus*)«, auf eine Unterscheidung zwischen »erdichteten Gesprächen« ›natürlicher Personen‹[8] und der *fictio personae* für Stumme, Gesichtslose oder Abwesende, um sie zurückzuweisen und zu unterstreichen: »denn gewiß kann

---

[6] Ebd., S. 285/286.

[7] »Die Stimme ist« – so liest J. Derrida Husserl – der Name für ein »Medium«, »das die Präsenz und die Selbstpräsenz der es meinenden Akte nicht auslöscht,« »ein Medium, das zugleich der Präsenz des Objektes vor der Intuition und der Selbstpräsenz, der absoluten Selbst-Nähe der Akte, ein Schutzdach bietet. […] Die Stimme vernimmt sich. […] Das Subjekt muß nicht aus sich selbst heraustreten, um unmittelbar von seiner Ausdruckstätigkeit affiziert zu werden.« (Derrida 1978, S. 132) »Als reine Selbst-Affektion scheint die Operation des Sich-Sprechen-Hörens bis auf die Innenseite der Oberfläche des eigenen Körpers reduziert zu sein.« (S. 136) Aber die »Selbst-Affektion setzt als Operation der Stimme eine reine Differenz voraus, die die Selbstpräsenz zerbrechen läßt« in der »Bewegung des Aufschubs« (S. 139 f.). »Das Sich-sprechen-Hören meint nicht die in sich selbst verschlossene Innerlichkeit eines Innen, sondern vielmehr die in diesem Innen geschehende Öffnung […]. Die phänomenale Rede ist ein Schauplatz (scène).« (S. 144; vgl. Derrida 1988, S. 271ff.)

[8] Die *sermocinatio* (*ethopoeia*) (Lausberg 1990, § 820, der diese Unterscheidung halten will, vgl. § 826).

man doch *kein* Gespräch erfinden, ohne zugleich auch eine sprechende Person zu erfinden.« Das heißt aber (einerseits), daß *keine* Rede erfunden werden kann, ohne daß nicht schon Mund und Maske für diese erfunden: gegeben, sprechend und hörend hervorgebracht, fingiert würden, und (andererseits), daß es keine »natürliche Person« für die (fingierte) Rede gibt. Die *Prosopopoiia* ist das Gesicht, die *fictio* einer *persona*, als die jedes Sprechen-Machen (eines abwesenden) wie auch jedes Verstehen einer Rede *als Stimme* sich vollzieht. Keine Rede kann erfunden, fingiert oder auch gehört, verstanden werden, ohne daß nicht schon eine *persona* vorausgesetzt und produziert worden wäre, durch die diese gesprochen werde. Dieses sprechende *Gesicht* aber ist ein Gesicht der *Sprache*, Produkt und Effekt einer Figur der Rede.

Wenn die *Prosopopoiia* dem ein Gesicht gibt, was (zuvor) stumm, tot oder vielzählig, jedenfalls gesichtslos war, so ist sie (»natürlich«) eine *Katachrese* (de Man 1986, S. 44). Denn *Katachrese* heißt die Trope, nach der ein Wort – übertragen, woanders her genommen – eintritt für das, was keine Benennung in eigentlicher Verwendung hat; gewöhnlich werden dafür exemplarisch die Stirn oder der Fuß des Berges oder das Auge des Hurrikans angeführt. Unterscheidend hält Quintilian fest: »um Katachrese handelt es sich da, wo eine Benennung fehlte, um Metapher, wo sie eine andere war«, und ›übersetzt‹ *Katachrese* mit *ab-usio* (Quintilian 1988, VIII 6, S. 34). Als Mißbrauch eines Wortes an anderer Stelle oder auch parteiische Umbenennung, ein Mißbrauch der Übertragung, *ohne* daß aus der Übertragung eine eigentliche Bedeutung gewonnen werden dürfte, ist sie, so Quintilian, das, wovon »*alles*, was zur Art der metaphorischen Übertragung gehört, *fernzuhalten*« sei. Ihre Nähe zur nicht motivierten Übertragung, die eine arbiträre Benennung ist, oder zur *abusio* der *Katachrese* muß die *Prosopopoiia* verdächtig machen. *Indem* sie ein ›Gesicht‹, eine Maske *gibt* (indem sie eine Stimme verleiht), *indiziert* die *Prosopopoiia, daß* zuvor eines fehlte, die Stummheit, für die und an deren Stelle sie eintritt. Dies gilt aber nicht nur für das erfundene Personal der Rede, sondern holt auch abwesende Lebende ein, wenn sie, wie Lausberg eher irritiert feststellt, von Quintilian wie anderen Rhetoren auch zu *Prosopopoiien* »zugelassen« sind (Lausberg 1990, § 828). Die *Fictio Personae* instituiert ein Gesicht der Rede und erklärt damit umgekehrt dieses zur *Fictio*, zu einer *notwendigen* und zur *Fiktion*. Die Figurativität des *prosopon* weist das ›sprechende Gesicht‹ als eine Sache nicht der Natur, sondern der Sprache und ihrer *techné* aus. Es ist ein »künstliches Gesicht« *für* die Rede, eine *Fiktion*, in der die grammatische Funktion des Ich, das spricht, rhetorisch genommen, und der Rede ein *Gesicht* vorausgesetzt wird, durch das sie gesprochen werde.

Was er die »Kühnheit« der Erfindung nennt, und damit diese selbst, unterstellte Quintilian dem Kriterium des *aptum*, der Angemessenheit an »geeignete Personen«, um deren Glaubwürdigkeit willen.[9] Die Regulierung zeigt einen Vorbehalt der Schulrhetoriken an, die diese Figur meinten als eine poetische »Charakterisierung« dessen rechtfertigen und begründen zu müssen, was erst in der Rede als *persona* konstituiert wird. Sie galt als eine charakterisierende Verlebendigung und versinnlichende Metapher, die die Erfindung motivierte.[10] Unterstellt wird damit die »*metaphorische* Lesbarkeit« (Haverkamp 1989, S. 287) des (fingierten) Ausspruchs als eine Charakterisierung des redend Personifizierten. Die Stimme ist selbst »eine Metapher«, so de Man, insofern unter ihrer Vorschrift die Rede als (implizite) Selbstprädikationen des Sprechenden (Ichs) genommen und »aus den Strukturen des Prädikats ein Analogieschluß auf die Absicht des Subjekts« gezogen wird (de Man 1988, S. 49). Die Regulierungen der »Kühnheit« der Erfindung haben zum Grund und belegen die Möglichkeit der ›Überziehung‹[11] einer (grundlosen) Kraft der Rede, der Erfindung und ihrer Fiktionen (über das Maß des *verisimilis* hinaus) (Lausberg 1990, § 1244). Diese soll beschränkt werden durch die Bindung der Stimme an ein Gesicht (für die/vor der Rede), das doch selbst nichts anderes als notwendige Fiktion, das Gesicht für eine sprachliche Produktivität ist. Aber noch mit der regulierenden Vorschrift »metaphorischer Lesbarkeit« wird eben jene Stelle, für die ein Gesicht eintreten soll, als die einer arbiträren (Ein-)Setzung markiert.

Ein Gesicht zu geben, *Prosopopoiia*, ist das Schema für das verstehende Lesen, das sich dessen versichern muß, »wer spricht«. Die Frage »wer spricht?« gilt der Bedeutungssicherung unter der Figur des sprechenden Gesichts. In der antiken grammatischen Auslegungspraxis der paganen Texte und dieser folgend in der Tradition

---

9 »Durch sie bringen wir zumal die Gedanken unserer Gegner so zum Vorschein, als ob sie mit sich selbst sprächen – jedoch sollten sie so an Überzeugungskraft nichts einbüßen, wenn wir ihnen nur solche Worte in den Mund legen, von denen es nicht ungereimt erscheint, daß sie sie gedacht haben – und führen sodann in glaublicher Form auch Gespräche ein, die wir mit anderen und die anderen untereinander geführt haben«. (Quintilian, IX 2, S. 29 f.) In Hinsicht der *pronuntiatio* »müssen wir« – da Redner »angenommene Rollen (*fictione personarum*)« verwenden und »gleichsam mit der Sprache eines anderen (*ore alieno*)« sprechen – »den Personen, denen wir unsere Sprache (*vocem*) leihen, die ihnen eigene Wesensart geben« (XI 1, S. 38/39).

10 So wird die *fictio personae* in Rhetorik-Handbüchern auch unter »versinnlichende Metapher« (»ab animale ad inanimale«) verbucht, »Versinnlichung und damit lebendige Vereindringlichung der Aussage« (Lausberg).

11 Als »überzogene Anwendung« galten Personifikationen (Haverkamp 1989, S. 287). – Unterscheidend akzentuiert Lausberg die *sermocinatio*, die »der Charakterisierung natürlicher (historischer oder erfundener) Personen dienende Fingierung von Aussprüchen, Gesprächen und Selbstgesprächen«. »Der Charakter der Person wird durch den fingierten Ausspruch dichterisch gestaltet«, der »inhaltlich«, »nicht historisch wahr zu sein« habe, sondern »nur ›wahrscheinlich‹ sein, d. h. insbesondere dem Charakter der sprechenden Person entsprechen« müsse (Lausberg 1990, § 821).

patristischer Bibeldeutung wurden einem Text bei Uneinstimmigkeit(en), angeleitet von der Frage »wer spricht?« (*quis dicit?*) und gemäß dem Kriterium, »zu welcher Person der Satz inhaltlich paßt (*cui aptum*)« (Drobner 1986, S. 16/17), verschiedene Personen, *prosopa*[12] zugeschrieben: Gesichter, die lesend fingiert werden. Gesichert wurde die Zuschreibung in der »Zitationsformel«: *ex persona alicuius loqui*, »aus dieser Person spricht ein anderer«.[13] Diese Formel, die (als »›aus der Maske sprechen‹«) »ursprünglich vom Theater hergenommen« scheint, ist aber »ausschließlich in der Exegese erhalten« (Drobner 1986, S.69). Die Deutung schreibt dem Text Sprecher als dessen Masken zu und liest ihn als *Prosopopoiien*, als Zitate, die »›*ex persona*‹ geschrieben« seien (Andresen 1961, S. 11).

Die Frage »Wer spricht?« meint den Autor, der die Rede verantworte (Foucault 1988). So spricht auch Hobbes von *persons*, »*natural person*« und »*feigned or artificial person*« unterscheidend,[14] um für die letztere *actor* und *author* auseinanderzuhalten: »some have their words and actions *owned* by those whom they represent. And then the person is the *actor*, and he that owneth his words and actions is the AUTHOR, in which case the actor acteth by authority.« Aber die Relation zwischen dem, der »ex persona alicuius« spricht, und der *persona*, der für diesen eintritt und als *actor* dessen, was ihm nicht zueigen ist, auftritt, ist nicht so eindeutig, wie es das »represent« nahelegt. Dies vermag die problematische Effektivität, die die prosopographische Deutung hatte, zu belegen: Die *Gesichter* der Rede, Fiktionen der Bedeutungsbildung und -sicherung, hatten den trinitarischen Personenbegriff und die Trinitätslehre zu begründen (Andresen 1961). In der prosopographischen Exegese

---

[12] Für den sichernden Person-Wechsel, *personam mutare*, in der prosopographischen Deutung, vgl. Andresen, Carl (1961): »Zur Entstehung und Geschichte des trinitarischen Personenbegriffs«. In: *Zeitschrift für neutestamentliche Studien* 52, S. 16/17, sowie Drobner 1986, S. 52. Die christliche Bibelexegese bezieht sich damit auf ein platonisches Erbe aus der stoischen Homerphilologie (Andresen: a.a.O., S. 16/17); die klassischen Beispiele stammen aus den Homer- und Horazscholien.

[13] Justin, der erste christliche Schriftsteller, der die Zitationsformel verwendete, erklärt: »*Wenn ihr hört, daß die Propheten Sätze sprechen, als wenn eine Person (prosopon) redet, dann wähnt nicht, daß sie von den geisterfüllten (sc. Propheten) unmittelbar gesprochen werden, sondern von dem sie bewegenden Logos. Manchmal nämlich spricht er wie einer, der das künftige Geschehen vorhersagt, manchmal aber, als ob er unter der Person des Herrschers des Alls und Gottvaters spricht, manchmal wieder, als ob unter der Person des Christus, manchmal auch, als ob unter der Person von Völkern, die dem Kyrios und seinem Vater gegenüber sich verantworten, wie man es ja auch bei euren Schriftstellern beobachten kann, bei denen man unterscheiden muß: einen, der der Verfasser des ganzen Werkes ist, der aber (mehrere) sich unterredende Personen auftreten läßt.*« (zit. n. Andresen: a.a.O., S. 12)

[14] »A person is he *whose words or actions either as his, own or as representing the words or actions of another man, or of any other thing to whom they are attributed, whether truly or by fiction.// When they are considered as his own, then is he called a *natural person*; and when they are considered as representing the words and actions of another, then he is a *feigned or artificial person*.« (Hobbes 1651, S. 101).

der christlichen Spätantike wurde der Text, rhetorisch gelesen, ›figuriert‹ – und diese Figurationen des Textes als Personen *vor* dem Text dogmatisch konsolidiert (Andresen 1961, S. 10/11, 22/23). Die Drei-Personen sind *Effekt* eines Auslegens, das seine Figuren – jeder Lektüre gegenüber verselbständigt – *vor* den Text drängt. So sehr die Trinitätslehre (des *einen* Gottes) auf diesen referentiellen Effekt der lesenden Figuration setzen mußte, so sehr ließ die Verselbständigung der *prosopa* deren Begriff für die christliche Dogmatik problematisch werden, und zwar so sehr wie es (umgekehrt) deren Herkunft vom Theater, aus Grammatik, Rhetorik und profaner Exegese immer geblieben war, die stets die Fiktionalität, Künstlichkeit, Sekundarität der fingierten *personae* eintrug[15] und häretische »Zweifel an der metaphysischen Realität der göttlichen *Prosopa*«[16] nährte. In der Verschiebung in die Dogmatik insistiert die Figur, die sie ermöglicht (indem sie *als* Figuration der Rede vergessen ist).

Unter der Metapher der Stimme werden Personen fingiert, deren Figurativität in ihrem Effekt verstellt ist. Wenn, den Text als Stimme lesend, »aus den Strukturen des Prädikats ein Analogieschluß auf die Absicht des Subjekts« (de Man 1988, S. 49) gezogen wird, so wird lesend als *persona* einer *fictio* erst hervorgebracht, was als »Absicht« vor dem Text angesiedelt und dem Text vorausgesetzt wird. Wo eine »metaphorische Lesbarkeit« der *Prosopopoiia* unterstellt wird (wie die Erfindung motivierend und deren Kühnheit mildernd vorgeschlagen wurde), wird metaphorisch gelesen, was eine Katachrese, nämlich arbiträre Setzung ist.

Die »Kühnheit« der »Erfindung von Personen« weisen jene sprechenden Gesichter derer aus, »*denen die Natur das Reden nicht gestattet*«, werden doch »sogar Götter vom Himmel herab- und aus der Unterwelt« exzitiert (Quintilian), und Kollektiva erhalten ebenso Stimme wie Konkreta und Abstrakta oder Tote. Der Redner wird die Fiktion eines Gesichts exponieren oder versuchen, das »Unglaubliche« oder »Unwirkliche« von »sprechenden Gesichtern«, »denen die Natur das Reden nicht gestattet«, durch den »größeren Eindruck«, den diese Fiktion mache, vergessen zu machen: »Aber das verlangt eine große *Kraft* der Beredsamkeit; denn was seiner Natur nach unwirklich oder unglaublich ist, muß entweder einen größeren Eindruck machen, weil es über das Wirkliche hinausgeht, oder als leerer Schein

---

[15] Vgl. Drobner 1986, S. 79. Einerseits gab es »mit dem Auftreten der Logoschristologie« »eigentliche, weil theologische Motive« für den Rückgriff »auf die literarische Theorie der ›Personbildung‹«, andererseits wurde der »Rang (des Verfassers) als Prophet nun dadurch gefährdet [...], daß er in die Kategorie des Schriftstellers absank« (Andresen: a. a. O., S. 21). Die christologische und trinitätstheologische Nutzung setzt auf die Verschiebung der Exegese›technik‹ in die Dogmatik (vgl. Drobner 1986, S. 81, 178–184, 232–236).

[16] Andresen: a. a. O., S. 24.

empfunden werden, weil es nicht wirklich ist.« Diese »Kraft« zeigt sich in der *evidentia* der *persona*, »wenn wir es so darstellen, als ständen uns bestimmte Bilder von Dingen, Personen oder Stimmen *vor Augen*, oder wenn wir uns wundern, daß das Gleiche bei den Gegnern oder Richtern nicht der Fall ist« (Quintilian 1988, IX 2, S. 29–33).[17] Wie die Unwirklichkeit und Unglaublichkeit der fingierten Personen (und der ihnen beigelegten Rede) wäre durch sie die rhetorische Operation vergessen, die sie hervorgebracht hat. Die Figur einer Rede soll durch ihren Effekt: (lebendiger »Stimmen«) »*vor Augen*«, durch das eingesetzte *Gesicht* ihr Funktionieren *als* rhetorische Figur und deren Naturwidrigkeit oder Unwahrscheinlichkeit vergessen machen können. Die Produktivität der Sprache oder »Kraft der Beredsamkeit« soll »Bild« geworden sein, das sie belegt, um diese und indem es diese vergessen gemacht haben wird. Die *fictio personae* ist die rhetorische Figur, die das Gesicht einer Rede erst gibt, das *nachträglich* schon vorweg evident gewesen ist.

Als Zwielichtigkeit begegnet die Effektivität der Figuration in Personifikationen, die der »twilight zone« (Gombrich) einer Unentscheidbarkeit angehören: »zwischen als Göttern empfundenen, lebend und wirksam gedachten Personifikationen und bloß von der Phantasie des Schriftstellers für die augenblicklichen Bedürfnisse seiner Darstellung (einer) Bedeutung [...] geschaffenen [...] Figuren«,[18] *zwischen* Göttern, deren Namen sie tragen, *und* bloßen Fiktionen, die mit diesen verwechselt wurden. Am sprachlichen Ausdruck bleibt unentscheidbar, *wie* (wörtlich oder

---

[17] Zu *evidentia* (*enargeia*) und *energeia* vgl. Campe, Rüdiger (1997): »Vor Augen stellen: Über den Rahmen rhetorischer Bildgebung«. In: *Poststrukturalismus. Herausforderung an die Literaturwissenschaft*, hg. von Gerhard Neumann, Stuttgart, Weimar, und jüngst zur *evidentia* und / als deren Umkehrung *Prosopopoiia* vgl. Campe 1999: a. a. O.

[18] So der Personifikations-Artikel von Stößl, F. (1937): »Personifikationen (abstrakter Begriffe)«. In: Pauly-Wissowa: *Real-Encyclopädie der Classischen Altertumswissenschaft* XXXVII; sowie Deubner, L. (1902–1909): »Personifikationen abstrakter Begriffe«. In: *Lexikon der griechischen und römischen Mythologie*, hg. von W. H. Roscher, Leipzig, Sp. 2069–71, 2078f., 2084f., 2094f., 2103; Reinhardt, Karl (1960): »Personifikation und Allegorie«. In: *Vermächtnis der Antike*, Göttingen, S. 23. Personifikationen (von Abstrakta) treten auf, *indem* der Gott nach seinen Attributen, die er trägt, befragt und »antworten gemacht« wird, wie Gombrich rhetorisch präzise sagt (Gombrich, Ernst H. (1970): »Personification«. In: *Classical Influences on European Culture*, hg. von Robert Ralf Bolgar, Cambridge, S. 252); vgl. Reinhardt: a. a. O., S. 23, 32–35; vgl. auch noch die Unterschriften zu Emblemen, etwa Henkel/Schöne 1967, Sp. 1656. Reinhardts Diskussion der Götternamen und (personifizierten) Abstrakta im Anschluß an Usener und J. Grimm verdeutlicht die Spannung zwischen sprachlicher Produktivität (einer bei Grimm metaphorischen Operation der Belebung) und einer (ursprünglichen) Deifikation (Reinhardt: a. a. O., S. 9, 32f.). Die Unterscheidung zwischen »Göttern des Theaters« und »nur noch deren Masken, prosopa, ›Personen‹«, Götter und Personifikationen, Re-Daemonisierungen und Vergöttlichungen, Metaphern und Katachresen ist nicht zu sichern, bleibt »schwankend« (Stößl: a. a. O., Sp. 1044–49 u.ö., Reinhardt: a. a. O., S. 20–23, 26).

figürlich) und *ob* er referentiell zu nehmen ist. Werden aber Redarten und deren Fiktionen verfehlt, also wörtlich, referentiell genommen, »a special case of the literal interpretation of the metaphors of language«[19], dann treten sie auf als Dämonen (de Man 1988, S. 49); »dämonisch« nannte Benjamin den »in der Stimme des Vortragenden« sich realisierenden »Personenreichtum«, »– und um die Fingerspitzen schießen die Gebärden der Gestalten, welche in seiner Stimme wohnen« (Benjamin 1931/1972–1986, II, S. 347). Die quasi-naturale Verselbständigung der Figur einer Rede, der Fiktion sprechender Gesichter gegenüber der Redeszene, die sie hervorbringt,[20] irritiert die Ordnung des Verstehens, von Figurativität und Referentialität, also jene Ordnung, die die Rhetorik der Figur voraussetzt.

Die Produktivität der Figur des Stimme-Gebens, von Rede-Figuren, die sich vergessen macht, indem sie sich realisiert, ist – mit J. Hillis Miller – ein »error in reading«, »the error of taking a figure of speech literally« (Miller 1990, S. 11). Es kann von einer Tendenz der *Prosopopoiia* gesprochen werden, ihre sprachliche Produktivität vergessen sein zu lassen angesichts ihrer Figur des sprechenden Gesichts, das als menschliches für Natur genommen wird. Diese Tendenz kann datiert werden. Der Lesefehler, »the error of taking a figure of speech literally« hat seit der Mitte des 18. Jahrhunderts die Funktion der Verstimmlichung der Texte. Einen Text als Stimme zu lesen, ist *prosopon-poein*. Und darin – dem Gelesenen eine Figur, ein ›sprechendes‹ Gesicht zu geben, und von dieser Operation schon nicht mehr zu wissen – besteht das Modell der Lektüre als Verstehen, in dem Buchstaben sich selbst in Stimmen transzendieren sollen. Eine Motivierung wird vor der Rede vorausgesetzt, die allenfalls nach deren Figuren gegeben ist als Halluzination zu einer Figur. Als Ursache wird vorausgesetzt, was erst Effekt der Rede ist (dies ist die metaleptische Effektivität der Figuration). – Das sprechende Gesicht ist als *fictio* zur Frage »wer spricht?« Effekt der Rede auch dann, so ist von Quintilians Ausführungen zur Prosopopoiia zu lernen, wenn es sich um gesprochene Rede handelt, von der *nach* der Rhetorik (der Entrhetorisierung) vorausgesetzt wird, daß sie die von einem Autor verantwortete, seinem Gesicht zuschreibbare und auf den Sinn des Gesprochen hin sich selbst schon transzendierende Stimme ist.

Mit der alten Formel »ars adeo latet arte sua«, mit der Ovid Pygmalions Kunst und deren belebende Überschreitung auszeichnete, ist zu bezeichnen, »what is self-deceitful and idolatrous about prosopopoeia«: »we see the terrible performative power that figures of speech may have« (Miller 1990, S. 11). Das *Vergessensein* der

---

[19] Gombrich: a. a. O., S. 249.

[20] Die Verselbständigung der *personae* gegenüber der Rede-Szene, die sie instituierte, auf einer anderen Szene machte sie »plump und lächerlich« (so de Man 1993, S. 72 über Personifikationen auf der Bühne).

sprachlichen Produktivität der *fictio* und der arbiträren Setzung, die sie ist, in der eingesetzten Figur, Figur des Halluzinatorisch-Werdens der Figur, ist der Modus der *Verstimmlichung* der Texte.

Rhetorisch zutreffend bezeichnete daher Dr. Kieser, Director der Grossherzoglichen Irrenheil- und Pflegeanstalt, Geheimer Hofrath und Professor in Jena, in seiner Untersuchung von 1849 den Stimm-Wahn mit dem rhetorischen Terminus der *Prosopopoiia*. Er bestimmte die *Prosopopoiia* als die Trope der Kunst, der romantischen Poesie zumal, wie des Wahns;

> (denn) dem Kranken erscheinen die Producte des abnormen Gefühls […] als reale Gestalten. Wie es eine ›Poetik‹ der Kunst, eine in realen Gestalten des Marmors, der Farbe, der Töne, der Sprache sich projicirende Thätigkeit des schaffenden Gefühlslebens giebt, so giebt es auch eine Poesie des Wahnsinns, in welcher die abnormen, der Vernunfterkenntnis ermangelnden Gefühle sich ebenfalls in dem Kranken objectiv erscheinenden Gestalten, Bildern, Tönen, Sprachen plastisch bilden. – Hypostasierung der Gefühle; Anthropomorphismus, Prosopopöie der Melancholie.[21]

Die »Prosopopöie der psychischen Gefühle«[22] kennzeichnet im medizinischen Diskurs, was für das Funktionieren der *Prosopopoiia* überhaupt gilt: die Verstelltheit ihrer Figurativität im Figurierten und der daraus resultierende Realitäts-Effekt.

> und da die Gefühlsthätigkeit als solche sich und die Producte ihrer Thätigkeit nicht erkennen kann, so kann auch eine Erkennung des wahren Verhältnisses dieser Producte des psychischen Gefühlslebens nicht statt finden, die Gefühlsanschauungen bleiben für die das Wesen derselben nicht zu erkennen vermögende Gefühlsthätigkeit immer ein *Aeußeres*, von Außen Kommendes und von Außen Gegebenes, = *hypostasirt*, und sie erscheinen, da sich Gefühlsseite und Erkenntnisseite der Seele wie Reales und Ideales zu einander verhalten, nothwendig in *realer* Form, in leiblichen Gestalten, als ein äußeres Körperliches, materiell Gestaltetes, was man im Allgemeinen *Prosopopöie* genannt hat, in specie aber *Theopöie, Angelopöie, Diabolopöie* nennen kann.[23]

Nach diesem Muster ergehen dann Stimmen – und bekommen die Stimmen Gesichter. Dabei ist an die »romantische Poesie« zu denken, wie dies auch der Psy-

[21] Kieser, D. G. (1853): »Melancholia daemonomaniaca occulta. In einem Selbstbekenntniss des Kranken geschildert«. In: *Damerow's Zeitschrift. Allgemeine Zeitschrift für Psychiatrie und psychisch-gerichtliche Medizin*, 10. Bd., 3. Heft, S. 424.

[22] Kieser, D. G. (1834): »5. Daemonomania. In der neueren Zeit. Nebst Krankheitsgeschichte«. In: *Klinische Beiträge*, 1. Bd., Leipzig, S. 263.

[23] Kieser, D. G. (1834): a. a. O., S. 264.

chiater Kieser sofort tut (Kieser 1855, S. 300/301). Wie in »der ausgebildesten Gestalt romantischer Poesie« werde das »durch die hypostasirende Gefühlsthätigkeit erzeugte Sinnesschaubild« (so Kieser) »individualisirter«, »erhält eine Geschichte und beherrscht auch die übrigen Sinne. Der Kranke hört nicht bloß die fremde Sprache, sondern sieht auch den Sprechenden.« Wenn (der von Kieser vorgestellte) Friedrich Krauß »seit 40 Jahren durch dieselben Stimmen gepeinigt« wurde,[24] so hörte er nicht nur die charakteristischen Stimmen eines definiten Vier-Personen-Repertoires, sondern diese manifestierten sich in den Verlautbarungen des ihnen (durch magnetischen Einfluß) Ausgesetzten selbst: Er ›selbst‹ spricht *ex persona alicuius* und etabliert die in ›seiner‹ Stimme verlautenden Stimmen hypostasierend in deren vier Personen.

Als psychotischer Fall prägt sich der Lesefehler aus, zu dem die Prosopopoiia *tendiert*, und vor allem romantisch tendiert. Nach der Lese-Anweisung der Metapher der Stimme werden Personen konstituiert, deren Figurativität und damit die Produktivität des Lesens halluzinatorisch vergessen worden sein wird. Was ein Produkt sprachlicher Operationen, der der Sprache eigenen Möglichkeit tropologischer Substitution ist, verstellt als Gesicht und deckt im Anthropomorphismus, für den dieses romantisch genommen wird, diese Operationen. Derart, schon vergessen habend, »(we) are fooled into taking our own creation literally«: »It comes to seem that there is a real personality in the mountain, so that, like Wordsworth, we talk of the ›speaking face‹ of nature within which is diffused ›a soul‹ divine which we participate« (Miller 1990, S. 7/8). – »(A)nyone who ever wondered about the *legs* of a table or, like Wordsworth, about the *faces* or the *backs* of mountains, knows, prosopopeia is hallucinatory« (de Man 1986, S. 49). Die Redefigur *Prosopopoiia* ist als Figur der Tendenz, die Figur halluzinatorisch vergessen zu machen, Modell der poetischen Wahrnehmung, des Angesprochenseins, das – so ihr metaleptischer Effekt – die poetische ›Rede‹ begründet haben soll. Sie ist Figur des Halluzinatorisch-Werdens der Figur, und als solche Modell einer Lektüre, die sich im Effekt ihrer Figur (dem sprechenden Gesicht) ebenso selbst ›begründete‹, wie sie sich im Effekt einer Figur, die ›Natur‹ geworden sein wird im Gesicht der Natur, die spricht und anspricht, als figurierende Lektüre schon in Vergessenheit gebracht hat.

Das Halluzinatorische der Poesie um 1800 (Kittler 1985, S. 83–130; Kittler 1994, S. 231) hat demnach eine Rhetorik. Die poetische Stimme romantischer Texte wird als eine *Rhetorik der Entrhetorisierung* lesbar. Die *Prosopopoiia* ist deren Figur und Metafigur des poetischen Textes, insofern sie in der Halluzination ›lebendigen beseelten Sprechens‹ ihr Funktionieren *als* rhetorische Figur, ihre Figurativität und

---

[24] Wie er selbst im *Nothschrei eines Magnetisch=Vergifteten* darstellt (1852); vgl. Kieser 1855, S. 300/301, und Rieger 1995.

ihre Voraussetzungen: Gesichtslosigkeit, Stummheit, Tod und Abwesenheit, schon vergessen gemacht hat. Die poetische Stimme macht aus, daß sie nicht als »a mere figure of speech or play of letter« sich zeige, »for this would deprive it of the attribute of aesthetic presence« (de Man 1985, S. 55). Der romantisch projektierte Ausschluß der Figur als tote oder »counter-spirit« (Wordsworth) erfolgt im Namen einer Naturalisierung der Sprache als Stimme (der Natur) und vollzieht sich als Phänomenalisierung der rhetorischen *Prosopopoiia*, der halluzinatorisch-werdenden *Figur* des sprechenden Gesichts. Romantische Texte konzipieren sich und ihre *Stimme* im phänomenaleren Anschluß an eine »unsinnliche, abwesende und nur noch erinnerte Stimme« (F. Kittler), als im *Gesicht*, das dem Text gegeben wird, gegenwärtige Stimme. Dieses ›Gesicht‹ aber muß lesend verliehen, ›gegeben‹ worden sein; und dies ist eine rhetorische Geste, die eine Figur bekommt. Die *vergessene* Figurativität, die Einsetzung dessen, was als sprechendes Gesicht gelesen/gehört wird, wird zur poetischen Teilhabe an einem anderen, einem ursprünglichen Sprechen, eine Teilhabe, die erst die poetische Rede begründe. Im Verhältnis zum Ursprung der Stimme, das als metonymische Teilhabe an ihr konzipiert wird, oder als *Hören*, das als ein Mittönen deren metaphorisches Modell wurde, bestimmt sich der romantische Dichter als derjenige, dem die Natur spreche – oder mit der Formel F. Kittlers: »[D]ie Lyrik verläßt den Boden der Schrift und wird als Echo oder Nachhall einer ursprünglichen Stimme selber zur Stimme.« (Kittler 1991, S. 113, vgl. de Man 1988, S. 195/196, 202) Mit »Echo oder Nachhall« wird die Selbstbegründung der poetischen ›Rede‹ in den Texten modelliert und metapoetisch verhandelt, und zwar in einer eigentümlichen Ambivalenz des Wissens um die – und der Verleugnung der Abwesenheit der Stimme in deren Figuren. Die Nicht-Anwesenheit der Stimme in der Figur wird phänomenal umgedeutet zur Stimme eines Entfernten, und ihre Zugänglichkeit wird als ein (inneres) *Hören* gedacht, das metaphorische Stimmen hypostasierend (wörtlich) realisiert.[25] Diese Ambivalenz von Wissen und Vergessen aber macht die *Prosopopoiia* aus; sie wird in ihr *ausgetragen*.

---

[25] »Leises und automatisches Lesen beförderte [Buchstaben] […] unmittelbar auf den ›Boden der Innerlichkeit im Subjecte‹, der selbstredend ein Boden halluzinierter Signifikate war. Weshalb der Roman, wiederum im Einklang mit allen Ästhetiken der Zeit, gar nicht erst zu ignorieren brauchte, daß Dichtung seit langem schon in Buchform vorlag […] – durfte sie als unsinnliche, abwesende und nur noch erinnerte Stimme auftreten.« (Kittler 1986, S. 486/487; mit Novalis, Schriften I, S. 209 f.) Krauß' Psychiater Kieser scheint die »vierte Hirnhöhle mit ihrem akustischen Apparate das Theater zu sein, auf welchem sich die dämonische Tragödie entfaltet«. Aus akustischen Halluzinationen stammen visuelle »*Traumbilder*«, die hier einen definiten Schall- und Projektionsraum haben. Im »*Roman* seiner Traumbilder gestaltet« »das poetische Gefühlsleben seine *vernunftlose Theorie der Entstehung*« »seiner Traumbilder« (Kieser 1853: a. a. O., S. 428).

Insofern die *Prosopopoiia*, nach deren Figur die Sprache sprechende Gesichter hat, eine Illusion mit ›referentieller Produktivität‹ ist, enthält sie als solche, als Figur des Halluzinatorisch-Werdens der Figur, eine Irritation: Als »Fiktion [...], der keine wahrnehmbare Wirklichkeit entspricht«, verunsichert sie »die Grenze zwischen Wahrnehmung und Halluzination« und macht unsicher, *wie* sie referiert und *ob* sie überhaupt einen Referenten hat. Für die Figur des sprechenden Gesichts kann zwischen »der figuralen Bedeutung (der Katachrese des sprechenden Gesichts), die zum Referenten führt«, und »ihrer wörtlichen Denotation«, die für *Katachresen* untersagt ist,[26] nicht sicher entschieden werden (de Man 1986, S. 49; Frey 1990, S. 79–81). Es wird »unsicher, *ob* die *Prosopopoiia* (das fiktive Gesicht einer Rede) referentiell zu lesen sei oder nicht, das heißt, ob sie eine Figur ist oder nicht« (Frey 1990, S. 81); ob sie als Katachrese oder als Metapher zu lesen ist. Ihre halluzinatorische Referentialität durchquert das »vertraute Verhältnis von Figürlichkeit, Wörtlichkeit und Referentialität« (Frey). Dieser Irritation sitzt das sprechende Gesicht auf, das eben diese beunruhigende Unentscheidbarkeit zu seiner halluzinatorischen Gegenwart nutzt.

Was die Ordnung des Verstehens irritieren würde (als verfehlte wörtliche Denotation einer Katachrese des Gesichts), wird im *Anthropomorphismus* des sprechenden Gesichts verhehlt, »eine figurative Behauptung, die den Anspruch erhebt, die negative«, die tödliche Kraft, mit der die Figur ausgestattet sei, »zu überwinden«. Dieser ist die »*illusorische* Wiederbelebung« einer Figur (de Man 1988, S. 186/187), zu der die *Prosopopoiia* romantisch tendiert.[27] Die Natürlichkeit des Menschlichen (des sprechenden Gesichts) vorstellend stellen Anthropomorphismen (de Man 1984, S. 196) jene figurativen Operationen und Ersetzungen still, die sie erst hervorbringen. Der Anthropomorphismus des sprechenden Gesichts ist die naturalisierende Realisierung der Voraussetzung, die alles Verstehen macht, der Voraus-Setzung eines *Gesichts* für die Rede, das die sprachliche Produktivität figuriert und *verhehlt*. Sein Anthropomorphismus macht die *Setzung* selbst, die Fiktion vergessen, die das Gesicht für eine Rede (*vor* ihr) ist. Durch die *Menschenähnlichkeit* des sprechenden Gesichts wird jene Beunruhigung naturalisierend verhehlt, die nur als Monstrosität begegnen könnte, nämlich die verfehlte wörtliche Realisierung von Figuren, das Halluzinatorisch-Werden einer Figur, in dem das Faktum der Sprache, das jede *Prosopopoiia* ist, vergessen ist. (Die Beunruhigung der Verstehensordnung wurde in den Monstern, in denen »Redarten« sich verkörpern, und den »Gespen-

---

[26] Sie nutzt die für die Katachrese als regelbar unterstellte ›Umkehrung‹, die aber gerade ausschließt, daß die wörtliche Bedeutung referentiell zu lesen ist (vgl. Frey 1990).

[27] Um eine fehlgehende »illusorische Wiederbelebung« einer ›toten Metapher‹, der Katachrese des Gesichts, handle es sich »bei der Prosopopoiia des romantischen Gedichts« (Haverkamp 1989, S. 288).

stern« (Herder) jener, die leere Figur bleiben, des Reichs des Ästhetischen verwiesen.[28]) Das sprechende Gesicht (das menschenähnlich wird) ist der *Euphemismus* für die nicht-menschenähnliche Produktivität der Sprache. Es versichert den
Sprechenden *seiner* Ganzheit und Selbstidentität (die in der Stimme, die für ein
Inneres spreche, ihr Modell hat).

Wenn aber im sprechenden Gesicht nicht nur – durch seine vorgebliche Natura-
lität – die Arbitrarität seiner Einsetzung vergessen gemacht ist, sondern damit das,
was dieses erst hervorbringt, die Kraft der Setzung, verstellt ist, so blockiert die *Prosopopoiia* sich selbst. Ein vollständiges Vergessen gibt es nicht; die Figurativität, die
in ihrem halluzinatorischen Effekt verhehlt wäre, wird latent – unheimlich. Die
»*halfaliveness*« der Figur, die in der Figur des Gesichts für die Stimme des Textes
ausgeschlossen,[29] nämlich naturalisiert vergessen werden sollte, wird in Gespenstern (der Texte) phänomenaler. Der Euphemismus des menschlichen Gesichts für
die Sprache markiert die verstörende Nicht-Gesichtigkeit (der Sprache), die er verhehlen soll, die bloße Figurativität dessen, was das Modell des Verstehens abgeben
soll und als Autor referentiell fehlgelesen wird.

Das Gesicht der Rede ist also allenfalls – und illusorisch genug – ein menschen-
ähnliches. Der Sprecher ist Sprecher der Sprache unter einem fiktiven Gesicht der
Rede, als *persona* des Sprechens, das nicht anders kann, als zu wiederholen und zu
zitieren. Als Gespenster der Stimme präsentieren Echos die oxymorale Ab-An-

---

[28] So schloß die Ästhetik des 18. Jahrhunderts die Personifikationen als Verkörperungen der Unnatur
allegorischer »*Redarten*« aus, wies sie aus dem Reich des Ästhetischen aus, weil sie nicht zu diese dar-
stellenden Körpern werden, sondern nur »Grimasse« verkörpern: Entstellung des sprechenden
Gesichts, oder Geist ohne Körper: also Gespenst bleiben können (so Herder 1778/1893). Die Alternative, die die Ästhetik des 18. Jahrhunderts in Abwehr der Figur, der Redart und ihrer Produktivität aus-
prägt, kann in Hinsicht der Quintilianschen von markierter *fictio* oder überspielter, in ihrer *evidentia*
momentan vergessener Erfindung dargestellt werden, als die Alternative zwischen der halluzinatorischen Löschung der *Rhetorik* des sprechenden Gesichts mit einem problematischen ›Realitätseffekt‹
einerseits, und andererseits den Figuren, wie den allegorischen Personifikationen, die ihre ›Künstlichkeit‹ um der Bedeutung willen nicht verstellen, sondern darauf bestehen müssen, daß sie nicht als
Vorstellungen des Wirklichen genommen werden, und die daher als tot oder monströs verworfen
werden. Die Alternative, an der Stelle der halluzinatorischen Realisierung der Figur, erweist sich als
die von *Ungeheuern* oder *Gespenstern*.

[29] Barbara Johnson liest in Gedichten Wordsworths »the poem's uncanny encounter with what the theory that produced it had repressed. Indeed, this is perhaps why the *Lyrical Ballads* are so full of ghosts
and haunting presences. [...] *personification* gives us conventionalized *access to the boundary between
life and death* which Wordsworth, by repressing explicit personification, uncovers in a more dis-
quieting way.« Johnson 1987, S. 96/97; vgl. Parker, Patricia (1990): »Metaphor and Catachresis«. In: *The
Ends of Rhetoric. History, Theory, Practice*, hg. von John Bender und David Wellbery, Stanford (dt. in:
Die paradoxe Metapher, hg. von Anselm Haverkamp, Frankfurt am Main 1998), S. 72/73.

wesenheit der Stimme in jenen Wiederholungen, die sie sind, als Stimmen aus dem *off*, deren Ursprung und Gesicht nicht zu sichern sind.

Wer spricht? Darauf versuchten die Zitationsformeln mit einer geregelten Bezogenheit von eigener Stimme und fremder *persona*, von *author* und *actor* zu antworten. Wenn aber in den Zitationen, im Auftritt zitierter Rede die »eigene Stimme […] die Probe auf den dämonischen Personenreichtum des Vortragenden« macht (Benjamin 1972–1986, II, S. 347), so wird eine Ambiguität von eigener Stimme und den (vielen) anderen Stimmen absehbar. Ist einerseits schon die Zitation, insofern sie Personen der Rede ex-zitiert, ein »staging«, wie Fontanier für die *Prosopopoiia* zitiert wurde, so macht sie doch anderseits den Auf- und Eintritt des menschlichen Gesichts für diese sprachliche Operation problematisch. Die enteignend-enteignete Stimme, die zitiert und zitierend den »Personenreichtum des Vortragenden« ausbildet, dementiert die Selbstgegenwärtigkeit, deren Metapher und Modell die Stimme wurde, die Selbstpräsenz, als die die Stimme im Sich-Selbst-Hören gedacht wird[30] und deren Identität ihr Gesicht zu belegen hat. Ihre Realität ist die sprachliche der Figur, der Fiktion der *persona* der Zitation. Der in den Zitationen und Ex-Zitationen ausgetragene und aufgeführte Abstand zwischen *persona* und Stimme, ist *Spur in* der Stimme, die wiederkehrt, ist das Nicht-Eigene der eigenen Stimme, eine Multiplizität der Wiederholungen und Zitationen, aus der sie ex-zitiert wird – *in* ihr. Wer spricht, wenn die Stimme zitiert, wenn die Stimme verliehen wird? Dies ist keine andere Frage als die: Wer spricht, wenn ›ich‹ spreche? Die Dopplung in sich selbst, die Differenz der Stimme zu sich selbst, eröffnet in der Stimme die Szene einer Multivocität, der Vielstimmigkeit der Zitationen und Wiederholungen.

Die romantischen Texte suchten einen fernen Ort der Begründung des poetischen Sprechens und eine andere (nicht auktorial verantwortete) Produktivität, die in der fernen ursprünglichen Stimme figuriert wird. Sie versuchten im *Anschluß* (der *Resonanz* oder *Echo* wäre) an das Raunen von fernen ursprünglichen Stimmen sich selbst zu begründen. Echos naturalisierten romantisch das Stimme-Verleihen durch *Prosopopoiia* und damit jenen Einsatz der poetischen Stimme, der traditionell poetische Inspiration hieß. Im Abstand aber, aus dem die Stimme im Echo kommt, in dem alle Wendungen der Tropen – die die Echos sind – statthaben, ist

---

[30] »Die Stimme vernimmt sich« (Derrida 1978, S. 132; s. o. Anm. 7). Die »Operation des Sich-Sprechen-Hörens« kann »als absolut reine Selbst-Affektion in einer Nähe zu sich selbst erlebt werden, die nichts anderes ist als die absolute Reduktion des Raums selbst« (S. 136). *Aber* »die Möglichkeit der Schrift [ist] im Innern der Rede angelegt«. »Die Selbst-Affektion setzt als Operation der Stimme eine reine Differenz voraus, die die Selbstpräsenz zerbrechen läßt«, »in der Bewegung des Aufschubs« (S. 139 ff.), als »Spur« (S. 142). »Die phänomenale Rede ist ein Schauplatz [scène].« (S. 144; vgl. Derrida 1988, S. 272, 274–276)

die Stimme einer Nicht-Gegenwärtigkeit ausgesetzt, einer Spur *in* der Stimme, die sie (in der Wiederholung, die sie ist) von sich selbst trennt.[31] Die poetische Stimme wird aus der Vielstimmigkeit zugestellt. Sie wird ex-zitiert (*excitare* hieß Quintilian das, was die rhetorische *Prosopopoiia* tut) aus einer Multivocität, die romantisch als die der Nach- und Widerhälle in der Metapher der inneren *Echokammer* inkludiert wird; demnach resonierten ferne Stimmen im Innern als (schon) eigene, innerliche, hallen nach und wi(e)der im Schacht der Innerlichkeit, aus dem die beseelte Stimme spreche. Im anonymen Stimmengewirr dieses Schall-Raums aber ist die Stimme (umgekehrt) ihrer Exteriorität ausgesetzt. Echos geben in den Wiederholungen, die sie sind, und den Differenzen, die diese machen, die Stimme preis an eine Multivocität in ihr, nicht mehr (*eine*) Stimme, sondern Lärm und Stimmengewirr, Gewirr der Wiederholungen und Zitationen.

Die poetische Stimme ist Exzitation aus dem Gemurmel aller, dem ›Schallraum‹ aller intra- und intertextuellen Echos, aus dem Stimmgewirr, Gewirr alles Gesagten und Weitergesagten,[32] der Wiederholungen und Zitationen, anonymes Gemurmel, das jedem Sprechen vorausgeht.[33] Und in diesem wird sie wieder verschwinden – nicht sie selbst, aber »unverlierbar« geworden.[34]

---

[31] In Echophänomenen und in intra- und inter-textuellen Echos, der Stimme in der Wiederkehr und als *double* der (eigenen) Stimme, wird daher auch das irr-führend Bedrohliche, (vom Sinn) ablenkend Verführerische der Rede modelliert; es kann Sirenen-Stimmen heißen.

[32] Vgl. sowohl Foucault 1988, S. 31, als auch Kafka etwa im Notat »Könige und der Könige Kuriere« und dazu W. Kittler 1985, S. 43–53, 66/67, 76.

[33] Für die theatralen Stimmen und ihre Personen inszeniert dies der Anfang von Christoph Marthalers *Murx den Europäer! Murx ihn! Murx ihn! Murx ihn! Murx ihn ab!* (Volksbühne am Rosa-Luxemburg-Platz, Berlin).

[34] So Kafka über »kleine Literaturen« und »Josefine, die Sängerin, oder das Volk der Mäuse«.

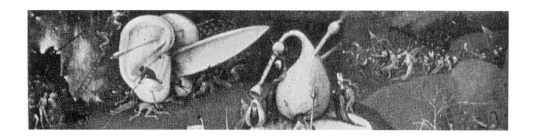

Action writing:
Zur Mündlichkeit im Recht

Cornelia Vismann

I. Protokollieren

»Wie lange noch Catilina, mißbrauchst Du unsere Geduld, *patientia nostra*?« – mit dieser Frage eröffnet Cicero nicht nur den Prozeß um die catilinarische Verschwörung, mit ihr soll einer Legende zufolge auch eine Schrift einsetzen,[1] die sich seither äußerst erfolgreich an gesprochene Worte heftet: eine Schrift aus Ungeduld über das langsame und mühsame Mitschreiben auf widerspenstigen Unterlagen, die wegen ihrer Schnelligkeit Tachygraphie genannt wird. Sie bezieht ihre Ökonomie aus Auslassungen, *exceptiones*. Nach einer Erfindung von Ciceros Privatsekretär, dem freigelassenen Sklaven Tiro, läßt sie Vokale aus und notiert den denkbar minimalsten Gegenwert der Stimme in Schrift: die Konsonantenzeichen. Im Rotationsverfahren mitschreibend bewältigen die nach ihrem Handwerk benannten *exceptores* von da an senatorische Wortschwälle im nicht-phonographischen Medium der Schnellschrift. Im Fall der Eröffnungsfrage des Prozesses hätten sie

---

[1] Zit. nach Faulmann 1880/1990, S. 552, s. dort insgesamt zur Geschichte der Stenographie, S. 549–554; s. auch Mentz 1920, S. 10; Kubitschek, in: Paulys Realencyklopädie der classischen Altertumswissenschaft, »Acta«, Sp. 288; McDonnell 1996, S. 474; Wenger 1953, S. 750; Roller 1933, S. 16, Anm. 105 B (S. 302), S. 17, Anm. 113 (S. 306–311), Roller zweifelt diese Premiere der Stenographie in der Rede gegen Cato allerdings an, ebd., Anm. 113 B (S. 307); zu den Zweifeln s. auch Fraenkel 1992, S. 47 f.

Vokale herausgekürzt, Verben sogar vollständig weggelassen und schlicht die Anfangsbuchstaben *qpn* für »*q*uosque abutere *p*atientia *n*ostra?« hingeschrieben, die, zu einem einzigen Zeichen verdichtet, stellvertretend für die gesamte Frage stehen. Dieses Zeichen reicht aus, um alle Redundanzen der Rede zu speichern.

Die Initialien *qpn* initiieren eine Aufschreibetechnik, die nicht nur mit dem Redetempo von Senatoren Schritt hält, sondern auch mit den Übertragungsgeschwindigkeiten im gesamten römischen Reich. Mit der Schnellschrift wird es expandieren, mit ihr wird es, einem ihrer Chronisten zufolge, verschwinden (Mentz 1920, S. 10). Tatsächlich wird die aus Kürzeln bestehende Tachygraphie mit dem Untergang des *Imperium Romanum* – bis auf wenige zu Herrscher-Insignien geadelte Sigeln – verboten. Chiffren sind byzantinischen Kaisern so verdächtig wie später amerikanischen Präsidenten Kryptographien auf elektronischen Trägern, welche, als Waffe eingestuft, ebenso einem Verbot unterliegen sollen.

Eine Kontrolle über Zeichen, die konspirative Aktionen zweifellos wirksamer unterbindet als irgendwelche Zensurmaßnahmen an Volltexten, ist vor allem Kontrolle über gesprochene Worte, welche ansonsten flüchtig blieben wie Diebe. Reden evozieren schon darum die typischen Akte des Rechts, klare Verhältnisse zu schaffen und Zurechenbarkeit sicherzustellen. In der Sphäre des Rechts selbst fällt kein Wort, das nicht durch notierend-notarielle Akte dingfest gemacht wird, angefangen bei den Sitzungen des römischen Senats über die Mitschriften in Gerichtsverhandlungen bis hin zu den Handlungen der Verwaltung. Für diese bringt Max Weber das Paradox verschriftlichter Mündlichkeit im knappen Stil einer Geschäftsordnung auf den Punkt: »Es gilt das Prinzip der *Aktenmäßigkeit* der Verwaltung, auch da, wo mündliche Erörterung tatsächlich Regel oder geradezu Vorschrift ist.« (Weber 1922/1980, S. 126) Je bindender Rechtsakte sein sollen, desto ausführlicher wird mitgeschrieben. Und umgekehrt, je detaillierter die Mitschrift, desto höher ist ihre Bindungswirkung. Weil der Senat *rechtskräftige* Beschlüsse fassen kann, notieren Schnellschreiber den Verlauf der Verhandlungen minutiös bis hin zu den *acclamationes*, was medientechnisch noch durch den Einsatz von Wachstafeln begünstigt wird, die mitschreibefreundlicher sind als so störrische Schreibmaterialien wie Papyrus oder Stein und vergleichsweise widerstandslos sämtliche Abbreviaturen der Reden aufnehmen. – Der Schreibfluß mimt den Redefluß. Die stimmanalogen Eigenschaften der Tachygraphie verdanken sich der Dialektik jener auslassenden, exzeptierenden Aufzeichnungstechnik in diskreten Zeichen. Weil Mitschriften oder *minutes* Töne unterschlagen und Vokale herausfiltern, gewinnen sie Zeit für ausführliches Mitschreiben, bis hin zu akklamierenden Nebenstimmen, Zurufen. Kurz: In den Leerstellen der Stimme überträgt sich die Stimmung.

Wegen dieser einzigartigen Fähigkeit der Tachygraphie, Stimmengewirr in zurechenbare Einzelstimmen zu zerlegen und zugleich Atmosphäre zu übermitteln,

verzichten auch heutige Bundestagsprotokolle noch nicht auf manuelle Mitschriften, obwohl diese längst durch technische Aufzeichnungsmedien überflüssig geworden sein könnten. Doch traut die Schrift-Macht namens Recht keiner anderen
Technik eine wort- und zugleich stimmungsgetreue Aufzeichnung zu. Nur Stenographen, heißt es in den einschlägigen Kommentaren zur Begründung ihrer Unab-
dingbarkeit, können auch Zwischenrufe orten und notieren.[2] Tonbandgeräte haben
tatsächlich ein Problem mit dem Durcheinandersprechen von Abgeordneten. Sie
unterscheiden Stimmen nicht und geben diese folglich als Geräusch wieder. Das
technische Problem der Differenzierung vieler Stimmen, das von Physikern so
genannte Cocktail-Party-Problem (vgl. Kittler 1990, S. 373 f.), ist daher auch ein
Parlamentsproblem. Zumindest für technische Apparaturen. Stenographen dagegen, die das Stimmengewirr im Bundestag mit eigenen Ohren filtern, ordnen das
Rauschen übereinander gelagerter Zwischenrufe mühelos hintereinander und präsentieren es der Nachwelt in Form von Zwischentexten.

Zwölf bis vierzehn Turnusstenographen[3] zeichnen nach dem bereits in Rom
bewährten und im französischen Nationalkonvent etablierten Rotationsverfahren
(Orr 1990, S. 129) im Fünf-Minuten-Takt auf, Oberstenographen zur Kontrolle
zusätzlich im Halbstundentakt, Tonbänder zur ferneren Kontrolle darüber hinaus
kontinuierlich, was Parlamentarier sagen (Klein 1989, Rdn. 11). Bei aller High-Fide-
lity dieser gestaffelten Aufzeichnungskette, deren letztes Glied wohlgemerkt erst das
technische Medium ist, vermag diese in alphabetische Schrift übertragene Mitschrift noch nicht zu erfassen, was über artikulierte Worte hinausgeht: Tonfall,
Gesten, diffuse Unmuts- und Beifallsbekundungen. Nach einer ungeschriebenen
Codierung der Stenographenzunft lassen sich diese unscharfen Äußerungen in
bestimmte Worteinheiten übersetzen; so etwa in aufsteigender Linie: Beifall, lebhafter Beifall, Heiterkeit (ebd., Rdn. 13). Das Tumultarische einer erregten Debatte
ginge unter dem Vermerk »Tumult« in diese Stenogramme einer Stimmung und
damit in die Geschichte ein. Denn darin liegt der Hauptzweck nicht nur stenogra-
phischer Bundestagsprotokolle. Seit den Mitschriften des französischen National-

---

[2] Klein 1989, § 35, S. 975–984, Rdn. 9 (Anm. 8), zu den Zwischenrufen s. ebd. Rdn. 10; die Unterscheidung in Senatsbeschlüsse und -protokolle findet sich wieder in der Differenz zwischen dem amtlichen
  Bundestagsprotokoll und den sogenannten »Stenographischen Berichten des Bundestags«: Während
  erstgenannte *Beschlüsse* beurkunden, geben letztgenannte den Verhandlungs*verlauf* wieder, s. dazu
  § 116 und 120 der Geschäftsordnung des Bundestags.
[3] Beim Bundestag sind sie als Beamte des höheren Diensts eingestuft; Voraussetzung ist ein Univer-
  sitätsabschluß; Klein 1989, Rdn. 8.

konvents werden Protokolle gesetzgebender Versammlungen unter dem Blick auf sich selbst als Geschichte angefertigt, als historische Quelle.[4]

Was verleiht dieser Textgattung *Protokoll* ihre unbezweifelbare Glaubhaftigkeit, sobald die kryptischen Zeichen in Alphabetschrift übertragen worden sind? Es ist die Tatsache einer Schrift, die nicht in absoluter Differenz zur Rede, sondern analog dazu steht, die einen Vorgang dauerhaft als Vorgang authentifiziert, als eine Art fest-installierter *Live*-Übertragung. Authentifizierend wirkt dafür gerade, daß es eine unlesbare Schrift vor der lesbaren gibt, eine Kryptoschrift, die zerstört wird, sobald die stenographische Mitschrift in Reinschrift übertragen ist. Eine nicht verleugnete, stets mitrepräsentierte Mitschrift des Verhandlungsverlaufs unterläuft die Monu-mentalität der Schrift. Die Technik des Mitschreibens erzeugt so eine präsentische Schrift, die noch zugegen ist, wenn gesprochene Worte schon verhallt sind. Sie ver-dankt sich den tachy- oder stenographischen *notae*, nichtalphabetischen Kurz-beziehungsweise Schnellzeichen im Realen, operativen Codes, welche die phone-tische Umschrift steuern. Erst in der Fassung als ausführliche Folge von Vokal- und Konsonantenzeichen beanspruchen diese *short-hand* Noten Repräsentation im Akustischen. Erst in diesem Aggregatzustand sind sie reintonierbare Graphen und folglich grammatologisch zugänglich, als Steno*gramme* im Symbolischen, als les-bare Zeichen auf der Schwelle zwischen Stimme und Schrift.

In der Mitrepräsentation der Mitschrift, in den Protokollierungen des Präsen-tischen, gehen dann sämtliche Attribute des Aktionistischen auf die Mitschrift über, von der Handlung des Aufzuschreibenden auf den Schreibprozeß. Im *action writ-ing*, wie man zu der protokollierenden Schreibtechnik darum auch sagen könnte, synchronisieren sich Schreib- und Redezeit. Das Partizip Präsens der Schrift, *writ-ing*, läßt diese bereits grammatikalisch an der Gegenwart der Handlung teilhaben. Eine simulierte, erschlichene Präsenz dieser Mit-Schrift übernimmt die Zeugen-schaft für mündliches Geschehen. Sie spielt dem Traum aller Historiker und Juri-sten vom *total recall* zu. (Orr 1990, S. 132) Die handlungsmimetische Protokoll-schrift scheint damit das Paradox der nachträglichen und fixierenden Schrift zu lösen, das üblicherweise mit dem Recht verbunden ist. Das gesetzte, geschriebene Recht, das konstitutiv nicht gegenwärtig ist, das Vorschriften macht und diese nachträglich anwendet, holt seine Ungleichzeitigkeiten dank dieser redesynchronen Aufzeichnungstechnik ein. In den handlungsanalogen Schreibakten hält es etwas von der Prozeßhaftigkeit aufrecht, die in anderen Schriftdokumenten des Rechts, vor allem Urkunden und Gesetzen, verloren ist und auf die es dort auch gar nicht ankommt. Erst wenn es um das paradoxe Ziel geht, einen Verlauf in seiner Verlaufs-

---

[4] Ebd., Rdn. 19, zur steno-historiographischen Perspektive nach der französischen Revolution s. aus-führlich Orr 1990, Kap. V, S. 117 ff.

förmigkeit festzuhalten, ist das Aufschreibeverfahren des Protokollierens gefragt. Das Protokoll bürgt dann im Gegenwert der Schriftzeichen für das Geschehene. Es übernimmt die Funktion eines Wahrheitszeichens für Echtzeit.

Einst, bei ägyptischen Papyruslieferungen, galt das Protokoll als Echtheitszeichen. *Protokollon* bezeichnete den ersten Abschnitt (*kollema*) eines Papyrusbuchs oder einer Papyrusrolle, die in den kaiserlichen Fabriken Ägyptens hergestellt wurden. Dieses Vorblatt beglaubigte die Echtheit des nachfolgenden Texts. Nur auf kaiserlichem Papyrus geschriebene Verträge waren gültige. Gegen nachträgliche Fälschungen waren sie durch eine eigentümlich ineinander verschlungene, die gesamte Papyrusoberfläche bedeckende Schrift gesichert. Im weiteren Verlauf des abendländischen Rechts änderte sich die Funktion des Protokolls, bis es nicht mehr die äußere Echtheit des kaiserlichen Beschreibmaterials bestätigte (insgesamt dazu Gardthausen 1919), sondern den *Inhalt*, d. h. die in einer Verhandlung oder während einer gerichtlichen Aussage gesprochenen Worte beglaubigt. Seither gilt keine Handlung als geschehen, kein Wort als gesprochen ohne den beglaubigenden Akt des *acta facere*, was Akten anlegen und Protokollieren zugleich bedeutet. Aus Sprechakten werden Schreibfakten und am Ende schlicht Akten. »Einen Akt machen« und »von diesem Faktum eine Akte anlegen (prendre acte)« sind darum nicht erst im Sprachspiel Jacques Derridas synonym verwendbar, der unter dem Titel »Akte(n)« an den Theoretiker der »Versprechen als ›Sprechfakten‹« Paul de Man erinnert (Derrida 1988, S. 129, s. auch S. 127).

Der Akt des Aufschreibens und das Aufschreiben eines Aktes stützen sich wechselseitig. Sie schließen sich zur Wahrheit des Aufgeschriebenen zusammen, zu einem Wahrheitskartell, das so gut wie unzerschlagbar ist. Nur auf dem Boden der Protokoll-Wahrheit, nur als Verfahrensfehler beim Aufschreiben, nicht als inhaltlich falsche Mitschrift läßt sich ein im Protokoll faktizierter Akt überhaupt angreifen. Oder, um es sprechakttheoretisch zu formulieren: Das handelnde Schreiben ist ein performativer Akt, der zwar mißlingen, nicht jedoch in seiner substantiellen Wahrheit angezweifelt werden kann. Was im Protokoll steht, gilt als so und nicht anders geschehen. Die Bedingung, die das Recht an einen gelungenen Sprechakt stellt, besteht allein in der Wahrung der spezifischen Schriftform, dem Protokoll, das von seinem Anfang an als Echtheitszeichen auf ägyptischen Papyri in der Sphäre der Geltung residiert, in der es nicht um materielle Wahrheiten, sondern um die Einhaltung von Formvorschriften geht. Sie werden dort errichtet, wo das Recht sich über Verfahren legitimiert. Die protokollierende Schrift ist daher an den beiden wichtigsten Orten des Rechts zugegen, die schon in ihrer Bezeichnung die Mündlichkeit des Vollzugs betonen: im Parlament und in der Rechtsprechung. Kein *parlare* des Gesetzgebers, kein Sprechen vor Gericht, das nicht seinen schriftlichen Gegenwert im Protokoll erhielte, das nicht umgeben ist von Heerscharen gezückter

Bleistifte, ehemals *stilus* und *calamus*, und ihren getreuen Stenographen. Die Akten-anleger, *record-maker*, sind da, wo das Recht in Aktion tritt.

II. Diktieren

Kehrseite des Protokolls ist das Diktat. Denn nicht immer verbirgt sich hinter dem Gesetzgeber ein vielstimmiges Gremium. Der Gesetzgeber als einzelner Macht-haber verhandelt nicht, er diktiert. War die Tätigkeit des *dictare* in den antiken und frühmittelalterlichen Kanzleien eine des Entwerfens, bringt die stenographische Technik hier eine immer höhere Wortwörtlichkeit mit sich, die den Spielraum bei der Umsetzung des Diktierten zunehmend verengt. Die Unhintergehbarkeit des Diktats schafft schließlich die Bindung an das Gesetz, den Gehorsam oder, etymo-logisch genauer, Gehörsam. Aus dem rechtsschöpferischen Akt des Diktierens wird eine subalterne Tätigkeit. Entwerfen und Kopieren, Schreiben und Verfassen diffe-renzieren sich aus, bis in den Kanzleien der Landesherren um 1500 Sekretäre hörig-getreu nachschreiben, was ihnen Protonotare oder Kanzler diktieren. Als im 20. Jahrhundert nicht römische Tachygraphen, sondern Geisterhände eine Schrift in Wachs ziehen, als Diktaphone die Tätigkeit des Diktierens technisieren, wird die Diktatstimme vollends vom Akt des Niederschreibens losgelöst. Sie wird zur kör-perlosen Konserve. Ungebremst vom Tempo anwesender Schreiber diktiert sie in und von Wachsrollen. Was dabei herauskommt, gleicht nicht etwa gut ausformu-lierten Schriftsätzen. Die erhöhte Redegeschwindigkeit verleitet daher auch eher zum Diktieren von Action-Romanen als von schwerfälligen Anwaltsschriftsätzen (nach Innis 1997, S. 193).

Bevor die isolierte Stimme ein Effekt der Diktaphon-Technik wird, kommt sie in der *ars dicandi* frühmittelalterlicher Kanzleien rhetorisch zum Einsatz, in der Kunst, die Stimme des Souveräns in seine Gesetze zu versenken. *Lex animata* oder die überall hörbare Herrscherstimme lautet etwa das Programm des Stauferkönigs Friedrich II. Die *ars notaria* seiner Kanzleischreiber verbindet sich dort mit der *ars dictandi* der Poeten, in Person des Kanzlers Petrus von Vinea, der Jurist und Rhetor, Logothet und Dichter zugleich ist.[5] Diktieren und Notieren bilden ein Paar, das jeweils Bezug nimmt auf die Stimme. Im Diktieren prägt sie sich dem Text ein. In der Notation wird sie gespeichert für eine jederzeit wiederholbare Reintonierung. Der schriftliche Output der sizilianischen Kanzlei des Stauferkönigs ist insgesamt so notiert, daß sie in dessen unverkennbarer Tonart oder besser Takt, einem bestimm-

---

[5] Das Gegenbild der sizilischen Kanzlei, die päpstliche, versucht ebenfalls Dichter in ihre Dienste zu nehmen, genauer den Dichter Petrarca, der ablehnt und statt dessen einen seiner Schüler schickt.

ten *cursus* beim Sprechen, wieder verlesen werden können (s. dazu Schaller 1957 u. 1958). Das Verfahren der Stimmgebung ist ein prosopoietisches. Jede zur Kanzlei gehörende Person kann mit der Stimme des Souveräns sprechen. Die rechtlichen Liturgien erzeugen hörbar die Präsenz eines stets abwesenden, reisenden Kaisers. Seine notierte und von autorisierten Personen verlautbarte Stimme ist dennoch nicht bloß Surrogat des Souveräns, sie *ist* der Souverän, dessen Gegenwart sich akustisch einlöst und dessen effektivster Übertragungsmodus darum seine in *notae* gespeicherte und allzeit animierbare Stimme ist.

Doch kassiert die Stimme des Souveräns nicht, wie man annehmen könnte, die römische Vorstellung vom geschriebenen Recht, die für die Politik Friedrichs II. gleichermaßen unverzichtbar ist. Mit dem Konzept des *ius scriptum* renoviert er sein Königreich, als er 1230 sein eigenes Gesetzbuch in Kraft setzt, nicht ohne dafür simultan seine Stimmenpolitik zu nutzen. Zwischen *ius scriptum* und *lex animata* besteht ein differenziertes, man könnte sagen, arbeitsteiliges Verhältnis. Die Stimme des Gesetzgebers ist aus der Schriftfassung der Gesetze verdrängt, genauer ist sie an den Rand des Gesetzes gedrängt. Seit den Novellen der byzantinischen Kaiser hat die Stimme den Vorsitz vor dem Gesetz. Sie haust in den Prooimien, den zu Vorreden stilisierten, rede-simulierenden Textteilen in der Einleitung zu den Gesetzen. Darin spricht der Gesetzgeber zu seinen Untertanen. Er ruft sich ihnen ins Gedächtnis und diktiert, wie sie das nachfolgende Gesetz zu hören haben. Seine Vorreden programmieren ihre Rezeption. Der Stauferkönig steigert die Kunst des Verfassens von Prooimien, in denen seiner Anweisung zufolge niemals gleiche Textteile wiederverwendet werden sollen, zur literarischen Höchstform und erhält auf diese Weise seine souveräne Stellung *über* dem Gesetz. Er präsidiert dem Gesetz, dem er nach kanonistischer Auffassung als geschriebenem unterworfen ist. Er steht, mit Bractons Formel, sowohl über als auch unter dem Gesetz (vgl. Kantorowicz 1994, S. 106–178).

Moderne Diktatoren sind begierig, akustische Präsenz und verlustlose Übertragung der Stimme des Souveräns zu nutzen, so daß sie dafür nicht nur auf Tribünen und im Radio, über Mega- und Mikrophone zu ihrem Volk sprechen, sondern auch ihre Gesetzgebung vollkommen auf die stimmenverwandte Technik der Prooimien umstellen. Im Nationalsozialismus sind Führerworte dem Gesetz nicht einfach vorangestellt, sie treten an seine Stelle. Carl Schmitt schreibt 1935 über die »Leitsätze des heutigen Gesetzgebers«, die »heute meistens noch ›Vorsprüche‹ oder ›Präambeln‹ genannt werden«, daß sie »unmittelbar und in der intensivsten Weise positives Recht« sind[6]. Dieser gesetzestechnische Lapsus einer Vorrede, die selbst

---

[6] Schmitt, Carl (1935): »Kodifikation oder Novelle? Über die Aufgabe und Methode der heutigen Gesetzgebung«. In: *Deutsche Juristen-Zeitung* 40, S. 922 f.; s. dazu ausführlich Fögen 1995, bes. S. 1593, Anm. 1.

Gesetzeskraft besitzt, ist allerdings kalkuliert. Er hat die Gesetzgebung im Nationalsozialismus der Sprache der Befehle angepaßt, die in der Flüchtigkeit des Mediums
Stimme ihren Vorteil sucht: als flexible Reaktion, ad hoc auf das Gebot der Stunde,
auf die gegenwärtige Lage, wie Ausnahmesituationen sie erfordern. Erzeugung,
Deklaration und permanente Simulation des Notstands schaffen die Bedingungen
für eine unüberhörbare Kommandostimme. »Wille und Plan des Führers« sind
darum in Präambeln hinterlegt.[7] So übertönt die Univozität der Führerstimme
eine bedrohliche Vielstimmigkeit – freilich nicht ohne von den ausgeschlossenen
Stimmen heimgesucht zu werden. Gegen paranoische Folgen soll das *geschriebene*
Gesetz schützen. Die unbedingte Forderung des Staatsrechtlers Schmitt, trotz aller
Stimmengewalt die Stimme an den Text zu binden, liegt in der Logik des Rechts. Erst
die dingfest gemachte, territorialisierte Stimme erlaubt es, Sprecher und Stimme
eindeutig einander zuzuordnen. Das Recht ist eine Schriftmacht, das Stimmen nur
als individualisierte im Aggregatzustand von Schrift kennt, um nicht etwa einer
unlokalisierbaren Stimmenvielfalt zum Opfer zu fallen.

III. Verhören

Auch Reden vor Gericht werden in Schrift konvertiert, damit sie nicht einfach in
Schallwellen vergehen. Gerichtsschreiber notieren die Aussagen von Inquisiten in
strafrechtlichen und die Vorträge der Parteien in zivilrechtlichen Angelegenheiten.
Es wird vom »Mund in die Feder« verhandelt (s. dazu Kip 1952, S. 10 f.). Der Kläger
diktiert einem Schreiber, der zuweilen sogar noch identisch mit dem Richter ist.
Sunderliche schreyber sind gefragt, denen die Reichsgerichtsordnung von 1555 die
Mitschrift von Gerichtsreden in der grundlegenden diskreten Kanzleieinheit »von
wort zu wort« (Tit. 23 § 6) aufträgt (Dumke 1993, S. 95). Doch läßt diese sich ohne
besondere Techniken des Schnellschreibens, die zwischen dem 10. und 17. Jahrhundert in ganz Europa brach liegen, nur durch Drosselung der Wortdichte erreichen.
Die erste Pflicht zum wortgetreuen Mitschreiben richtet sich daher an die Sprecher
selbst, denen eine langsame und verständliche Sprechweise befohlen wird: »so daß
sie sich der nebenwort, die der sachen nit dienlich und in die feder zu reden nit
gebüren, gentzlich enthalten und sunst die prothonatarien mit der feder nit uber-
eylen, sonder was sie fürzutragen, daß sie sollichs verstendlich und dergestalt reden,
damit die prothonotarien dasselbig schreiben und prothokollieren können.«[8]

---

[7] Schmitt 1935, S. 924.

[8] Zit. nach Dumke 1993, S. 95, s. insgesamt dazu Laufs, Adolf (1976): *Die Reichskammergerichtsordnung
von 1555* (Quellen und Forschungen zur höchsten Gerichtsbarkeit im Alten Reich, Heft 3), Köln,
Wien.

Auch in späteren Gerichtsprozessen waltet noch dieselbe Diskursökonomie. Dorfrichter Adams beständig wiederholtes, entnervtes »Zur Sache, wenn's beliebt, Frau Marthe Rull! Zur Sache« gehört hierher. Es steht im Dienst des Gerichtsschreibers Licht, der über den zerbrochnen Krug nicht noch die ganze darauf abgebildete Geschichte der Niederlande protokollieren müssen soll.

Vom Mund in die Feder gehen sämtliche vor Gericht gesprochene Worte. Niemand spricht dort ohne Begleitschutz im Schriftlichen. Der aber folgt keinem blinden Aufschreibewahn des Rechts. Daß alle Reden vor Gericht »irgendwie aktenkundig« (Kip 1952, S. 21) werden, ist auf der Ebene der Rechtsprechung einem Übertragungsinstitut eigener Art geschuldet: einer *transmissio actorum* oder Aktenversendung, die seit dem frühen Mittelalter im gesamten alten Reich dazu dient, gelehrten Richtern den Prozeßstoff in Form von Akten zuzuführen. Die *iures prudentes* urteilen nach Aktenlage. Wer also im alten Reich einen schriftlichen und einen mündlichen Prozeßtyp unterscheiden will, kann kaum aus der Existenz von Akten darauf schließen. Die fallen immer an. Die Frage ist nicht, ob mitgeschrieben wird, sondern in welcher Phase des Verfahrens. In einem sogenannten schriftlichen Verfahren wird allein aufgrund der Akten entschieden, in einem mündlich geführten Prozeß kommen Akten dagegen erst in der Verhandlung zustande (genauer Kip 1952, S. 60 f.). Welche der beiden Verfahrensarten angewendet wird, entscheidet sich ausschließlich danach, was jeweils prozeßökonomischer erschien.[9]

An dieser medienpragmatischen Haltung der Justiz ändern erst die französischen Revolutionsideale etwas, die mit einer im Geheimen operierenden Kabinettsjustiz aus den Tagen der Madame Scuderi aufräumen. Mündlichkeit und Öffentlichkeit nehmen den Klang der Aufklärung an, um die Justiz aus ihrem unbewußten Umgang mit Stimme und Schrift zu reißen. Die ersten nachrevolutionären Gesetze in Frankreich dekretieren eine mündliche Verhandlung ohne Akten, allein auf der Grundlage der lebendigen Stimme.[10] In den Napoleonischen *codes de procédure civile et penale* von 1806 wird die *vive voix* schließlich Gesetz, das im Jahr darauf mit der französischen Besetzung erst zu den linksrheinischen, dann auch den mittel- und westdeutschen Gebieten nach Deutschland ge-

---

9 Vgl. Kip 1952, S. 23, 25, 31. Das Kriterium der Prozeßökonomie führt daher zu prozessualen Mischformen aus Akten und Reden vor Gericht, beispielsweise die Novellierung der Reichszivilprozeßordnung um die Jahrhundertwende, ebd. S. 72 f. Wenn es eine Regel gibt, dann die, daß Schriftlichkeit Wichtigkeit bedeutet, so entscheidet beispielsweise nach einer Frankfurter Gerichtsordnung von 1572/78 der Streitwert darüber, ob die Anträge bereits schriftlich eingereicht werden müssen oder ob er ausreicht, die Klage zu Protokoll zu geben; ebd. S. 12 ff.

10 »Les jurés ne recoivent comme pièces que l'acte d'accusation et les procès-verbeaux«, Décret de 29 sept.–21 oct 1791. »L'examen des témoins sera toujours fait de vive voix sans que leurs dépositions soient écrites«, Loi des 16–29 sept. 1791, 2e partie, titre 7 art. 5.

langt.[11] Die lebendige Stimme findet auch dort immer größere Anerkennung. Ob im Grundrechtekatalog der Paulskirchenverfassung oder den Prozeßordnungen Ende des 19. Jahrhunderts: überall wird die mündliche Praxis zu einem rechtlich verankerten Prinzip.[12] § 128 der heute geltenden Zivilprozeßordnung stellt fest: »Die Parteien verhandeln über den Rechtsstreit vor dem erkennenden Gericht mündlich«.

Im Strafverfahren verhält es sich nicht anders. Verbot der toten Buchstaben, da wo lebendiger Geist herrscht. So darf nach der heute noch mit Modifikationen geltenden Strafprozeßordnung von 1877 in Deutschland kein Fall per Aktenumlauf in die Gerichtswelt gesetzt werden. Er muß mündlich zur Sprache kommen. Es gilt die Regel, daß ein geschriebener Text nur dann Beachtung vor dem Gericht findet, wenn er in die mündliche Rede überführt worden ist, sei es durch Verlesung oder sinngemäße Wiedergabe (§ 249 I StPO). Das Zeremoniell der mündlichen Hauptverhandlung bringt folglich alle am Verfahren Beteiligten zum Sprechen. Der Staatsanwalt verliest die Anklageschrift (§ 243 Abs. 3 S. 1 StPO), der Richter vernimmt die Angeklagten, Zeugen und Sachverständigen persönlich (§§ 69, 72, 239 StPO). Staatsanwalt und Verteidiger äußern sich zur Beweiserhebung (§ 257 StPO) und halten am Schluß der Beweisaufnahme ihre Plädoyers; der Angeklagte hat das letzte Wort; das Gericht verkündet sein Urteil mündlich (§§ 260 Abs. 1 und 268 Abs. 2 StPO).

Man sieht oder hört, wie all diese Prozeßhandlungen Transformationen von Akten in gesprochene Worte sind, so daß von einem mündlichen Gerichtstermin durchaus als von »rückwärts verhandelten Akten« gesprochen werden kann.[13] Eine reine Mündlichkeit kommt im Recht trotz ihrer Installierung als Prinzip nicht vor. Ein bloß pneumatisches Sprechen läge nicht im Frequenzbereich des Gerichts, das nur hört, was seinen Widerhall in Schrift findet. Paul Johann Anselm von Feuerbach, einer der prononciertesten Befürworter zur Einführung des Mündlichkeitsgrundsatzes, setzt daher für eine Unterscheidung zwischen Mündlichkeit und Schriftlich-

---

[11] Dieses Gesetz ist eine Überarbeitung der *ordonnance civile* von 1667; ein schriftliches Verfahren konnte angeordnet werden, Kip 1952, S. 28; in Brandenburg-Preußen war durch die Justizkritik Friedrichs II. das mündliche Verfahren in Zivilprozessen gesetzlich verankert, die Begründung dafür ist jedoch ausschließlich prozeßökonomisch motiviert, s. dazu Grahl, Christian (1993): *Die Abschaffung der Advokatur unter Friedrich dem Großen. Prozeßstand und Parteibeistand im preußischen Zivilgerichtsverfahren bis zum Ende des 18. Jahrhunderts unter besonderer Berücksichtigung der Materialien zum Corpus Juris Fridericianum* (Quellen und Forschungen zum Recht und seiner Geschichte, Heft 2), Göttingen.

[12] Nach der Civilprozeßordnung für das Deutsche Volk von 1877 steht fest, daß die Verhandlung mündlich ist; dazu Kip 1952, S. 53 f.

[13] Im Sinn von Elsässer, Carl F. (1791): *Über den Geschäftsgang von der Versendung der Acten an Rechtskollegien bis zur Eröffnung des eingeholten Urtheils,* Anhang zu: Willhelm August Friedrich Danz: *Grundsätze des gemeinen und ordentlichen Prozesses,* Stuttgart, § 2.

keit des Verfahrens auch nicht beim Phänomen von Akten ein, sondern bei der tatsächlichen, nicht bloß schriftlich simulierten Präsenz der Stimme: »Wer nicht blos unmittelbar aus dem Geist spricht, sondern von dem Papier aus zu einem anderen spricht, steht mit diesem in mündlicher Verhandlung: wer einem zweiten in die Feder sagt, was ein dritter erst durch diese Schrift erfahren soll, verhandelt mit diesem schriftlich.« (Feuerbach 1921, S. 197)

Ob mündlich oder schriftlich verhandelt wird, entscheidet sich also allein nach der aktuellen Hörbarkeit der Stimme, weil kein Prozeßtyp ohne die Passage der Stimme existiert: entweder als Verlesung oder als Verschriftlichung. Am Kreuzungspunkt von Intonation und Transkription steht wiederum das Protokoll, das Stimmen stimmengerecht konvertiert. Doch interessieren Theoretiker der Mündlichkeit nicht die Techniken der Aufzeichnung gesprochener Worte. Die werden stillschweigend vorausgesetzt, wenn es darum geht, den Wert der mündlichen Rede vor Gericht zu propagieren. Dann treten Akten und Stimme in Medienkonkurrenz zueinander und thematisieren somit erstmals explizit die herkömmlichen Praktiken der Justiz. Sie veranlassen den Kantianer Feuerbach zu einer »Vergleichung der mündlichen Gedankenmittheilung mit der schriftlichen«.

> Dort erhält eine Erklärung der Partheien oder des Gerichts erst dadurch ihr vollständiges Daseyn, daß sie in eine Urkunde verwandelt wird (daher die in diesem System begründete Rechtsregel: quod non est in actis non est in mundo): hier hingegen ist die rechtlich entscheidende Wirksamkeit der Gedankenäußerung an das *lebendige gesprochene Wort* geknüpft, so daß alles Schriftliche, was […] mit der mündlichen Rede verbunden sein mag, entweder nur als […] gleichgültige Zufälligkeit erscheint, oder blos […] in Beziehung auf das Gesprochene oder zu Sprechende Bedeutung erhält. (Feuerbach 1921, S. 199)

Alles Schriftliche, was mit der Rede verbunden ist, alles Protokollierte also offenbart angesichts der Datenfülle lebendig gesprochener Worte seine Dürftigkeit. Was von gesprochenen Worten notiert werden kann, erweist sich gemessen an der menschlichen Stimme als bedeutungslose Kürzel ihrer Lebendigkeit, erkaltete Abbreviaturen des Lebens.

Die Aufwertung der Oralität im Recht geht seit Feuerbach mit einer Abwertung der Akten einher (ungeachtet ihres Wachstums im Realen). Unvorstellbar, sogar inhuman erscheint im 20. Jahrhundert dem sozialdemokratischen Juristen Gustav Radbruch, vom Boden eines gesetzlich fixierten Mündlichkeitsprinzips aus betrachtet, ein Urteil rein nach Aktenlage,

> auf Grund von Zeugenaussagen, die [Richter] nie mit eigenen Ohren gehört hatten, über die Beschuldigten, die ihnen nie zu Gesichte gekommen waren. Das

Gebärdenspiel, das Erröten und Erbleichen des Beschuldigten, das Stocken der widerwilligen und das geläufige Hervorsprudeln der auswendig gelernten Zeugenaussage, alle Nuancen und Imponderabilien gehen […] in dem einförmigen Kanzleistil des Protokolls verloren.[14]

Auf die *Stimme* des Verhörten kommt es der Rechtsprechung an, die im Zusammenspiel mit Gebärden, Nuancen und Imponderabilien Informationen freigibt, die sogar gegen den Sprecher sprechen, die eine eigene Wahrheit unterhalb aufzeichenbarer Worte kundtun, welche allein für Richterohren und -augen wahrnehmbar ist:

> … das ganze Benehmen der Aussagenden, der Ernst oder die Flüchtigkeit seiner Rede, die Beharrlichkeit in den Aussagen oder sein beständiges Schwanken […] geben dem Richter die Möglichkeit, die Glaubwürdigkeit des Zeugen zu beurtheilen. Vorzüglich ist die Individualität des Angeklagten von höchster Bedeutung; nur sie gibt Aufschluß über seinen Seelenzustand und zeigt, in wie ferne seinen Worten getraut werden kann. (Mittermaier 1845, S. 152)

Die unverstellte Stimme unter der Oberfläche des Gesagten, die Feuerbachs Kollege Carl Josef Anton Mittermaier hier für den Gerichtsprozeß, den Strafprozeß zumal erschließt, ist die Stimme, die unkorrumpiert und authentisch Seelenzustände offenbart. Diese Stimme übernimmt eine idealistisch geprägte Rechtspraxis um 1800 für ihre Prozeduren der Wahrheitsfindung. Daß die Stimme den Sprecher entgegen seinen wörtlichen Beteuerungen verraten kann, verrät sich dabei selbst als antirhetorischer Affekt.[15] Die lebendige Stimme vor Gericht erhebt sich über die rhetorische, die einzige, die bisher in der Sphäre des Rechts zu hören war, solange ein Redner schlicht *Funktion* einer Rede ist. In der römischen Gerichtsrede ist das Moment der Dissoziation oder Verstellung von Wort und Sprecher sogar Bedingung für eine Verteidigung vor Gericht. Sie liegt in der Fürsprache für einen anderen, der selbst nicht spricht. Für ihn tritt ein Advocatus in dessen Namen oder ein Procurator an dessen Stelle auf. Das Patronat der Oratoren, die sich eine fremde Sache zu eigen machen, die Tatsache ihres Engagements ist das Verteidigungsmittel[16]; es erzeugt die Glaubwürdigkeit, die unter dem Prinzip des lebendig

---

14 Radbruch, Gustav (1952): *Einführung in die Rechtswissenschaft*, 9. durchgearbeitete Auflage, Stuttgart, S. 182f.

15 Vgl. Feuerbach 1921, S. 262ff. Der Verdacht gegen die Rhetorik führt dazu, daß Feuerbach sich gegen die Einrichtung von Geschworenen ausspricht, da nach seiner Begründung Laienrichter sich von rhetorisch kalkulierten Affekten bei ihrem Urteil leiten lassen könnten.

16 Ausführlich dazu: Campe, Rüdiger (1999): »Affizieren und Selbstaffizieren. Rhetorisch-anthropologische Näherung ausgehend von Quintilian, *Institutio oratoria*, VI 1–2«. In: *Rhetorische Anthropologie. Studien zum Homo rhetoricus*, hg. von Joseph Kopperschmidt, München, S. 135–152.

gesprochenen Worts nur ein für sich selbst sprechendes Subjekt herstellen kann. Zum Tathergang befragt, hat es schon aus beweislogischen Gründen keinen Fürsprecher, soll es doch aussagen, was nur es selbst wahrnehmen konnte. So wird unter der Bedingung empirischer Wahrheitsformen im Recht die forensische Kunst der Fürsprache von der kunstlosen Praxis der Aussprache kassiert. Der Angeklagte, der nach römischer Rechtsvorstellung nie spricht und rhetorisch betrachtet daher Toten und Abwesenden gleichgestellt ist, wird unter den prozessualen Prämissen der lebendigen Stimme zum Sprechen angehalten. Er hat allein noch ein *Recht* zu schweigen.

Wo die Rede nicht mehr rhetorisch verstellt ist, steht der Verhörte, der für sich selbst sprechen soll, immer in Verdacht, *sich* zu verstellen. Nur wird die »Verstellung des Angeschuldigten, welcher die Maske der Unschuld annimmt«, diesem nichts nützen, denn dem »aufmerksam, länger beobachtenden Richter zeigt sich bald, was Wahrheit oder Lüge ist.« (Mittermaier 1845, S. 262) Der unmittelbare Eindruck des Verhörten eröffnet ein neues Feld der Wahrheitsfindung, das an die empirische Psychologie anschließt. Die substantielle Wahrheit steht folglich nicht mehr in der rhetorischen Verfügungsgewalt des Sprechers. Sobald die Rede vor Gericht urheberschaftlich konzipiert ist, als zurechenbare Aussage, kann sie nicht ihre eigene Wahrheit erzeugen. Das muß sie Richtern überlassen. Juristische Formeln wie »ich schwöre« machen den darauf folgenden Satz daher nicht etwa wahr. Sie stellen ihn lediglich in die Sphäre richterlicher Wahrheitsfindung. »Ich bestreite« und »ich gestehe« sind prozessuale Sprechakte nicht der Performanz von Wahrheit; sie sind nicht, um noch einmal Radbruch zu zitieren, »Aussagen darüber, daß eine Tatsache wahr oder nicht wahr sei, sondern eine Willensäußerung darüber, daß für eine Tatsache Beweise verlangt oder auf Beweis verzichtet wird.«[17]

Juristen wissen, was der Theoretiker der Sprechakte John Langshaw Austin für alle Nichtjuristen klarstellt, wenn er Hippolyt mit dem Ausspruch zitiert: »Meine Zunge, (*glossa*), hat geschworen, mein Herz (oder Geist oder sonst ein Künstler hinter den Kulissen) aber nicht«.[18] Die Trennung von Zunge und Herz, die der Sohn Theseus' und alle anderen »Betrüger«, wie Austin sagt, »mit einer Ausrede« für ihr gesprochenes Wort »versorgt« – Hippolyt hatte ein Schweigeversprechen brechen wollen –, diese Ausrede läßt der Linguist nicht gelten, und sie gilt auch nicht im Recht. Die innere Absicht, *phrèn*, mit Sitz im Zwerchfell, tut nichts zur *Sache* der Performanz. Die materielle Wahrheit bleibt davon unberührt. Rechtliche und quasi-rechtliche Akte wie Schwören, Versprechen, Gestehen oder Bestreiten haben

---

[17] Radbruch 1952, S. 185.

[18] »He gloss' omóhmoch, he dè phrèn ànomohtós«, Euripides, Hippolytos I, 612; Austin 1963/1992, S. 9 f.; Austin 1972, S. 32, dort auch zum folgenden.

nur eine Macht über die formelle Wahrheit. Sie operieren auf der Oberfläche vernommener, ins Protokoll aufgenommener Worte. Der Akt des *acta facere* – Austin schreibt: »to put on record« – bindet den Sprecher an seine Worte. Ein Sprechakt, auch ein lügnerischer, ist folglich schon dann geglückt, wenn er nur ordnungsgemäß protokolliert wird.

Der Akt des Protokollierens wird mit dem Mündlichkeitsprinzip zur bloßen Formsache. Die »Protokollführung in Hauptverhandlungen in Strafsachen, die stets als besonders schwierig und hochwertig gegolten hat, kann«, wie es in einer Durchführungsbestimmung zur Strafprozeßordnung für den mittleren Justizdienst in Preußen von 1928 heißt, »von Beamten des einfacheren Bürodienstes wahrgenommen werden«. Im Zentrum des justiziellen Interesses steht nicht mehr die Worttreue der Protokollanten, sondern die Wahrheitstreue der Verhörten. Unter den veränderten Protokollprämissen des Idealismus, lebendige Worte in ihrer ganzen, auch nicht verbalen Lebendigkeit zu notieren, hätten Gerichtsschreiber auch tatsächlich alle Hände voll zu tun. Noch die akribischste Wort-für-Wort Protokollierung (vgl. Mittermaier 1845, S. 249), »der fingerfertigste Stenograph (würde) oft ganze Tage nöthig haben, um zu beschreiben, was im Mienen- und Geberdenspiel eines Inquisiten in wenigen Minuten vor sich geht«;[19] doch würden selbst diese Tage des Aufschreibens nicht den unmittelbaren Eindruck des Richters ersetzen können. Der Grund, der zum Verfall des Protokolls führt, ist darum auch kein aufzeichnungstechnisches Hindernis. Nicht der gestiegene Einzugsbereich an entscheidungsrelevanten Daten oder Sprech-Handlungen wie Ernst oder Flüchtigkeit, Beharrlichkeit und Schwanken einer Rede versetzen Protokollführer in den zweiten Rang unterhalb des Richters, nicht die zeitliche, sondern die prinzipielle Unmöglichkeit, lebendig gesprochene Worte in Schriftform zu übertragen. Ihre Wahrnehmung ist Richtern vorbehalten. »Hört das Gericht die Parthien selbst, so erlangt dasselbe über den Inhalt […] eine auf absolute Gewißheit gegründete Überzeugung.«[20] Weil absolute Gewißheit durch unmittelbares Hören und Sehen kein Protokoll je ersetzen kann, lesen Richter nach 1877 zur Urteilsfindung keine Protokolle mehr. Die entsprechende französische Vorschrift verlangt ausdrücklich, daß die Akten vor Entscheidungsfindung dem Gerichtsschreiber ausgehändigt werden: »le dossier de la procédure soit déposé entre les mains du greffier« (*Code de procédure penale*, Art. 347).

---

[19] Diez, Carl A. (1939): »Über die Anwendung der Physiognomik auf gerichtliche Fragen«. In: *Annalen der Staats-Arzneikunde* 4, S. 155–191, hier: S. 172; zit. aus Friedrich/Niehaus 1999, S. 8, Anm. 20.

[20] Feuerbach 1921, S. 241. Zur Unmittelbarkeit der mündlichen Mitteilung, die durch keine Akte und keinen Berichterstatter unterbrochen werden soll, ebd. S. 239 ff.

Richter, die keine Protokolle lesen, schöpfen stattdessen aus dem Inbegriff der Verhandlung, wie es mit einem Lieblingswort Kants[21] noch in der heute gültigen Fassung der Strafprozeßordnung heißt: »Über das Ergebnis der Beweisaufnahme entscheidet das Gericht nach seiner freien, aus dem Inbegriff der Verhandlung geschöpften Überzeugung« (§ 261).[22] Der Begriff, der Hegel zufolge im tönenden Wort zu sich findet, befähigt Richter zu ihrem Urteil. Was zum Inbegriff zählt, kann auch in heutigen Rechtslehrbüchern nicht anders als idealistisch definiert werden: »Die Zurechung zum Inbegriff der Hauptverhandlung folgt aus dem Wesen der mündlichen Verhandlung und des Rechts auf Gehör.«[23] Trotz Abdankung des Protokolls zugunsten richterlicher Inbegrifflichkeit werden die Austinschen Künstler hinter den Kulissen, werden Gerichtsschreiber dennoch nicht arbeitslos. Ihr Protokoll, nun kein inhaltliches Wortprotokoll mehr, sondern Notation der wesentlichen Rechtsakte einer Verhandlung, beweist, wie es das Gesetz vorschreibt, die »Beobachtung aller Förmlichkeiten« (§ 274 StPO).

IV. Technische Aufzeichnungsapparate

Nun ließe sich für die Protokollierung solcher performativen Randbedingungen eines Gerichtsprozesses auf praktikablere Einrichtungen zurückgreifen als mechanisch oder manuell mitschreibende Beamte des einfachen Bürodienstes. Seit der Vorbereitung von Tonband und Film könnten *recording machines* Protokollfunktion übernehmen, wodurch der Akt des Aktenmachens glatt entfiele. Das Aktenanlegen, *to put on record*, ginge im *recording* auf. Die prinzipielle Unmöglichkeit, sämtliche Sinneseindrücke zu protokollieren, wäre überwunden; richterliche Inbegrifflichkeit technisch implementierbar. Doch ist auch hier das von alters her bestehende Stimme-Schrift-Kartell des Rechts davor. Es blockiert den Einsatz tech-

---

[21] Vgl. Grimm 1873/1984, »Inbegriff«.

[22] Für die Überprüfung eines Urteils hat die Bestimmung weitreichende Folgen: Der aus dem Inbegriff schöpfende Richter braucht in seiner Urteilsbegründung nicht darzulegen, wie er zu seiner Entscheidung gelangt ist. Der Grundsatz der freien Beweiswürdigung sperrt die höherinstanzliche Überprüfung der Entscheidungsfindung. Sie ist – inzwischen – allein durch den Nachweis angreifbar, daß sie die Regeln der Logik, gesicherte naturwissenschaftliche Erkenntnisse oder anerkannte Erfahrungssätze verletzt. Taubstumme und blinde Richter werden wegen den inbegrifflichen Wahrnehmungsanforderungen im Strafprozeß nicht zugelassen; so eindeutig ein Urteil des Bundesgerichtshofs in: *Neue Zeitschrift für Strafrecht* (1988), S. 374 mit Anm. Fezer.

[23] Löwe/Rosenberg (1987): *Die Strafprozeßordnung und das Gerichtsverfassungsgesetz. Großkommentar*, hg. von Peter Rieß, 3. Band, 24. neubearb. Aufl., §§ 213–295 bearb. von Walter Gollwitzer, Berlin, New York, § 261 StPO, Rdn. 15, Anm. 48.

nischer Medien im Gerichtssaal. Zwar mögen sie als lesbare Spur, als Urkunde oder kriminologisches Beweisstück in Form von Fotografien etwa in den Prozeß eingeführt werden. Für die Aufzeichnung eines Gerichtsprozesses und für seine Berichterstattung jedoch verstößt eine un-schriftliche, rein phonetisch-analoge Notation mit technischen Aufnahmegeräten gegen das Recht, das auf das Gesetz der Schrift gegründet ist. Die mit Beginn des Jahres 1998 eingeführte Regelung zur Zulässigkeit von Videoaufzeichnungen in der Hauptverhandlung (§ 247a StPO) folgt ebenfalls noch dieser Logik: Videoaufzeichnungen gelten als Äquivalent für das Wortprotokoll (nach § 273 Abs. 3 StPO) – mit der paradoxen Folge, daß tatrichterliche Feststellungen der Revision plötzlich in bis dato ungekannt lückenloser Wortwörtlichkeit zugänglich sind.[24] Die Neuregelung generiert im Zusammenstoß audio-visueller Vernehmungstätigkeit des Gerichts und seiner technischen Implementierung einen Medienvergleich wie um 1800, der wiederum zugunsten reiner Mündlichkeit ausfällt. So heißt es resümierend, die Videovernehmungen bleiben »ein schlechter Ersatz [...]. Der unmittelbare Eindruck eines Zeugen – auch seiner Körpersprache – läßt sich mit Hilfe der Videotechnik nicht vermitteln.«[25]

In den fünfziger Jahren, als Tonbänder handlich und benutzerfreundlich geworden waren, fiel die Skepsis gegen audio-visuelle Träger als Nicht-Schrift noch expliziter aus. Als der Bundesgerichtshof sich mit der Zulässigkeit von Tonbandaufnahmen zu beschäftigen hatte, zeigte sich ein Grundrechtskommentar im Anschluß daran erfreut darüber, daß Rechtsprechung und -diskussion den »Werteanruf der Verfassung« vernommen habe.[26] Die Richter hatten in ihrem Urteil »das Gefühl des Preisgegebenseins«[27] angeführt, das sie nicht etwa allgemein auf die Situation eines Verhörten vor Gericht bezogen, sondern auf den Tonbandmitschnitt seiner Stimme. Sie hatten, so scheint es, in ihrer Entscheidung von 1958 auf den Werteanruf der Verfassung mit einem Echo Heideggers geantwortet, der vier Jahre zuvor über das Gestell geschrieben hatte, daß es »den Menschen [...] fortzureißen droht und so den Menschen in die Gefahr der Preisgabe seines freien Wesens stößt«, aber auch »den Menschen in die höchste Würde seines Wesens schauen und einkehren« läßt (Heidegger 1992, S. 32, Zitat umgestellt). Mit dem selben Gestus des Rettenden entdeckt auch das Recht umgehend den Menschen, seine Würde, seine Persönlich-

---

[24] Schlothauer, Reinhold (1999): »Video-Vernehmung und Zeugenschutz. Verfahrenspraktische Fragen im Zusammenhang mit dem Gesetz zur Änderung der StPO etc. (Zeugenschutzgesetz)«. In: *Der Strafverteidiger 19*, S. 50. Mit Dank an Lorenz Schulz für den Hinweis.

[25] Ebd., S. 51.

[26] Dürig, Günther (1998): »Art. 2 GG«. In: Maunz/Dürig: *Kommentar zum Grundgesetz*, 34. Ergänzungslieferung, Rdn. 38.

[27] Entscheidung des Bundesgerichtshofs vom 20. 5. 1958 (BGHZ 27, 284), abgedruckt in: *Neue Juristische Wochenschrift* (1958), S. 1345.

keitsrechte. Im Namen des Menschen spricht ein für die Bundesrepublik maßgeblicher Grundrechtskommentar das Verbot von Radioübertragungen im Gerichtssaal aus, die wegen ihrer mit der Justiz konkurrierenden Inbegrifflichkeit stellvertretend für sämtliche phonographischen Apparate stehen: »Alles in allem haben wir in dem zustimmungslosen Festhalten der Stimme vor Gericht durch den Funk einen Auslieferungsvorgang an die Technik vor uns.«[28]

Auf diesen Auslieferungsvorgang ontologischen Ausmaßes reagiert das Recht mit seiner ganzen, präzisen Härte. Dafür, daß Funk und Fernsehen trotz ihrer Eigenschaft als perfekte Protokollmaschinen nicht im Gerichtssaal zulässig sein sollen, muß das verhörte Subjekt den Begründungshorizont liefern. Das allerdings ist nicht ohne argumentative Verdrehung möglich. Denn trotz der urheberschaftlichen Fassung des Subjekts, das ihm angesichts der technischen Reproduzierbarkeit seiner verbalen Äußerungen im täglichen Leben ein Recht am eigenen Wort beschert hat, ist es im Prozeß nur noch Urheber seiner Tat, nicht des gesamten Prozeßgeschehens. Dieses steht unter der Regie der Richter, mit der Folge, daß für die Aufzeichnung und Verbreitung seiner Äußerungen vor Gericht auch kein Urheberrechtsschutz oder Recht am eigenen Wort greift. Ein Geständnis ist nun mal kein (Kunst)Werk. Warum Gerichtsreden dennoch vor ihrer technischen Reproduzierbarkeit geschützt werden können, dafür findet der Bearbeiter der Kommentierung zu Artikel 2 des Grundgesetzes, der Tübinger Staatsrechtsprofessor Günter Dürig, 1958 eine Begründung, die sich seither bis in die neuste Auflage des Kommentars gehalten hat:

> Die entscheidende Beeinträchtigung des Grundrechts am gesprochenen Wort besteht darin, daß kraft der Nachrichtentechnik das gesendete Wort des vor Gericht Sprechenden mit einem *Anspruch auf objektive Wahrheit* im Raum einer theoretisch unbegrenzten Öffentlichkeit steht, wie ihn sich selbst ein mitgeschriebenes oder nachgesprochenes Zitat nicht beimißt. Jeder Bericht *über* das Gesprochene ist relativiert (und ›vermenschlicht‹) durch mitgedachte Zweifel an der Berichterstattung. Die zwischen Sprecher und Hörer geschaltete technische Apparatur tötet dagegen diese menschlichen Zweifel.[29]

Eine Justiz, deren Aufgabe darin besteht, objektive Wahrheit erst noch durch die menschliche Stimme hindurch zu ermitteln, kann folglich die von ihr so genannte »akustische Objektivierung«[30] nicht dulden. Akustische Festwertspeicher drohen

[28] Dürig 1998: a. a. O., Rdn. 41.
[29] Ebd.
[30] Ebd. S. 1344; zum Anschein erhöhter Objektivität technischer Stimmaufzeichnung vgl. Kittler 1990, S. 367.

darum nicht so sehr menschliche Zweifel, sondern richterliche Inbegrifflichkeit zu tilgen. Strafrechtler diagnostizieren angesichts von Photo-, Film- und Videoaufnahmen zur Beweis*aufnahme* eine »Objektivierung der Überzeugungsbildung«.[31] Das Wahrheitsmonopol im Verbund von Hand-Schrift und Menschen-Stimme duldet diese technisch supplementierten Spurenschriften nur als »technisches Hilfsmittel«, als ein Mittel also, das richterlicher Inbegrifflichkeit lediglich assistiert.[32]

Im Imaginären des Kinos, in Filmen genauer, die nicht als Beweismittel in Gerichtsprozesse eingeführt werden, sondern von Gerichtsprozessen handeln, wird mit den Möglichkeiten der Transgression des Schrift-Rechts gespielt, damit, wie es wäre, wenn anstelle von Stimmen Bilder die richterliche Wahrheitsfindung leiten. Das Rechtskonzept vom Augenzeugen löst sich darin buchstäblich, das heißt filmisch ein. Ein Tonfilm von 1932, *The Silent Witness* (dazu Turim 1989, S. 107),[33] läßt den Zeugen verstummen, um sein Schweigen mit Bildern zu supplementieren. Die metonymische Verschiebung von Worten auf Bilder, die zunächst also kein Kunstgriff, sondern mangels Ton technisch bedingt ist, thematisiert dank dieses Ausfalls explizit den Stimme-Schriftverbund, in dem das Recht operiert. Das Verhör des Zeugen verschiebt sich zur Rückblende in bewegten Bildern.[34] Der Psychologe Hugo Münsterberg, der um 1900 sowohl das Lichtspiel als auch die Gerichtspraxis erforschte, gibt Aufschluß über die Machart solcher Filme, die Zeugenaussagen in Flashbacks übersetzen, als »external substitution of the pictures for the words« (Münsterberg 1916/1970, S. 43). Er berichtet von einem zwar niemals aufgefundenen, aber in seiner Art doch exemplarischen Gerichtsfilm aus der Stummfilmzeit, in dem eine Frau es ablehnt,

> vor Gericht ihre Lebensgeschichte zu erzählen, an deren Ende ein Verbrechen stand. Schließlich gibt sie nach, sie beginnt unter Eid ihre ganze Vergangenheit zu beschreiben. In dem Augenblick, als sie ihren Mund öffnet, verschwindet der Gerichtssaal und löst sich in der Szene, mit der das Liebesabenteuer begann, auf. Dann gehen wir durch eine lange Folge von Szenen, die uns zu dem kritischen Punkt leiten, in diesem Moment gleiten wir zurück in den Gerichtssaal, und die Frau beendet ihr Geständnis. (Münsterberg 1916/1960, S. 60, engl. 1916/1970, S. 43)

---

[31] Peters, Karl (1987): *Der Strafprozeß*, Heidelberg, S. 300 f.

[32] So eine Entscheidung des Bundesgerichtshofs für Strafsachen: BGHSt 19, 195.

[33] Mit Dank an Anton Kaes für den Hinweis.

[34] Zur Rückblende in (Stumm-)Filmen ausführlich Turim 1989, S. 22–25, 53 f.; Hugo Münsterberg spricht in diesem Zusammenhang von einem eher niedrigen filmästhetischen Niveau (Münsterberg 1916/1960, S. 60).

Die gerichtliche Aussage im Modus des *cut-back*, das den Gerichtssaal in Raum, Zeit und eben Bild überschreitet, durchkreuzt die Wahrheitsformen des Rechts. Im Kurzschluß von Worten als Bildern entsteht keine im Symbolischen lesbare Schrift, sondern eine ins Imaginäre entschränkte Form des *action writing*, ein phantasmatisches Protokoll ohne Halt in der Ratio des *ius scriptum*. Externe Kriterien zum Abgleich der Wahrheit fehlen, wenn man etwa an den nie geklärten Streitfall der *Zeugin der Anklage* denkt. Dort konnte Marlene Dietrichs ins Flashback übertragene Aussage vor Gericht bislang von Filmwissenschaftlern nie eindeutig der Wahrheit oder Lüge überführt werden (Sinyard/Turner 1980, S. 151f.) – und wird es nie, oszillieren die Bilder doch zwischen der visualisierten Stimme eines sprechenden und mithin immer lügenden Subjekts und der objektiven Aufzeichnung eines nicht korrumpierbaren Kameraauges oder Objektivs.

Aufzeichnungsapparaten des Imaginären liefert sich das Recht so wenig aus wie *recording machines* im technisch Realen. Es nimmt allein wahr, was zur Schrift der symbolischen Ordnung verarbeitet worden ist. In welcher Form die Stimme also in den Raum des Rechts fällt, ob als Live-Stimme, stenographisch notierte oder technisch aufgenommene, findet sie dort erst Gehör im Aggregatzustand alphabetischer Schrift.

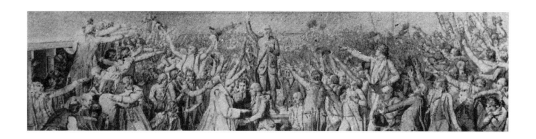

Rousseau und die Verurteilung der Mehrstimmigkeit

Hans Georg Nicklaus

In seinem *Wörterbuch der Musik* von 1767 widmet Rousseau einen ganzen Artikel der *Unité de Melodie*. Unter diesem Begriff versteht Rousseau weniger eine einheitliche Melodie denn, im Sinne eines genitivus subjectivus, die *Einheit der Melodie*, d. h. die Einheit durch und im Namen der Melodie. Es ist sicherlich nicht übertrieben, wenn man die *Unité de Mélodie* als eine musiktheoretische Kampfparole Rousseaus aus den 50er und 60er Jahren des 18. Jahrhunderts bezeichnet. Im Artikel seines Wörterbuches zur *Unité de Mélodie* resümiert Rousseau mit verblüffender Selbstverständlichkeit, ja angesichts der Vorsicht und Bemühungen anderer Autoren[1] möchte man sagen: mit verblüffender Unverfrorenheit:

Ich folgere und stelle fest, daß sich aus dem hier dargelegten Grundsatz dieses ergibt: 1. daß jegliche Musik, die nicht melodisch ist, langweilig sein muß, wie immer ihre Harmonie aussehen möge; 2. daß alle Musik, in der man mehrere

---

[1] Neben den zahlreichen deutschen Autoren (wie Mattheson, Marpurg, Herder, Sulzer u. v. a.) sei hier nur auf Rousseaus Kollegen und Freund Diderot verwiesen, der die musikalischen Qualitäten beider Nationen immer wieder mit der Bemerkung relativiert, »daß der französische Musiker alles seinem Dichter, der italienische Dichter dagegen alles seinem Musiker zu verdanken hat.« Diderot, Denis (1968): *An den kleinen Propheten von Böhmischbroda*. In: *Ästhetische Schriften*, Frankfurt am Main, 1. Bd., S. 140. Vgl. Diderots Brief an Charles Burney vom 28. Oktober 1771, ebd., 2. Bd., S. 327.

gleichzeitig erklingende Melodien unterscheiden kann, schlecht ist und bei ihr die gleiche Wirkung entstehen muß wie bei zwei gleichzeitig auf gleicher Tonhöhe vorgetragenen Reden. (Rousseau 1767, S. 323)

Diese Sätze Jean-Jacques Rousseaus, des »verunglückten Musikers«, wie ihn Peter Gülke einmal trefflich nannte[2], versetzen unmittelbar in die Mitte einer kulturgeschichtlich wahrscheinlich einzigartigen Auseinandersetzung: den Streit um die französische Musik, wie er in Frankreich in der Mitte des 18. Jahrhunderts geführt wurde. Dieser Streit ist nicht wegen seiner Heftigkeit, öffentlichen Beschimpfungen, Bloßstellungen und Demütigungen so außergewöhnlich, sondern weil ein guter Teil der intellektuellen Prominenz im Paris der 1750er Jahre daran beteiligt war, wie z.B. Diderot, d'Alembert, Condillac, Rameau und allen voran Rousseau. Außer Rameau handelt es sich hierbei um Autoren, die man eher als Philosophen, Kulturtheoretiker, Literaten, als Aufklärer und intellektuelle Wegbereiter der französischen Revolution bezeichnen würde denn als Musiker oder Musikkritiker. Dies verweist auf die Tatsache, daß der Streit um die französische Musik viel mehr war als ein Streit um Musik und ihre ästhetischen Prinzipien.

Im engeren Sinne ging es um die französische Oper oder um den wahren Gesang. Die Musik einer Gruppe italienischer *Buffoni* brachte ein Faß zum Überlaufen, das nicht nur mit Musikthemen gefüllt war. Der Streit explodierte nach einem Konzert dieser italienischen Operntruppe am 1. August 1752 in Paris mit Pergolesis Oper *La serva padrona* und ging als ›Buffonistenstreit‹ in die Musikgeschichte ein. Die Frage war, ob die Leidenschaften und Empfindungen von der französischen Musik ebenso angerührt werden können wie durch jene heitere, sangliche, *neue* Oper aus Italien.

Der ›Buffonistenstreit‹ soll hier nicht entfaltet, sondern auf eine Frage hin untersucht werden, auf die er sich musiktheoretisch oder musikstilistisch zugespitzt hat: Was ist das Fundament der Musik, was steht an ihrem Ursprung: die Melodie oder die Harmonie? Die Melodie, das war der einstimmige, einfache Gesang. Die Harmonie, das war alles das, was an der Musik Berechnung ist, die Mathematik, die Konstruktion, der Akkord, das Intervall. Schon der musikalische Laie würde bei dieser Gegenüberstellung die Stirn runzeln und fragen, wieso denn eine Melodie nicht ebenso konstruiert sei wie die Harmonie: aus Intervallen, Akkorden, kurzum Bemessungen, die das Ende bereits am Anfang der Melodie vorausdenken, also vertikal konstruieren, und nicht nur horizontal dahinschwimmen lassen. Und genauso könnte man umgekehrt fragen: wie je eine Harmonie hörbare Präsenz erhalten soll,

---

[2] Gülke, Peter (1989): *Rousseau und die Musik oder Von der Zuständigkeit des Dilettanten.* In: Rousseau 1989, S. 421.

wenn nicht durch irgendeine Aufeinanderfolge von Tönen, also melodisch. (Höchstens der für die damalige Musik irrelevante Extremfall eines singulären Akkordes könnte hierbei ausgeschlossen bleiben.)

Die Diskussion um Harmonie und Melodie zog weite Kreise. Auch die deutschen Journale, Traktate und Abhandlungen über Musik kamen – oftmals unter Verweis auf die Diskussion in Frankreich (auf die sich das folgende hier beschränken wird) – nicht um die Frage herum, ob nun die Harmonie von der Melodie angeführt werde oder umgekehrt die Melodie ein Resultat der harmonischen, der akkordischen Architektur ist. Dabei hatte der nüchterne Mattheson aus dem kühlen Norden in Hamburg bereits 1739 eine schlaue Lösung des Streits vorgestellt: die Melodie sei nämlich die »ursprünglich wahre und einfache Harmonie selbst«.[3] Aber es half nichts. Weder solche Lösungen noch die genannten, auf der Hand liegenden Einwände konnten den Streit auflösen, denn es ging um etwas anderes als um das musikalische Problem von Harmonie und Melodie. Die Opposition dieser beiden Parameter mußte erst erfunden werden, fast krampfhaft mußte eine Konkurrenz zwischen beiden hergestellt werden, um via Musik etwas auszutragen, das weit über die Grenzen der Musik hinausreicht.

Es sei hier nicht von der Musik als dem anderen Ort gesprochen, an dem sich verschoben etwas austrage, denn damit würde etwas eingeführt, was – etwa durch die folgende Analyse – doch aufzulösen wäre: ein eigentlicher Ort der Musik, an dem alle Probleme musikalische Probleme sind und an dem alle Themen musikalische Themen sind. Vielmehr behaupte ich, daß Musik, wie alle anderen Künste auch, immer schon ein uneigentliches, d. h. auch relatives Phänomen ist, an dem sich artikuliert, was von anderswo herkommt und anderswo hinwill. Schon deshalb gibt es keine absolute Musik.

Zurück zum Gefecht um Harmonie und Melodie. Wie zwanghaft und symptomatisch konstruiert dieser Streit war, zeigt sich nirgendwo so schön wie in der Kontroverse zwischen Rousseau und Rameau. Rameau war in jeder Hinsicht in musikalischen Fragen Rousseaus Gegenspieler. In jeder Hinsicht, das heißt: Er war der anerkannte, erfolgreiche Komponist, die Autorität, die den dilettierenden Rousseau, der sein Geld mit dem Kopieren von Noten verdiente, abblitzen ließ, als dieser ihm 1744 seine erste Oper (*Die galanten Musen*) vorstellte, in banger Hoffnung auf Anerkennung. Mit Hohn und Hochmut lachte man oftmals über den musikalischen Laien, der eine neue Notenschrift entwickelte, die von der Fachwelt natürlich ebenso abgelehnt wurde wie seine erste Oper. Die Reihe der Mißerfolge Rousseaus, bei denen sich übrigens nach genauerem Hinsehen fast immer eine gute Por-

---

3 Mattheson, J. (1739/1954): *Der vollkommene Capellmeister*, Hamburg ND Kassel, II. Teil, 5. Kap., § 6.

tion Selbstverhinderungen entdecken läßt, ließe sich nahezu unendlich fortsetzen. Statt dessen seien für einen Moment die Details der musiktheoretischen Auseinandersetzung betrachtet.

I. *Unité de Mélodie:* Rousseau gegen Rameau

Die zahlreichen Schriften, die Rousseau an Rameau – mehr oder weniger direkt – richtete bzw. Rameau an Rousseau, sollen hier nicht aufgezählt werden, ebensowenig die Polemiken, die ausgetauscht wurden, die Bösartigkeiten und Übergriffe und auch die Morddrohungen, der Polizeischutz bzw. das Hausverbot für die Pariser Oper, und was dem armen Rousseau nach eigenen Angaben noch alles widerfahren war. Nur dies: Die Reihe der Naturtöne, die sogenannte Obertonreihe, in Frankreich als *sons harmoniques* damals schon wohl bekannt[4], die über einem Ton immer mehrere andere Töne in ganzzahligem Verhältnis mitklingen läßt – diese Obertonreihe also zeigt uns, daß die Natur bereits akkordisch verfährt. Und weil Ursprung und Prinzip der Musik der Natur entnommen sein müssen, sind Akkorde, mithin die Harmonie, die natürliche Ursache der Musik – das war die Argumentation Rameaus.

Rousseau dagegen schreibt fast gleichlautend: Die Obertonreihe zeigt uns, daß die Natur bereits akkordisch verfährt. Und weil Ursprung und Prinzip der Musik der Natur entnommen sein müssen, sind Akkorde, mithin Harmonie etwas, das wir nicht mehr verdoppeln oder gar verändern müssen – also ist die einfache Melodie, der einstimmige Gesang das Natürlichste und das Vollkommenste.

Jeder Ton führt alle harmonischen Obertöne in den zwangsläufig gegebenen Intervallbeziehungen bei sich, in die sie untereinander treten müssen, um eben diesem Ton die vollkommenste Harmonie zu geben. Fügen Sie eine Terz oder Quint hinzu oder irgendeine andere Konsonanz, so fügen Sie nicht eigentlich hinzu, sondern verdoppeln. Zwar belassen Sie die Beziehung der Intervalle, aber Sie verderben sie zwangsläufig, denn: indem Sie eine Konsonanz verstärken, die anderen aber nicht, zerstören Sie deren Proportion. *Weil Sie es besser machen wollen als die Natur, machen Sie es schlechter.* Ihre Ohren und Ihr Geschmack sind verdorben durch falsch verstandene Kunst. In der Natur gibt es keine andere Harmonie als den Einklang. (Rousseau 1753–55, S. 143 f., Hvh. HG. N.)

---

[4] Die Entdeckung der Obertöne geht zudem auf französische Wissenschaftler zurück: Marin Mersenne (1588–1648) bereitete vor, was Joseph Sauveur (1653–1716) schließlich beweisen konnte, daß sich nämlich ein Ton aus einem Grundton und seinen Obertönen zusammensetzt.

Rameau schildert in seiner *Démonstration du principe de l'harmonie ...* von 1750 die Begründung der bereits bestehenden Generalbaßregeln wie die Entdeckung eines empirischen Naturforschers. Er überprüfte die Behauptung von der Ursprünglichkeit der Melodien; sang einen Ton, einen zweiten, einen dritten – doch die Aufeinanderfolge erschien ihm völlig beliebig und sinnlos. Bis er schließlich, statt aus sich zu schöpfen – wie er schreibt –, in der Natur suchte und jene Akkorde der Obertonreihe fand, mithin ein akkordisches Prinzip.[5] Zusammenfassend läßt sich sagen: Rameau gewinnt aus der Natur ein System, Rousseau dagegen verteidigt die Natur gegen jede Systematizität. Rameau schreibt:

> Es ist die Harmonie, die allein die Leidenschaften anregt, die Melodie bezieht ihre Kraft nur aus dieser Quelle, aus welcher sie auch hervorgeht [...]. Sobald man die Wirkung eines Liedes nachempfinden will, muß man es immer mit der ganzen Harmonie stützen, von der sie abstammt; in dieser Harmonie selbst liegt der Grund der Wirkung, keineswegs in der Melodie, die nur das Produkt der Harmonie ist. (Rameau 1754, S. 6 u. 295]

Soweit die Kontroverse zwischen Rameau und Rousseau, die sich als eine Kontroverse darstellt zwischen der Harmonie und der Melodie, zwischen der Konstruktion und der Emotion, zwischen der Generalbaßmusik, wie sie in Frankreich zu jener Zeit dominierte, d. h. einer Musik, die stets unter dem Primat der harmonischen Konstruktion Melodien auch *übereinanderlegt* und sich überkreuzen läßt, und dem, was später einmal *Homophonie* heißen wird, dem einfachen Gesang einer Melodie über begleitenden Akkorden.

Zweierlei ist für die Musikgeschichte an dieser Stelle festzuhalten: Die beschriebene Kontroverse fällt genau in die Zeit der sogenannten Vor- oder Frühklassik, des

---

5 »Da man nun allem Anschein nach den Gesang vor der Harmonie gehabt hatte, so fragte ich mich, wie man zum Gesang gekommen war. [...] Ich versuchte es mit Melodien, ungefähr so, wie sich ein Kind im Singen übte. Ich prüfte, was sich dabei in meinem Verstand und in meinem Ohr ereignete, und es schien mir immer, daß mich nach dem Singen eines Tones nichts zu bestimmen vermochte, aus der Menge der Töne, die ich ihm folgen lassen konnte, diesem oder jenem den Vorzug zu geben.« Nur die Gewohnheit ließ ihn den einen Ton einem anderen vorziehen, so fährt Rameau fort. Eine allgemeingültige Regel, jenseits der Konventionen, fand er schließlich in der Natur: »Alsdann begann ich, mich umzusehen und in der Natur zu suchen, was ich weder so unbedenklich noch so zuverlässig, wie ich es gewünscht hätte, aus mir selber schöpfen konnte. Mein Nachspüren dauerte nicht lange. Der erste Ton, welcher mein Ohr traf, war eine Erleuchtung. Ich wurde plötzlich gewahr, daß es nicht nur ein einziger Ton war, oder daß er mir jedenfalls zusammengesetzt erschien. Ich sagte mir sofort: Hier haben wir den Unterschied zwischen Geräusch und Ton.« Rameau, Jean-Philippe (1750): »Démonstration du principe de l'harmonie servant de base à tout l'art musical théoretique et pratique«. In: *Quellenschriften der Musiktheorie I*, hg. von J. Wolf, übers., eingel. und mit Anm. versehen von E. Lesser, Wolfenbüttel, Berlin 1930, S. 39 ff.

Rokoko, in der in der Tat die Musik auf dem Weg war, die Kunst des Kontrapunkts gegen jene innigen Mozartmelodien, die lediglich von spärlichen Albertibässen und dergleichen unterstützt werden, einzutauschen. Bei allem Dilettantismus und störrischem Wahnsinn: musikgeschichtlich hat Rousseau Recht bekommen (wenn man so überhaupt sprechen kann); die Wiener Klassik, die er nicht mehr erleben konnte, weist durchaus eine stilistische Prägung auf, die man als *Unité de Melodie* bezeichnen kann. Die zweite musikgeschichtliche Bemerkung schwächt diesen Punkt nur scheinbar: Natürlich hat es zu allen Zeiten der europäischen Musikgeschichte Musik mit einfach begleiteten einstimmigen Melodien gegeben. Natürlich war dies keine Erfindung Rousseaus. Auch die unmittelbare musikalische Tradition, in der Rousseau stand, kannte überaus melodiöse einstimmige Kantaten. Als Rousseau 1731 zum ersten Mal nach Paris kam, hatte z. B. kurz vorher ein gewisser Michel Pignolet de Montéclair ebensolche Kantaten komponiert (um nur ein besonders beeindruckendes Beispiel zu nennen).

Aber diese musikgeschichtlichen Relativierungen verstärken nur, was nun auf der Hand liegt: die *Unité de Mélodie* war ein politisches Votum, eine musikalische Metapher für ein gesellschaftspolitisches Projekt, eine Leitmetapher, die sich auf einen Bereich fixiert, das Ausmaß ihrer Motivation selbst gar nicht kennt, aber weit über ihren Bereich – hier die Musik – hinaus ansteckend wirkt. So sehr Rousseaus Fixierung aufs Musikalische jene leitmetaphorische Wirkung überhaupt erzielen konnte (und u. a. die Wiener Klassik initiieren konnte), so sehr müssen wir heute, muß die historische Analyse *aus der Zukunft* diese Fixierungen auflösen und die Metaphern zu Metaphern erklären, um sie zu verstehen und einzuordnen. Die damaligen Kontrahenten redeten nicht in Metaphern, sie waren auf Musik fixiert. Und mit Freud könnte man sagen: die Fixierung bewirkt die Verdrängung bzw. das, was die Analyse dann als metaphorische Verschiebung bezeichnet.[6]

Jean le Rond d'Alembert löste diese Fixierung schon partiell auf. Der Mathematiker, Mitherausgeber der großen *Encyclopédie* und ehemals Rameau-Anhänger, polemisierte plötzlich ganz im Sinne Rousseaus und stellte in der folgenden Bemerkung mit verblüffender Deutlichkeit einen Zusammenhang zwischen Musik und Politik her. Nur die Polemik verdeckt hier noch das politische Betriebsgeheimnis dieser musikalischen Debatte um Harmonie und Melodie bzw. stellvertretend: um französische versus italienische Musik.

---

[6] Hierauf hat Jacques Lacan hingewiesen in seinem *Seminar,* Buch I. In: Lacan 1990, Weinheim und Berlin, S. 205: »Freud erklärt die Verdrängung zunächst als eine Fixierung. Aber im Augenblick der Fixierung gibt es nichts, das die Verdrängung wäre [...]. Die *Verdrängung* ist immer eine *Nachdrängung.* Und wie dann die Wiederkehr des Verdrängten erklären? So paradox das scheinen mag, es gibt nur eine Art, sie zu erklären – das kommt nicht aus der Vergangenheit, sondern aus der Zukunft.« (Kursivdruck im Orig. deutsch.)

Ich wundere mich, daß zu einer Zeit, wo so viele Federn sich über die Freiheit der Handlung, über die Freiheit der Heiraten, über die Freiheit der Presse, über die Freiheit der gemalten Leinwand geübt haben, niemand von der Freiheit der Musik geschrieben hat. [...]

»Ihr seid sehr kurzsichtig«, antworten unsere großen Staatsklugen, »alle Freiheiten bieten einander die Hand, und sind gleich gefährlich. Die Freiheit der Musik setzt die Freiheit zu empfinden voraus; die Freiheit zu empfinden ziehet die Freiheit zu denken nach sich; die Freiheit zu denken verlangt die Freiheit zu handeln; und die Freiheit zu handeln ist der Untergang des Staates. Wir müssen demnach die Oper lassen, wie sie ist, wenn wir den Staat erhalten wollen, und die Freiheit im Singen einschränken, wenn wir nicht wollen, daß die Freiheit im Reden bald darauf folgen soll.« [...] Wir setzen voraus, als eine Sache, die keines Beweises bedarf, daß die italienische Musik besser ist als die unsrige. (d'Alembert 1769, S. 256 u. 268)

Schlägt man in der u. a. von Diderot und d'Alembert herausgegebenen großen *Encyclopédie* unter dem Stichwort *voix* für Stimme nach, so findet sich in diesem viele Seiten umfassenden Artikel dieselbe Verurteilung der französischen Musik, die eigentlich gegen die französische Gesellschaftsordnung gerichtet war. In der Reihe der nüchternen Dokumentation von Tatsachen, auch von verschiedenen Meinungen, wie es dem Ethos der *Encyclopédie* entspricht, ist nämlich zu lesen, was Rousseau in die Welt gesetzt hatte: in der französischen Musik werde geschrien statt gesungen, und überhaupt sei nichts an ihr natürlich.[7]

Erwähnenswert ist aber auch die breite Auffächerung der verschiedenen Bedeutungen von *voix* im *Encyclopédie*-Artikel: Nach einer physiologisch-mechanischen Erklärung des Funktionierens der Stimme wird u. a. *voix* auch im juristischen Sprachgebrauch im Zusammenhang mit Abstimmungen (aktives Stimmrecht, passives Stimmrecht) sowie das Bedeutungsfeld von Meinungsäußerungen überhaupt wie z. B. der *Voix du peuple* (*vox populi*) aufgezählt. Zu letzterer heißt es bemerkenswerterweise, sie bezeichne nicht eine vulgäre oder primitive Meinung (*l'opinion du vulgaire*), sondern die Meinung der Allgemeinheit und die allgemeingültige

---

[7] »L'esprit général des compositeurs est toujours de faire crier toutes les *voix*, au-lieu de les faire chanter. C'est pour cela qu'on paroît se borner aujourd'hui aux basses & aute-contres. A l'égard de la taille, partie si naturelle à l'homme qu'on l'a appelée *voix* humaine par exellence, elle est déja bannie de nos opéras où l'on ne veut rien de naturel, & l'on peut juger que par la même raison elle ne tardera pas à l'être de toute la musique françoise.« Stichwort *voix* in: *Encyclopédie ou dictionnaire raisonné des sciences des arts et des métiers* (1751–1780/1967), Vol. 17, Stuttgart/Bad Cannstatt, S. 437.

Meinung (*l'opinion commune & la plus générale*)[8] – eine Stimme also, in der alle Meinungen/Stimmen zu einem großen *Unisono* verbunden werden, gerade so wie in Rousseaus *Unité de Mélodie*.

II. Die Politik der *Unité de Mélodie*

Was sind also die gesellschaftspolitischen Forderungen der *Unité de Mélodie*? Das Entscheidende scheint mir zu sein, daß Rousseaus (nun auch politisches) Konzept der Einheit nicht auf einer Übereinstimmung basiert. Einheit meint nicht Übereinstimmung; Übereinstimmung wäre das alte Konzept der Harmonie. Einheit meint den Rückgriff auf einen Ursprung, der als Prinzip oder Gesinnung oder Gefühl oder Leidenschaft Präsenz bekommt und immer einfach ist. Genau das ist jene Feinheit der Melodie, die den Übereinstimmungen der Harmonie gegenübersteht. Die Einheit wird also gewonnen durch den Rückgang auf einen vermeintlich einfachen Ursprung. Rousseaus Gewinnung der Einheit durch den Rückgriff auf Ursprüngliches sowie die Konzeptionen des Ursprungs in den Wissenschaften des 18. Jahrhunderts – allen voran des Sprachursprungs – als die eines *einfachen* Ereignisses sind freilich keine besonderen Entdeckungen, sondern oft beschrieben worden. Weniger schenkte man aber der Tatsache Beachtung, daß diese Einheits- und Ursprungskonzeptionen vornehmlich an den Fähigkeiten der Stimme festgemacht wurden: an der gesprochenen Sprache, der Dichtung, dem Schrei, dem Gesang. Dies gilt für Rousseau und die Enzyklopädisten in Frankreich. Dies gilt im deutschsprachigen Raum vor allem für Herder, von dem hier aber nicht die Rede sein soll.

Die erste Sprache war ein »bloßes natürliches Schreien«, votiert Rousseau in seiner *Abhandlung über die Ungleichheit ...* (Rousseau 1754, S. 211). In seinem berühmten *Essay über den Ursprung der Sprachen, worin auch über Melodie und musikalische Nachahmung gesprochen wird* (1753–55) legt Rousseau die hinreichend bekannte Verfallsgeschichte der europäischen Kultur am Indikator *Gesang* dar. Der Weg reicht vom glücklichen Zustand der Einheit von Wort und Melodie, Gesprochenem und Gesungenem über zunehmende Artikulation und Zurückdrängung des sanglichen Akzents, mithin der Leidenschaften zugunsten der Vernunft, bis hin zum bedauernswerten Zustand der Mehrstimmigkeit.

Rousseaus ungenaue Beschreibung des ursprünglichen Zustands, in dem Melodie und Harmonie wie Singen und Sagen *eins* gewesen sein sollen, dann aber wiederum die Harmonie und die harten Artikulationen der Sprache als etwas, das von außen

---

[8] »Voix du peuple, on entend par-là non pas l'opinion du vulgaire, mais l'opinion commune & la plus générale.« Ebd., S. 438.

hereinbricht, beschrieben werden (nämlich durch die Länder des Nordens, des Kalten, wie Rousseau ausführt) – diese Unschärfe macht sich Jacques Derrida zunutze.[9] Das Verhältnis von Harmonie und Melodie entspreche einer Logik der Supplementarität. Die Harmonie sei der Melodie immanent, insofern diese für einen Mangel jener ursprünglichen Melodie immer schon eingesprungen ist. »Die Harmonie ist das ursprüngliche Supplement der Melodie«, pointiert Derrida – ein Supplement, eine Ergänzung, die später einmal nach Rousseau eine Ersetzung werden wird. Das riesige Problem und Phänomen des gespaltenen Ursprungs entzündet Derrida an dieser Frage, was hier nur erwähnt und mit der Bemerkung versehen sei, daß Derridas Analyse auf ein sehr allgemeines Phänomen aller Theorien stößt, die eine verlorene oder begrenzte Vollkommenheit behaupten: auf die Frage nämlich, wie die Unvollkommenheit in diese Vollkommenheit Einzug halten, sie beflecken, sie begrenzen oder sie gar ersetzen konnte. Es ist eine Art Theodizee-Problem von Theorien ursprünglicher Vollkommenheit – insofern nämlich ihre eigene Zerstörung und ihr Verfall dieser Vollkommenheit bereits immanent sind, ein Keim Unvollkommenheit also in ihr zu stecken scheint, der dementiert werden muß. Hier interessiert aber eher die Wirkungsgeschichte dieser Paralogismen *melodischer* Vollkommenheit – darum nun zurück zur politischen Dimension der *Unité de Mélodie.*

Es ist die Phantasie der Rückgewinnung einer ursprünglichen Einstimmigkeit, wenn Rousseau im *Contrat social* von einer Art Kollektivkörper (*corps collectif*) und dem gemeinsamen Ich (*moi commun*) der Gesellschaftsmitglieder spricht. Einstimmigkeit heißt hier zunächst nicht das Unisono eines Chores, sondern heißt: die eine Sprache sprechen, die nicht gedeutet, verstanden, vermittelt werden muß, aus der vielmehr alle schöpfen, wie aus einem Brunnen, um sich zu ernähren, um *ein* Körper zu werden: Sprache als heilige Kommunion. Und die Stimme ist das Organ dieser Einheit. »Also haben Verse, Melodien und Wort einen gemeinsamen Ursprung«, schreibt Rousseau im *Essay über den Ursprung der Sprachen* und kann der Brunnenmetapher nicht widerstehen; er fährt fort: »Rings um die Brunnen […] stellten sich die ersten Unterhaltungen zugleich als die ersten Lieder dar« (Rousseau 1753–55, S. 138).

Diese glücklich ursprüngliche Kommunikation praktiziert die *Unité de Mélodie* ebenso wie die bereits angesprochenen Körperschaften im *Gesellschaftsvertrag.* Hier, im *Contrat social,* schreibt Rousseau:

Jeder von uns unterwirft gemeinsam seine Person und seine ganze Macht der höchsten Leistung des allgemeinen Willens, und wir erhalten als Körperschaft (en corps) jedes Mitglied als unteilbares Glied des Ganzen.

---

9 Vgl. Derrida 1974, S. 334–394.

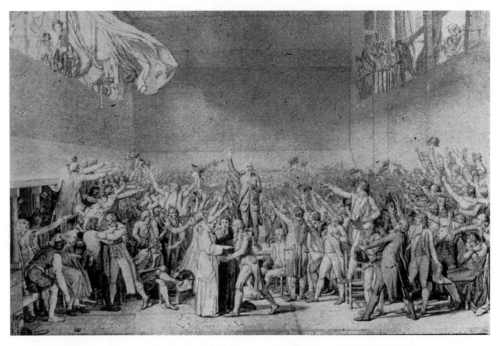

Abb. 8   Jacques Louis David: *Schwur im Ballhaus am 20. Juni 1789*, 1790

In diesem Augenblick erzeugt der Akt der Vergesellschaftung anstelle der besonderen Person jedes Vertragschließenden eine moralische und kollektive Körperschaft (corps moral et collectif), die aus so vielen Gliedern besteht, wie die Versammlung Stimmen (voix) hat, und die durch eben diesen Akt seine Einheit,
sein gemeinsames *Ich* (moi commun), sein Leben und seinen Willen empfängt.
(Rousseau 1762, I. Kap., VI, S. 361)

Jean Starobinski hat zu dieser Passage bereits bemerkt, daß der Begriff der Einheit
ein Band um Rousseaus Ästhetik und Politik schlinge.[10] Starobinski bezieht sich
hierbei aber nicht nur auf die Musik und die *Unité de Mélodie*, sondern auch auf die
Feste und Feiern, die sich Rousseau im *Essay über den Ursprung der Sprachen* für
den längst vergangenen glücklichen Zustand natürlicher Kommunikation ausmalt
und die er für eine bessere *gegenwärtige* Gesellschaft z. B. im Brief an d'Alembert
von 1758 entwirft – und schließlich: Das Fest der Aufführung seiner Oper *Le devin
du village* (Der Dorfwahrsager) in Fontainebleau vor dem König, die Rousseau in
seinen *Bekenntnissen* mit einiger Genugtuung als einen Höhepunkt festlicher

---

[10]   Starobinski, Jean (1990): *Das Rettende in der Gefahr. Kunstgriffe der Aufklärung*, Frankfurt am Main,
S. 258.

Rührung und Einigkeit schildert.[11] Im Phänomen des Festes verbindet sich für Starobinski die musikalische mit der gesellschaftlichen *Unité*. Rousseaus Festkultur und die stimmliche Einheit, die eine politische wie eine sängerische *Unité* bedeutete, fand einige Jahrzehnte später in den Festen der französischen Revolution eine sehr spezifische Verwirklichung. Die Revolutionsfeste der 90er Jahre waren dominiert von den ästhetischen Grundsätzen Rousseaus. Im *Journal de Paris* vom 22. November 1793 ist zu lesen: »Die Schauspiele sollen so organisiert sein, daß in der Seele der Zuschauer der republikanische Geist und die Vaterlandsliebe erregt und genährt werden, und dafür soll die Musik eine große Rolle spielen.«

In einem zeitgenössischen Dokument aus dem Jahr VI der Revolution (1797) heißt es über die Revolutionsfeste: »Von allen Künsten ist die Musik die mächtigste. Die körperliche Erschütterung, die die Vibration der Instrumente und die der Stimmen auf unsere Nervenbahnen ausübt, die unabhängig vom Ohr und allen Körperteilen gleichermaßen angerührt werden, ist ohne Zweifel einer der Gründe für diese Macht.«[12] Das berühmteste Revolutionslied, das nicht nur, aber auch auf den Revolutionsfesten immer wieder intoniert wurde, war natürlich die Marseillaise, die erste Nationalhymne im heutigen Sinne. Die »körperliche Erschütterung«, die ihre Vibrationen bewirkten, wurde in besonderem Maße verehrt und beschworen. Die Marseillaise war ein Kampfgesang.

III. Die Marseillaise als *Unité de Mélodie*

Hauptmann Claude-Joseph Rouget de l'Isle – seines Zeichens Hobbykomponist und -dichter – war ab April des Jahres 1791 im Pionierkorps in Straßburg stationiert. Als 1792 Kaiser Franz II. von Österreich und der preußische König Friedrich Wilhelm II. einen Pakt in Illmitz bei Dresden schlossen, der Frankreich abriegeln und die Verbreitung der revolutionären Ideen verhindern sollte, erklärten die Franzosen sofort beiden Paktmächten den Krieg. Die Neuigkeit erreichte Straßburg am 24. April, und Rouget de l'Isle komponierte in der Nacht des 24./25. April 1792 seinen *Chant de guerre pour l'armée du Rhin* für einen Empfang beim Bürgermeister von Straßburg. Das Lied wurde sofort veröffentlicht mit einer Widmung an Marschall Luckner, Kommandant der Armee am Rhein. Im Juni desselben Jahres marschierte

[11] Rousseau, Jean-Jacques (1752/1985): *Bekenntnisse*, Achtes Buch, Frankfurt am Main, Leipzig, S. 528–532.

[12] Zitiert nach: Baxmann, Inge (1989): *Die Feste der französischen Revolution. Inszenierung von Gesellschaft als Natur*, Weinheim und Basel, S. 147. Baxmann zitiert hier aus: La Réveilliere-Lespeaux, Louis Marie de: *Essai sur les moyens de faire participer l'universalité des spectateurs à tout ce qui se pratique dans les fêtes nationales*, Paris, an VI de la République, S. 3.

ein Bataillon Freiwilliger aus Marseille nach Paris, um am 10. August die Tuilerien zu erstürmen und die Republik auszurufen. Das Lied des Hauptmanns der Rheinarmee soll nicht nur auf einem Bankett anläßlich der Absendung dieser Truppe in Marseille gesungen worden sein, sondern auch während der Erstürmung der Tuilerien. Der revolutionäre Erfolg gegen die Monarchie, die Marseiller Truppe und Rouget de l'Isles Lied wurden in der Begeisterung der Pariser Bevölkerung ab diesem Zeitpunkt miteinander verschweißt: das Kriegslied der Rheinarmee hieß von nun an *Marseiller Marsch*, etwas später schlicht *Marseillaise*, und war *das* Lied der Revolution.[13] Die neue revolutionäre Regierung ließ ein Flugblatt drucken, auf dem die künftige Nationalhymne abgedruckt war, überschrieben mit den Worten: »Gesang der Marseiller Verbündeten, gesungen in Paris am 10. August 1792. Am ersten Tag der Gleichheit aller Bürger vor dem Gesetz.«

Am 7. Juli 1795 wurde die Marseillaise offiziell zur Nationalhymne erklärt. Aus dem Lied, das ursprünglich zu den Waffen gegen Preußen und Österreich rief, wurde schnell selbst eine Waffe. In Briefen republikanischer Generäle an den Kriegsminister finden sich Formulierungen wie: »Schicken Sie mir tausend Mann oder eine Ausgabe der Marseillaise« oder: »Ich habe die Schlacht gewonnen, denn die Marseillaise kommandierte mit mir«.[14] Frantisek Gel schreibt 1954 in seinem Buch zur Internationalen und zur Marseillaise – ohne die eigene Revolutionseuphorie verhehlen zu können: »1793 gehörte die Marseillaise, jetzt abwechselnd ›Lied der Grenzarmee‹ und ›Lied der Marseiller‹ genannt, zur Bewaffnung der Streitkräfte der Französischen Republik. Aus den Morgennebeln der Schlachtfelder grollt der Gesang der Marseillaise begleitet von dem großen Orchester der Geschütze.« (Gel 1954, S. 286)

Am 20. September 1792 gewannen die Franzosen die berühmte Schlacht bei Valmy. Gel informiert hierzu über ein kriegstaktisches Detail: »die Marseillaise war einer der Umstände, die es ermöglichten eine neue Taktik im Kampf anzuwenden – Schützenkette und Marschkolonne. […] Die Marseillaise ist eine Waffe.« (Gel 1954, S. 282f.)

Durch die Freiwilligen-Bataillone war die neue französische Armee den traditionellen Söldnerheeren numerisch weit überlegen. Die mehrfachen Versuche, in Frankreich eine Wehrpflicht einzuführen, stießen zwar bei der französischen Bevölkerung auf Widerstand, dennoch besiegelten Kampfgeist, numerische Überlegenheit und auch die Einführung neuer Taktiken den Erfolg der republikanischen

---

[13] Die Marseillaise war keinesfalls ein Schlachtlied nur der Franzosen. Noch im Jahr seiner Entstehung 1792 übernahm man die Melodie in Deutschland, unter anderem ebenfalls als Schlachtlied.

[14] Zitiert nach Wendel, H. (1936): *Die Marseillaise, Biographie einer Hymne*, Zürich, S. 40. Wendel gibt keine Quelle zu diesen Formulierungen an. Frantisek Gel berichtet allerdings in seinem Buch über die Marseillaise von Briefen gleichen Inhalts (Gel 1954).

Heere. Sie entwickelten zwar keine gänzlich neue Taktik, sondern griffen auf bestehende taktische Varianten aus der Geschichte der Kriegskunst zurück. Dennoch überraschten sie durch unorthodoxe Aufstellungen. In diesem Sinne *neu* war im wesentlichen die Verstärkung der Kolonnentaktik, die gegenüber der Linientaktik der traditionellen und gegnerischen Berufsheere vermehrt praktiziert wurde. »Die Entwicklung der Infanterie-Taktik hatte dahin geführt, daß, um der vermehrten Feuerwirkung willen, die Aufstellung immer flacher geworden war. Die dünne Linie sollte aber schließlich doch nicht nur schießen, sondern auch stoßen.« (Delbrück 1900, S. 436) Der Vorstoß aber war die Stärke der Kolonnen, die durch sogenannte Tirailleure angeführt bzw. flankiert wurden. Die Konzentration der republikanischen Heere auf die Kolonnentaktik hatte einen ganz praktischen Grund:

> Für das Avancieren in Linie und Salvenschießen fehlte ihnen die Disziplin und das Exerzitium. Da man in den dünnen Linien die Mannschaften nicht zusammenhalten und bewegen konnte, faßte man sie in tiefen Kolonnen zusammen und gab diesen Kolonnen Feuerkraft, indem man ausgewählte Leute oder ganze Truppenteile als Schützen oder Tirailleure vorauf und nebenhergehen ließ. (Delbrück 1900, S. 462)

Die Stärke der neuen Heere war also neben ihrer numerischen Überlegenheit ihr Kampfgeist. Der *äußere* Auftrag bei den Söldnerheeren wurde zu einem *inneren* Auftrag der Freiwilligen, die nicht mehr als Repräsentanten, als Ausführende eines Auftrags auftraten, sondern in Kampf und Gesang ein eigenes Anliegen zum Ausdruck brachten. Vom Musiker forderte man zur selben Zeit Ergriffenheit statt bloßer Darstellung. Zugespitzt formuliert: Man hofft auf die Durchschlagskraft jener Kolonnen-Taktik, die mehr durch Begeisterung als durch Berechnung siegt, wenn man vom Musiker 1787 forderte, er müsse »den Gedanken selbst aufs wärmste fühlen; er muß von ihm so durchdrungen sein: als wenn er ihn eben jetzt erfände«.[15]

Das Problem der republikanischen Heere war nun die Akkordierung dieses Kampfgeistes, die Einheit der Kampfbewegung. Es ist leicht vorstellbar, daß unter anderem Kampflieder wie die Marseillaise ein ebenso effizientes wie beliebtes Mittel waren, um diese Einheit mit der geforderten Gleichheit zu erreichen. Denn beim gemeinsamen Singen kommandiert etwas Allgemeines den Einzelnen und nicht ein Einzelner die Allgemeinheit – also Nationalgefühle statt Monarchie. Diese Einheit einer Menge, die wie jenes gemeinsame Ich aus Rousseaus *Contrat social* marschiert, wird nicht durch ein allgemeingültiges Gesetz erzwungen, sondern durch

---

[15] Smith, Amand Wilhelm (1787): *Philosophische Fragmente über die praktische Musik*, Wien, S. 8. Zitiert nach: Brenning, Ulrich (1998): *Die Sprache der Empfindungen. Der Begriff Vortrag und die Musik des 18. Jahrhunderts*, Frankfurt am Main, S. 118.

eine *Unité de Mélodie*. Die Marseillaise, so wie alle Kampf- und Nationalhymnen, ist einstimmig, sie ist kein Kanon oder Choral, sondern eine schlichte Melodie. Die Strategie der Einheit, hier der einheitlichen Kampfbewegung, ist also ganz die der oben geschilderten Rückkehr (oder Einkehr oder Besinnung) auf ein gemeinsames Gefühl, das *eines* ist und als dessen Repräsentant kurzerhand *die Melodie* eingesetzt wurde. Nicht Übereinstimmung im Sinne der Harmonie, sondern Einheit im Sinne der Melodie. Die Metapher vom Körper und seinen Gliedern, vom sogenannten »corps collectif« (wie es bei Rousseau hieß), den Gliedern, die einem einheitlichen Körper dienen, ist in den staatspolitischen Visionen und Theorien der Aufklärer häufig strapaziert worden. Die Körperschaft, in der jedes Glied unteilbar am Ganzen hängt, war als politisches wie auch ästhetisches Ideal viel älter als die Aufklärung.

Für die Bildung der bürgerlichen Gesellschaft konstatierte John Locke bereits 1690 in *Zwei Abhandlungen über die Regierung* vehement, daß »niemand in einer bürgerlichen Gesellschaft [...] von ihrem Gesetz ausgenommen werden [kann]«. (Locke 1995, § 94, S. 259) Dies ist der wesentliche Unterschied zur absoluten Monarchie, deren Notwendigkeit für das Menschengeschlecht Locke mit seinen zwei Abhandlungen widerlegen will. Seine Anmerkung zu § 94 bringt ohne Umschweife das Bild des Körpers mit den gehorsamen Organen auf den Plan: »Das bürgerliche Gesetz ist ein Akt des gesamten politischen Körpers und beherrscht deshalb jeden einzelnen Teil dieses Körpers.« John Locke sei hier zitiert, um noch einmal, nun auch für das Bild des Staatskörpers, den Unterschied zwischen dem Prinzip der Melodie und dem der Harmonie zu markieren. Obwohl Locke nämlich ein demokratisches Modell gegen die Monarchie entwirft und ebenfalls das Bild vom Staatskörper bemüht, der mit seinen Gliedern eine einheitliche Bewegung vollführt, ist er im Sinne der vorgestellten musikästhetischen Debatte ein Harmoniker und kein Melodist. Locke führt aus:

> Denn wenn eine Anzahl von Menschen mit der Zustimmung jedes Individuums eine *Gemeinschaft* gebildet hat, dann haben sie dadurch diese *Gemeinschaft* zu einem einzigen Körper gemacht, mit der Macht, wie ein einziger Körper zu handeln, was nur durch den Willen und den Beschluß der *Mehrheit* geschehen kann. Denn da eine Gemeinschaft allein durch die Zustimmung ihrer einzelnen Individuen zu handeln vermag und sich ein einziger Körper auch nur in einer einzigen Richtung bewegen kann, so muß sich notwendigerweise der Körper dahin bewegen, wohin die stärkere Kraft ihn treibt. Und das eben ist die Übereinstimmung der Mehrheit. Anderenfalls wäre es unmöglich, daß die Gemeinschaft als ein Körper, als eine einzige Gemeinschaft handeln und fortbestehen kann. (Locke 1995, § 96)

Übereinstimmung der Mehrheit: das sind nicht die singenden Kolonnen der Volksarmee, das ist nicht die *Unité de Mélodie*. John Locke malt das Bild eines polyphonen Staatskörpers, in dem sich die stärkeren Kräfte durchsetzen. Man könnte sagen, er beschreibt eine polyphone, akkordisch organisierte Harmonie. Das Ziel jener *neuen* Gesellschaften, Nationen oder Armeen im Geiste der *Unité de Mélodie* war zwar ebenfalls, wie ein einziger Körper zu handeln. Aber sie erreichen dieses Ziel nicht wie bei Locke durch Harmonisierung, d.h. Mehrheitsbeschlüsse und funktionierende Hierarchien, sondern durch – so könnte man nun sagen – *Melodisierung*, durch das Einstimmen auf eine ursprüngliche, eine sozusagen vorgängige Stimme. Hier liegt der politische Wechsel von der Akkordlehre Rameaus zur Melodielehre Rousseaus.

John Locke beschreibt den Zustand einer gewissen Polyphonie, so wie er auch in der Musik seiner Zeit (1690) üblich war: Es gibt eine Vielzahl von Stimmen, die sich zu einem Konzert, einem Akkord verbinden müssen. Hierbei gibt es Haupt- und Nebenstimmen, Grund- und Nebentöne, Zentren und Peripherien – alles Momente musikalischer Organisation, die die Melodisten, mit ihren der Empfindsamkeit und dem natürlichen Gefühl entspringenden Melodien, ablehnten. Lockes *akkordisierte Staats-Polyphonie* war genau der Zustand von Rameaus Harmonielehre. Rousseaus *Unité de Mélodie* forderte anderes: Der einstimmige Gesang soll die Parade der Stimmen, der Bürger, der Krieger sein, die die Einheit feiern, nicht als Resultat einer Mehrheitsentscheidung, sondern als Rückgang auf eine gemeinsame Basis, die, ob als Gefühl, Ursprung, Natur oder Sprache vorgestellt, in jedem Fall nur *eine* Stimme hat. In sie stimmt man ein bei der *Unité de Mélodie*, den Revolutionsfesten und Nationalhymnen.

IV. Die Henker der *Unité de Mélodie*

Ein Chor von zwanzig Männerstimmen singt die Marseillaise. Ihr Gesang ist einstimmig, ihre Gesinnung einmütig, ihr Schicksal völlige Gleichheit: sie sind zum Tode verurteilt. Den Text der Marseillaise haben sie geändert; er lautet nun:

> Plutôt la mort que l'esclavage!
> C'est la dévise des Français.
>
> Den Tod der Knechtschaft vorzuziehen,
> Sind Frankreichs Söhne stets bereit!

Sie singen bis zu ihrem Tode, bis das Beil ihre Stimme zerschneidet. Das Verstummen ihres Gesangs lassen sie zum Merkmal ihres Todes werden. So sehr sich ihre Reihen lichten, verkleinert sich das Volumen ihres Chors – bis dem letzten nicht das Wort, sondern der Gesang buchstäblich abgeschnitten wird.

In dem Augenblick, als das Messer fiel, ertönte der Gesang der Verurteilten mit doppelter Stärke, als hofften sie von der Seele, die eben ihren Aufschwung nahm, noch gehört zu werden. [...] Die Reihen der Verurteilten begannen sich zu lichten. Ihr Gesang verlor an Nachdruck, aber nicht an Kraft [...]. Boileau, Antiboul, Gardien, Lasource und Brissot stiegen der Reihe nach auf das Schafott; Lehardy rief, als man ihn auf das Fallbrett band, dreimal: »Es lebe die Republik!« [...] Es waren nur noch sechs auf dem Platz, aber ihr Gesang erscholl noch immer. [...] Als Vergniaud und Vigée allein übrig waren, wurde die Stimme des letzteren, der seinen Aufruf erwartete, schwächer; Vergniaud blickte ihn an und sogleich begann er mit neuer Kraft: »Plutôt la mort que l'esclavage!« [...] Als Vergniauds Leichnam zu denen seiner Freunde gelegt war, zeigte sich Vigée den Scharfrichtern mit dem Stolz eines Siegers. Auf das Brett gebunden, den Kopf mit dem Halsband befestigt, sang er noch immer; als der Gesang aufhörte, war der letzte der Zwanzig tot. (Sanson 1989, 2. Bd., S. 22–26)

Die Hinrichtung der Girondisten in Paris am 30. Oktober 1793 wird als ein Verstummen der Stimme des Gesangs inszeniert. Keiner könnte dies dramatischer und ergreifender berichten als der Henker dieses Konzerts selbst: Charles-Henri Sanson durch die Feder seines Enkels Henri-Clément Sanson, der die Erzählungen und Tagebücher seines Vaters und seines Großvaters wie ein Bekenntnis an die Nachwelt zusammengefaßt hat.

Doch zu schön, um echt zu sein, ist dieses historische Dokument! Die französische Revolution war in der Memoiren-Literatur des 19. Jahrhunderts ein beliebter Gegenstand. Zahlreiche Memoiren der Henker von Paris kursierten. Der französische Historiker Guy Lenôtre nennt drei verschiedene Ausgaben von Memoiren der Sansons bzw. von Anekdoten aus dem Leben der Scharfrichter.[16] Die zitierte Passage über die Exekution der Girondisten entstammt einer Memoirenausgabe aus dem Jahre 1863.[17] Ihr Verfasser ist sicherlich nicht der Enkel des großen Charles-Henri Sanson, sondern hauptsächlich ein gewisser d'Olbreuse, der die Memoiren bereits in den dreißiger Jahren verfaßte. Die Details und Umstände, die die Entstehung dieses Werkes betreffen, seien hier nicht ausgebreitet.[18] Der Text ist eine Mischung aus einerseits korrekten Fakten, die wahrscheinlich auch aus mündlichen Berichten des Henri-Clément Sanson stammen, da d'Olbreuse diesen letzten, in

[16] Vgl. Lenôtre 1996, S. 59 ff. An der ersten Ausgabe der vermeintlichen Tagebücher der Sansons, die bereits 1829 erschien, war Honoré de Balzac als Autor wesentlich beteiligt. Zur gleichen Zeit erschien ein Konkurrenzprojekt eines Romanciers namens Grégoire.
[17] Ihr voller Titel lautet: *Sept générations d'exécuteurs, 1688–1817. Mémoires des Sanson, mis en ordre, rédigés et publiés par H. Sanson, ancien exécuteur des hautes œuvres de la cour de Paris. 6 volumes in-8°, 1863.*
[18] Sie sind bei Lenôtre 1996 ausführlich nachzulesen.

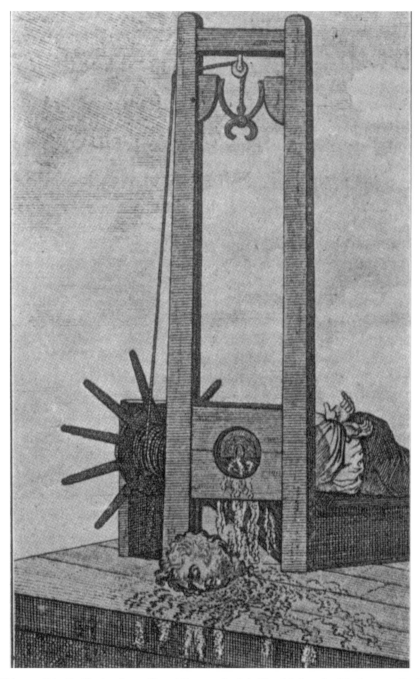

Abb. 9   Die Guillotine (aus: Henri Sanson (1985): *Tagebücher der Henker von Paris 1685–1847*)

Geldnot geratenen Sanson gekannt haben soll[19], und andererseits romantisierender Ausschmückung. Was die hier geschilderten Hinrichtungsszenerien anbelangt, ist die Frage nach Dichtung oder Wahrheit unentscheidbar, auch wenn vermutet wird, daß d'Olbreuses Darstellung auf guten Recherchen beruht.[20]

Entscheidend hingegen ist, daß die Erzählungen oder Nachdichtungen der Hinrichtungsszenerien im *Zeitalter der Guillotine* alle großen Wert auf die letzten Worte, die letzten Schreie oder Gesänge der Verurteilten legen. Die Stimme wird als letztes Zeichen vor dem Tod kultiviert. Oftmals sind die Streitereien darüber, was denn die Geköpften kurz vor ihrer Hinrichtung gesagt oder gesungen hätten, die zuverlässigsten und deutlichsten Dokumente, die das gesteigerte Interesse an den Regungen der Stimme in diesem Moment verraten. So ist auch die Behauptung, daß die Girondisten bei ihrer Hinrichtung gesungen hätten, eine jener weitverbreiteten Halbwahrheiten, die durch die Hartnäckigkeit ihrer Verbreitung bedeutsam werden. In seiner Anekdotensammlung zur französischen Revolution berichtet Charles Maurice, die Girondisten hätten auf ihrem Weg zum Schafott nicht, wie allgemein behauptet würde, die Hymne *Mourir pour la patrie* gesungen, sondern lediglich zwei von ihnen »das erste Couplet der Marseillaise«. Der Wagen mit den Delinquenten rollte auf dem Weg zur Guillotine an dem damals elfjährigen Maurice vorbei.

In einem erhaltenen Brief des großen Revolutionshenkers Charles-Henri Sanson – also einem sozusagen seriösen Dokument – an den Redakteur der Pariser Tageszeitung *Thermomètre du jour* echauffiert sich der berühmt-berüchtigte Henker genau über diese Frage. Es geht um die letzten Worte von Ludwig dem XVI. bei seiner Hinrichtung am 21. Januar 1793. Die Zeitung hatte unter Berufung auf Sanson in ihrer Ausgabe vom 13. Februar 1793 von einer »falschen Gefaßtheit des Königs« berichtet, die angesichts des Todes mit dem Ausruf: »Ich bin verloren« zusammengebrochen sein soll. Sanson korrigierte diese Darstellung wenige Tage danach mit folgenden Worten: »Er ließ sich schließlich zur Stelle führen, wo man ihn festband und von wo er laut schrie: ›Ihr Leute, ich sterbe unschuldig!‹ Anschließend drehte er sich um und sagte zu uns: ›Die Verbrechen, derer man mich beschuldigt, habe ich nicht begangen. Möge mein Tod dem französischen Volk Glück bringen!‹« (Lenôtre 1996, S. 2 f., Anm. 2) Gezeichnet: Sanson, Vollstrecker der

---

[19] Vgl. die Nachbemerkung von Eberhard Wesemann zur in Anm. 17 genannten deutschen Ausgabe der *Memoiren* (Sanson 1989, S. 477).

[20] Die Einzelheiten, die Charles-Henri Sanson von der Hinrichtung Ludwigs XVI. in einem Brief an eine Pariser Zeitung (s. u.) erzählt, stimmen so weitgehend mit der Memoiren-Dichtung von 1863 überein, daß die Meinung Eberhard Wesemanns plausibel erscheint, Rohstoff und Fakten insbesondere der Prozesse und Hinrichtungen der verschiedenen Delinquenten beruhten bei d'Olbreuse zweifellos auf gründlichen Recherchen. Vgl. E. Wesemanns Nachbemerkung zu Sanson 1989, S. 480.

Kriminalurteile, dem man (spätestens nach diesem Vorfall) Sympathien zum Königshaus nachsagte.

Das ereignisreiche Jahr 1792, in dem die Marseillaise komponiert und zum Schlager der Revolution wurde, wird ab September zum Jahr I der Republik ernannt. Die Monarchie ist abgeschafft, die französische Armee ist noch erfolgreich. Es beginnen die Ränke um die Macht, und es formieren sich die politischen Lager: die Feuillants, die Girondins, die Montagnards, die Hébretisten, die Bergpartei, die Bewegung der Sansculottes usw. Die Revolution will zu keiner rechten Einstimmigkeit gelangen. In der Politik, in den Konventen, Versammlungen und Ausschüssen herrscht rege Polyphonie. Dabei sind die Auseinandersetzungen der Parteien weit mehr als Meinungsverschiedenheiten, etwa zum Verhältnis von Bourgeoisie und Bürgertum. Im Sinne der geforderten Einstimmigkeit bezichtigte jede Partei die *andere Stimme*, nicht eigentlich zur Revolutionsbewegung zu gehören, vielmehr ihre Ideale zu verraten. Der Mythos der Verschwörung griff um sich[21], und es ist bekannt, wie die, denen Verschwörung nachgesagt werden konnte, ausgeschaltet wurden: Auf sie warteten Todesurteil und Guillotine. Die entscheidende Parole hierfür kam immer wieder von Robespierre. Bereits in einer Rede vor den Jakobinern am 18. Dezember 1791 rief Robespierre aus: »Bekämpfen wir zunächst unsere inneren Feinde und marschieren wir erst dann gegen die äußeren, wenn es dann noch welche gibt.«

Hartnäckig und immer wieder aufs neue wiederholte Robespierre seine diabolischen Warnungen gegen den *inneren* Feind.[22] Und in der Tat begann mit den ersten militärischen Mißerfolgen der französischen Armee gegen Ende des Jahres 1793 (Verlust Belgiens und des Rheinlands) die Eliminierung der *inneren* Feinde zu grassieren. Die *terreur* wurde verkündet, die Schreckensherrschaft der Volksmassen gegen Aristokraten und Volksfeinde. Am Place du Trône in Paris fielen im Sommer 1793 in 6 Wochen 1300 Köpfe; am 30. Oktober köpfte man jene 20 Girondisten. Den inneren Feind auslöschen – das war Robespierres Version der *Unité de Mélodie*, der Einstimmigkeit, zu der sich das französische Volk, die Nation, die wie ein Körper nur *eine* Stimme hat, formieren sollte. Jede Polyphonie war Verrat an den Idealen der *Unité*, jenem gemeinsamen Ursprung, an dem die einfachen Melodien regieren. Darum mußten nicht fremde Körper oder äußere Feinde, sondern *Stimmen* im

---

[21] Vgl. Vovelle, M. (1985): *Die französische Revolution*, Frankfurt am Main, S. 92.

[22] »man muß gegen die inneren Feinde Krieg führen, nämlich gegen die Ungerechtigkeit, die Aristokratie, den Verrat und die Tyrannei.« Robespierre, M. (1792): *Betrachtungen über die Möglichkeit, den Krieg auf eine nützliche Weise zu führen.* In: ders., *Ausgewählte Texte*, a. a. O., S. 231. Vgl. auch Robespierres Rede vor den Jakobinern, 2. Januar 1792, in der der denkwürdige Ausspruch zu finden ist: »So nehmen sie zur Kenntnis, daß sich nach Meinung aller aufgeklärten Franzosen das wahre Koblenz in Frankreich befindet«. (Ebd., S. 166)

Inneren dieses Nationenkörpers eliminiert werden. Und darum auch sind die letzten Worte und Gesänge, also die Stimmen der Verurteilten bei ihrer Exekution, so wichtig.

Im Namen der neuen Einstimmigkeit ging es um das Zerschneiden unstimmiger Stimmbänder. Man vernichtete die politische Stimme der Verurteilten. Michel Foucault beschrieb in seiner berühmten Analyse der Straftechniken, wie sehr sich die Strafen jener Zeit in Gesinnungsstrafen zu verwandeln begannen gegenüber den bis dahin üblichen peinlichen Strafen, dem Foltern und Martern des Körpers, was angesichts der Verankerung der bösen Tat eher im Körper als im Bewußtsein sinnvoll erschien. »Die Aufklärung sollte nicht zögern, das Martern zu verurteilen«, schreibt Foucault und beschreibt, wie an die Stelle des Körpers nun die Seele rücke: »Die Seele tritt auf die Bühne der Justiz«. (Foucault 1976, S. 73 u. 34) Die Guillotine ist die Hinrichtungsmethode, so Foucault, die »eher das Leben als den Körper trifft«, »sie war so abstrakt wie das Gesetz« (Foucault 1976, S. 19 u. 22). Doch: nicht ganz so abstrakt und körperlos, wie Foucault es schildert, ist jenes Strafsystem und seine Exekutionsmethoden. Die Guillotine trifft nicht nur das Leben eher als den Körper, sie trifft sogar direkt die Seele, und insofern diese sich in der Stimme verkörpert, trifft die Guillotine als Maschine des Verstummens, des Zerschneidens der Stimmbänder, doch wieder den Körper. War es nicht der einstimmige Gesang, der als die unmittelbarste Kundgabe der Seele in der Sprache des Herzens galt? Der Schnitt durch den Hals ist auch ein Zerschneiden der Stimmbänder, mithin des Gesangs und mit ihm der Seele und mit dieser der politischen Gesinnung. Auch Foucault vermerkt, daß die seelische Züchtigung zwar in gewissem Sinne *körperlos* war, indem auf das Spektakel und die Schmerzen der Delinquenten verzichtet wurde, aber auf den Körper war auch bei ihr nicht zu verzichten.[23] Wir können nun präzisieren: auf den Resonanz-Körper der Stimme.

Die Verurteilten verhielten sich dementsprechend oder wurden dementsprechend geschildert: Sie widersetzen sich nicht, sie treiben vielmehr die ganze Veranstaltung auf die Spitze, indem sie der Guillotine das Organ hinhalten, um dessen Zerstörung es geht: ihre Stimmen, die mit dem Fall des Beils verstummen.[24] Die Dramatik der Exekutionen drehte sich also u. a. um letzte Ausrufe, Gesänge und

---

[23] »Selbst wenn sie [die Strafsysteme] auf gewaltsame oder blutige Züchtigungen verzichten, selbst wenn sie die ›milden‹ Methoden der Einsperrung oder Besserung verwenden, geht es doch immer um den Körper – um den Körper und seine Kräfte, um deren Nützlichkeit und Gelehrigkeit, um deren Anordnung und Unterwerfung.« (Foucault 1973, S. 36)

[24] Es hängen also bei der Zerschneidung der Stimme durch die Guillotine das physische Ertönen und das politische Votieren ununterscheidbar zusammen. Verfolgt man die Begriffsgeschichte des französischen *voix*, stellt man fest, daß für den romanischen Sprachraum – zurückgehend bis auf das latai-

Bekenntnisse. Der Ausruf Ludwig des XVI. auf dem Schafott, »Ihr Leute, ich sterbe unschuldig«, oder eines gewissen Jursau, der dreimal »Es lebe der König« rief, dürfen nicht nur, wie viele andere ähnliche Bekenntnisse, als gesichert gelten [25], sie sind auch stets Gegenstand größten Interesses sowie heftiger Emotionen und Streitereien. Die Nachdichtungen von letzten Worten oder Gesängen verstärken nur diese Logik des letzten Worts und der bekennenden Stimme. So der Gesang der Girondisten oder die berührenden letzten Worte, die man Marie-Antoinette in den Mund legte: »Lebt wohl, meine Kinder, ich werde euren Vater wiedersehen« – eine Art Besinnung auf ihr Königin-Mutter-Sein. Mit »Es lebe die Republik« wurden die rollenden Köpfe regelmäßig von der Masse bejubelt. [26] Dieser Ruf war der Applaus, der die Stille nach dem Todesschnitt mit Sinn ausfüllte und sich sogleich des guten Zwecks versicherte. Es war die Stimme, die auf jene des Feindes direkt konterte. Es war der Ruf des Siegers, der siegte, indem er buchstäblich und stimmlich und vor allem *einstimmig* das letzte Wort behielt.

nische *vox populi* – die Bedeutung von *voix* immer schon auch im Bereich von *Meinungsäußerung* stand. *Voix* im Sinne einer politischen Stimme und der Möglichkeit zu wählen geht im französischen Sprachgebrauch bis ins 17. Jahrhundert, im Sinne von *Meinung* und *Meinungsäußerung* bis ins 12. Jahrhundert zurück. Bereits 1638 taucht der Begriff der *Einstimmigkeit* im Zusammenhang einer Abstimmungspolitik auf: »Voix s'est utilisé dans une contexte abstrait (v. 1170) pour ›expression de l'opinion, avertissement‹, sens conservé dans des expressions comme *la voix du peuple*, calque du latin *vox populi*. […] Ces valeurs fraséologiques aboutissent au début du XVIIe s. à un véritable sens, *voix* signifiant dès lors ›possibilité de voter‹, par exemple *avoir voix consultative* (1611) […], *tout d'une voix* (1638) signifiant ›à l'unanimité‹.« *Dictionnaire Historique de la Langue Francaise*, hg. v. Alain Rey u. a., Dictionnaires Le Robert, Paris 1992, S. 2279 (*voix*).

[25] Vgl. Lenôtre 1996, S. 149.

[26] So z. B bei der Hinrichtung Marie-Antoinettes, wie Lenôtre anhand eines Dokuments nachweist (Lenôtre 1996, S. 169).

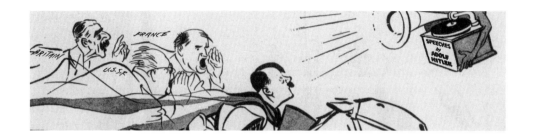

Stimmen von Führern

Auditorische Szenen 1900–1945

Claudia Schmölders

1997 erschien im Rahmen eines Projektes der Deutschen Forschungsgemeinschaft über Propagandageschichte eine Studie über »Hitler als Prototyp des politischen Redners.«[1] Der Autor, Spezialist für politische Geschichte und Massenmedien, entwarf eine Skizze über das Verhältnis von Propaganda, Medien und Charisma in einer technologischen Gesellschaft. Unter »Medium« verstand er fast ausschließlich visuelle Strategien. Eine Untersuchung über den Anteil und die Bedeutung auditiver und akustischer Manipulationen fehlte. Selbst im Abschnitt über »Die Entwicklung vom literarischen zum mündlichen Paradigma« wurde eine Erforschung des letzteren nur angemahnt, nicht aber vorgestellt; auch die Bibliographie enthielt keinen Hinweis. Die vorliegende Studie setzt dagegen eine kulturwissenschaftliche Erörterung fort, die ich – ebenfalls 1997 – in Umrissen begonnen habe.[2] Auch jetzt kann es erst einmal nur um Umrisse gehen, denn der Kontext charismatischer Mündlichkeit reicht viel weiter in das Feld kultureller Konstruktionen, als es die soziologischen und technikhistorischen Ansätze vermuten lassen. Hitler war ein charismatischer Redner, ein klassischer Demagoge, lange vor der Etablierung des Rundfunks und vor der Erfindung des Lautsprechers. Beides hat ihm – wie den anderen Diktatoren der Zeit – natürlich zum Durchbruch verholfen; aber demago-

---

[1] Casmir 1997.
[2] Schmölders 1997a sowie Schmölders (Hg.) 1986.

gisches Charisma bedarf dieser Technik keineswegs, sondern wird auch und gerade in mikrosozialen Verhältnissen über unmittelbare Rede erlangt und stabilisiert. Jeder Stammtisch beweist dies.

Zur Stimme gehört freilich nicht nur der Ton. Konstitutiv sind, auch und gerade mit Blick auf politische Propaganda, die Ideen des Schweigens, Hörens sowie die dialogische Basis aller mündlichen Rede. Erst in jüngster Zeit haben sich eine Reihe von Autoren mit diesem Spektrum der auditiven Erfahrung beschäftigt; am prominentesten wohl Peter Sloterdijk in Anlehnung an Thomas Macho und Alfred Tomatis. Nur sind diese Arbeiten in der Regel anthropologisch begründet, nicht historisch, geschweige denn ideologiekritisch. Gerade aber Phänomene wie Hören, Schweigen und Verschweigen spielen eine kaum zu unterschätzende Rolle im politischen Kampf. Die langen Pausen in Hitlers Reden waren beispiellos. Laute öffentliche Inszenierung besagte nichts über die schweigende Tat hinter den Kulissen. Der Wechsel von der Kabinettspolitik zur öffentlichen Demokratie hat diese Kluft dramatisch erweitert. Sie entspricht womöglich dem, was Max Weber am charismatischen Demagogen beschrieben hat: den Hang zur Mystifikation, zur lauten Verschweigung von Wahrheit im Dienst der Propaganda. Andererseits reicht auch hier die kulturelle Konstruktion weiter: Das Schweigen ist, wenn nicht seit der Romantik, so doch seit der Jahrhundertwende ein Topos der Avantgarde, und zwar sowohl der literarischen wie der musikalischen als auch – wie etwa bei Heidegger – der philosophischen. Ähnlich kulturell verwoben sind die zeitgenössischen Ideen zum Dialog und zur Dialogizität, sowie zum Weltbild der Stimme überhaupt. Szenen aus allen drei Feldern sollen in der Folge betrachtet werden: Hitlers eigene Redekunst einbettend in die Dressuren der Zeit.

I. Die Stimme im Saal: Reinhardts Rednerschule

Zu den bisher eher unbeleuchteten Taktiken der Propaganda gehört die Schulung von Rednern schon in den frühren Jahren der NSDAP. Ihr Erfinder, Fritz Reinhardt, wurde 1926 Mitglied der NSDAP. Dem ausgebildeten Steuerfachmann, damals 31 Jahre alt und erfolgreich als Gründer der *Deutschen Fernhandelsschule*, stand eine Blitzkarriere in der Partei bevor: 1927 bereits Ortsgruppenleiter, 1928 Gauleiter von Oberbayern, 1930–33 Mitglied des Reichstages und ab 1. April 1933 Staatssekretär im Reichsfinanzministerium. Seinen raschen Aufstieg verdankte dieser Reinhardt einer überaus praktischen Idee. Kaum Parteimitglied, monierte er schon den Mangel an ausgebildeten Rednern. 1928 gründete er einen entsprechenden Schulungsgang und begann mit zwei Teilnehmern pro Ortsgruppe. Mitte 1928 hatte er an die hundert Schüler, im Oktober desselben Jahres waren es tausend, im November nahm sich Himmler der Sache an; Anfang 1929 druckte der *Völkische Beobachter* Mitteilungen

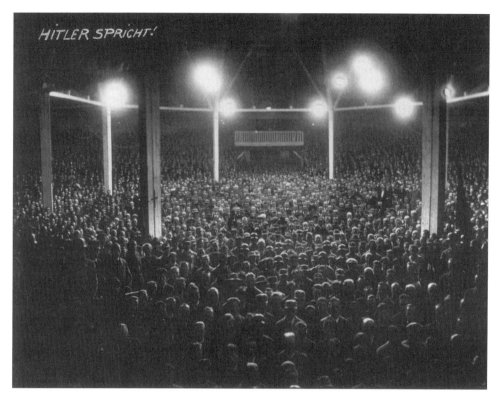

Abb. 10   Heinrich Hoffmann: „*Hitler spricht!*", Massenveranstaltung der NSDAP
im Zirkus Krone, München, 1923

an Teilnehmer im ganzen Reich ab, und im April befürwortete Hitler selbst Reinhardts Idee, eine offizielle Partei-Redner-Schule einzurichten. Sämtliche Partei-
sprecher sollten das Schulungsmaterial erhalten. Im Mai 1930 war die Teilnehmer-
zahl auf 2 300 gewachsen, 1931 waren es 5 000, 1933 nach Reinhardts Auskunft bereits
6 000. Wie erfolgreich die Ausbildung und ihre Redner waren, ist eine andere Frage,
bedenkt man die rund 180 000 Nazi-Versammlungen dieser letzten Periode vor der
Machtergreifung.

Der Historiker Randall Bytwerk hat die Geschichte der Reinhardt-Kurse anhand
der Unterlagen im Haupt-Archiv der NSDAP, heute in der Hoover Institution,
rekonstruiert.[3] Im Verhältnis zur damals schon legendären Redemanier des sogenannten Trommlers namens Hitler wirkt Reinhardts Kurstechnik wie ein Stück
höhere Handelsschule. Die Kurse dauerten zwischen sechs und zwölf Monaten; die

---

[3]   Die folgenden Zitate sind aus dem Amerikanischen rückübersetzt.

Teilnehmer mußten fortwährend Sachkenntnis büffeln und nach den ersten Übungen binnen sechs Monaten an die dreißig Reden halten. Absolvierten sie das erfolgreich, wurden sie offizielle Partei-Redner und durften höhere Honorare verlangen. Überhaupt keine Rolle spielte in alldem jener genuine Bestandteil der Rhetorik, der im *terminus technicus* »actio« heißt und Hitlers absolute Spezialität war. Der erste Brief an die Teilnehmer begann vielmehr mit den Worten:

> Dieser Kurs soll Ihnen nicht beibringen, wie Sie Ihren Mund und Ihren Körper bewegen sollen, oder wie Sie Arme und Hände rühren, oder welchen Gesichtsausdruck Sie einsetzen sollen, oder wann Sie laut oder leise sprechen sollten, usw. Sie sollen kein Schauspieler werden, sondern zuerst ein Anwalt des Nationalsozialismus und dann ein nationalsozialistischer Redner. Wenn Sie zu unseren Volksgenossen sprechen, müssen Sie mit allen Themen völlig vertraut sein, die Sie ihnen einhämmern möchten. Auch sollten Sie eben den Idealismus selber besitzen, den Sie ins Herz Ihrer Volksgenossen einsenken möchten, und überhaupt müssen Sie die Ideen von Volk und Vaterland von ganzem Herzen begreifen. Das alles werden Sie am besten leisten können, wenn Sie 1. jede Frage, die sich auf den Nationalsozialistischen Kampf bezieht, bis ins kleinste Detail verstehen; 2. überzeugt sind von allen Voraussetzungen, Erfordernissen und Konsequenzen unserer Bewegung und 3. überzeugt sind von Ihrer Pflicht, unsere tiefe Überzeugung den Volksgenossen zu vermitteln. (Bytwerk 1981, S. 11)

Dreierlei fällt an dieser Programmatik auf. Zum einen natürlich die enorme Rolle der Überzeugung (*conviction*), die hier den gesamten Part der traditionellen *actio* übernehmen muß. Eine lang vorbereitete deutschnationale Aversion gegen den Schauspieler also: Nichts sollte gespielt wirken, alles echt und authentisch sein. Man versteht plötzlich Helmuth Plessners Leidenschaft für theatralische Distanz. Zweitens fällt auf die Rolle von Frage und Antwort, also das gründliche Eingehen auf Einwände aus dem Publikum, die nur mit großer Sachkenntnis und nachhaltiger Indoktrination zu beantworten wären. Ein Großteil, wenn nicht überhaupt der größte Teil des Kurses war der Einübung solcher Antworten gewidmet; allein die ersten sieben Stunden des Kurses enthielten 150 Fragen an die Teilnehmer. Als Grundregel galt: Antworten dürfen nichts verteidigen, Antwort heißt Angriff, Angriff ist die beste Verteidigung. Am merkwürdigsten aber war an dem ganzen Unternehmen seine Anlage als Fernkurs. Reinhardt übertrug das Prinzip seiner *Deutschen Fernhandelsschule* auf das Gebiet der Agitations-Rede. Der gesamte Lehrer-Schüler-Kontakt verlief mit andern Worten stumm, nämlich brieflich; und selbst die Probereden ab dem sechsten Monat hörte nicht etwa der Lehrer, sondern der örtliche Parteiführer. Reinhardt war, mit andern Worten, eine Art Schreibtischtäter zweiten Grades: Er bildete *schriftlich* Redner aus, die ihrerseits *mündlich* ein Auditorium zur Tat anstiften sollten, schlimmstenfalls zur Tat der Tötung.

Die Hingabe, mit der Reinhardt sofort nach Partei-Eintritt 1927 die Ausbildung von Rednern als zukünftigen Führern anstrebte, war sicher unmittelbar vom zweiten Band von Hitlers *Mein Kampf* vom Dezember 1926 induziert. Das einzige Kapitel dieses Buches, das aus wirklich eigener Kenntnis und Erfahrung geschrieben ist, handelt bekanntlich von rhetorischer Propaganda. Hitler selbst war ja 1919 vom Hauptmann Karl Mayr entdeckt worden, der seinerseits damals *Rednerkurse* konzipiert hatte, um »geeignete Persönlichkeiten aus der Truppe« für die antibolschewistische Propaganda auszubilden. (Kershaw 1998, S. 165) Hitler berichtet über seine rhetorischen Anfänge:

> Fast immer war es so, daß ich in diesen Jahren vor eine Versammlung von Menschen trat, die an das Gegenteilige von dem glaubten, was ich sagen wollte, und das Gegenteil wollten von dem, was ich glaubte. Dann war es die Aufgabe von zwei Stunden, zwei- bis dreitausend Menschen aus ihrer bisherigen Überzeugung herauszuheben, Schlag um Schlag das Fundament ihrer bisherigen Einsichten zu zertrümmern und sie schließlich hinüberzuleiten auf den Boden unserer Überzeugung und unserer Weltanschauung.
> Ich habe damals in kurzer Zeit etwas sehr Wichtiges gelernt, nämlich dem Feinde die Waffe seiner Entgegnung gleich selber aus der Hand zu schlagen. […] Zwei Jahre später war ich Herr dieser Kunst. Es war wichtig, sich in jeder einzelnen Rede vorher schon klar zu werden über den vermutlichen Inhalt und die Form der in dieser Diskussion zu erwartenden Gegeneinwände und diese dann in der eigenen Rede bereits restlos zu zerpflücken. Es war dabei zweckmäßig, die möglichen Einwände selbst immer sofort anzuführen und ihre Haltlosigkeit zu beweisen; so wurde der Zuhörer, der, wenn auch vollgepfropft mit den ihm angelernten Einwänden, aber sonst ehrlichen Herzens gekommen war, *durch die vorweggenommene Erledigung der in seinem Gedächtnis eingeprägten Bedenken* leichter gewonnen. Das ihm eingelernte Zeug wurde von ihm selbst widerlegt und seine Aufmerksamkeit immer mehr vom Vortrag angezogen. (Hvh. C. S.) (Hitler 1936, S. 522 f.)

Hier also lag das Modell von Reinhardts dialogischem, stark sachbezogenen und scheinbar jeder theatralischen Performance abholden Unternehmen. Es zielte auf eine bösartig wortlose Effizienz ab. Was Reinhardt ahnen läßt, hat Hitler praktiziert. Henry Picker, Stenograph von Hitlers Tischgesprächen, hat es später rekapituliert. Um die Arbeiter damals den Bolschewisten abzuwerben, habe er seine Anhänger ohne Schlips und Kragen auftreten lassen, möglichst grell, auch um bürgerliche Angsthasen abzuschrecken; politische Gegner habe er durch Saalschutz hinaus-

befördern lassen, so daß die bürgerliche Presse, die sonst seine Veranstaltungen tot-
geschwiegen hätte, wenigstens über Körperverletzungen berichten mußte; und
natürlich habe er gegnerische Versammlungen durch Schlägertrupps stören lassen.
Ein beträchtlicher Teil der Redner-Honorare ging an Schadensersatz verloren. Die
stumme Sprache der Fäuste und Kleider ist aber nicht die der Stimme.

II. Die Stimme im Geschäft: Kellermanns *Tunnel*

Das Motiv der wortlosen Effizienz im Orkan der Nazi-Propaganda findet sich aber
noch auf ganz anderer Ebene. Über seine Initiation zum Redner im Jahre 1919 sind
die Historiker mit Hitler weitgehend einig; Joachim Fest wie auch Ian Kershaw
berichten darüber. Aber es gibt auch eine bemerkenswerte literarische Quelle hierzu. Laut Reinhold Hanisch, Hitlers Wiener Männerheimgenossen, habe Hitler eines
Tages einen Film mit dem Titel *Der Tunnel* gesehen, eine Verfilmung von Bernhard
Kellermanns gleichnamigen Roman. Das Erlebnis habe ihn tief beeindruckt. Die
dort gezeigte »Geschichte eines Demagogen« habe Hitler häufig erwähnt und als
»einen seiner großen jugendlichen Leseeindrücke« bezeichnet, sagt auch Speer in
seinen Tagebüchern.[4] Auch Joachim Fest erwähnt dieses rhetorische Bildungserleb-
nis, allerdings nicht aus Speers Erinnerung, sondern eben nach der Quelle Hanisch.
Hitler sei eines Tages »ganz berauscht« aus einem Film gekommen, worin ein Volksredner eine beherrschende Rolle spielt. Zitat Hanisch bei Fest: »Schwungvolle
Reden gabs nun im Männerheim.« (Fest 1973, S. 78 f.) In ihrem jüngst erschienenen
Buch *Hitlers Wien* korrigiert Brigitte Hamann freilich die Quelle Hanisch; Kellermanns Roman erschien nämlich erst 1913, der Film, mit Fritzi Massary und Friedrich Kayssler in den Hauptrollen, überhaupt erst 1915; Hitler kann also keines von
beiden in Wien kennengelernt haben, frühestens in München, wo er seit Ende Mai
1913 wohnte. (Hamann 1996, S. 605)

Womöglich ist die Berufung auf Kellermann aber überhaupt gespenstisch falsch
oder gespenstisch vielsagend. Nicht nur fällt es schwer zu glauben, der leidenschaft-
liche Volksredner Hitler habe seine Profession an einem Stummfilm gelernt; und
tatsächlich zeigt der Film fast keine aufgeregt rhetorischen Szenen, außer denen der
Massenbewegungen selbst, die aber stumm, bzw. musikalisch illustriert sind. Die
Hauptfigur, der Ingenieur, bewegt sich dagegen mit fast gespenstischer Ruhe, ja
Langsamkeit durch die Szene. Auch daß es im Roman selbst überhaupt keinen
erfolgreichen Redner im polit-propagandistischen Verstande gibt, müßte stutzig

---

4 »Ich dachte daran, wie oft Hitler von Kellermanns *Tunnel*, ebenfalls der Geschichte eines Demagogen,
als einem seiner großen Leseeindrücke schwärmte.« (Speer 1978, S. 460).

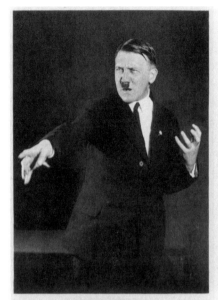

ADOLF HITLER

Erfüllst du die höchsten Pflichten gegenüber deinem Volk?
Wenn ja, dann bist du unser Bruder!
Wenn nicht, dann bist du unser Todfeind.

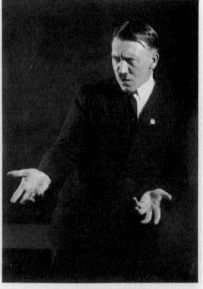

ADOLF HITLER

Der gesunde Mensch mit festem Charakter ist für die Volksgemeinschaft wertvoller als ein geistreicher Schwächling.

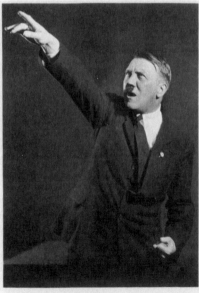

ADOLF HITLER

Mögen Jahrtausende vergehen, so wird man nie von Heldentum
reden dürfen, ohne des deutschen Heeres des Weltkrieges zu
gedenken.

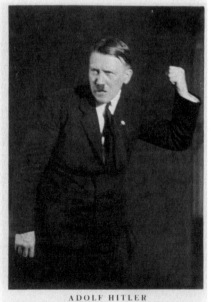

ADOLF HITLER

Wenn 60 Millionen Menschen nur den einen Willen hätten,
fanatisch national zu sein — aus der Faust würden die Waffen
herausquellen. An dem Tage, an dem in Deutschland der Marxismus gebrochen wird, brechen in Wahrheit für ewig seine Fesseln.

Abb. 11–14   Heinrich Hoffmann: *Adolf Hitler*, 1927

machen. Womöglich hat noch niemand den Roman mit Blick auf Hitler gelesen.[5] Was also ist das Plot?

Der Ingenieur Mac Allan will einen Tunnel zwischen Europa und den USA unter dem Meer hindurchtreiben. Er findet reiche Geldgeber, Vertreter der Hochfinanz und überzeugt dieses Auditorium, »diesen Panzer aus Phlegma, Schulung, Ermattung, Berechnung und Abwehr« in einer denkwürdigen Rede von seinem Plan: eine Rede ohne jeden Redeschmuck, ohne Insinuation, und doch ein rhetorisches Attentat aus Information und rasender Selbstbeherrschung: »Die Stimme dieses Mannes hämmerte und rauschte im Brustkasten, *bevor* sie herauskam.« (Hvh. C. S.)[6]. Das Hochfinanz-Auditorium wird weniger vom Redner als von der *Sache* überzeugt, ja geradezu brutal überwältigt: »Er hätte seine Idee langsam abbrennen können, aber er hatte sie absichtlich wie eine Kartätsche gegen seine Zuhörerschaft abgeschossen …« (ebd.).

Das gigantische, auf 15 Jahre angelegte Projekt läuft an, die Aktien steigen, das Drama eines riesigen Geschäfts zeichnet sich ab. So sympathisch der Unternehmer gezeichnet wird, nach sechs Monaten kommen dreitausend Arbeiter bei einer Explosion zu Tode, die anderen 177 000 streiken. Der Ingenieur muß wieder eine Rede halten. »Allan schrie durch das Megaphon. Er tutete jeden Satz in die vier Richtungen der Windrose. […] Als er sie aber aufforderte, die Arbeit wieder aufzunehmen, da wurde es plötzlich wieder eisig still ringsum. Die Angst kam wieder über sie […] Allan hatte verloren.«[7]. Die laut gebrüllte Rede bleibt wirkungslos. Die Arbeiter proben nun den Aufstand. Sie hängen den Ingenieur als Puppe rituell an den Galgen. Wieder folgt eine Rede:

> Dann hielt ein Mann, auf zwei Schultern stehend, eine kurze Ansprache. Keines seiner Worte, auch nicht ein Laut seiner Stimme, war in der Brandung von Lärm zu vernehmen. Der Mann aber sprach mit dem verzerrten Gesicht, mit den Armen, die er in die Luft warf, mit den Händen, in deren verkrampften Fingern er die Worte knetete und sie über die Menge schleuderte. Er schüttelte, Schaum auf den Lippen, beide Fäuste gegen das Syndikat-Building, und damit war seine Rede zu Ende, *und jedermann hatte sie verstanden*. Ein Orkan von Geschrei fegte empor. (Hvh. C. S.)[8]

---

[5] Vgl. die neue Studie von Göktürk 1999, S. 97 ff. Hier wird erläutert, daß in diesem Film die visuelle Werbung anstelle der stimmlichen Rhetorik tritt: die brüllenden Plakate.

[6] Kellermann, Bernhard (1913/1972): *Der Tunnel*, Berlin, S. 59.

[7] Ebd., S. 280 f.

[8] Ebd., S. 292.

Zwar scheitert auch diese Rede, denn die Arbeiter müssen wieder arbeiten, und der Ingenieur gewinnt diesmal die Schlacht – aber als unhörbarer Redner hat der Arbeiterführer Erfolg. Jedermann hatte ihn verstanden. Den größten Erfolg hat aber der unrhetorische Ingenieur; der Tunnel wird schließlich vollendet, zwar nicht in 15, aber in 26 Jahren.[9]

Was immer Hitler an Kellermanns Buch, das seinen eigenen Aufstieg mit einer Verkaufsauflage von fast 360 000 Exemplaren bis ins Jahr 1940 begleiten sollte, wirklich rhetorisch erregt hat, ist kaum zu entscheiden: die verzweifelte Pantomime des einfachen Arbeiters oder die gnadenlose Antirhetorik der Macht? Wahrscheinlich beides. Beide Parteien beherrschen auf je eigene Weise den Dialekt geballter Evidenz, der noch nach dem Zweiten Weltkrieg Arnold Gehlen phänomenologisch irreführt: »Wer sich völlig in eine große, d. h. von den objektiven Realitäten her dominierende Aufgabe verwandelt hat, wird unwiderstehlich, weil das Stimmrecht der Sachen durch ihn hindurchwirkt.« (Gehlen 1956, S. 76) In dieser bezwingenden Sachlichkeit hat man vor 1933 weniger Hitlers als Lenins Stimme erlebt, wie Orlando Figes beschreibt (Figes 1998, S. 417).

Zwischen der physischen Stimme des Redners und dem Stimmrecht, sei's von Sachen oder Menschen, liegt freilich eine entscheidende, ja Bedeutung allererst konstituierende Zäsur. Sie hat etwas mit der Verneinung von Rede zu tun, mit dem Schweigen, der entscheidenden Schwelle zwischen Hören und Denken, Rede, Anblick und Tat; jener kulturellen Konstruktion von Stimme, bei der das angeborene physische Vermögen gesellschaftlich neu und dramatisch selektiv verteilt wird. Bei Kellermann funktioniert so die Figur des Juden Wolf oder Woolf, der weder laute noch leise noch pantomimische Reden hält, sondern höchst zweideutig zum Schweigen verurteilt wird. Zunächst Vertreter jener schweigenden Macht, die das Geld bedeutet, wird er in Kellermanns Plot zum eigentlichen Gegner sowohl der Arbeiter als auch des idealistischen Architekten mit seinem Master-Plan. Dieser Woolf, Finanzdirektor, arbeitet verschwiegen und bringt alle zu Fall, bevor er sich selber zum Schweigen bringt, nämlich richtet. Der Roman entzieht ihm sozusagen das Stimmrecht.

Gewiß hat Hitler diese Figur des Juden attrahiert. Wahrscheinlich aber noch mehr der zähe, utopische, menschenverachtende Architekt, in dem wir unschwer den literarischen Typos – das Vor-Bild – von Albert Speer erblicken dürfen. Nicht zufällig hat vor allem er sich an Hitlers *Tunnel*-Begeisterung erinnert.

---

9 Es mutet makaber an, daß Bernhard Kellermann im November 1910 bei einer Lesung wegen bohrender Langeweile des Vortrags die Zuhörer verlor. Franz Kafka war laut Tagebucheintrag Zeuge.

III. Die Stimme im Dialog. Urszenen 1918–1932

1. Adam Müller und Carl Schmitt

An den drei rhetorischen, oder besser: antirhetorischen Grundsätzen des Schulungsleiters Reinhardt war nicht nur die Abwesenheit jeder *actio* und Stimmschulung bemerkenswert. Das »Stimmrecht der Sachen«, um die es ging, so hanebüchen diese Sachen auch waren, wuchs den Rednern vor allem aus dem spezifischen Dialogtraining zu. In Hitlers Worten ging es um den Ehrgeiz, den Gegner mit seiner eigenen Technik zu schlagen, seine Einwände immerfort vorwegzunehmen und zu entkräften, ein tausendköpfiges, widerspenstiges Auditorium in zwei, drei Stunden in einen Zustimmung brüllenden Chor zu verwandeln. Reinhardt zufolge beruhte die Kenntnis dieser möglichen Einwände keineswegs auf Intuition, sondern auf harter Detailarbeit. Wenn jeder der 5000 Kursteilnehmer des Jahres 1931 schon in den ersten drei Kursmonaten 150 Fragen schriftlich zu beantworten hatte, so hätten sich technisch nach diesen drei Monaten an die 750000 Fragen aus dem Auditorium angesammelt, die natürlich ihrerseits aus den realen Erfahrungen der schon ausgebildeten Redner stammten. Und wäre es nur ein Zehntel gewesen – weil sich die meisten Einwände wiederholten –: der Einblick in das Widerstandsrepertoire des Auditoriums wäre enorm gewesen, und der Erfolg der Redner leicht zu erklären.

Nun hat die Idee, eine Rede nicht nach rhetorisch-monologischer Manier, sondern aus einem substituierten Dialog zwischen Redner und Hörer zu führen, in Deutschland eine ehr- und merkwürdige Tradition.[10] Mit den berühmten *Zwölf Reden über die Beredsamkeit und deren Verfall in Deutschland* aus dem Jahre 1812 hat ihr Verfasser Adam Müller mehr als hundert Jahre vor dem Rundfunk die Figur des Hörers erfunden, als einer dem Leser völlig ebenbürtigen Profession. Man muß gar nicht auf die alte Gleichung von Vernunft und Vernehmen rekurrieren, um Müllers nachdrücklichen Aufstand gegen die Schriftrede zu begreifen. Belebte und belebende Rede muß allemal von der Lautsprache her gedacht werden, also von Rednerstimmen und Hörer-Ohren. Die dritte der zwölf Vorlesungen handelt »Von der Kunst des Hörens« und erklärt, »nur durch Hören lernt er reden«, nämlich jener Redner, der Wert darauf legt, sich selbst »anzuhören wie ein Dritter, mit Protestation, mit Opposition, mit anderen Gesinnungen, nicht bloß mit einem andern Ohr, sondern fast mit einem andern Herzen als dem seinigen.« (Müller 1812/1967, Bd. II, S. 334).

---

[10] Vgl. Schmölders 1986.

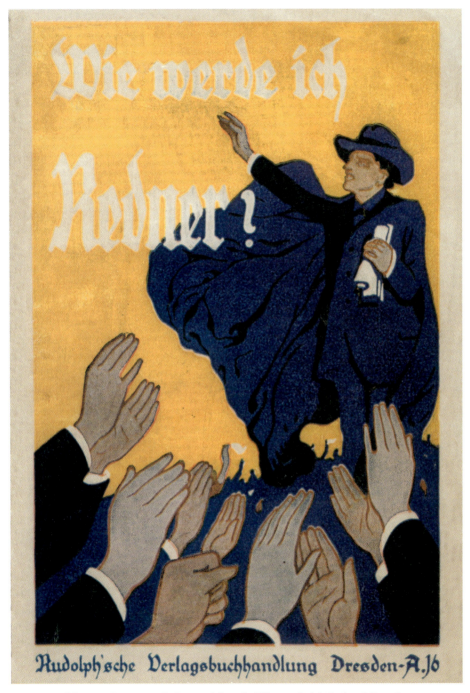

Abb. 15   Cover: H. O. Burggel (1921): *Wie werde ich Redner?* Dresden.

Eine so weitgehende Dialektik in der Dialogik war etwas Neues, Müller wußte dies, und führte im Sinne Hegels außer dem protestierenden Zweiten noch die Idee des versöhnenden Dritten ein – eine Idee übrigens, die bis in die Sprachtheorie von George Herbert Mead zu Jahrhundertbeginn buchstäblich getönt hat. Denn jeder Redner hört ja normalerweise sich selber ebenso, wie ihn der Hörer hört, wenn auch vielleicht lauter, so wie auch umgekehrt der Hörer sich hörend als Sprecher erlebt. Diese egalitäre Akustik oder akustische Egalität hat ihre schärfsten Kritiker in der Weimarer Republik gefunden. Im selben Jahr 1919, da sich Hitler als Redner etabliert, veröffentlicht der Verfassungsrechtler Carl Schmitt eine schneidende Abrechnung mit Müllers dialogischer Philosophie. Sie gilt ihm als Ausgeburt einer »occasionalistischen Romantik«, sie symbolisiert die »Quasselbude« des Parlamentarismus. Die Figur des versöhnlichen Dritten wird gründlich verworfen, das schwächliche »Sowohl-als-auch« ersetzt durch ein »Entweder-Oder«, und mitschwingende Hörerschaft zerschlagen in Freund und Feind. Dem aggressiven und unversöhnlichen Ton des Privatdozenten Schmitt entsprach auf Rednerseite damals makabrerweise einer der bekanntesten – jüdischen – Literaten der Zeit: Karl Kraus. Ebenfalls im selben Jahr 1919 erschien dessen Weltdrama *Die letzten Tage der Menschheit* – eine furiose, entsetzliche Demontage der Gegenwart, montiert aus Sprach- und Stimmfetzen der Zeit. Kraus pflegte seit 1910 öffentlich zu lesen. Ob Hitler ihn je gehört hat, steht dahin, ist aber unwahrscheinlich. Elias Canetti hat vierzig Jahre später eine solche Kraus-Lesung aus dem Jahr 1924 geschildert: »Die Stimme war scharf und erregt und beherrschte mit Leichtigkeit den Saal […] Sämtliche Anklagen wurden in einer merkwürdig zementierten Sprache vorgebracht […] Es war klar, was gut, es war klar, was schlecht war […] jedes Urteil war auf der Stelle vollstreckt. Einmal ausgesprochen, war es unwiderruflich. Wir alle erlebten die Hinrichtung.« (Canetti 1976, S. 41)

2. Ferdinand Ebner und Oswald Spengler

Nun wurden 1919 nicht nur die Stimmen der *Letzten Tage der Menschheit* laut, wurde nicht nur das Verdikt über Politische Dialog-Romantik gesprochen und nicht nur Hitler als Redner der Zukunft aufgebaut. Auch das Objekt und Opfer all dieser Richtungen artikulierte sich. Fast gleichzeitig mit den Unversöhnlichkeitsaposteln jeglicher Couleur arbeiteten jüdische und christliche Autoren an einer versöhnlichen Idee dialogischen Denkens, auch wenn sie Adam Müller oder Carl Schmitt über Müller nie gelesen hatten. Von Hermann Cohen über Ferdinand Ebner, Martin Buber, Franz Rosenzweig, Eugen Rosenstock-Huessy bis hin zu Heidegger reicht diese Linie, die nach 1945 in der Ontologie des Gesprächs von Hans-Georg Gadamer glanzvoll überlebte; ganz zu schweigen von den Techniken des Gesprächs in der Psychoanalyse.

Freilich kann man an der philosophischen Akustik von Müllers Gesprächs-Vorstellung auch Zweifel haben. Ihr fehlt der Sinn für das, was Georg Simmel 1908 schlagend formuliert hat: »Wird die menschliche Vergesellschaftung durch das Sprechenkönnen bedingt, so wird sie [...] durch das Schweigenkönnen geformt.« (Simmel 1908/1968, S. 285). Den Verdacht, daß vom Gespräch womöglich um so versöhnlicher gehandelt werden kann, je weniger darin geschwiegen wird, bestätigen die beiden zentralen Dialogszenen der Weimarer Zeit selbst. Um wieder beim Jahr 1919 zu beginnen: Der christologische Sonderling und Kierkegaard-Anhänger Ferdinand Ebner schreibt in dieser Zeit seine Fragmente, die 1921 unter dem Titel *Das Wort und die geistigen Realitäten* erscheinen. Hier wird das Wort des Menschen in Abhängigkeit vom Wort Gottes bemerkenswert akustisch verstanden, und gleich auf seinen dialogischen Ursprung hin abgehorcht: »Der Mensch war noch immer mit einem Wehschrei geboren und ein Wehschrei war auch sein erstes Wort nach dem Abfall von Gott.[...] Am Anfang der Sprache stand das aus einem Wehschrei hervorgegangene Ich.« (Ebner 1919/1980, S. 93).[11]

1931 wird Oswald Spengler, Verfasser des Buches über den *Untergang des Abendlandes* von 1918, behaupten: »Das Sprechen erfolgt nicht monologisch, sondern dialogisch [...] Welches sind denn die ursprünglichen Formen des Sprechens? [...] Es sind Sätze, die sich stets an einen anderen wenden, ursprünglich sicher ganz kurz: Tu das! Fertig? Ja! Anfangen!« (Spengler 1931, S. 42 f.).

Zwischen Ebner und Spengler erstrecken sich die bekannten akustischen Gründerjahre; Karl-Heinz Göttert hat sie beschrieben.[12] Einerseits in Poesie und Theater – man denke an den Eysoldt-Schrei, aber auch an die dadaistischen Lautgedichte. Andererseits technisch: 1923 begann der Rundfunk; ab 1925/26 gab es Lautsprecher, 1928 den ersten Tonfilm. Ebenso modisch wurde die akustische Dimension in der Literaturwissenschaft: 1924 veröffentlichte Eduard Sievers seine Schallanalysen, 1928 Gunter Ipsen seine Blut- und Boden-Version dazu (»Vernehmen ist das Wunder leibhaftigen Sinns«) – Ipsen war übrigens Lehrer des Historikers Werner Conze –; im selben Jahr erschien der Gründungstext zur sogenannten *oral poetry* von Milman Parry über Homer als Sänger seiner Dichtung. Schließlich gab es, mit angemessener Erweiterung des Themas um sein Gegenteil, Arbeiten in Philosophie und Religionswissenschaft: 1926 die große Studie von Gustav

---

[11] Übrigens fand ich bei meinen Recherchen im Berliner Schallarchiv unter tausenden von Tonbeispielen nur eine einzige Aufnahme männlichen Wehgeschreis, sonst nur Frauen- und Kindergeschrei.

[12] Göttert 1999.

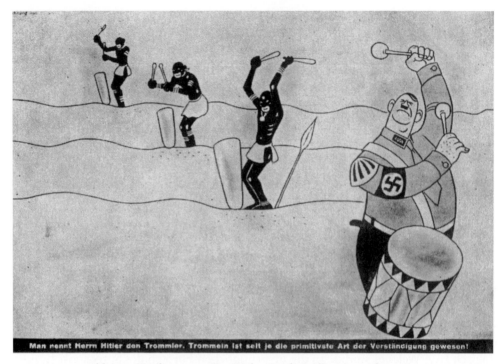

Man nennt Herrn Hitler den Trommler. Trommeln ist seit je die primitivste Art der Verständigung gewesen!

Abb. 16   Karikatur aus *Der Wahre Jacob*, Berlin, November 1931.

Mensching über *Das heilige Schweigen*, 1927 Heideggers *Sein und Zeit* mit der Ontologie des anrufenden und hörenden und rätselhaft bedeutsam schweigenden Gewissens. 1930 folgte Hans Kayser mit seinem Weltentwurf *Der hörende Mensch. Elemente eines akustischen Weltbildes.*[13]

Während Hitlers Stimme immer lauter, und die sachlichen Stimmen der Parlamentarier immer leiser wurden – man denke an die freundliche Stimme von Friedrich Ebert –, übernahm das tönende Wort in allen zugehörigen kulturellen Feldern die Herrschaft. Aufgebaut war und wurde sie über den beiden Dialog-Szenen von Ebner und Spengler. Gespenstischerweise sind es die magischen Dialoge aus Kellermanns Roman: die flehende Stimme und jene im Ton der charismatischen Autorität. Sie sind einander auch strukturell homolog. Beide Lautgebungen, das Wehgeschrei und das Kommando, verlangen nämlich *au fond* dieselbe magische Asymmetrie: Auf den Laut des Sprechers *soll* gar kein erwidernder Laut vom Hörer folgen, sondern wortlose Tat; entweder schnelle Hilfe oder sonstwie gehorsames

---

[13]   Den Hinweis darauf verdanke ich Hanns Zischler.

Tun. Beide Szenen wollen also das Schweigen des Hörers nicht als Pause im Dialog erzeugen, sondern als besonders wichtige Wortlosigkeit, als tätige Antwort. Wer dem Wehschrei nicht hilft, ist grausam, wer dem Befehl nicht folgt, ungehorsam. Lieber grausam als ungehorsam könnte eine deutsche Devise gewesen sein.

Wirklich tätige Rede *muß* sich wohl in der genannten Asymmetrie bewegen, ja, aus ihr stammt die basale Autorität jenes Wortes, das nicht in metaphorische oder sonstige Gedankenflüge aufspringen darf, sondern in jener archaischen Magie verharren soll, aus der auch etwa der Fluch stammt. Noch 1929 schrieb Robert Graves, der Mythenforscher, die Geschichte eines Menschen, der mit seinem Schrei magisch töten kann, also das Gegenüber buchstäblich zum Schweigen bringt. Eine Allegorie auf Hitler? Der wollte mit seiner Rede nicht töten, sondern töten lassen; Ernst Jünger brachte das 1932 auf die Formel: »Gehorsam, das ist die Kunst zu hören, und die Ordnung ist die Bereitschaft für das Wort, die Bereitschaft für den Befehl, der wie ein Blitzstrahl vom Gipfel bis in die Wurzeln fährt« (Jünger 1932, S. 13). »Führer befiehl, wir folgen« wurde die chorische Fassung dieser Matrix.

Man möchte an dieser Stelle an die makabren Experimente des amerikanischen Psychologen Stanley Milgram aus den sechziger Jahren erinnern. Er versetzte in einem wissenschaftlichen Institut Versuchspersonen in die Situation eines strafenden Lehrers, der seine Schüler mit Elektroschocks für jede falsche Antwort schmerzlich bestraft. Der mündlich gegebene Befehl des wissenschaftlichen Führers wurde befolgt, aber gleichzeitig erstickte er offenbar nahezu jedes Mitgefühl mit den immer lauteren Schmerzensschreien der Opfer. Ein erschreckend hoher Anteil dieser ganz normalen Versuchspersonen hat damals nicht gezögert, dem fiktiven Schüler eine tödliche Dosis zu versetzen, nur weil er eine falsche Antwort gegeben hatte. Offenbar war es unmöglich, auf beide akustischen Appelle zugleich oder wenigstens abgestuft zu reagieren. Ein damals heiß umstrittener Versuch mit einem erschreckenden Ergebnis. Obgleich die fiktiven Lehrer keine Strafe zu fürchten hatten, keine materiellen Einbußen erleiden würden, wagten viele von ihnen dem mündlich erteilten Befehl einer Autoritätsperson nicht zu widersprechen und überhörten mit ihm den Wehschrei der Opfer.[14]

3. Stefan George und Theodor Haecker

Wenige Szenen zeigen die deutsche Seelen-Verfassung auf dem Weg zum Abgrund deutlicher als die beiden Dialogszenen, über die Ebner 1919 und Spengler 1931 philosophieren. Sie spiegelten nämlich ablaufversetzt eine Entwicklung, die es schon einmal zwischen 1900 und 1918 gegeben hatte; oder besser: sie machten diese

---

[14] Milgram 1974/1982, S. 38.

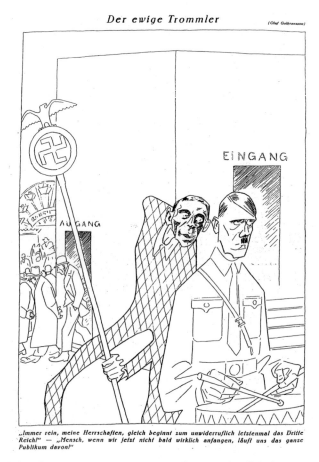

Der ewige Trommler (Olaf Gulbransson)

„Immer rein, meine Herrschaften, gleich beginnt zum unwiderruflich letztenmal das Dritte Reich!" — „Mensch, wenn wir jetzt nicht bald wirklich anfangen, läuft uns das ganze Publikum davon!"

Abb. 17   Olaf Gulbransson: *Der ewige Trommler*, aus *Simplicissimus*, 22. Januar 1933.

Entwicklung rückgängig. Um 1900 herrschte politisch noch das institutionell gesicherte Machtwort des Kaisers; poetischerseits gespiegelt vom charismatischen und magischen Sprecher Stefan George. Der Dichter nahm die Sprache als Stimme in einen Kommandodienst. Dieser *Führer* des heimlichen Deutschland bis ins Jahr 1933 machte das Aufsagen von Gedichten zur Bedingung der Jüngerschaft. 1911 analysierte Rudolf Boehringer, der diese lyrische Feuertaufe als einziger auf Anhieb bestanden hat, im umstrittenen *Jahrbuch für geistige Bewegung* das »Hersagen von Gedichten« – übrigens mit derselben Aversion gegen das schauspielerische Rezitieren wie später Fritz Reinhardt in seiner Rednerschule.

   Die klassizistische Klangdiktatur der Georgeschule wurde aber, je näher der Krieg rückte, desto mehr von jenem stimmlichen Gestus übertönt, mit dem die Expressionisten berühmt wurden: vom Schrei. Das Geschrei der Patrioten bei

Kriegsanfang schlug um in das Wehgeschrei der Verwundeten und Sterbenden; und eben hier konnte und mußte Ferdinand Ebner 1919 anschließen. Aber noch mitten im Krieg konnte der Expressionist Ludwig Rubiner schon wieder von beherrschten und damit auch herrschenden Stimmen kommender Dichter träumen: »Ihre Aufgabe: Nicht Erklärer, sondern Führer zu sein. / Wer das nicht ist – Abtreten. […] Nieder die Schwindler! / Es lebe die Stimme! Die Stimme für die Anderen! / Es lebe das Wort, hell wie Cornetsignal! / Es lebe der runde, geöffnete Mund, der laut gellt: Es lebe der Führer! Es lebe der Literat!« (Rubiner 1916, S. 12).

Leider wurde kein Literat zum Führer der Deutschen, auch wenn Max Kommerell Stefan George zu einem solchen stilisieren mochte, sondern ein Kunstmaler. Was seit dem Jahr 1919 aus Hitler, dem geborenen Redner, wurde, ist bekannt. Ernst Hanfstaengel hat dieser Stimme, einem Bariton, »Schmelz und Resonanz« und »Nuancierungen von einzigartiger Wirkung« attestiert; und man weiß, daß Hitler nichts lieber tat, als sich selber vom Band nachzulauschen. (Abb. 18). Von den ersten Erfolgen des Demagogen bis zur Installierung des Reichskanzlers konnte er Millionen von Hörern und Hörerinnen verführen, wurde aber gleichzeitig von wachsenden Haßtiraden begleitet. Günter Scholdt hat in seiner großen Studie vieles davon gesammelt; und auch die grenzenlose Ambivalenz der deutschen Intelligenz dokumentiert. Rief der schillernde Rudolf Borchardt noch 1931 in einer flammenden Bremer Rede über das Wesen der *Führung* nach der »stummen Autorität« eines Diktators, der handlungsfähig bis zur Gewalttätigkeit sein sollte, so beklagte der katholische Schriftsteller Theodor Haecker acht Jahre später den völligen Verfall sämtlicher deutscher Stimmen im politischen Chor.[15] Vom »Schimpfsumpf eines politischen Roboters aus Bariton und Lüge«, vom »stinkenden Leichnam der vox humana«, von der »spirituellen Dummheit und Stummheit in der Maske des Gebrülls« sprach Haecker in seinen *Tag- und Nachtheften*, die er wegen Rede- und Schreibverbot seit 1938 führte. Im Dezember 1940 konstatierte er völlig desillusioniert: »Es gibt keine ausgestorbenere Stimme als die offiziell gewordene der Deutschen.« (Haecker 1989, S. 140).

Haecker war ein gläubiger Christ. Die politische Situation zwang ihn in die Position des Hörers, genauer: des Radiohörers, der zugleich den verstümmelten Dialog dieser Technik monierte. An der Stimme der sogenannten *Deutschen Sendung*, einer regelmäßigen National-Sendung des Rundfunks, verstörte ihn die, wie er fand, verworfene akustische Physiognomie. Die Stimme der Autorität würde mißbraucht, ja blasphemisch von »Deutscher Sendung« gesprochen, als sei nicht *Sendung* ein völlig christlich belegter Terminus.

---

15 Zu Haecker und zum Motiv des Schweigens im Dritten Reich vgl. Schmölders 1997 a.

IV. Die Stimme im Wortfeld: Grimms Wörterbuch Bd. 10, 1941

Das Beispiel Haecker demonstriert ungewöhnlich deutlich, wie eng unsere physiognomischen Wahrnehmungen an die sprachliche Konstitution gebunden sind. Auch das Versagen des Mitleids im Experiment von Milgram läßt ja auf einen massiven Vorrang des gesprochenen Befehls vor dem *nur* geschrieenen Schmerz schließen. Wie bei der physischen Wahrnehmung des Gesichts schwingt im physischen Wahrnehmen der Stimme immer auch, je nach Bildung, das gesamte Wortfeld mit, eine linguistische Größe also. In diesem Wortfeld sind vielfältige metaphorische Substitutionen möglich – die bekannteste stammt aus biblischem Kontext, jene von Hören, Angehören und Gehorchen zum Beispiel oder das gesamte religiös-politisch-musikalische Repertoire bei Adam Müller.

Merkwürdigerweise wird nahezu die gesamte Epoche zwischen Müller und Haecker vom größten Unternehmen der deutsch-romantischen Linguistik durchmessen, nämlich vom Grimmschen Wörterbuch, dessen erster Band 1852 erschien, dessen 10. Band – 2. Abteilung, 2. Teil – aber erst und ausgerechnet 1941. Dieser Band nun enthält den Artikel *Stimme*, ein Lemma, einschließlich der Komposita, von 84 Spalten, also eines der umfangreichsten des Werkes überhaupt. So fundamental sich die Nazis auf die Stimme als Propagandamittel verließen – die Autoren des Wörterbuchs waren dem Regime nicht sonderlich ergeben. Wer weiß, ob nicht überhaupt nur nazistische Setzer die Belege einfach eingeschoben haben, denn sie folgen meist nicht der sonst strengen chronologischen Anordnung. Jedenfalls finden sich in den 84 Spalten bloß 15 Belegstellen von Nazi-Autoren, darunter je drei von Hitler und Goebbels, die übrigen von unterschiedlichen Größen: Julius Petersen, Wilhelm Schäfer, Hans Grimm, Göring sowie aus dem *Völkischen Beobachter* und einer Zeitschrift namens *Daheim*. Alle Hitler-Belege stammen aus *Mein Kampf*, Bd. 1. Unter dem schlecht formulierten Rubrum »Stimme als Äußerung besonders von Kräften, die im Menschen auf ihn einwirken« steht etwa das Beispiel: »Da donnerte mich die Stimme des Gewissens an«, eine vielzitierte Stelle, in der Hitler von seiner Berufung spricht, die deutsche Schmach von 1918 zu rächen. Der zweite Beleg in derselben Rubrik lautet: »Was aus ihm sprach, war nichts anderes als die Stimme des Blutes und der Vernunft.«

Für die metaphorische Konstitution der menschlichen Stimme hat das Grimmsche Wörterbuch zahlreiche Belege gesammelt. Die Stimmen des Herzens, des Vaterlandes, der Wahrheit, des Rechtes und so fort bilden einen semantischen Hof, dessen sich gleich zu Beginn der dreißiger Jahre die Propagandisten des Rundfunks bedient haben. »Der Rundfunk ist nun nicht länger im physikalisch-technischen, sondern endlich im geistigen Sinne ›Sendung‹. Jeder Funkschaffende ist Träger nationalsozialistischer Sendung, ein Propagandist und Apostel der Idee ...« schrieb

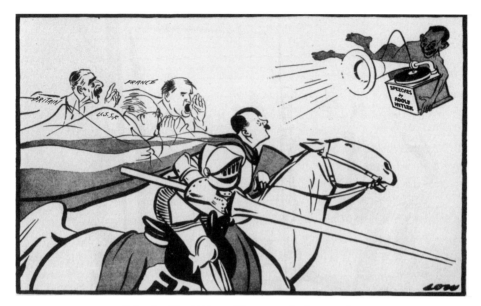

Abb. 18   David Low: *The man who hears voices*
Aufschrift auf dem Grammophon: »Speeches by Adolf Hitler«

der Reichssendeleiter Eugen Hadamovsky 1934 (Hadamovsky 1934, S. 16 f.). Eine Blasphemie für Theodor Haecker, der etwas ganz anderes hörte. »Die Stimme des Wolfes als Stimme der Vorsehung. Sie proklamiert sich als solche. Sie brüllt vom ›Herrgott‹, das Lieblingswort des deutschen Fluchers«, notierte er verzweifelt im Februar 1940 (Haecker 1998, S. 38).

Der große Eintrag zum Lemma *Stimme* im Grimmschen Wörterbuch zeigt aber auch noch etwas ganz anderes. Der dritte Beleg aus Hitlers *Mein Kampf* steht beim Kompositum »Stimmzettel«. Er lautet: »man wird hoffentlich nicht meinen, dasz aus den stimmzetteln einer alles eher als geistreichen wählerschaft die staatsmänner gleich zu hunderten herauswachsen.« Wohl wahr – aber ganz geistlos ist die Institution der Stimmzettel natürlich auch nicht, repräsentiert sie doch die Stimme ausdrücklich als kulturelles Konstrukt. Und kaum eine andere semantische Konstruktion außer der religiösen hält das Wortfeld der Stimme so deutlich besetzt wie diese politische, ja legislative. Schon das größte deutsche Lexikon des 18. Jahrhunderts, der sogenannte *Zedler*, nennt 1744 neben der physischen Menschenstimme und neben der Stimme Gottes auch ausdrücklich die juridische Bedeutung: Unter dem Stichwort »Stimm-Erforschung oder Stimm-Einhohlung« wird von der Abstimmung der Kardinäle bei der Papstwahl gehandelt. Nur zwanzig Jahre später nimmt diese Gleichung von *Vox* und *Votum* in Diderots *Encyclopädie* schon mehrere Spalten ein; bei Grimm dann, 200 Jahre später, dem Wortfeld entsprechend mehr.

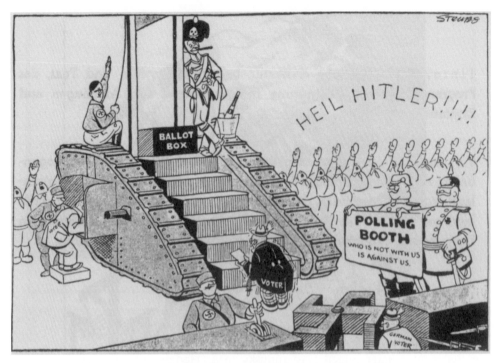

Abb. 19   Struve: *Vox Populi*, aus *Daily Express*, London, 4. März 1933.

Eins vor allem läßt sich dem linguistischen Befund entnehmen. Die kulturelle Wahrnehmung der Stimme ruht zu etwa gleichen Teilen auf physischen, religiösen, juridischen und *last but not least* musikalischen Konnotationen. Aber trotz dieser Vielfalt, und anders als etwa das von massiven Ambivalenzen durchzogene Wortfeld des Gesichts, wirkt das der Stimme bemerkenswert homogen.[16] Gerade die musikalische Konnotation unterlegt das gesamte Feld mit einem harmonischen Grundton; es ist, als könne man mit der Stimme allein eigentlich kaum wirklich Widerspruch artikulieren. Auch der zitierte Zedler meint ausdrücklich, der Mensch habe Stimme, um andere Menschen anzuflehen, nicht aber etwa, um ihnen zu widersprechen. Aber gleichzeitig widmet er weitaus substantiellere Lemmata den Begriffen *Schweigen* oder *Stilleschweigen* mit jeweils ausführlich juristischen Erörterungen. Bedenkt man, daß das Schweigen eines Angeklagten jahrtausendlang und noch heute ein Anlaß zur Folter sein kann, versteht man die dramatische Gewichtung. Umgekehrt könnte, wo gesprochen wird, Folter abgewendet werden; der »Wehschrei des Ichs« könnte Gnade erwirken – freilich zugleich auch Verrat bedeuten.

---

[16]   Vgl. Schmölders 1997b.

Zur Stimme, die gleichsam von Natur Zu*stimm*ung oder Gehorsam erheischt, gibt es linguistisch, jedenfalls auf deutsch, kein Gegenteil – oder, im Terminus »Ab*stimm*ung«, nur ein parlamentarisch gesichertes. Zwar kann man konträr abstimmen, aber dieser Akt wirkt fast unbedeutend im Vergleich zu den vielen Wortformen, die Stimme mit *Stimmigkeit* und *Einstimmung* assoziieren. Dieser Befund deckt sich natürlich mit dem, was die neuere psychoakustische Forschung gefunden hat, und was Peter Sloterdijk mit Alfred Tomatis in seinem neuesten Buch zur Grundlage nimmt. Wenn es *stimmt* – wieder ein positives Wort aus der Wurzel –, wenn es also stimmt, daß wir die Stimme der Mutter als erste im Uterus hören und basal aufnehmen und daß sie uns durch psychotische Abgründe führen kann, dann hätte die Demokratie mit ihrem Ab*stimm*ungsfundament endlich die matriarchale Begründung erfahren, die sie vielleicht verdient, auch wenn sie 1933 so entsetzlich zum Schweigen gebracht wurde. Den Verdacht, aus diesem Schweigen sei zwischen 1933 und 1945 der immer schwärzere Schlagschatten einer immer grelleren Propaganda geworden, die stumme Effizienz des Völkermords nämlich, wird von der historischen Forschung Tag für Tag mehr erhärtet. Die neueste Forschung glaubt zu wissen, daß die berüchtigte »Aktion Reinhardt« mit ihrer Vernichtung fast zwei Millionen polnischer Juden nicht nur auf Reinhard Heydrich, sondern vor allem auf Fritz Reinhardt, Gründer der NSDAP-Rednerschule, zurückfällt.[17]

---

[17] Vgl. Weiß (Hg.) 1998, S. 370: »Über ihn lief 1942/43 auch die Abrechnung der von der SS an die Reichsbank abgelieferten Wertgegenstände einschl. Zahngold ... « Reinhardt wurde 1950 von einer Münchner Spruchkammer als »Hauptschuldiger« eingestuft.

Teil II:
Übergänge zwischen Körper und Technik – Mediengeschichtliche Konstellationen

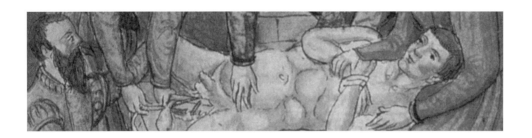

Fetisch Stimme:
Professionelle Sänger im Italien
der frühen Neuzeit

Susan McClary

Im Jahre 1580 ersann Fürst Alfonso II. d'Este für seine fünfzehnjährige Braut Margherita Gonzaga eine neue Art der Unterhaltung; als seine dritte Frau war sie seine letzte Hoffnung, daß ihm ein Erbe geboren und damit der Besitz in Ferrara für seine Familie gesichert würde. Darauf bedacht, seine junge Gattin von den allzu überschwenglichen Vergnügungen seiner Höflinge fernzuhalten, stellte Fürst Alfonso eine kleine Gruppe perfekt ausgebildeter Sängerinnen zusammen, deren Aufgabe es war, als Ensemble für Gesangsdarbietungen in Margheritas Privaträumen zur Verfügung zu stehen: für Konzerte, die als *musica secreta* bekannt werden sollten (Newcomb 1980). Der Fürst erreichte sein größtes Ziel nicht, seine Frau – obwohl königlich umsorgt – verhalf ihm zu keinem Nachfolger, und das Besitztum von Ferrara geriet, als Alfonso 1597 starb, wieder unter päpstliche Herrschaft. Aber trotz seines persönlichen Mißerfolgs gelang es dem Fürsten, den kommenden Generationen ein Erbe von unschätzbarem Wert zu hinterlassen. Denn die Frauen, die er anwarb und ausbilden ließ – Laura Peverara, Anna Guarini, Livia D'Arco und Tarquinia Molza – veränderten die abendländische Einstellung gegenüber der Stimme in einer Art und Weise, die einer Revolution gleichkam. Wir betrachten heutzutage die Vielfalt professioneller Opernsänger, die aufgrund ihrer Stimmkunst hochbezahlte internationale Stars geworden sind, als Selbstverständlichkeit. Wir erwarten von ihnen nicht, daß sie zusätzlich neue Musik produzieren oder ihre Stimmen rhetorisch dazu verwenden, um in der Politik ihre eigene Meinung zum Ausdruck zu bringen; ihr Ruhm beruht auf der reinen Herrlichkeit ihrer Stimmen und auf ihrer Fähigkeit, die schwierigen Gesangspartien zu bewältigen, die von den Komponisten zu Papier gebracht wurden. Diese auf der Objektivierung der Stimme beruhende Arbeitsteilung war jedoch nicht immer vorherrschend gewesen.

Neben der Fetischisierung der Stimme, die er der westlichen Kunstwelt als Erbe hinterließ, übte Fürst Alfonsos privates *concerto delle donne* einen tiefen Einfluß auf unsere kulturellen Vorstellungen von Subjektivität, Geschlecht, Körper, musikalischem Genre, Aufführungspraxis und Erziehungsprozessen aus.

Natürlich gab es schon lange vor den Auftritten der Damen von Ferrara hervorragende Sänger. Die Musik von Hildegard von Bingen, von Perotin und den Manieristen des 14. Jahrhunderts, um nur einige Beispiele zu nennen, erforderte außergewöhnlich erfahrene Vokalisten; das gesamte Repertoire der Madrigale aus dem 16. Jahrhundert setzte in musikalischen Dingen eine äußerste Perfektion voraus. Darüber hinaus waren in Italien ungefähr seit 1530 Manuale verbreitet, mit deren Hilfe sich die Kunst der reichen Ornamentierung (*passagi*) erlernen ließ; zudem gab es damals eine Vielzahl virtuoser Lautenisten, Cembalisten und Violaspieler (Brown 1976). Doch die Idee professioneller Sängerinnen verletzte eine ganze Reihe tiefsitzender kultureller Tabus.

Bereits die Vorstellung, seine Stimme zu verkaufen – unabhängig vom Geschlecht ihres Besitzers – war auf Widerstand gestoßen. Einen Widerstand, der mindestens bis ins 12. Jahrhundert zurückreichte, als die Stadt Paris versuchte, die wachsende Anzahl dilettierender Künstler einzudämmen, die die aufstrebende Hauptstadt bevölkerten (Page 1989). Der Text einer Motette aus der Zeit um 1400 spricht explizit die Ängste an, die sich mit dieser Praxis verbanden:

> Gewisse Händler machen sich jetzt breit im Volk. Sie wandeln feines Gold in Blei und tauschen süßduftende Blumen gegen fauligen Moder. Diese Männer werden, so ich mich nicht täusche, professionelle Sänger genannt. Sehen sie einen hochstehenden Mann im Publikum, suchen sie ihr bestes Lied aus, eines, das sie wirklich lieben. Dann singen sie es mit einem großen Aufwand kleiner Noten und rühmen sich ihrer Gesangskunst. Sie singen nicht, denke ich, zum Lobe Gottes, sondern wegen jenes hochgestellten Mannes. Oh, ihr Heuchler! Habt ihr nie die Heilige Schrift aufgeschlagen, wo ihr das Wort Gottes hättet lesen können? Sei's drum; ihr habt euern Lohn erhalten. (Motette aus *Area post labamina*, Old Hall Manuscript, 14. Jh.; Weiss/Taruskin 1984, S. 71–72)

Dieser kurze Text berührt einige wichtige Punkte. Zunächst stimmt er mit dem berühmten Bekenntnis des heiligen Augustinus überein, der sich selbst oft durch den Klang des Gesangs verführt fand, der ihn von den Psalmen ablenkte, für die die

Stimme eigentlich nur Vermittlerin sein sollte (Augustinus 1961, S. 260 f.). Die Kirche hatte sich immer auf die Kraft der Stimme verlassen, trotz der Warnungen des Augustinus und vieler anderer, die seine Befürchtungen teilten. Sie versuchte das Problem zu lösen, indem sie vor allem jene zu diesem Dienst heranzog, die aufgrund ihrer Berufung innerhalb der kirchlichen Hierarchie fest verankert waren. Das Bestreben einiger Musiker, über das rein Notwendige des liturgischen Gesangs hinauszugehen und dem Bedürfnis nach Selbstdarstellung nachzugeben, führte jedoch zu periodisch wiederkehrenden Säuberungen der Kirchenmusik: Johannes von Salisbury (12. Jahrhundert) und Papst Johannes XXII. (14. Jahrhundert) verdammten unverhohlen das Aufkommen der Polyphonie – die heute als krönender Höhepunkt der westlichen Musik angesehen wird – und beklagten sich, wie in der Motette, über diesen »großen Aufwand kleiner Noten« (Weiss/Taruskin 1984, S. 62 und 71). Im 16. Jahrhundert versuchten das Konzil von Trient sowie verschiedene protestantischen Sekten die sinnlichen Exzesse der Kirchenmusik zurückzudrängen. Solche Kontroversen zeugen von einer offensichtlichen, sich gegen die Virtuosität richtenden Feindseligkeit, aber auch von deren unzweifelhafter Attraktivität.

Des weiteren drückt der Text der Motette eine Mißbilligung der Praxis aus, gegen Bezahlung zu singen, d. h. die eigene Stimme dem Höchstbietenden zu dessen Unterhaltung zur Verfügung zu stellen, anstatt sie zur authentischen Erweiterung des Selbst zu verwenden. Als das bevorzugte Medium, um Individuen im öffentlichen Raum zusammenzuführen, wird der vokale Ausdruck hoch gepriesen und gleichzeitig mit beträchtlichem Argwohn behandelt: Die platonischen Warnungen vor der Rhetorik gelten nun auch der prunkvollen, aber potentiell leeren oder irreführenden Steigerung der Sprache im Gesang – besonders, wenn aus ihm ein Geschäft gemacht wird.

Im Text der Motette sind die heuchlerischen Händler Männer, die Gefahr nimmt jedoch exponentiell zu, wenn die in Frage stehenden Sänger Frauen sind. Warnungen vor der weiblichen Stimme sind uns überliefert seit Homers Bericht über die Sirenen und seit der Weisung des Apostel Paulus an die Korinther, daß die Frauen zu schweigen hätten; beide Texte wurden in der Renaissance häufig zur Rechtfertigung herangezogen, Frauen die Teilnahme an öffentlichen Musikaufführungen zu untersagen (Austern 1989, S. 420–480 und 1993, S. 349–351).[1] Selbstverständlich san-

---

[1] Bedauerlicherweise verstummen solche Warnungen auch später nicht: W. Anthony Sheppard hat die Versuche moderner Komponisten des 20. Jahrhunderts, zu einer Aufführungspraxis mit rein männlicher Besetzung zurückzukehren, dokumentiert – Versuche, zu deren Rechtfertigung man sich auf das Modell der griechischen Tragödie, der mittelalterlichen Mysterienspiele und des japanischen No-Theaters bezog (vgl. Sheppard 2000).

gen Frauen im 16. Jahrhundert, wer jedoch auf seinen Ruf hielt, tat dies nur im privaten Rahmen des Hofes, des Konvents oder eines Haushalts. Die Mehrzahl der erfahrenen weiblichen Musikerinnen übte ihre Künste als Kurtisanen aus, wobei sich hier der Verkauf der Stimme unmittelbar mit der Prostitution des Körpers verband und die Gesangskunst geradezu als Sirenengesang wirkte (Newcomb 1986). Fürst Alfonsos Bemühen, den Frauen einen untadeligen Ruf zu erhalten, Ehen anzubahnen und rücksichtslos ihr Privatleben zu überwachen, rührte daher: Andernfalls hätte man angenommen (und oft genug tat man das), bei den Hofdamen handle es sich um Huren.[2]

Der Madrigalvortrag nahm im kulturellen Leben der italienischen Renaissance einen besondere Stellung ein. Als kunstvolle vier- oder fünfstimmige Vertonungen hochkomplexer Dichtungen – das säkulare Äquivalent der sakralen Motette – stellten diese Stücke komplizierte Analogiebildungen zu subjektiven Erfahrungen dar: zu den Kämpfen zwischen innerem Empfinden und äußerem Schein, zwischen Leidenschaft und Beherrschung, zwischen Irrationalität und Vernunft. Obwohl Madrigale Partien für Sopran- und Altstimmen einschlossen, wurden diese Rollen oft mit Falsettstimmen besetzt, die mit solchen Registern ohne Schwierigkeiten umzugehen wußten. Mitunter sangen Frauen die oberen Stimmen, aber die Tatsache höherer Stimmlagen erhöhte nicht den Anteil an Frauenstimmen. Der intellektuelle Ernst vieler Madrigale machte sie zu einem elitären und überwiegend männlichen Unterfangen; Ensembles aus Hofmusikern und Höflingen sangen sie mit Hilfe von Stimmbüchern, die das Zusammenwirken des ganzen Ensembles erforderten, um das Bild einer einzigen (männlichen) Subjektivität zu erzeugen.[3]

Fürst Alfonso verfiel auf die Idee des *concerto delle donne*, als er verschiedentlich privaten Gesangsdarbietungen beiwohnte, die von einigen wohlhabenden, am Hof von Ferrara als Hofdamen lebenden, adeligen Damen veranstaltet wurden. Ihr Beitrag zum Musikleben von Ferrara rührte jedoch von ihrem Status als Mitglieder des Hofs her; sie hätten sich nicht in die Rollen gefügt, die der Fürst bereits im Auge hatte, als er sie mit seiner Gruppe professioneller Sängerinnen verdrängte. Alfonsos

---

[2] Tatsächlich fielen zwei Mitglieder der ersten weiblichen Ensembles auf ziemlich dramatische Art und Weise in Ungnade: Tarquinia Molza, die überführt worden war, ein Verhältnis mit dem Hofkomponisten Giaches de Wert unterhalten zu haben, wurde 1589 aus Ferrara verbannt, und Anna Guarini (Tochter des Autors von *Il Pastor Fido*) wurde 1598 von ihrem Ehemann, der sie des Ehebruchs verdächtigte, ermordet.

[3] Auch heute singen viele männliche Popmusiker – Philip Bailey (von *Earth, Wind and Fire*), Steven Tyler (von *Aerosmith*), Prince und Rob Halford (von *Judas Priest*) – regelmäßig in der Sopran-Stimmlage. Rein männliche Gruppen wie *Boyz-II-Men* nähern sich der Arbeitsteilung, die das Madrigal-Ensemble der Renaissance kennzeichnet, und sie bemühen sich in ähnlicher Weise, die Illusion einer einzigen (männlichen) Subjektivität zu erzeugen.

Hofkomponisten schrieben eine besondere Musik, um diesen Frauen zu einem großen Auftritt zu verhelfen, und sie unterzogen sie langen, zermürbenden Proben, durch die sie ihre Stimmen zu einer noch nie dagewesenen Virtuosität steigerten, und zwar sowohl hinsichtlich der Stimmlage als auch des Tempos. Besonders ausgebildete Lehrer choreographierten ihre Bewegungen und legten im voraus jeden Gesichtsausdruck und jede Handbewegung im Hinblick auf den öffentlichen Auftritt fest. Obwohl ihre Aufführungen Privatveranstaltungen bleiben sollten, wurden die Damen von Ferrara rasch zu einer Attraktion, so daß sich bald der Adel aus ganz Italien in den Privaträumen drängte, wo sie jeden Nachmittag zwischen zwei und sechs Stunden sangen. Nicht lange, und andere Höfe rühmten sich ihrer eigenen rein weiblichen Ensembles. Nur Fürst Guglielmo Gonzaga von Mantua verspottete Alfonsos *concerto*, als er mit dem Ausruf aus dem Raum stürmte: »Die Damen sind tatsächlich sehr beeindruckend – ich wäre freilich lieber ein Esel als eine Dame!« (Newcomb 1980, S. 24); doch schon im darauffolgenden Jahr setzte auch er alles daran, eine konkurrierende Gruppe von professionellen Sängerinnen an seinen eigenen Hof zu locken.

Wie das wohl geklungen haben mag? Hier die Beschreibung eines Zeitgenossen:

> Die Damen von Mantua und Ferrara waren überaus gewandt und suchten sich nicht nur im Hinblick auf Klangfarbe und Schulung der Stimme gegenseitig zu übertreffen, sondern auch in der Gestaltung herrlicher Verzierungen, die sie an den geeigneten Stellen, doch ohne Übertreibung, zum Vortrag brachten. Desweiteren ließen sie ihre Stimmen an- und abschwellen, ließen sie laut oder leise, dunkel oder hell werden, gerade so, wie es das Stück, das sie sangen, verlangte; bald sangen sie langsam, öfters mit einem leisen Seufzer abbrechend, bald lange Passagen, die einen gebunden, die anderen abgesetzt; bald *gruppi*, dann Sprünge, bald mit langen Trillern, dann wieder mit süßen, weich gesungenen Läufen. Sie begleiteten die Musik und die Empfindung mit angemessenem Gesichtsausdruck, Blicken und Gebärden, nicht mit Verzerrungen des Mundes oder Verrenkungen der Hände, welche die Empfindung des Liedes nicht zum Ausdruck gebracht hätten. (Giustiniani 1628)[4]

Leider verfügen wir über kein Mittel, die Klangfarben, die sie damals hervorbrachten, wiederaufleben zu lassen, so daß sich inmitten meiner Untersuchung eine Lücke der Absenz auftut (durchaus passend für einen Text, der »Fetisch« im Titel trägt). Doch im Gegensatz zur üblichen Praxis, den Ausführenden zu gestatten, *pas-*

---

[4] Obwohl der *Discorso* erst 1628 veröffentlicht wurde, gilt Giustiniani – er wurde 1564 geboren – als einer unserer wertvollsten Augenzeugen der musikalischen Veränderungen, die sich in dieser Periode ereigneten.

sagi selbst *ex temperore* zu verzieren, ließen viele Komponisten den vier Damen keine Wahl: sie schrieben die für das *concerto delle donne* bestimmten Madrigale detailliert aus (eine damals äußerst ungewöhnliche Darstellungsweise) und notierten gewissenhaft jede einzelne Verzierung; dadurch hinterließen sie uns eine außergewöhnlich genaue Aufzeichnung dessen, was die Sängerinnen im Konzert ausführten. Aus naheliegenden Gründen mußten die Komponisten dieser Musik ihre Partituren wie Handelsgeheimnisse schützen, und einige der verblüffendsten Beispiele gelangten erst zur Veröffentlichung, nachdem der Fürst gestorben und der Hof von Ferrara aufgelöst war.[5] Zu dieser Zeit hatten die von den Sängerinnen in den Räumen der Fürstin vorgeführten *special effects* bereits das gesamte Musikleben in Norditalien und darüber hinaus beeinflußt. Tatsächlich veränderte das Aufsehen, das das *concerto delle donne* auslöste, den Verlauf der abendländischen Musikentwicklung derart, wie es keiner der Beteiligten erwartet hätte.

Nehmen wir zum Beispiel »Non sa che sia dolore« von Luzzasco Luzzaschi, einem der wichtigsten Komponisten der vier Damen.[6] Obwohl Luzzascis musikalische Vertonung dieser Verse in mancher Hinsicht dem Stil seiner eigenen fünfstimmigen Madrigale ähnelt, weicht sie in einigen Punkten, die sich als äußert wichtig herausstellen werden, davon ab. Um den drei Solistinnen genügend Freiraum für ihre virtuosen Höhenflüge zu geben und dabei doch ein Minimum an grammatikalischer Kohärenz aufrechtzuerhalten, schrieb Luzzasci zunächst eine rudimentär ausgeschriebene, nur instrumental zu spielende Version des Stücks. Tenor- und Baßstimmen, die ein gewöhnliches Madrigal grundieren würden, dringen in diesen rein weiblichen Raum nicht ein. Wenn wir den begleitenden Cembalisten oder Lautenisten außer acht lassen, so haben wir eine Art pastoraler Landschaft vor uns, mit den drei Grazien als einziger Attraktion, auf deren Texte diejenigen für die Damen oft anspielen.

Im Gegensatz zum polyphonen Madrigal, das als Kammermusik hauptsächlich dem Vergnügen der Beteiligten diente, war die für die Damen komponierte Musik für öffentliche Aufführungen gedacht. Während Cipriano de Rore oder Monteverdi in ihren Madrigalen die rätselhaften Tiefen fremder Subjektivitäten erforschten, lenken Luzzascos Stücke für das *concerto delle donne* das Interesse auf die spekta-

---

[5] Luzzasco Luzzaschis *Madrigali per cantare e sonare a uno, due e tre soprani* erschien zum Beispiel erst 1601. Ein einziges Exemplar des Drucks ist erhalten geblieben.

[6] Bis in jüngste Zeit hielten moderne Musiker diese Partituren für nicht aufführbar. Doch die Rückbesinnung auf die frühe Musik, die in den sechziger Jahren einsetzte, hat inzwischen Virtuosen hervorgebracht, die in der Lage sind, die Höchstleistungen zu erbringen, die ein solches Repertoire voraussetzt. Eine atemberaubende Aufnahme von »Non sa che sia dolore« enthält das Album *Concerto delle donne*, The Consort of Musicke, Harmonia mundi 77154-2-RC (1988): Emma Kirkby, Evelyn Tubb, Deborah Roberts, Sopran; Anthony Rooley, Laute.

kuläre Oberfläche. Zwar bietet auch er uns einige der sehnsuchtsvollen Affektgebär-
den, die für Madrigalkompositionen typisch sind, doch sind wir hauptsächlich
dazu eingeladen, einer sich ständig steigernden Reihe von Höhepunkten zu folgen:
der nächsten hohen Note, der nächsten außergewöhnlichen Reihe von *passagi*, dem
nächsten überwältigendem Moment des Erschauderns, wenn zwei Stimmen aufein-
andertreffen und sich in höchster Tonlage aneinanderschmiegen.

Wer die intellektuell herausfordernden Petrarkischen Allegorien eines Adrian
Willaert gewohnt war, wird für die leicht genießbaren erotischen Freuden, die das
für die Damen komponierte Repertoire gewährte, nur Verachtung übrig gehabt
haben. Tatsächlich gleichen einige Reaktionen auf diese Musik den ablehnenden
Kommentaren der Aficionados der alternativen Rockmusik, wenn sie mit den virtuosen Exzessen von Whitney Houston oder Mariah Carey konfrontiert werden.
Obwohl die Musik des *concerto delle donne* sich nicht länger an der Komplexität
metaphysischer Dichtung ausrichtet, so führt sie doch radikal neue Weisen der
Erfahrung des Selbst in die Öffentlichkeit ein: ein Selbst, die nicht länger an die diskursive Sprache gebunden ist, sondern dem es freisteht, die Erregung des Begehrens
oder das sich steigernde Gefühl der Ekstase zu üben. Die Stimme hört auf, der
Sprache als reines Transportmittel zu dienen, und führt statt dessen metaphorisch
vor, wie sich ein von den Zwängen der Schwerkraft befreiter Körper empfinden
würde.

Die Aufgabe dieser professionellen Sängerinnen war es, jede Klangnuance her-
auszuarbeiten und zu vervollkommnen. Wie Anthony Newcomb nachgewiesen hat,
ermutigten die verschiedenen Effekte, die diese professionellen Sängerinnen zu
produzieren vermochten, die Komponisten, eigens in diesem Idiom zu schreiben
(Newcomb 1980). Das Vorhandensein gewandter professioneller Sängerinnen führte
zur Steigerung der technischen Anforderungen, und so fingen Komponisten an zu
erkunden, wie weit sie bei so komplexen Dingen wie strukturellen Diskontinui-
täten, schwierigen melodischen Sprüngen, chromatischen Abweichungen oder
überreichen Verzierungen gehen konnten – Besonderheitcn, die für Amateure, die
Kammermusik vom Blatt singen, nicht nur undurchführbar, sondern auch ästhetisch unangemessen gewesen wären. Die Avantgarde der Manieristen des späten
16. Jahrhunderts war abhängig von den eben erst neu herausgebildeten Beziehungen zwischen Komponisten, die eine Vorlage schrieben, Sängern, die sich mühten,
die verschwenderische von den Komponisten entworfene Bilderwelt zu beherrschen und vorzutragen, und einem passiven Publikum, das wie gebannt der Aufführung beiwohnte und ihr von außen zusah.

Darüber hinaus wurde Luzzascis rudimentäre Vorlage – in der die Instrumente
lediglich einen minimalen, unaufdringlichen harmonischen Rahmen bereitstellten,
der den Solisten die Freiheit ließ, ihre eigene Kunstfertigkeit zu beweisen – zum

Grundmuster barocker Komposition. Um 1600 hatten die Musiker entdeckt, daß man mit einer einfachen Methode, dem *basso continuo*, den selben Effekt erzeugen konnte – ein Kompositionsmerkmal, das in Spuren noch bei Mozart zu erkennen ist. Das Beispiel der Damen befreite die Musik aus der höchst introvertierten Polyphonie der Renaissance und ihrer Grundlegung in der pythagoreischen Mathematik und wies bereits auf die im 17. und 18. Jahrhundert favorisierte lineare Zeitauffassung hin – eine Zeitauffassung, die dynamische Wechsel, Geschwindigkeit und Beschleunigung zelebriert und die in ihrer mathematischen Konsequenz die Erfindung der Differentialrechnung erforderlich machte.

Am wichtigsten ist jedoch, daß das *concerto delle donne* den Zuhörern ein unstillbares Verlangen nach hohen Stimmen einflößte – wiederum zur Bestürzung derer, deren Prioritäten bei den männlichen Tugenden komplexer Dichtung, der Erforschung eines widersprüchlichen Inneren, den rhetorischen Glanzleistungen in der öffentlichen Sphäre und den geselligen Formen des Musizierens lagen. Die aus Hofmusikern und Adligen, aber durchaus ernsthaften Musikliebhabern gebildeten Ensembles wichen rasch dem Auftritt planmäßig aufgebauter und hochbezahlter Diven; talentierte Frauen verließen plötzlich ihre Position relativer kultureller Marginalität und gelangten zu ungeahnten Möglichkeiten, Privilegien und Einfluß (Treadwell 1997, S. 55–70, Cusick 1993).

Es überrascht nicht, daß diese Veränderungen mit einem großen Unbehagen betrachtet wurden. Da professionelle Sänger (per Definition) ihre Talente vermarkteten, trugen sie den Makel der Kommerzialisierung an sich. Monteverdi z. B. beklagte sich bitter, daß seine Geldgeber, die Gonzagas von Mantua, sich mehr um ihre Zwerge, Alchemisten und Sängerinnen kümmerten als um seine erhabene Musik. Zwar wurden er und Luzzasci für ihre Dienste entlohnt; doch wie auch heutige Komponisten bestätigen können, ist kreative Arbeit finanziell weitaus schwieriger zu bewerten als die Tätigkeit von Ausführenden, die für die unmittelbar geleisteten Dienste ein einfaches Honorar berechnen können. Monteverdis Gehalt betrug ungefähr ein Zehntel dessen von Adriana Basile, der am Hof singenden Primadonna (Monteverdi 1980, S. 56 und 187), und auch Luzzasci erhielt nur einen kleinen Teil der Mittel, die für sein *concerto delle donne* vorgesehen waren.[7]

In den zehn Jahren, in denen sich das *concerto delle donne* entwickelte, besaßen alle bedeutenden Höfe Norditaliens nicht nur Sängerinnen-Ensembles, sondern auch virtuose Gesangssolisten. Wir kennen viele von ihnen namentlich, denn bei den Veranstaltungen, die für sie ausgerichtet wurden, um ihre Talente zu präsen-

[7] Professionelle Musikerinnen wurden immer wieder dafür verurteilt, daß sie ihr Honorar bar erhielten, obwohl diese Zahlungsform dadurch notwendig geworden war, daß sie nicht in Hofkapellen einbezogen wurden. (Durante 1998, S. 360)

tieren, drehte sich alles allein um sie. So gehörte zu den Feierlichkeiten, die 1589 die Eheschließung Fernando de' Medicis mit Christine de Lorraine begleiteten, ein abendfüllendes Fest, in dessen Vorfeld sich die führenden Komponisten um das Vorrecht stritten, für die Stimme der Florentiner Diva Vittoria Archilei komponieren zu dürfen. Eines der Resultate dieses Wettstreits ist das Solo, das Emilio de Cavalieri als Eröffnungsnummer von *La Pellegrina* schrieb, die Florentiner Hochzeitskomposition von 1589.[8] Natürlich gab es auch männliche Gesangsvirtuosen, die nicht weniger versuchten, aus ihrer Stimme Kapital zu schlagen. So komponierte Jacopo Peri, dem zugeschrieben wird, um 1600 die erste echte Oper geschrieben zu haben, für *La Pellegrina* nicht nur ein Stück, sondern sicherte sich darin zudem die Hauptrolle, indem er, verstärkt durch zwei Sänger, die ihm als Echo dienten, auch den Gesangspart übernahm: Dies kann als ein männliches Gegenstück zu den Drei Grazien angesehen werden.

Auch in der Kirche setzte sich mit der Zeit die üppige Ornamentierung durch. Als die Kirche der Gegenreformation auf Mittel und Wege sann, dem Protestantismus die subjektive Ausstrahlung streitig zu machen, gestand sie den Musikern zunehmend die Freiheit zu, die sinnliche Bilderwelt der Ekstase, die im weltlichen Bereich entwickelt worden war, in ihren Kompositionen zu verwenden. Die Gesten des Begehrens im *concerto delle donne* – Gesten, die vom Sprechen ausgegangen waren, um dem Unaussprechlichen nachzuspüren – boten das ideale Mittel, in der Musik jene Erfahrungen auszudrücken, die von der Heiligen Theresa und anderen Mystikern des 16. Jahrhunderts so lebhaft beschrieben worden waren. Monteverdis *Marienvesper* von 1610 enthält den Satz *Duo Seraphim*, in dem drei männliche Gesangsstimmen Engel verkörpern, die um den Thron Gottes schweben und dabei das Sanctus anstimmen. Für dieses Bild ließ Monteverdi seine Sänger die extravaganten Bewegungen der drei Damen nachahmen, wenn auch eine Oktave tiefer gesetzt.

Diese Oktavverschiebung scheint bei den Zuhörern indes auf wenig Gegenliebe gestoßen zu sein, sie wollten die hohen Stimmen der Damen hören, die Stimme von Vittoria Archilei oder Adriana Basile. Aber die Nachfrage des Publikums nach Sopranstimmen implizierte auch, daß Frauen eine kommerzielle Monopolstellung beibehielten, denn nur sie allein konnten das bieten, was zu einem Warenfetisch geworden war. Und in der Tat beherrschten bei Opernproduktionen ausschließlich Sängerinnen das ganze 17. Jahrhundert hindurch die Bühne: Ihr Geschmack diktierte die Stiländerungen, insbesondere die Bewegung von dem kargen *stile recitativo* zu dem überhandnehmenden Lyrismus der großen Bühnenarien (Rosand 1991).

---

[8] Emilio de Cavalieri, »Dalle più alte sfere« aus: *La Pellegrina*, Huelgas Ensemble, Paul van Nevel, Dir., Vivarte S2K 63362 (1998); Katelijne van Laethem, Sopran.

Die Sucht des 17. Jahrhunderts nach hohen Stimmen beeinflußte noch zwei weitere Aspekte musikalischer Aktivität. Beginnen wir zunächst mit dem einfacheren der beiden, dem raschen Aufstieg der Violine zum dominierenden Instrument im Bereich der Instrumentalmusik. Bevor das *concerto-delle-donne*-Fieber Italien erfaßt hatte, wurde die Viola als Streichinstrument bevorzugt. Ihr weicher Klang gestattete eine Form geselligen Musizierens, die auch bei der Aufführung polyphoner Madrigale geschätzt wurde. Sie wies jedoch nicht die Brillanz, die Beweglichkeit und Dynamik auf, die nunmehr im Gefolge der Damen von Ferrara gefragt waren. Um 1600 begannen die Komponisten Stücke zu veröffentlichen, die sie Sonaten für ein, zwei oder drei Violinen nannten. Sie bauten diese Stücke – die erste, relativ autonome Instrumentalmusik der europäischen Kultur – entsprechend der Strategie auf, die für das *concerto delle donne* entwickelt worden war. Wie in Luzzascis Stücken für dessen Gesangsvirtuosen weisen die Sonaten (etwa Giovanni Gabrielis *Sonata con tre violini*) die tieferen Stimmen den continuo-Instrumenten zu, die die hohen Solostimmen unterstützen; und ebenfalls wie bei Luzzasci sind Sonaten gekennzeichnet durch Affektäußerungen wie Seufzer oder sehnsüchtige Appogiaturen (welche auch ohne Unterstützung durch den Text leicht zu verstehen sind) und begeistern durch die lieblichen Verschlingungen ihrer melodischen Linienführung.

In den darauffolgenden einhundert Jahren erreichte der Geigenbau in den Werkstätten Amatis und Stradivaris in Norditalien einen nie wieder erreichten Höhepunkt, denn dort wurden Instrumente gebaut, die sich dem Klang der legendären Sopranstimmen annäherten. Virtuosität bleibt die Zweckbestimmung der Violine in den Konzerten Vivaldis, in der Dämonie Paganinis und auch in den Stücken, die den Kernbestand unseres Solorepertoires ausmachen. Dies ist ein Ergebnis der Modewelle, die durch den Fürsten von Ferrara in Gang gesetzt worden war.

Der kulturelle und kommerzielle Bonus, den die hohe Stimme erhielt, beförderte jedoch auch das Aufkommen der Kastraten: männliche Sopranstimmen, die mit den Frauen, denen die Natur einen scheinbar unbestreitbaren Vorteil verschafft hatte, zu konkurrieren vermochten. Das plötzliche Auftreten der Kastraten in der Kulturszene erinnert an die periodisch wiederkehrenden Neidreaktionen, die die populäre Musikentwicklung des 20. Jahrhunderts in Bewegung halten: Afro-Amerikaner bringen neue Musikstile auf, auf die zunächst mit sexueller Angst und dem Vorwurf, nur kommerzielle Interessen zu verfolgen, reagiert wird, die jedoch sofort durch weiße Musiker imitiert und vollständig vereinnahmt werden. Mit dem Unterschied, daß der Preis, den die Männer zu zahlen hatten, die am Erfolg der Sängerinnen teilhaben wollten, ungewöhnlich hoch war.

Es wird oft behauptet, daß der Einsatz von Eunuchen als Sopranisten auf die päpstlichen Chöre zurückgehe; tatsächlich trat der erste urkundlich bezeugte Kastrat in den Römischen Kapellen erst 1599 auf – das heißt zwanzig Jahre nach dem Aufkommen des *concerto delle donne* (Barbier 1996, S. 9); zuvor hatten Knaben und Falsettisten die für hohe Stimmen geschriebenen Partien der liturgischen Musik problemlos bewältigt. Musikwissenschaftler erklären mitunter auch, daß Kastraten benötigt wurden, um die Rollen der weiblichen Opernfiguren zu übernehmen, da den Frauen die Mitwirkung auf der Bühne allgemein verboten war. Doch abgesehen von Rom (das nach 1588 Frauen verbot, öffentlich aufzutreten) spielten Diven weiterhin die Mehrzahl der weiblichen Rollen – und sogar einige der männlichen, *en travesti*.

Seltsamerweise besetzten die öffentlichen Opernhäuser in Städten wie Venedig die Kastraten als männliche, romantische Helden. Wir können diese Praxis daher nicht als pragmatische Lösung für die Schwierigkeit abtun, einen Ersatz für Frauen zu finden. Darüber hinaus hatte die Verbreitung der Kastratensänger, die von der modischen Begeisterung für hohe Stimmen herrührte, neue kulturelle Bilder einer idealen Männlichkeit zur Folge (McClary 1999). Wir dürfen nicht übersehen, daß viele der männlichen Zuschauer und Künstler, die die Sängerinnen-Ensembles in Ferrara hörten, diesen Klang nicht nur als Objekt des Begehrens erfuhren, sondern in Wirklichkeit selbst die Subjektstellung einnehmen wollten; Peris und Monteverdis Übernahme der Strukturen und akrobatischen Gesangsläufe Luzzascis für tiefere Stimmen sind ein Hinweis darauf. In seiner nun freigewordenen hohen Stimmlage konnte sich der Kastrat mit um so größerer Kraft und Agilität bewegen, als er seine Männlichkeit in *Virtuosität* aufgehen lassen konnte. In den Liebesduetten der Oper zeigt sich dies am deutlichsten. Die Bewegungen sich ineinander verschlingender Körper, die von den gleichlagigen Stimmen der Damen nachgezeichnet wurden, werden nun für Darstellungen der heterosexuellen Liebe verfügbar, wie z. B. im Schlußduett von Monteverdis *L'Incoronazione di Poppea*.

Zu oft betrachten moderne Wissenschaftler den Kastraten durch die Brille der Freudschen Kastrationstheorie. Freuds Identitätskonstruktionen hängen stark von der Präsenz bzw. Absenz der männlichen Genitalien ab, und daher übersetzte er alle Schrecken des männlichen Subjekts in die Angst vor metaphorischer Zerstückelung. Vor diesem theoretischen Hintergrund erscheint die Möglichkeit einer buchstäblichen Kastration – mit anderen Worten einer vorgeführten Realisierung von Absenz – praktisch unmöglich; dieser Umstand würde den Sinn männlicher Subjektivität derart erschüttern, daß jedes Dasein bedeutungslos würde.

Dies rührt zum Teil daher, daß das nachaufklärerische Denken das Subjekt zunehmend als sehr privates Wesen verstand, mit dem Sexualapparat als Grundelement – Freud theoretisierte ihn schließlich als *die* Grundlage der Identitätsbildung. Sicher waren auch die Männer des 17. Jahrhunderts auf ihre Zeugungsfähigkeit stolz. Wir müssen die Opernhäuser nicht einmal verlassen, um dies zu verstehen, die Libretti sind voller Prahlereien über ihre Potenz. Aber ihr Ichbewußtsein beruhte weit mehr auf den Beziehungen innerhalb einer sozialen Struktur als auf einem individualisierten und in der Physiologie begründeten Wesen späterer Identitätsmodelle. Die Rolle des *Mannes* auszufüllen, erforderte nicht geringe soziale Fähigkeiten; Männlichkeit war nicht auf den Körper als solchen reduzierbar. (Eine vergleichbare geschichtliche Veränderung zeigt der Übergang vom Begriff des *Sodomiten* als demjenigen, der sich sodomitisch betätigt, zu dem des *Homosexuellen* als desjenigen, der seinem Wesen nach homosexuell ist, unabhängig von seinem tatsächlichen Verhalten.)

Natürlich leitete sich auch die Männlichkeit des 19. Jahrhunderts nicht wirklich von den Genitalien ab. Aber das Mißtrauen gegen kulturelle Konventionen, das mit der Romantik aufkam, verschob den Begriff der Identität zunehmend in Richtung der sexuellen Natur des Subjekts. Bar jeder theologischen Gewißheit wie auch bar jeden Glaubens an den Rationalismus oder an den Gesellschaftsvertrag, erfuhr sich der Mensch des 19. Jahrhunderts auf sich selbst zurückgeworfen. Nicht zufällig verknüpft sich bei Byron, Goethe und Beethoven das Ich gerade nicht mit Männlichkeit, sondern mit einem explizit phallischen Geltungsdrang. Aus diesem Gebaren begründet Freud nachträglich seine Theorie.

Ich möchte hier die physische, emotionale und soziale Not nicht bagatellisieren, die mit der sexuellen Verstümmelung einherging, die zur Hervorbringung des Kastraten im 17. Jahrhundert erforderlich war. Auch möchte ich dem Kulturrelativismus kein Argument liefern, der diese Praxis entschuldigt, denn sie wurde selbst damals als unmenschlich empfunden. Aber ich möchte den faktischen Eingriff einer Kastration (der zumindest einigen Individuen Zugang zu Ruhm, Reichtum und großem sozialen Einfluß eröffnete) von der metaphorischen, wenn auch scheinbar weitaus traumatischeren menschlichen Grundbedingung der Kastration in Freuds Theorie trennen (die ein allgemeines Scheitern des Ich und des sozialen Erfolgs impliziert, auch wenn der Körper unversehrt bleibt). Wenn man fortfährt, den Kastraten in Freudschen Begriffen zu lesen, verhindert man jegliches Verständnis einer kulturellen Praxis, die in der europäischen Musik fast zweihundert Jahre vorherrschte.

Was hat es nun also mit der Sitte auf sich, romantische Hauptrollen mit Kastraten zu besetzen? Ich nehme als Beispiel die Titelrolle in Francesco Cavallis Venezianischer Oper *Giasone* von 1649 (die sehr frei der Sage von Jason und dem Goldenen Vlies folgt). So wie ihn andere Charaktere beschreiben, ist Giasone ein bezaubernder Jüngling, dessen Wangen noch ohne jeden Flaum sind und der für das weibliche Geschlecht unwiderstehlich ist. In diesem Kontext eines ephebischen Erotismus ist seine unveränderte Stimme absolut passend – besonders wenn wir uns in Erinnerung rufen, daß im 17. Jahrhundert Knaben erst gegen Ende ihres zweiten Lebensjahrzehnts körperlich ausreiften. Doch die Schöpfer Giasones erwarteten darüber

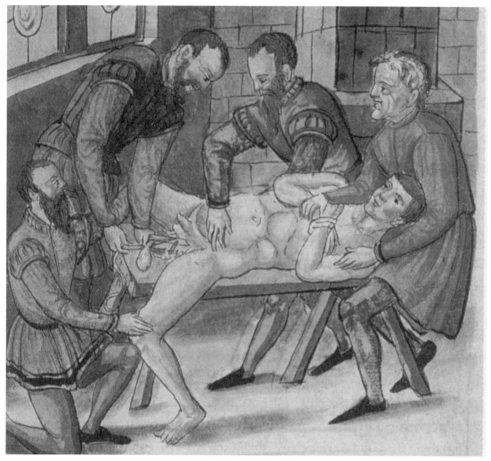

Abb. 20   Kastration. Buchillustration aus *Practica copiosa* von Caspar Stromayr, 1559

hinaus, daß es dem Publikum glaubhaft erschien, daß er fast seine ganze Zeit mit
Medea im Liebesspiel verbringt und über eine gewaltige sexuelle Potenz verfügt
(wir erfahren, daß er, noch bevor der Vorhang hochgeht, nicht nur ein, sondern
zwei Zwillingspaare gezeugt hat). Er befindet sich, mit anderen Worten, an einem
Punkt der Entwicklung, an dem er sich sexuell ausleben kann, ohne die Last der
patriarchalischen Verantwortung auf sich nehmen zu müssen.

Diese androgyne Gestalt ist jedoch dem heutigen Empfinden nicht so fremd, wie
es uns auf den ersten Blick vielleicht erscheint. Giasones Status als Objekt des
Begehrens gleicht dem einer ganzen Reihe von Bühnenidolen, angefangen bei
Rudolph Valentino über Michael Jackson (der wie durch ein Wunder nach wie vor
mit der unveränderten Stimme seiner frühen Kinderkarriere singt) bis hin zu Leo-

nardo DiCaprio. Wie Marjorie Garber gezeigt hat, wird Geschlechterambiguität in solchen Fällen nicht als ein Scheitern der Männlichkeit verbucht, sondern ganz im Gegenteil als Standard, der für vermarktete männliche Sexsymbole charakteristisch ist (Garber 1992, Kapitel 13). Obwohl es beträchtliche Unterschiede zwischen dem Kastraten der Venezianischen Oper und dem Teeny-Idol der heutigen Popmusik bzw. des Hollywood-Films gibt, sollten wir die Ähnlichkeiten nicht aus den Augen verlieren; nur dann können wir verstehen, warum so ungewöhnliche Gestalten eine derart erotische Ausstrahlung ausüben können. Vielleicht wäre dies auch ein Anlaß, unsere eigenen kulturellen Vorlieben einer genaueren Überprüfung zu unterziehen.

Parallel zur zunehmenden Nachfrage nach männlichen Sopranstimmen in der Oper des 17. Jahrhunderts entwickelte sich eine wachsende Abneigung gegen tiefere männliche Stimmen. Die wenigen Rollen, die für Baß- oder Baritonstimmen geschrieben wurden (ein Anzeichen dafür, daß ihre Genitalien unversehrt sind), sind fast nie romantische oder sexuell aktive Charaktere. Unter Historikern wird häufig diskutiert, wie es dazu kam, daß die europäische Männerwelt um 1800 zunehmend die triste Kleidung akzeptierte, die in der neuen Geschäftswelt mit Macht gleichgesetzt wurde, und dabei der prächtigen männlichen Aufmachung der früheren Jahrhunderte entsagte – eine Entsagung, die als der »große männliche Verzicht« etikettiert wurde (Flugel 1930, S. 113). Doch die in der Venezianischen Oper entfaltete Geschlechterökonomie verlangt einen noch weitaus strengeren Verzicht: Ganz gleich, ob sie als Väter, Könige, Philosophen oder allerhöchste Götter auftraten – fast alle Charaktere, die im Baßregister singen, haben das erotische Genießen gegen soziale Autorität eingetauscht: Sie erlangen den Phallus nur, wenn sie akzeptieren, auf den Penis zu verzichten. Wir haben, mit anderen Worten gesagt, die seltsame Situation vor uns, daß sexuell aktive Charaktere nur von Kastraten gespielt werden dürfen, während die Rollen, die sich vom kulturellen Selbstverständnis her gerade nicht für sexuelle Begegnungen eignen, von unverstümmelten Männern gesungen werden.

Der arme unverstümmelte Charakter in einer Venezianischen Oper des 17. Jahrhunderts, der vom Begehren entflammt ist, ist eine bedauernswerte Gestalt. Nicht selten wird seine deplazierte Lust zum Ziel obszöner Kommentare. Ein Kaiser in seiner vollen Manneskraft, der wie in Cavallis *Ormindo* von einer jungen Frau besessen ist, muß damit rechnen, von einem Kastraten Hörner aufgesetzt zu bekommen. Zudem bieten verliebte Diener mit schöner Regelmäßigkeit groteske Episoden von großer Komik. Eigentlich alt genug, um es besser zu wissen, und sich bewußt, daß sexuelle Aktivitäten zu den wenigen Freuden für Angehörige ihres Standes gehören, verspotten sie sich gegenseitig mit Witzen über Größe, Ausdauer und Alter. Doch Charaktere dieser Art sind nicht dazu gedacht, die libidinösen Phantasien des Publikums anzuregen.

Diese seltsamen Paradoxien und Inversionen der reifen männliche Stimme und ihrer Sexualität erreichen einen schwindelerregenden Höhepunkt mit Cavallis und Faustinos *La Calisto* (1651). Auf einer Fabel Ovids beruhend, stellt die Oper Giove – Zeus, den höchsten der Götter – in eine Reihe von Subjektpositionen, von denen eine unglaubwürdiger als die andere ist. Anfangs weist Giove eine große Ähnlichkeit zu Mozarts Don Giovanni auf: mit dem lüsternen Helfer Merkur, einem Baßbariton wie Don Giovannis Leporello. Gioves erster Versuch, die Nymphe Calisto zu verführen, schlägt fehl, nicht nur weil Calisto Dianas Jungfrauenkult geweiht ist, sondern auch weil Zeus' Stimme verrät, daß er für Liebesdienste gänzlich ungeeignet ist. Nach dieser Zurückweisung verkleidet sich Giove selbst als Diana, was impliziert, daß er seine Baßstimme in eine gekünstelte, komische Falsettstimme verwandelt; er muß mithin auf sämtliche Zeichen seiner Männlichkeit verzichten, um sich für romantische Begegnungen zu qualifizieren.

Der romantische Held mit tiefer Stimme wird erst Ende des 18. Jahrhunderts mit dem eben erwähnten Don Giovanni in Erscheinung treten – ein Charakter, der uns so vertraut ist, daß wir seinen Baß-Bariton-Klang als *natürlich* wahrnehmen. Mozarts Wahl der *tessitura* sollte unter dem Aspekt der Verletzung der Konvention, welche die sexuelle Aktivität auf jene Männer beschränkte, die in derselben Tonlage sangen wie die Frau, die sie verführten, überdacht werden. Vielleicht wäre Don Giovanni besser gefahren, wenn er eine Sopranstimme imitiert hätte?

Eine weitere Auswirkung betrifft die Stimme und das soziale Handeln. Obwohl bereits das *concerto delle donne* die Stimme von den sozialen Handlungsmöglichkeiten trennte und aus ihr eine Ware machte, waren es erst die Lehrer der Kastraten, die diese Tendenz auf die Spitze trieben. Als Alfonso d'Este die Frauen von Ferrara anwarb, hatten sie bereits ein reifes Alter erreicht und ihre Fähigkeiten weitgehend unabhängig von seinen Hofmusikern entwickelt (Klotz 1993). Doch trotz allem, was über ihr überragendes musikalisches Können berichtet wurde, lernten sie, ihre Fähigkeiten in die Hände derer zu legen, die sie zu dem extrem durchinszenierten Bühnenereignis werden ließen, das sie zuletzt darstellten.[9]

Im Gegensatz dazu kamen die meisten der aus Karrieregründen verstümmelten Knaben aus armen Schichten mit nur geringer Vorbildung. Viele wurden in eigens eingerichtete Konservatorien geschickt, um dort eine standardisierte Einheitsausbildung zu durchlaufen: Wo Luzzasci die Damen in perfekter Vortragstechnik ausbildete, arbeiteten nun ganze Lehranstalten 16 Stunden lang täglich daran, kleinen Jungen die Kunst der Vokalisierung, der Verzierungen, des Singens vom Blatt, des

---

[9] Meine Studentin Jacqueline Warwick hat darauf hingewiesen, daß zwischen der Behandlung, der sie unterworfen wurden, und jener der Girl-Groups der frühen sechziger Jahre, die in ähnlicher Weise entdeckt und dann von Profis ausgebildet wurden, eine auffallende Parallele besteht.

Bühnenauftritts usw. beizubringen. Ihre Stimmen wurden wie reiner Rohstoff behandelt – Kieselsteine, die zu Diamanten geschliffen werden sollten, in einer Arbeitsteilung, welche sie der Kontrolle über ihren einzigen Besitz entfremdete; hatten sie Glück, gelang es ihren Lehrern, ihre Stimmen in objektivierte, käufliche Produkte zu verwandeln. Zwar erreichten nur verhältnismäßig wenige den Gipfel des Ruhms, der ihr Ziel war, doch die, die es schafften, wurden als kulturelle Idole verehrt. »La voce« wurde zum größten Fetischobjekt, bejubelt mit dem Zuruf: »Evviva il coltello!« (Lang lebe das Messer!)

Obwohl wir keine operativen Eingriffe mehr vornehmen, um die Stimme, die wir uns wünschen, hervorzubringen, leiten sich auch unsere Modelle der Musikpädagogik historisch von dem sorgfältigen Training weitgehend passiver Sänger durch tonangebende Lehrer am Hof von Ferrara her und von Konservatorien, eingerichtet für die Massenproduktion von Kastratensängern. Luzzascis Kontrolle über jedes Detail des *concerto delle donne* erscheint uns heute vielleicht nur deswegen nicht seltsam, weil diese inzwischen eine Selbstverständlichkeit ist. Die Arbeitsteilung zwischen Komponisten, Lehrern und Musikern wurde für die Übermittlung der europäischen und nordamerikanischen Hochkultur zur Norm. Diese Teilung erlaubte es den Musikern, sich allein auf die Vollendung ihrer Virtuosität zu konzentrieren, während sich die Komponisten nicht mehr darum sorgen mußten, ob sie die Noten, welche sie zu Papier brachten, selbst noch spielen konnten. Der Preis für diese ökonomische Lösung war die Abspaltung der wirklichen Stimme (die der Sänger) von der virtuellen Stimme (der des Komponisten). Man versuche nur, einen Musikstudenten zu überreden zu improvisieren – oder umgekehrt einen Komponisten zu singen –, um zu erkennen, wie tief verwurzelt diese vor vier Jahrhunderten entstandene kulturelle Haltung ist.

Wir verdanken diesem Erbe aber auch die Klagen der Königin der Nacht, die Wahnsinnsarie der Lucia di Lammermoor und eine ganze Reihe großartiger Diven wie Maria Malibran, Maria Callas, Joan Sutherland und viele andere: jenen Kult, der umgibt, was Wayne Koestenbaum als »die Kehle der Königin« bezeichnet (Koestenbaum 1993). Das unstillbare Verlangen nach der fetischisierten hohen Stimme, das von Fürst Alfonso ausgelöst wurde, hält bis heute unvermindert an. Und wer wünschte es sich anders?

Aus dem Englischen von Peter Geble

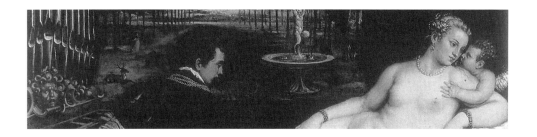

Teuflisch oder göttlich?

Der lyrische Genuß

Michel Poizat

Und es erhob sich ein Streit im Himmel: Michael und seine Engel stritten wider den Drachen. […] Und es ward gestürzt der große Drache, die alte Schlange, die da heißt Teufel und Satan, der die ganze Welt verführt. Er ward geworfen auf die Erde, und seine Engel wurden mit ihm dahin geworfen.

Und ich sah den Himmel aufgetan; und siehe, ein weißes Pferd, und der darauf saß, hieß: Treu und wahrhaftig, und richtet und streitet mit Gerechtigkeit. […] Und er war angetan mit einem Kleide, das mit Blut besprengt war, und sein Name heißt: Das Wort Gottes. […] Und ich sah das Tier und die Könige auf Erden und ihre Heere versammelt, Krieg zu führen mit dem, der auf dem Pferde saß, und mit seinem Heer.

Und ich sah einen Engel vom Himmel fahren, der hatte den Schlüssel zum Abgrund, und eine große Kette in seiner Hand. Und er griff den Drachen, die alte Schlange, das ist der Teufel und Satan, und band ihn tausend Jahre […][1]

Diese Verse der Apokalypse des Johannes erzählen vom Kampf des Engels mit dem Satan, d. h. des Wortes mit der Bestie. Sie geben so etwas wie das mythische Grundmuster jener Problematik vor, in der sich zwischen Rede und Musik, zwischen Wort

---

[1] Die Offenbarung des Johannes 12, 7/9; 19, 11/13/19; 20, 1/2.

und Stimme dieser so merkwürdige Genuß ansiedelt, den wir gewöhnlich den musikalischen nennen.

Jedes Wort, jeder Signifikant gründet in der Diskontinuität: in der Diskontinuität zwischen Anwesenheit und Abwesenheit, aus der die symbolische Ordnung entsteht, jener Diskontinuität in einem substantiellen Kontinuum, die mit der Hervorbringung des Merkmals das gesamte symbolische System begründet. Und die Musik, insbesondere die lyrische, was ist sie, wenn nicht die Wiedereinführung des Kontinuierlichen in die Diskontinuität des Symbolischen? Wiedereinführung – in unserem Zusammenhang – insbesondere des Kontinuierlichen der Stimme, des Körpers der Stimme, eines gewissen Realen der Stimme im Sinne Lacans, von der uns die Diskontinuität des Wortes, des Symbolischen unerbittlich abgeschnitten hat. Und hier, im vielleicht vergeblichen Versuch, ein wenig vom verlorenen Genuß dieses Realen wiederzufinden, liegt die Lust des Lyrischen. Vergeblicher Versuch, sagte ich, der in dieses nostalgische Gefühl, die Trauer, mündet, gezeichnet von Tränenausbrüchen und von jenem für die Augenblicke des lyrischen Genusses, oder genauer für das Herannahen dieser Augenblicke, so charakteristischen Erbeben. Aber dieser Versuch ist auch ein teuflischer, denn als teuflisch wird eben das bestimmt, was sich dem Symbolischen widersetzt, was das Symbolische nicht anerkennen will. Es überrascht also nicht weiter, wenn wir sehen, wie der Teufel die so durch und durch lyrische Sphäre der Musik heimsucht.

Die Religionen des Gottes-Wortes mit ihrer extremen Idealisierung des Symbolischen in der Vergöttlichung des Wortes *mußten* geradezu mit voller Wucht gegen jenen dem Symbolischen sich entziehenden Rest vorgehen, von dem das Lustverlangen und insbesondere die Suche nach dem lyrischen Genuß ausgeht. So betrachtet erweist sich der Bezug zwischen Wort und Stimme als Zentrum des Anliegens dieser Religionen. Die Frage nach diesem Bezug liegt der intensiven Reflexion des Christentums zugrunde, die sich aus dem Problem der Legitimität der Rückkehr zum Lyrismus in dessen kultischer Praxis entwickelt, ebenso wie sie den Überlegungen zugrundeliegt, die die ersten Gelehrten des islamischen Gesetzes sechs Jahrhunderte später anstellten, als sie ihrerseits die Modalitäten ihres religiösen Kultus festzulegen hatten. Kaum erstaunen kann die Ähnlichkeit der Begriffe, in denen die beiden Religionen dieses Problem formuliert haben, auch wenn ihre Lösungen tiefgreifend voneinander verschieden sind.

Musica diabolica?

Ganz folgerichtig dachten jene, die später im Christentum die Kirchenväter genannt werden sollten, über die Legitimität der Rückkehr zum Gesang und zum Musikalischen nach, kurz: zu dem, was ich hier das Lyrische genannt habe. Gott

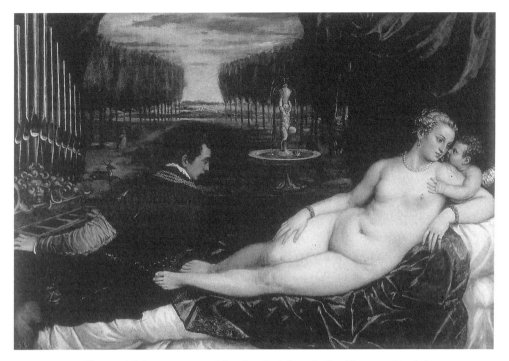

Abb. 21   Tizian: *Venus und der Orgelspieler mit Cupido*, 1548 (Prado).

singen – die Festlegung der angemessenen Modalitäten eines solchen Gesangs setzt in der Tat zuerst einmal voraus, daß man Gott als singbar definiert, eine Definition, die gar nicht so selbstverständlich und jedenfalls alles andere als zwingend ist. Dieser ›nicht zwingende‹ Charakter, dieses ›nicht Nützliche‹ im Sinne des soziologischen Utilitarismus weist ganz nebenbei durchaus auf das hin, was beim Genuß auf dem Spiel steht; denken wir an Lacans Aphorismus: »Der Genuß ist das, was zu nichts dient.«[2] Und in der Tat haben sich sowohl im Christentum wie im Islam Stimmen erhoben – wenn ich so sagen darf –, die nicht nur die Legitimität des an einen absolut transzendenten Gott des Wortes gerichteten menschlichen Gesangs bestritten, sondern in diesem Gesang sogar ein Werk des Teufels sahen. Daher gingen gewisse islamische Gesetzeskundige, die sich dem Gebrauch der Musik in der religiösen Praxis des Sufismus widersetzten, so weit, die Musik als Teufelswerk zu betrachten, insbesondere in ihrer Wirkung auf die Anhängerschaft: Trance, Ekstase, kurz gesagt Lust oder Genuß.

Was das Christentum angeht, so wurde die Kontroverse weit weniger scharf geführt. Das Christentum stützte sich in der Ausarbeitung seines Kultus auf den

---

[2]   Lacan 1986, S. 9.

schon bestehenden jüdischen Ritus, in den nicht nur die Musik aufgenommen worden war, sondern der überdies zur Idealisierung gewisser Gestalten neigte, die irgendwie schon mit dem Lyrischen verbunden waren – David etwa –, ohne daß dabei natürlich das Modell der engelhaften Kreatur vergessen wurde, deren Sein ganz ausdrücklich dem Lobgesang Gottes geweiht war. Es konnte nicht ausbleiben, daß einige eine solche Übernahme ablehnten, schon um sich vom Judentum abzugrenzen und weil überdies gewisse sehr ›klangvolle‹ heidnische Kulte wie der Kybele- oder der Dionysos-Kult in der Frühzeit des Christentums noch sehr verbreitet waren. Diese Verteufelung der Musik in der Ablehnung von sozialen Gruppen oder Kategorien, die sich der Musik verschrieben, sollte später vom Islam wieder aufgenommen werden, denn für diesen handelte es sich darum, seinen eigenen Kultus von demjenigen – in diesem Fall christlichen – abzugrenzen, der zu diesem Zeitpunkt – wir befinden uns im 7. Jahrhundert, d. h. im Zeitalter des Papstes Gregor des Großen – einen außerordentlich weit entwickelten liturgischen Gesang umfaßte.

Die interessanteste christliche Gestalt an dieser ›Ablehnungsfront‹ ist sicher der Heilige Hieronymus, der im 4. Jahrhundert die lebhaftesten Vorbehalte gegenüber dem Gesang und a fortiori auch gegenüber der Musik vorbringt; das entspricht ganz seiner Natur als in die Heiligen Schriften versunkener Gelehrter, der die erste lateinische Übertragung der Schrift (die Vulgata) verfaßt. Unter Berufung auf eine zweideutige Äußerung des Heiligen Paulus wird er einen quasi lautlosen, einen innerlichen Gesang rühmen. In seinem Brief an die Epheser empfiehlt der Apostel in der Tat die Preisung und den Lobgesang des Herrn »in cordibus vestris«. Das ist genau die lateinische Übersetzung des Hieronymus, die er folgendermaßen interpretiert: »Wir sollen«, schreibt er in seinem Kommentar zum Epheser-Brief, »Gott eher mit unseren Herzen als mit unseren Stimmen lobpreisen; das ist der Sinn des Gesangs an den Herrn ›in unseren Herzen‹. Daß die Jugend es wisse und daß all jene es wissen, deren Amt es ist, in der Kirche zu psalmodieren: man soll zu Gott nicht mit der Stimme, sondern mit dem Herzen singen.«

Zur gleichen Zeit nimmt der Heilige Ambrosius genau die gegenteilige Position ein und setzt ganz und gar auf das Lyrische der Lobpreisung. Er komponiert selbst religiöse Hymnen, und zwar, um seine Mailänder Gemeinde angesichts der Schikanen einer der arianischen Häresie anhängenden politischen Macht zusammenzuschweißen. Vor allem aber sollen diese Hymnen den Vorrang der Musik vor dem Wort durchsetzen, was eine ganz beträchtliche Eigenmächtigkeit des Ambrosius darstellt, denn zu diesem Zeitpunkt galt der Gesang zwar schon als legitim, aber dennoch war es der heilige Text, dessen Gesetz der Artikulation hinsichtlich seines Rhythmus und seiner ›natürlichen‹ Betonung im Zweifelsfall immer Vorrang haben sollte. Der Heilige Ambrosius ist sich völlig im klaren über die Kräfte, die er mit seiner ganz bewußten Betonung des Lyrischen freisetzt. Er kennt dessen verstörende Dimensionen sehr gut, vor allem die Lustwirkung, deren ›ozeanischen‹ Charakter er keineswegs übersieht, denn er zögert nicht, den gemeinsamen Gesang mit ›dem Lärm der Wellen‹ zu vergleichen; des weiteren die Verführungskraft des Lyrischen, denn in seiner Streitschrift gegen Auxentius räumt er ein: »Manche behaupten, ich habe das Volk durch das Singen meiner Hymnen in Bann geschlagen, und ich bestreite es nicht.« Selbst vor dem Rückgriff auf die Magie schreckt er nicht zurück, wobei er mit dem Wort *carmen* spielt (das im Lateinischen zugleich Gesang und Zauberformel meint) und schreibt: »*Grande carmen istud est quo nihil potentius,*« frei übersetzt etwa: »Groß ist dieser Gesang (oder dieser Zauber), dem keiner widersteht.«

Zwischen diesen beiden Polen wird sich die christliche Kirche schließlich im Anschluß an folgende außergewöhnliche Analyse des Heiligen Augustinus für eine Mittelposition entscheiden:

> So schwanke ich hin und her, bald die Gefahr der Sinnenlust, bald die erfahrene Heilsamkeit bedenkend, und neige nicht mehr zu der freilich nicht unwiderruflichen Ansicht, den üblichen Kirchengesang zu billigen. Mag sich immerhin ein schwächeres Gemüt durch den einschmeichelnden Wohllaut zu frommen Gefühlen anregen lassen. Widerfährt es mir jedoch, daß mich mehr der Gesang als das gesungene Wort ergreift, so muß ich gestehen, daß ich sträflich sündige, und dann möcht' ich am liebsten keinen Gesang mehr hören.[3]

Diese Kontroverse über die Legitimität des heiligen Lyrismus oder aber dessen teuflisches Wesen flammte sechs Jahrhunderte später im frühen Islam in verblüffend ähnlichen Begriffen wieder auf, als der Islam seinerseits damit beschäftigt war, die Formen seines Kultus festzulegen. Aber das Resultat war diesmal ein völlig anderes. Der Islam sollte sich über diese Frage tiefgreifend in zwei Richtungen spalten. Die erste Richtung, die Henry Corbin »legatarisch« nennt, verwirft den Rückgriff auf das Lyrische mit dem Argument, daß die Überzeugungskraft des Korans einzig und allein von der Kraft des Wortes Allahs herstammt. Die zweite, durch den Sufismus vertretene Richtung gründet ganz im Gegenteil die Andacht auf ein musikalisches und lyrisches Ritual, das sogar bis an die Grenze der Ekstase und der mystischen Trance getrieben wird. Im Okzident kennt man in diesem Zusammenhang am besten den berühmten Kreis-›Tanz‹ der Derwische.

Das Christentum hat zwar letzten Endes die Unterstützung des Lyrismus unter dem Zeichen des Engelhaften akzeptiert, aber nur um den Preis einer strengen Kontrolle, um den Preis der strikten *moderatio,* d. h. des radikalen Ausschlusses aller

---

3 Augustinus (1982): *Bekenntnisse,* Buch X, XXXIII, Ausg. München, S. 284.

Formen der Trance oder der ›erregten‹ Tänze – Ausdrucksformen, die es als satanisch ächtete. Noch im 8. Jahrhundert erinnert der Prälat und Historiker Jacques de Vitry daran, wenn er schreibt: »Der Tanz ist ein Kreis, in dessen Mittelpunkt der Teufel steht.« Einzig zugelassen wird, wenn auch oft unter großem Mißtrauen, die mystische Ekstase oder das mehr oder minder durch den Gesang hervorgerufene Gefühl der Erregung, aber dieser mystische Jubel muß jederzeit unter Kontrolle bleiben. Augustin drückt das in diesem Zusammenhang folgendermaßen aus:

> Glücklich das Volk, das den ›Jubel‹ kennt. Stimmen wir also in den Jubel ein, aber lassen wir uns von ihm nicht forttragen, ohne ihn zu verstehen. […] Wer jubelt, spricht keine Worte aus; seine Freude verschafft sich Ausdruck, ohne sich mit Worten zu mischen. Das ist der Gesang einer Seele, die von Freude überschwemmt ist und die, so gut sie kann, ihre Gefühle zum Ausdruck bringt, ohne bis zur Formung von Sätzen zu gelangen. Der Mensch, der in der Freude ist und dessen Worte sich nicht mehr aussprechen noch verstehen lassen, gelangt zu einer Art Leben, in welchem das Glück ohne Worte auskommt. Man sieht deutlich, daß er seiner Freude Stimme geben will, aber die Fülle dieser Freude erlaubt nicht, daß sie sich zu Worten formt.

Aber Augustinus präzisiert sogleich: »Was würde es helfen zu jubeln und dem Wort zu gehorchen: ›Jubelt dem Herrn, alle Lande‹, wenn wir nicht verstünden, was wir da tun und wie unsere Stimme und unser Herz daran teilhaben. Erinnern wir uns, daß die Stimme des Herzens der Verstand ist.«[4]

Seinerseits vom ›legatarischen‹ Islam in eine gewisse Außenseiterposition gedrängt, konnte der Sufismus die Erfahrung des lyrischen Genusses bis in jene Extreme vorantreiben, die zu berühren sich das Christentum stets untersagt hatte, auch wenn es in der Frühzeit des Christentums in verschiedenen Gemeinden entsprechende Versuche gab, insbesondere in den Gemeinden, die sich zur gnostischen Strömung bekannten.

Wort und Stimme

Die Frage der Legitimität eines heiligen Lyrismus, der von den einen für engelhaft, von den anderen für teuflisch erklärt wurde, führte tatsächlich zu einer ethischen Debatte mit beträchtlichem unterschwelligem Einsatz, in der sich diese beiden religiösen Apparate in Stellung brachten. Ganz nebenher wurde dabei eine so außer-

---

4 Augustinus, Auslegung von Psalm 99. Übers. nach Augustinus (1982): *Prier Dieu: Les psaumes*, S. 189. Denken wir daran, daß das Herz in diesem jüdisch-islamisch-christlichen kulturellen Komplex des ersten Jahrtausends nicht nur als Zentrum der Empfindung, sondern auch des Intellekts galt.

ordentliche Analyse dieser tiefreichenden Sphären des mit der Stimme zusammenhängenden Genusses geleistet, daß man auf den Lacan der 1960er Jahre warten mußte, um die unbewußten Erwägungen in dieser Debatte zu verstehen. Wie schon Augustinus so überaus eindringlich gesagt hatte, spielt sich dieser Genuß – dieses Jubilieren, wie er sagt – in der Beziehung zwischen Wort und Stimme, zwischen Signifikant und Stimme ab. Und die beiden beschriebenen ethischen Tendenzen – schematisch charakterisiert als Verteufelung (*diabolisation*) auf der einen, Verengelung (*angélisation*) auf der anderen Seite – beginnen in der Tat genau an dem Punkt auseinanderzulaufen, auf den sie jenen Idealisierungs- oder Sublimierungsprozeß anwenden wollen, der für jedes System der Zwangsregulierung charakteristisch ist.

Für die Tendenz, die wir mit Henry Corbin die ›legatarische‹ nennen, sollte dieser Punkt der Anwendung die Rede (*la parole*) sein. Die menschliche Rede geht in der Tat aus vom göttlichen Wort, deren in den Menschen eingeschriebene Spur sie ist. All das, was zur eigentlichen menschlichen Natur gehört, insbesondere die körperliche Voraussetzung der menschlichen Rede, d. h. die Stimme, ist von hier aus vollkommen der Ordnung des Wortes unterzuordnen, hat vor dem Wort zu verschwinden, so wie Johannes der Täufer, die Stimme, vor Christus, dem Wort, verschwunden ist, nachdem er diesen angekündigt hatte. Diese außerordentliche Metapher entwickelt Augustinus in seiner Predigt 288 *Über die Geburt des heiligen Johannes des Täufers.*[5] Der in dieser Körperlichkeit angesiedelte Genuß wird aus eben diesem Grund entweder in Bausch und Bogen verworfen und verteufelt – die extrem puritanische Position – oder aber unter der strikten Bedingung legitimiert, daß er sich ganz in den Dienst der Rede und der göttlichen Unterweisung stellt, die dem Menschen seiner Schwäche wegen gewährt wird, dem Menschen, den ein wenig Lust am »einschmeichelnden Wohllaut«, wie Augustinus sagt, »zu frommen Gefühlen« erheben kann. Diese Art der ethischen Behandlung der Stimme gründet auf der rigorosen Beachtung des johanneischen Prinzips: »Im Anfang war das Wort, und das Wort war bei Gott.« Das Wort Gottes darf auf keine Weise verändert werden, seine Verkündigung verlangt vielmehr dessen absolute Achtung. Sein Rhythmus und seine Akzentuierung dürfen nicht anders sein als Rhythmus und Akzentuierung seiner ursprünglichen Äußerung. Das Singen dieses Wortes Gottes kann nichts anderes als dessen Betonung sein.[6] In ihrem freiesten Ausdruck brachte diese Haltung lyrische Formen von der Art der Kantilene, der Psalmodie hervor, und zwar mit einem beschränkten stimmlichen Ambitus, der die Intonation der aus-

---

[5] Augustinus (1986): *Les plus beaux sermons de Saint Augustin, Études augustiniennes*, Bd. III, S. 206.

[6] Etymologisch verweist »Akzent« auf *ad cantum* (die hinzugefügte Melodie, was auf den Gesang hinzielt).

gesprochenen Worte dem eigenen Rhythmus der natürlich gesprochenen Rede anpaßt. In ihrem integrativen Ausdruck verbot diese Tendenz jeden eigentlichen Gesang, ganz wie der Islam der mâlikitischen Tradition, der sogar die kantilenische Verstimmlichung des Koran untersagte, oder wie der Schweizer Reformator Zwingli, der sich noch im 16. Jahrhundert auf das alte *in cordibus vestris* des Hieronymus berief, um den glatten Ausschluß des Gesangs aus der Liturgie zu begründen. Der klassischere Islam seinerseits verstand es, sich auf äußerst subtile Weise dieser Ethik zu fügen. Er gestattet in der Tat das Psalmodieren des Koran oder auch Gebetsformen, die alle Züge eines manchmal sogar reich geschmückten Gesangs aufweisen, aber er leugnet sodann, daß es sich hierbei um Gesang handelt. Ein Imam wird sich immer vehement gegen die Ansicht verwahren, daß er ›singe‹, er bezeichnet Funktion und Genre seines Tuns einfach mit einem anderen Wort, wenn sich auch musikologisch betrachtet sein Tun wenig von dem unterscheidet, was explizit Gesang genannt wird.

In der zweiten ethischen Haltung sieht sich der lyrische Genuß als solcher einer Idealisierung unterzogen, und er wird diesmal kraft der Betonung der absoluten Transzendenz des Göttlichen Wortes mit der Sphäre des Göttlichen oder des Engelhaften in Verbindung gebracht. Die Spur dessen ist sicherlich unsere eigene menschliche Rede, wenn sie auch insbesondere nach dem Fall Adams nurmehr eine entwertete Spur ist, eine verarmte Spur, elend durch ihr menschliches Wesen gezeichnet, unvollkommen und ganz und gar außerstande, sich über sich selbst zu erheben, um sich, wenn auch nur von fern, dem Ideal zu nähern, welches für sie die göttliche Transzendenz darstellt. Eben in dem, worin es die menschliche Rede überschreitet, ist es wiederum das Lyrische, das durch den Genuß und die Ekstase, die es ermöglicht, zum geeigneten Instrument der Erhebung des Menschen aus seinem Zustand und zu seiner, wenn auch nicht sehr weitreichenden, Annäherung an das Göttliche wird. Indem es durch seine Spaltungsarbeit die Grenzen der Rede buchstäblich sprengt, ermöglicht das Lyrische, in dieser Rede den unaussprechlichen göttlichen Kern wiederzufinden, der in der Schale unserer sterblichen Natur eingeschlossen ist. Sämtliche lyrischen Techniken von der Einführung der Polyphonie bis zum keuchenden Singsang des sufistischen *Dikr* haben letzten Endes ein und denselben Zweck: all das aus dem Wort, dem Signifikanten herauszulösen, was sie an das menschliche Wesen und insbesondere an dessen profanen Sinn kettet, um schließlich die unaussprechliche göttliche Transzendenz wiederzufinden. Der lyrische Genuß, das »Frohlocken« im Sinne des Augustinus, die Trance oder Ekstase der Samadhi, das mystische Vorsingen der Sufis interpunktieren so außerhalb von Zeit und Sinn einen Moment des Gottesgenusses, wobei der Doppelsinn dieses Ausdrucks sehr gut die verschmelzende Natur, den Endpunkt dieser Suche nach dem Einen wiedergibt, der das mystische Anliegen kennzeichnet. Wenn so gesehen das

Lyrische zum Göttlichen sich erhebt, dann ist es die Sprache in ihrer endlichen menschlichen Natur, die einer solchen Erhebung im Wege steht. Und weil die menschliche Wortbedeutung immer wiederkehrt, gemahnt sie in gewisser Weise an die ausgesprochen unvollkommene Natur des »sprechenden Seins« (parlêtre), um einen Neologismus Lacans aufzugreifen. Und damit wird sie zum Instrument des Satans.

Ganz explizit wird das in Hildegard von Bingens liturgischem Drama *Ordo virtutum* veranschaulicht. Dieses Werk, komponiert wahrscheinlich im Jahr 1152, führt die menschliche Seele als Bühne einer Konfrontation zwischen den himmlischen Mächten, dargestellt durch die Tugenden, und dem Teufel vor, der sie hienieden festhält. Den Tugenden ordnet Hildegard die lyrischsten und leuchtendsten Melodien zu, während sich die Musikalität des Teufels ganz auf eine gesprochene Partitur beschränkt. Und sie formuliert auch in einem kurz vor ihrem Tod verfaßten Brief an die Prälaten der Stadt Mainz sehr deutlich ihre Auffassung vom sakralen Lyrischen: »weil der Teufel erkannt hat, daß der Mensch unter göttlicher Eingebung singen und sich dadurch erinnern kann an die Süße des himmlischen Vaterlandes […], so erschrak er und beunruhigte sich so sehr, daß er nicht aufhörte, die feierliche Verkündigung zu behindern, die Süße der göttlichen Lobpreisung und der geistlichen Gesänge zu stören.«

Dem Satan wird somit jede musikalische Dimension abgesprochen, und er kann sich daher nicht anders als durch harte Worte ausdrücken. Selbst die Stimme wird ihm abgesprochen: Die Partitur vermerkt nicht etwa ›vox diaboli‹, sondern ›strepitus diaboli‹, ›Teufelsradau‹; die satanische Rede gehört dem Schrei und der vokalen Unordnung an und wird so formell von der sich zu Gott erhebenden Stimme abgegrenzt. Damit umgeht Hildegard die implizite Ketzerei, die darin gelegen hätte, den Teufel in einer Sprache sprechen zu lassen, ist doch die Rede in der herrschenden Kanonik ein von Grund auf göttliches Attribut.

Diese Präzisierung wird ihre volle Bedeutung im Licht der nun folgenden Überlegungen gewinnen.

Diabolus in musica

Für den Islam ist die frühere Frage, ob Gott legitimerweise singbar ist, alles andere als erledigt. Bis in unsere Tage noch wird die Musik in gewissen integristischen Strömungen als satanische Wissenschaft betrachtet, wie Unterdrückungsmaßnahmen gegen die Musik und Verfolgungen von Musikern überall dort beweisen, wo solche Strömungen die Oberhand gewinnen. Man konnte das kürzlich in Algerien beobachten, man sieht es heute in Afghanistan, wo die Taliban so weit gehen,

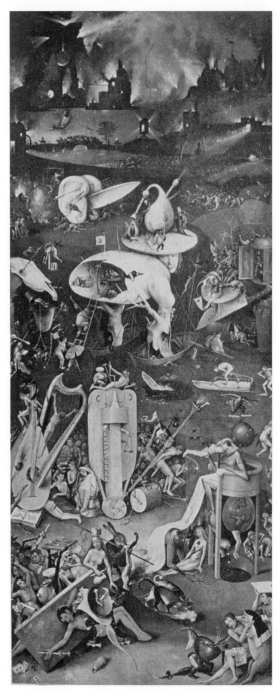

Abb. 22   Hieronymus Bosch: *Garten der Lüste*, rechter Flügel, ca. 1500 (Prado).

das Halten von Singvögeln – ein Lieblingshobby der Afghanen – zu verbieten, weil sie glauben, das Singen dieser Vögel beeinträchtige die Andacht, die dem Wort Allahs gebührt.

Im Christentum hingegen hat sich die ethische Reflexion über das Lyrische sehr rasch von Überlegungen zum möglicherweise teuflischen Wesen der Musik an sich hin zu Fragen der Legitimität dieser oder jener musikalischen Formen verlagert. Das Lyrische ist nicht an sich teuflisch, illegitim, aber es gibt einen illegitimen Gebrauch, teuflische Arten und Weisen des Lyrischen. Nicht *musica diabolica*, sondern *diabolus in musica*. Hat man nicht mitten im 20. christlichen westlichen Jahrhundert – genauer 1990 – den Bischof von New York, John O'Connor, das als *Heavy Metal* bezeichnete musikalische Genre des *Hard Rock* ganz offiziell als Satanismus verdammen hören? Und man findet in dem auch als *Trash* bezeichneten Musikgenre, wenn auch auf ganz andere Weise, die ganze Problematik wieder, die ich hier beschreibe, die Problematik der Beziehung von Wort und Stimme. Der Stimme des Trashers, speziell auf diesen Effekt hin trainiert, gelingt es, Sprache in einer Art heiseren Geschreis untergehen und den Text völlig unverständlich werden zu lassen, und zwar umso mehr, als die ihn begleitende Musik von extremer Gewaltsamkeit ist und paradoxerweise die Wirkung eben jener Worte zunichte macht, die ja ihrerseits von gewaltsamer Subversivität sind und übrigens hier und da ganz explizit satanistische Bezüge herstellen. Der Bischof verdammt aber nicht nur die übermittelte Bedeutung dieser Texte, sondern das entsprechende musikalische Genre selbst: »Die Sprache dieser aus dem Dunkel kommenden Lieder ist geeignet, die Jugend in die Irre zu leiten. Gewisse Arten von Rockmusik sind Verbündete des Teufels.«

Wir haben gesehen, daß es in der Debatte über die Legitimität des Lyrischen im Kern ganz eindeutig um den Genuß geht, der dem Spannungsverhältnis zwischen Wort und Stimme schon zugrunde liegt oder, um es lacanianisch auszudrücken, dem Spannungsverhältnis zwischen Signifikant und Stimme als Triebobjekt, als Seinsweise des ›Objekts a‹. Ganz besonders lehrreich wird auch die Untersuchung dessen sein, was als Teufel in der Musik bestimmt wurde, und zwar über lyrische Eigenschaften, die der Figur des Teufels immer dann zugeschrieben wurden, wenn sie auf einem – heiligen oder profanen – lyrischen Schauplatz eingreifen sollte.

Unter Aufsicht der kirchlichen Autoritäten mündeten die verschiedenen Arten und Weisen des sakralen Lyrischen im liturgischen Drama, aus dem das weltliche lyrische Schauspiel, d. h. die Oper hervorging. Erster Sieg des Teufels, denn erinnern wir uns: Für die Kirchenväter war das Theater der Histrionen – eine durch und durch abfällig gemeinte Bezeichnung – ein einhellig verabscheutes und stigmatisiertes Schreckbild. Überaus interessant ist nun folgende Beobachtung: Von dem Moment an, da dem lyrischen Genuß im Lauf der Jahrhunderte ein gewisser Freiraum zugestanden wurde, wie streng kontrolliert auch immer, wurde das zu Anfang lauthals Verteufelte kraft der – jede handlungsleitende Ethik regelnden – Eigen-dynamik von Transgression und Normalisierung schließlich zu etwas Engelhaftem. Dieser Wandel vollzog sich zunächst unsichtbar auf einem ganz offenen und gut kontrollierten religiösen Schauplatz, dann deutlich sichtbar auf dem weltlichen Schauplatz in der offenen Einforderung des lyrischen Genusses. Das soll nicht heißen, der lyrische Genuß habe sich damit von jeder Kontrolle befreit. Er ist ledig-lich aus der religiösen Bevormundung unter eine ebenso streng ethisch geregelte weltliche geraten, wie die vielen zuerst landesfürstlichen, später dann staatlichen Eingriffe zeigen, die die Geschichte der Oper begleiten. Natürlich kann eine Gesell-schaft ohne großen Schaden ihren Zwangsapparat verändern. Aber sie kann auf der anderen Seite niemals unbeschadet einem wie immer gearteten Dispositiv des Genusses freien Lauf lassen.

Die weltliche lyrische Kunst sollte sich nie von den Spuren ihrer Herkunft be-freien. Insbesondere trägt sie in sich eine grundlegende Spannung zwischen den beiden Ethiken des Lyrischen aus, die ich beschrieben habe. In der Fluchtlinie jener Entwicklung in der religiösen Sphäre, die ich als mystisch charakterisiert habe, ver-stärkt sie die Subversion des Wortes und treibt sie bis zum Extrem, die Suche nach dem Genuß der Stimme. Sie nähert jenes große lyrische Verströmen der Arie, die von der nicht zufällig so genannten Diva gesungen wird, dem Engelhaften oder Göttlichen an. Aber die andere Tendenz, die Idealisierung der Rede und die Ver-teufelung der Subversion des Signifikanten durch das Lyrische, bleibt auf verbor-gene Weise gegenwärtig und übernimmt die Funktion der Triebkontrolle, indem sie unaufhörlich daran erinnert, daß der Mensch nicht ungestraft sein sprachliches Wesen vergessen kann. Aus dieser ethischen Haltung entwickelt sich seit dem *stile rappresentativo* oder dem *parlar cantando* Monteverdis über sämtliche bekannten Formen des Rezitativs bis hin zum *Sprechgesang* Schönbergs eine ganze Reihe lyri-scher Formen. Die lyrischen Attribute des Teufels ergeben sich dann aus dem Zusammenprall, genauer aus der Spannung zwischen diesen beiden Kräften.

Ich habe vorhin auf die Präzisierung hingewiesen, die Hildegard von Bingen ein-führt und der zufolge die Rede des Teufels im *Ordo virtutum* zu bloßem Geschrei wird. Damit stoßen wir in der Tat auf einen ethischen Widerspruch, dem sich die von mir mystisch genannte Tendenz gegenübersieht, die in der lyrischen Kunst die vokale Charakterisierung der Figur des Teufels bestimmt. Wird der Teufel kraft der Logik, die ich beschrieben habe, in der Sphäre der reinen Rede angesiedelt, dann muß diese Rede von derjenigen unterschieden werden, die durch die Heiligung des Wortes absolute Achtung verlangt, will man sich nicht den Vorwurf der impliziten Blasphemie zuziehen. Um sich von der göttlichen Rede zu unterscheiden, muß die dem Teufel zugeschriebene Rede verzerrt sein, ihre eigene Zerstörung, den Schrei schon in sich tragen. Die vokale Charakterisierung des Teufels in der Oper leitet

sich ganz und gar von diesem Widerspruch her. Sie ist einerseits der Rede, andererseits dem Schrei nahe. Der Rede ist sie nahe durch den ernsten Ton der Stimme, der
ihr systematisch zugeordnet wird, aber die dem Teufel zugeschriebene Rede ist
zugleich auch Träger der im vokalen Register am weitesten von der Rede, vom Signifikanten entfernten Äußerung: des Schreis, des Gelächters oder gar jenes ganz
und gar merkwürdigen Pfeifgeräuschs, das wir vom *Mefistofele* von Boito zu hören
bekommen.

Weshalb der tiefe Tonfall, Baß oder Bariton? Sicherlich auch deshalb, weil der
Ernst in einigen Sprachen durch die tiefe Stimmlage metaphorisiert wird und weil
die Höllen und später dann die eine Hölle im mythologischen Imaginären in unter-
irdischen Tiefen angesiedelt sind. Aber eine solche Erklärung ist nicht ganz überzeugend, denn die Verknüpfung von Ernst und tiefer Stimmlage ist eine recht späte,
keine alte; in der französischen Sprache ist sie jedenfalls erst auf das 11. Jahrhundert
datiert.[7] Sicherlich unterstreicht diese Assoziation ganz einfach die Tatsache, daß
die tiefe Stimmlage im Gesang dasjenige Register ist, das am meisten von der Integrität und Verständlichkeit der Rede beibehält, während die schrille Tonlage unver-
meidlich die genaue Aussprache bestimmter Phoneme unmöglich macht, weil sich
gewisse für ganz bestimmte Vokale charakteristische Formanzien hier nicht mehr in
dem Frequenzbereich befinden, in dem sich beispielsweise die Sopran-Stimmlage
hält. Anders gesagt: das Dunkle im Lyrischen bietet der reinen Rede einen Ort.
Zweifellos liegt hier der tiefe Grund für die vokale Charakterisierung all jener Figuren, die ein in der Ordnung der Rede fundiertes Gesetz verkörpern, das Gesetz des
Wortes und das Gesetz des Vaters: die Stimme Christi in den Passionen, die Stimmen der ›edlen‹ wie der ›schrecklichen‹ Väter (der Kommandant), die Stimme der
menschlichen oder göttlichen Urteile. Diese Charakterisierung der menschlichen
oder göttlichen Vaterfiguren ist trotz der Komplexität des Genres der Oper und
ihrer Entwicklung derart stabil, daß offenbare Verstöße dagegen den Zuschauer erst
recht auf die Realität der in Szene gesetzten väterlichen Position hinweisen. So verdeutlicht in Halévys *La Juive* die Tatsache, daß Éléazar, dem Vater der Heldin
Rachel, die Stimmlage des Tenors zugewiesen ist, daß mit seiner wirklichen Vater-
schaft etwas nicht stimmt. Und das Werk enthüllt denn auch, daß er in Wahrheit
nur der Adoptivvater ist, während der wirkliche Vater Rachels, der Kardinal de Bro-
gni, ganz ›natürlich‹ die tiefste denkbare Stimmlage besitzt. In der Oper singen also
der Teufel und der Vater mit der gleichen Stimme. Für den Teufel aber muß diese
Stimme, um überhaupt Rede sein zu können, die Spur dessen wahren, was die Rede
wieder verdeckt hat, die Spur der Stimme als solcher in ihrer triebhaften Dimension; daran hat Hildegard von Bingen erinnert, als sie die Stimme des Teufels dem

---

7 Nach dem *Dictionnaire historique de la langue française*, Robert.

Schrei annäherte. Und in der Tat haben sämtliche vokalen Äußerungen ohne Unterstützung der Sprache, oder soweit sie deren Verständlichkeit behindern, an der vokalen Charakterisierung des Teufels teil.

»Hier höre ich, befriedigt, triumphierend, mit Schreien, Zischen, schrecklichem Geheul und Spottworten den Abgrund lachen und die Hölle feiern [...]«. Mit diesen Worten erwidert die Jungfrau Maria in Luigi Rossis *Oratorium für die Heilige Karwoche* (zu Beginn des 17. Jahrhunderts komponiert) auf den Chor der Dämonen, die sich über die bevorstehende Kreuzigung freuen.

Umberto Eco spricht in *Der Name der Rose* über die Verteufelung des Lachens, und die Opernbühne widerhallt oft vom Lachen Mephistos,[8] von einem grimassierenden, ›sardonischen‹ Gelächter. Jacques Le Goff hat ihm mehrere berühmte Untersuchungen gewidmet.[9] Ich will hier aber noch einmal Hildegard anführen, die in ihrem medizinischen Werk *Causae et curae* eine ganz erstaunliche Theorie des Lachens entwickelt. In ihrer intuitiven Einsicht in die im Lachen enthaltene Dimension des Genießens verknüpft sie das Lachen – das schlechte Lachen (*inepta*) – aufs engste mit der sexuellen Lust. Sie macht aus dem Lachen überdies eine Art Verfall der oben erwähnten höchsten himmlischen Stimme, derer sich Adam vor dem Fall erfreute. Laurence Moulinier zufolge ist für Hildegard

> der Wind, der das Lachen im Menschen löst, indem er seine Glieder und seine Eingeweide schüttelt, der gleiche Wind, der zur Ejakulation führt, und die Tränen, die so oft das Lachen begleiten, sprudeln aus den Augen hervor, wie der Samen hervorsprudelt, wenn das Blut durch die Hitze der Lust in Wallung gerät. So gab es auch vor dem Fall weder das Lachen noch das Grinsen; sie sind vielmehr das Ergebnis der Erniedrigung der ›Stimme der höchsten Freuden‹, *vox superiorum gaudiorum*, die Adam seit seiner Erschaffung genoß.[10]

Hildegard beschreibt nun auf ganz einzigartige Weise den Weg des Lachens ins Innere des Menschen: »diese Freude siedelt sich in der Leber an, wie die Nahrung sich im Magen sammelt. Ein die Freude erweckender Wind geht durch das Mark und nimmt die Knochen für sich ein, von wo aus er über die Milz nach und nach in die Adern gelangt; dann erreicht er das Herz und füllt die Leber, was zum Ausstoß von Lauten führt, die einem Blöken ähneln.«

---

8   Vgl. etwa das Air Mephistos im 4. Akt von Gounods *Faust*. Das Lachen gehört in beinahe jeder Partitur zur Gestalt des Mephisto.

9   Le Goff, Jacques (1989): »Rire au Moyen-Age«. In *Cahiers du centre de Recherches historiques*, Nr. 3, S. 1–14; Le Goff, Jacques (1990): »Le rire dans les règles monastiques«. In: *Haut-Moyen Age, culture, éducation et société, Etudes offertes à Pierre Riché*. Hg. von M. Sot, Nanterre, S. 93–103.

10 Moulinier, Laurence: »Quand le Malin fait de l'esprit. Le rire au Moyen-Age vu depuis l'hagiographie«. In: *Annales* Mai–Juni 1997, S. 457–475.

Das verfeinerte, ›dem Menschen eigentümliche Lachen‹ drückt diesen auf die Stufe des Tieres nieder. Wir finden hier angesichts des Lachens die jedem Triebobjekt eigentümliche Ambivalenz wieder. Wie Laurence Moulinier unterstreicht: »Die Komplexität des Lachens hängt mit dessen Doppelnatur an der Schnittstelle zwischen Seele und Körper, Physischem und Geistigem zusammen.« Das ist genau die Definition des Triebes, die Freud in *Triebe und Triebschicksale* gibt: der Trieb ist ein Grenzbegriff zwischen dem Psychischen und dem Somatischen.

Weniger bekannt ist die Verteufelung des Pfeifens und Zischens, die sich einzig Arrigo Boito in der Charakterisierung seines *Mefistofele* zunutze macht. Im großen einführenden Air des ersten Aktes erscheint dieser nicht nur als ›derjenige, der nein sagt‹, was ganz dem goetheschen Bezug entspricht, sondern auch als ›derjenige, der pfeift‹, und er läßt durch die Finger drei Pfiffe mit äußerst überraschender Wirkung erschallen, überraschend jedenfalls auf einer Opernbühne. Dieses Pfeifen bleibt den Kommentatoren völlig unverständlich, die darin überwiegend nichts anderes als eine derbe Geste des Teufels (seine ›Rowdy‹-Seite) sehen wollen, wenn nicht gar den pittoresken Einfall eines etwas zweifelhaften Geschmacks. In Wirklichkeit geißelt Mohammed schon im 7. Jahrhundert in der achten Sure das Pfeifen durch die Finger und das Händeklatschen als hörbaren Niederschlag heidnischer Kulte. Und in der angesprochenen Debatte zwischen legatarischem Islam und Sufismus spielt die Frage, ob das Pfeifen erlaubt sei oder nicht, eine wichtige Rolle, denn Pfeifen und Händeklatschen bilden rhythmische Punktierungen oder Skandierungen, wie sie in der sufistischen Trance allgegenwärtig sind. Aus diesem Grund kann der große sufistische ›Theologe‹ (wenn ich ihn so nennen darf) Ghasali ausgesprochen subtil für die Aufhebung des Banns argumentieren, den der Koran über das Pfeifen und Händeklatschen verhängt. Er besteht auf der Tatsache, daß der Koran nicht das Pfeifen an sich verurteilt, sondern nur die heidnischen Praktiken, die sich des Pfeifens bedienen, und gegen die Verteufelung solcher Praktiken spricht gar nichts.

Was also kann am menschlichen Pfeifen teuflisch sein? Zweifellos ergibt sich dieses Urteil, einmal mehr derselben Logik folgend, der wir hier immer wieder begegnen, daraus, daß das Pfeifen eine vokale Äußerung ist, die die Natur des Menschen als ›sprechendes Sein‹ (*parlêtre*) mißachtet und in ihm somit auch die in der Rede repräsentierte göttliche Spur übergeht. Das Pfeifen und Zischen ist den Tieren eigen, insbesondere den Schlangen. Die Darstellung des Teuflischen in Tierform, ganz besonders in Form der Schlange, hat sicher hier ihren tiefsten Grund.

Nichts ist aber teuflischer als der Schrei, in dem sich die triebhafte Dimension der Stimme den stärksten Ausdruck verschafft. Der Schrei, der wahre Mörder des Signifikanten, aber auch dessen primitives vokales Fundament, der Schrei am Ursprung des Lebens des Subjekts, hört auf, Schrei zu sein, und wird zu einem Verlangen, durch welches der Andere, der ihm einen Sinn gibt, ihn in die symbolische

Ordnung eingeführt. Auf dem Schauplatz der Oper stellt sich heraus, daß der Schrei im Kern das weibliche Unglück des Teufels zum Ausdruck bringen soll. Der sakrale lyrische Genuß hat sich auf die Stimme des Engels konzentriert, als deren nächstes Echo die Stimme des Kastraten der Kirche zwischen dem 10. und 17. Jahrhundert angesehen werden kann. Die ›Profanierung‹ des sakralen Lyrismus durch die Oper vollzieht sich durch die Profanierung des Kastraten, der im 17. Jahrhundert zu einem monströsen Engel wird, auf den jener profane lyrische Genuß übergegangen ist, der uns bis heute fasziniert. Im 18. Jahrhundert nimmt dieser im Kastraten verkörperte Engel weibliche Form an, und zwar in Gestalt der im Sopran singenden tragischen Heldin, die oftmals als Diva bezeichnet wird. Und kraft der gleichen Ambivalenz, die erlaubte, dem Teufel die gleiche Stimme zuzuschreiben wie dem Vater, stellt man nun fest, daß die teuflisch schrille Tonlage der weiblichen Stimme der hohen Stimme der Engel zum Verwechseln ähnelt. Diese Ambivalenz verkörpert sich ganz buchstäblich in der einzigartigen Gestalt der Kundry, der einzigen weiblichen Figur im *Parsifal*, den Wagner nicht umsonst ein *Bühnenweihfestspiel* genannt hat, d. h. ein sakrales Bühnenspiel. Als Botschafterin des Grals im Dienst der Ritter nimmt Kundry tatsächlich die Position eines Engels ein, während sie als Verführerin, Zauberin, Sklavin und Komplizin des teuflischen Klingsor ein Dämon ist, eine *Urteufelin*, wie Klingsor sie im zweiten Aufzug nennt. Man wird also kaum überrascht sein, in Kundrys Partitur den Schrei wiederzufinden, die Klage, das Stöhnen, kurz: die gesamte extreme Vokalität außerhalb der Rede, und zwar so systematisch durchgängig wie in keiner anderen Rolle des gesamten Opernrepertoires mit der einzigen Ausnahme von *Lulu*. Ebenso wenig wird man überrascht sein, diese vokale Palette durch das dämonisch kolorierte Lachen ergänzt zu finden: Kundry wird in der Tat dafür verflucht, daß sie früher einmal über den Gekreuzigten gelacht hat – die höchste denkbare Beleidigung Gottes. Anders als Hildegard jedoch, die versuchte, Rede und Schrei in einer einzigen Stimme zu vereinen, verteilt Wagner die Stimme des Teufels auf ein Paar, nämlich auf Klingsor für die Rede in tiefer Lage und auf Kundry für den Schrei und das Lachen in hoher Lage. In ähnlicher Weise wurde die Einheit der Stimme des im Kastraten verkörperten Engels seit dem 18. Jahrhundert zerlegt und auf ein Paar verteilt, woraus das berühmte Duo Sopran-Tenor entstand, das in der Oper des 19. Jahrhunderts für den höchsten lyrischen Ausdruck sorgt.

Wir können diesen kurzen Überblick über den »*Diabolus in opera*« nicht abschließen, ohne noch auf ein anderes für die Geschichte der Oper wichtiges teuflisches Paar zu sprechen zu kommen, mit dem sogar für manchen Kommentator die Entwicklung der Oper ihr Ende erreicht: das Duo Lulu – Jack the Ripper im Finale des Werks von Alban Berg. Lulu, eine Abwandlung von Lilith, der teuflischen Verführerin, führt alle ins Verderben, die sich ihr nähern. Im Werk wird Lulu niemals explizit mit dem Teufel in Verbindung gebracht, sondern vielmehr mit dem Engel, dem Würgeengel, und so spielt sie die Rolle des ›verfemten Teils‹ des Engels, auf den Rilke in seiner ersten Duineser Elegie verweist, wenn er den Engel schrecklich nennt. Und wirklich ist Lulu, wenn sie ein Engel ist, ein schrecklicher Engel, dessen furchtbare Wahrheit sich im Todesschrei im dritten Akt enthüllt: ein vokales ›Ding‹ der fürchterlichsten Art, der man je auf der Opernbühne begegnet ist, eine absolute Transgression, in der die Schönheit der Stimme einem abgrundtiefen Grauen weicht, das die schöne Stimme gerade verdecken sollte. Wenn sich in Lulu aber der Schrei verkörpert, dann befindet sie sich doch auch auf der Seite der Rede: an einer Stelle im ersten Aufzug spricht sie wirklich, und nicht einmal im Sprechgesang, um ihre Liebe für den Doktor Schön zu erklären, ein seltenes, wenn nicht einmaliges Ereignis in der Oper, was diese eminent lyrische Situation angeht. Eine wahrhaftige Inkarnation des Wortes als Einsatz des Genusses, steht Lulu für beide strikt gegensätzlichen Seiten: die reine Rede ohne jede musikalische Stütze einerseits und den reinen Schrei andererseits, der ebenfalls von der lyrischen Idealisierung befreit ist, die ihn gewöhnlich verhüllt. Wahrhaft in der geometrischen Mitte zwischen zwei Wertsystemen, zwischen denen die Stimme hin- und hergerissen ist, stellt sich Lulus letzter Schrei sowohl als absolut dämonische Transgression des Gesetzes des Wortes wie auch als höchste Wahrheit des Engels mit der ganzen Wertschätzung dar, welche die der Oper eigene Ethik des Genusses der Stimme als solcher entgegenbringt. Auf der anderen Seite bestimmt ihre Rede im ersten Aufzug sie selbst in Übereinstimmung mit einer sakralen Ethik des Gesetzes des Wortes als wertvolle Trägerin einer tiefen Menschlichkeit; da der Schauplatz aber ein profan lyrischer ist, verweist die Unmusikalität ihrer Liebeserklärung sie auch auf den satanischen Niedergang, in dem die mystische Konzeption des Lyrischen jede bloße Rede ansiedelt. Lulu verstößt gegen die Ethik des lyrischen Genusses, indem sie sich zu Rede macht, und sie verstößt gegen die Ethik des Gesetzes des Worts, indem sie zu reinem Schrei wird, und damit stellt sie sich strukturell immer zugleich als Engel und Dämon dar, sowohl in ihrer Rede wie in ihrem Schrei.

Eine solche Analyse des in der lyrischen Kunst auf dem Spiel stehenden Genusses, insbesondere in seinen imaginären Formen, enthüllt uns seine grundlegende Ambivalenz. Sie erinnert uns daran, daß der Teufel einmal Engel war und daß der Engel somit den Keim seiner Verteufelung schon in sich trägt. Diese Überlegungen sind sicherlich nicht ganz neu. Neu ist auch nicht die Entdeckung der Verwandtschaft von Teufel und Vater. Freud hat darauf in seinem Text *Eine Teufelsneurose im siebzehnten Jahrhundert* aufmerksam gemacht. Schon ungewöhnlicher ist vielleicht die Betrachtung des Lyrischen in seinem enthüllenden Charakter, indem die Stimme genau ins Herz dieser Ambivalenz versetzt wird. Wenn wir in der Stimme des Teufels den gleichen Klang wie in der des Vaters hören, dann müssen wir über diese Verwandtschaft nachdenken: ist sie bloß zufällig, ein durch den Widerspruch zweier Logiken hervorgebrachtes Artefakt? Oder muß sie nicht eher, zumindest auch, Symptom einer tieferliegenden Wahrheit sein, wie die Psychoanalyse sie ans Licht bringt und der zufolge sich hinter dem mit dem Wort verbundenen und von den Religionen des Gotteswortes idealisierten befriedenden Gesetz des Vaters der Schatten eines ganz anderen Vaters erhebt, eines schrecklichen, obszönen und grausamen Vaters, des Vaters eines absoluten Genusses, den Freud den Vater der Urhorde nennt? Lacan faßt das in die Unterscheidung zwischen symbolischem und realem Vater. Wir wissen, was sich nach Freuds *Totem und Tabu* aus dem Mord an diesem Vater der Urhorde entwickelt hat. Lacan sagt uns in seiner Analyse der Wirkung und der Stellung des Klangs des Schofar, des Instrumentes der jüdischen Liturgie, daß von diesem Mord ein Echo blieb, die Stimme als solche als Objekt, die Triebgrundlage der Stimme.[11] Die Ambivalenz der Stimme hat hier ihren Ursprung, denn auch wenn sie einer symbolischen Äußerung verpflichtet ist, stellt sie doch auch jenen Rest einer Instanz des absoluten, nicht auf das Symbolische reduzierbaren Genusses dar. Mir scheint, hierin liegt die Ambivalenz des lyrischen Genusses begründet, der im Mittelpunkt der hier dargelegten Problematik steht. Wenn dieser Genuß tatsächlich Teil der höchsten Leistungen der Menschheit ist, so vergißt man oft, daß er ebensosehr die größte Barbarei begleitet, wenn nicht gar hervorbringt. Darauf stößt Pascal Quinard, wenn er in seinem Buch *La Haine de la musique* bemerkt: »Die Musik ist nicht einmal im schrillen Ton der SS-Pfeifen zu überhören.«[12] Das Pfeifen – wir haben von seiner satanischen Macht gehört. In der Tat beschränkt sich Satan nicht darauf, »nein« zu sagen, sich dem Göttlichen entgegenzustellen und dabei in derselben Ordnung zu verharren. Satan ist auch derjenige, der pfeift oder schreit, sich außerhalb des Gesetzes von Zeit und Raum stellt und damit die symbolische Struktur selbst erschüttert, indem er daran gemahnt, daß der Mensch, wenn er durch seinen Zugang zum Symbolischen charakterisiert ist, doch immer einen Teil in sich enthalten wird, der nicht auf das Symbolische zu reduzieren ist und den man genau so nennt: teuflisch.

Aus dem Französischen von Reiner Ansén

---

[11] Seminar über die Angst (unveröffentlicht), Sitzung vom 22. Mai 1963. Vgl. hierzu Dolar, Mladen: *Das Objekt Stimme,* in diesem Band.
[12] Quinard, Pascal (1996): *La Haine de la musique*, Paris, S. 227.

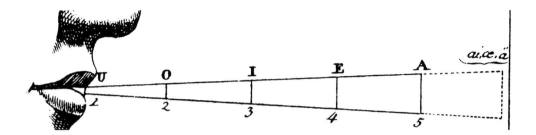

Das Objekt Stimme

Mladen Dolar

I. Am Anfang war Saussure, so heißt es jedenfalls. Gewiß beginnt unsere Geschichte ein gutes Stück früher – vielleicht hat sie tatsächlich ›immer schon‹ begonnen –, aber lassen Sie uns unseren provisorischen Ausgangspunkt in dieser irgendwie fragwürdigen Doxa unserer Zeit nehmen.

Die Saussuresche Wende hat offensichtlich viel mit der Stimme zu tun. Nehmen wir die negative Natur des sprachlichen Zeichens ernst, seinen rein differentiellen und oppositiven Wert, dann muß die Stimme (als natürlich unterstellte Grundlage der Sprache, scheinbar positive Substanz und deren festes Substrat) in Frage gestellt werden. Die Stimme als Ursache einer imaginären Verblendung, sollte, da sie die Linguistik bisher davon abgehalten hat, jene strukturellen Determinationen zu entdecken, welche die schwierige Wandlung der Stimme zum linguistischen Zeichen ermöglichen, mit großer Vorsicht behandelt werden. Sie ist ein Hindernis, das überwunden werden muß, um eine neue Wissenschaft von der Sprache zu initiieren. Jenseits der Laute der Sprache, die von der traditionellen Phonetik so gewissenhaft beschrieben wurden – wobei sie, gefangen in ihren physischen und physiologischen Eigenschaften, viel Zeit auf die Technik ihrer Hervorbringung verwendete – befindet sich eine völlig andere Einheit, welche die neue Linguistik erforschen muß, das Phonem. Jenseits einer Stimme »mit Fleisch und Knochen« (wie Jakobson einige Jahrzehnte später sagen wird), findet sich die fleischlose und knochenlose Einheit, die ausschließlich durch ihre Funktion definiert ist – der *stumme Laut, die lautlose*

Stimme. Das neue Objekt verlangt eine neue Wissenschaft. Große Hoffnungen werden nunmehr in die Phonologie statt in die traditionelle Phonetik gesetzt. Die Frage nach der Hervorbringung der verschiedenen Laute erscheint überholt; was zählt, sind die differentiellen Oppositionen von Phonemen, ihre nur relative Eigenart, ihre Reduktion auf distinktive Merkmale. Sie lassen sich durch ihre Fähigkeit, Bedeutungseinheiten zu unterscheiden, isolieren, was jedoch auf eine Weise geschieht, die die spezifischen signifikanten Unterschiede irrelevant werden läßt. Einzig wichtig ist, *daß* die Unterscheidungen stattfinden, nicht, von welcher Art sie sind. Den Phonemen fehlt es an Substanz, sie können, nach einem berühmten Saussureschen Diktum, vollkommen auf die Form reduziert werden und sie ermangeln jeglicher eigenen Bedeutung.[1] Sie sind lediglich sinnlose, quasi algebraische Elemente in einer formalen Matrix von Kombinationen, und nur auf sie trifft die Saussuresche Definition des Zeichens letztlich und vollständig zu (dies wird Jakobsons Kritik an Saussure sein): Sie sind das einzige Stratum der Sprache, das vollständig aus leeren, negativen Grundeinheiten gebildet ist, ihre Identität ist »reine Alterität« (Jakobson 1988, S. 170, 178). Sie sind sinnlose Atome, die in ihrer Kombination »Sinn machen«.

Phonologie, auf diese Weise definiert, war dazu ausersehen, eine herausragende Stellung innerhalb der strukturalen Linguistik einzunehmen. Tatsächlich wurde sie schon bald zu deren Vorzeigestück, zum Hauptbeweis ihrer Fähigkeiten und Stärken. Einige Jahrzehnte mußten vergehen, bis sie mit Trubetzkoys *Grundzügen der Phonologie* (1939) und Jakobsons *Fundamentals of Linguistics* (1956) ihre voll entwickelte Form erreichte. Zwar ging es nicht ohne eine gewisse Kritik an Saussures Grundannahmen (Jakobsons Kritik an Saussures Dogma von der linearen Natur der Signifikanten) und einigen pflichtgemäßen Verbeugungen vor den anderen Gründervätern (Baudouin de Courtenay, Henry Sweet etc.), aber ihr Kurs stand fest. Alle Laute einer Sprache konnten auf rein logische Weise beschrieben und sie konnten in eine logische Tabelle eingeordnet werden, basierend nur auf der An- oder Abwesenheit irgendeines minimalen Unterscheidungsmerkmals, regiert von einem einzigen elementaren Schlüssel, dem binären Code. Auf diese Weise wurden

---

[1] Saussures *Cours* hat einige Verwirrung hervorgerufen, da seine Neuheit nicht in dem Teil zu finden ist, der sich ausdrücklich mit Phonologie beschäftigt. Wir müssen an anderer Stelle suchen: »Übrigens ist es unmöglich, daß der Laut an sich, der nur ein materielles Element ist, der Sprache angehören könnte. Er ist für sie nur etwas Sekundäres, ein Stoff, mit dem sie umgeht. [...] Das bezeichnende Element in der Sprache [...] ist [...] seinem Wesen nach [...] keineswegs lautlich, es ist unkörperlich, es ist gebildet nicht durch seine stoffliche Substanz, sondern einzig durch die Verschiedenheiten, welche sein Lautbild von allen anderen trennen.« Was die Phoneme definiert, ist nicht »die ihnen eigentümliche positive Qualität, sondern schlechthin die Tatsache, daß sie unter sich nicht zusammenfließen. Die Phoneme sind in erster Linie Dinge, die einander entgegengesetzt, relativ und negativ sind« (Saussure 1967, S. 141–142).

die meisten Oppositionen der traditionellen Phonetik wiedergegeben (stimm-
haft/stimmlos, nasal/oral, kompakt/diffus, tief/hell, labial/dental etc.), nun aber in
der neuen Form als Funktionen logischer Oppositionen, als konzeptuelle Deduk-
tion des Empirischen, nicht als empirische Beschreibung der anzutreffenden Laute.
Als ultimatives Schaustück konnte man das phonologische Dreieck präsentieren, als
einfache deduktive Matrix aller Phoneme und ihrer ›elementaren Verwandtschafts-
strukturen‹, ein Kunstgriff, der mit dem Höhepunkt des Strukturalismus zweifel-
hafte Berühmtheit erlangte. Nachdem man die Laute in einfache Bündel differen-
tieller Oppositionen zerlegt hatte, konnte die Phonologie auch den Mehrwert ver-
buchen, der notwendigerweise den rein phonematischen Unterscheidungsmerk-
malen zugerechnet wird – die Verslehre, die Intonation und den Akzent, die Melodie, die redundanten Elemente, die Variationen etc. Knochen, Fleisch und Blut der
Stimme wurden restlos aufgelöst in ein Netz aus strukturellen Eigenschaften, die
Checkliste von Anwesenheit und Abwesenheit. Der erste Schritt der Phonologie war
also die totale Reduktion der Stimme als Substanz der Sprache. Getreu ihrer apo-
kryphen Etymologie, war die Phonologie auf das Töten der Stimme aus – an ihrem
Ursprung findet sich das griechische *phoné*, Stimme, aber genauso zutreffend kann
man *phonos* hören, Mord.

Lassen Sie uns nun einen etwas abrupten Sprung zu Lacan machen. Im berühmten Graphen des Begehrens findet man, vielleicht recht überraschend, eine Linie,
die vom Signifikanten auf der linken Seite zur Stimme auf der rechten Seite verläuft
(Lacan 1975, S. 183):

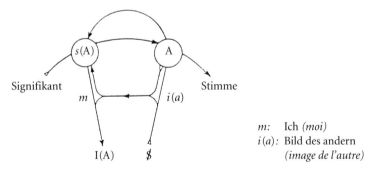

m: Ich *(moi)*
i(a): Bild des andern
  (image de l'autre)

Da ist die signifikante Kette, reduziert auf ihre minimalen Merkmale, die, als
Ergebnis oder als Rest, die Stimme hervorbringt. Eine gewisse Umkehrung hat
stattgefunden: Die Stimme wird nicht als hypothetischer oder mystischer Ursprung
genommen, den die Analyse erst in distinktive Merkmale aufbrechen muß, nicht als
diffuse Substanz, die auf ihre Struktur reduziert werden muß, sondern eher als das
Gegenteil: Sie steht als Resultat der strukturalen Operation. Für unseren speziellen
Zweck können wir die spezifische Natur der Operation, die Lacan aufzeigen möchte,

beiseite lassen – die rückläufige Erzeugung von Bedeutung, den »Steppunkt«, die Natur des involvierten Subjekts, etc. Warum also steht die Stimme hier als Ergebnis? Warum geht der Signifikant über in die Stimme als sein Resultat? Und welche Stimme finden wir hier – jene, welche die Phonologie getötet hat? Wenn sie erfolgreich getötet wurde, warum taucht sie dann wieder auf? Weiß sie nicht, daß sie tot ist?

Vielleicht können wir diese merkwürdige Rekurrenz in einer Lacanschen These zusammenfassen: Die Reduktion der Stimme, die die Phonologie angestrebt hat – die Phonologie als paradigmatisches Vorzeigestück der strukturalen Analyse –, hat nichtsdestotrotz einen Rest hinterlassen. Nicht als irgendein positives Merkmal, das im binären logischen Gewebe nicht reduziert oder vollständig aufgelöst werden konnte, nicht als eine verführerische imaginäre Qualität, die dieser Operation entkommen wäre, sondern ganz genau als Objekt im Lacanschen Sinne. Nur die Reduktion der Stimme – in all ihrer Positivität – produziert die Stimme als Objekt.

Es ist schwierig, mit dieser Dimension der Stimme zurechtzukommen. Sie kann nicht in differentielle Oppositionen zerlegt werden, weil es genau diese Auflösung war, die sie überhaupt erst erzeugte. Es gibt also keine Bedeutung, die ihr zugeordnet werden könnte, da Bedeutung ja nur aus diesen Oppositionen entspringt. Sie ist auch keine Funktion des Signifikanten, da sie gerade einen nicht-signifikanten Rest vorstellt, etwas, das sich der bedeutungsgebenden Operation widersetzt, ein Überbleibsel, heterogen zur strukturellen Logik.

Darüber hinaus hat dieser Rest nichts zu tun mit einer irreduziblen Individualität der Stimme, dem persönlichen Mehrwert gegenüber der Standardform, dem unmißverständlichen Ton oder Timbre, durch den eine Stimme sofort wiedererkennbar ist. Auch ist er nicht reduzierbar auf das, was Barthes »die Rauheit der Stimme« – »die Materialität des Körpers, der in seiner Muttersprache spricht«, »den Körper in der singenden Stimme« nennt (Barthes 1979, S. 24, 33f.). Denn die Stimme an den Körper anzubinden und sie mit Materialität auszustatten, bringt Hindernisse aller Art mit sich – letztlich eine unüberbrückbare Kluft, da das Problem darin besteht, daß das Objekt nie dem Körper entspricht. Man kann damit auch nicht fertig werden, indem man die Singstimme, die Musik, als die angemessene Dimension der Stimme ins Spiel bringt, eine Dimension, die den engen Rahmen der Sprache überschreiten und das unsagbare Reich des Ausdrucks jenseits von Bezeichnung beibehalten würde. Denn Musik, mit all ihrer verführerischen Kraft, ihrer unwiderstehlichen Wirkung, ist viel mehr ein Versuch, das Objekt zu domestizieren, es in ein Objekt ästhetischen Vergnügens zu verwandeln, ein Schutzschild aufzustellen gegen das, was in ihm unerträglich ist. »Wenn wir Musik machen und ihr zuhören, [...] geschieht dies, um das zum Schweigen zu bringen, dessentwegen man die Stimme Objekt *a* nennt.« (Miller 1989, S. 184). Man sollte aber hinzufügen (dazu werden wir später ausführlicher kommen), daß diese Geste immer doppeldeutig ist: Musik evoziert die Stimme und verbirgt sie, fetischisiert sie, aber öffnet auch die Kluft, die nicht gefüllt werden kann.

Der Rest, der nicht differentiell ist und zur Bezeichnung nichts beiträgt, scheint eine Art Gegengewicht zur Differentialität darzustellen, da die differentielle Logik sich immer auf die Abwesenheit bezieht, während die Stimme die Präsenz zu verkörpern scheint, einen festen Hintergrund für differentielle Eigenschaften darstellt, eine positive Basis für die ihnen innewohnende Negativität. Allerdings scheint diese Positivität sehr schwer faßbar zu sein – nur Vibrationen der Luft, die so schnell verschwinden, wie sie hervorgerufen werden, ein reines Vorübergehen, nichts, das man fassen oder an das man sich halten könnte, denn festmachen kann man nur die Differenzen, wie es die Phonologie so erschöpfend getan hat. In einem spezifischen Lacanschen Sinne, im Kontext des Graphen, kann man sagen, daß sie das Gegengewicht nicht nur zur Differentialität, sondern auch, und zwar zuerst, zum Subjekt darstellt. Denn der Graph war unter anderem zu dem Zweck konstruiert, zu zeigen, daß der geringste Bezeichnungsvorgang notwendigerweise das Subjekt als eine rein negative Einheit hervorbringt, erzeugt in dem rückläufigen Vektor, eine Einheit, die an der Kette entlang gleitet, da sie keinen eigenen Signifikanten besitzt – das Subjekt wird immer nur repräsentiert durch einen Signifikanten, der für einen anderen Signifikanten steht, wie Lacans berühmtes Diktum sagt. Es selbst ist ohne Grundlage und ohne Substanz, ein Mangel, eine Leerstelle, notwendigerweise impliziert durch die Natur des Signifikanten – für Lacan war dies, wie allgemein bekannt ist, die Natur des Subjekts, das der Struktur zugeordnet werden kann. So scheint die Stimme diese leere und negative Einheit mit einem Gegenpart auszustatten, ihrer ›fehlenden Hälfte‹ sozusagen, ein ›Supplement‹, das es diesem negativen Wesen ermöglicht, etwas Halt in der Positivität zu erreichen, eine ›Substanz‹, eine Beziehung zur Präsenz.

Muß also die Stimme, als der Rückstand, der Rest der phonologischen Operation, mit Präsenz in Beziehung gesetzt werden? Ermöglicht sie ein privilegiertes, wenn auch zugegebenermaßen flüchtiges Heraufbeschwören des Anwesenden und wirkt somit den rein negativen differentiellen Merkmalen entgegen, jener Saussureschen Determination *in absentia*, die letztlich immer die Oberhand über die Präsenz gewinnt, sobald wir Sprache benutzen? Gleitet das Objekt Stimme, das von Lacan als die notwendige Implikation der strukturalen Intervention bestimmt wurde, in die berüchtigte ›Präsenzmetaphysik‹ ab, als deren neueste und heimtückischste Variante?

Offensichtlich war das gesamte phonologische Unterfangen ausgesprochen voreingenommen, wie Derrida überzeugend gezeigt hat. In seinem Innersten steckte ein Vorurteil, das es mit dem Großteil der metaphysischen Tradition teilte, von der es unwissentlich übernommen wurde, nämlich das Vorurteil, das – vielleicht – jene Tradition als metaphysisch, d. h. als ›phonozentrisch‹ definierte. Es bestand in der simplen und scheinbar selbstverständlichen Annahme, daß die Stimme tatsächlich das Grundelement der Sprache sei, ihre natürliche Verkörperung und ›konsubstantiell‹ mit ihr verbunden, während die Schrift ihr Derivat darstelle, Hilfsmittel und parasitäres Supplement, gleichzeitig sekundär und gefährlich. So heißt es jedenfalls.

In dieser Beschreibung kann der Rest auf keinen Fall auf der Seite der Stimme gesucht werden, ganz im Gegenteil. Wenn die gesamte metaphysische Tradition ›spontan‹ und konsequent für die Priorität der Stimme Partei ergriff, so deshalb, weil die Stimme immer den bevorzugten Punkt der Selbstaffektion, der Selbsttransparenz darstellte, das heißt den Halt in der Präsenz. Die Stimme bot die Illusion, man könne direkten Zugang zu einer ungetrübten Präsenz erlangen, einen Ursprung, nicht befleckt von Äußerlichkeit, einen sicheren Fels gegen das flüchtige Spiel der Zeichen, die sowieso grundsätzlich nur Surrogate sind und immer auf eine Abwesenheit verweisen. Wenn es also wirklich einen Rest gibt, so muß er auf der Seite der Schrift gesucht werden, des toten Buchstaben, der die lebendige Stimme unterbricht, des Supplements, das seinen untergeordneten Platz widerrechtlich nutzt, um die Präsenz zu beflecken. Und letztlich steht nicht die Schrift in ihrer positiven und empirischen Erscheinungsweise zur Debatte, sondern grundsätzlicher die Spur, die Spur der Alterität, die ›immer schon‹ den Ursprung disloziert hat.

Saussure selbst war hin- und hergerissen zwischen zwei entgegengesetzten Tendenzen: zwischen der, die die traditionelle Haltung fortsetzte und ihn veranlaßte, die Schrift im Verhältnis zur Stimme als zweitrangig zu verurteilen (die jedoch gleichzeitig »mehr und mehr die Hauptrolle für sich in Anspruch nimmt«, Saussure 1967, S. 28), und andererseits seiner Erkenntnis, daß »das Wesentliche an der Sprache […] dem lautlichen Charakter des sprachlichen Zeichens fremd [ist]« (Saussure 1967, S. 8). Das spätere Schicksal der Phonologie war deshalb ebenfalls zwischen diesen beiden Tendenzen gefangen: zwischen einerseits ihrem unbezweifelbaren Vorurteil, daß die Stimme das natürliche Material der Sprache sei und deshalb der evidente Anfangspunkt, und andererseits ihren Operationen, die die lebendige Präsenz der Stimme in die leblose differentielle Matrix zerlegen – mit Ausnahme des Rests, den Lacan zum paradoxen Objekt Stimme gemacht hat.

Auf eine ganz andere Weise hat die Derridasche Wende die Stimme in einen bevorzugten Gegenstand philosophischen Fragens verwandelt, indem sie ihre Komplizenschaft mit den großen metaphysischen Problemen aufgezeigt hat. Wenn Metaphysik, in dieser überaus weitgespannten Sicht, der Neigung nachgibt, den Part der Alterität, die Spur des Anderen zu verleugnen und an einem letzten Signifikat gegen das störende Spiel der Differenzen festzuhalten, die Reinheit des

Ursprungs gegen die Supplementarität zu bewahren, dann kann sie dies nur erreichen, indem sie am Privileg der Stimme als einer Quelle ursprünglicher Selbstpräsenz festhält. Die Grenze zwischen Innen und Außen, das Modell aller anderen metaphysischen Grenzen, leitet sich hieraus ab:

> In nächster Nähe zu sich selbst *vernimmt sich* die Stimme – womit zweifellos das Gewissen gemeint ist – als völlige Auslöschung des Signifikanten: sie ist reine Selbstaffektion, die notwendigerweise die Form der Zeit annimmt, die sich außerhalb ihrer selbst, in der Welt oder in der ›Realität‹, keines zusätzlichen Signifikanten, keiner ihrer eigenen Spontaneität fremden Ausdruckssubstanz bedient. Es ist dies die einzigartige Erfahrung eines Signifikats, das sich […] spontan aus sich selbst heraus […] erzeugt. (Derrida 1974, S. 38)

Diese Illusion – die Illusion *par excellence* – ist somit konstitutiv für Innerlichkeit und letztlich Bewußtsein, für das Selbst und Autonomie. *S'entendre parler* – sich sprechen hören – ist vielleicht die Minimaldefinition von Bewußtsein. Ich will mich nicht aufhalten bei den zahlreichen wohlbekannten, verzweigten und ziemlich spektakulären Konsequenzen, die Derrida daraus gezogen hat.

Sich sprechen hören – oder einfach sich hören – kann als eine elementare Formel des Narzißmus angesehen werden, der freilich nötig ist, um die minimale Form eines Selbst hervorzubringen. Lacan hat in seinen frühen Jahren viel Zeit darauf verwendet, über ein anderes elementares narzißtisches Gerät nachzudenken, den Spiegel. Der Spiegel sollte die selbe Funktion erfüllen – die minimale Unterstützung bereit halten, die benötigt wird, um eine Selbstanerkennung zu erzeugen, die imaginäre Vervollständigung, die dem multiplen Körper angeboten wird, und die imaginäre Verblendung, die damit einhergeht, das Erkennen, das an sich ein Verkennen ist, die Konstitution des ›Ich‹ genauso wie die Matrix einer Beziehung zu seinesgleichen, die zweideutige Quelle von Liebe und Aggression – das ganze wohlbekannte Spektrum des berüchtigten Spiegelstadiums. Später isolierte Lacan den Blick und die Stimme als die beiden Hauptverkörperungen des Objekts *a*, aber seine frühe Theorie gab dem Blick, indem er ihn zum Modell erhob, zweifellos einen Vorrang als paradigmatische Instanz des Imaginären. Trotzdem kann die Stimme in gewissem Sinne als bemerkenswerter und elementarer angesehen werden, denn ist die Stimme nicht die erste Manifestation des Lebens, und stellt nicht demzufolge, sich zu hören und die eigene Stimme zu erkennen, eine Erfahrung dar, die dem Erkennen im Spiegel vorausgeht? Und ist nicht die Stimme der Mutter die erste problematische Beziehung zum Anderen, das immaterielle Band, das die Nabelschnur ersetzt und maßgeblich das Schicksal der frühesten Lebensstadien beeinflußt? Erzeugt nicht das Erkennen der eigenen Stimme dieselben jubilatorischen Effekte beim Kleinkind wie die, die das Erkennen im Spiegel begleiten?

Mit der Stimme ist eine rudimentäre Form des Narzißmus verbunden, die schwer zu beschreiben ist, da es ihr scheinbar an jeder äußeren Unterstützung fehlt. Es ist die erste ›selbstreferenzielle‹ oder ›selbstreflexive‹ Bewegung, aber als reine, allernächste Selbstaffektion – eine Selbstaffektion, die nicht Re-Flexion ist, denn sie ist, wie es scheint, ohne einen Schirm, der die Stimme zurückwerfen würde, reine Unmittelbarkeit, insofern man im eigenen Innern selbst Sender und Empfänger ist. In einer trügerischen Selbsttransparenz fallen beide Rollen zusammen, ohne eine Kluft und ohne ein Bedürfnis nach äußerer Vermittlung. Man kann von einem akustischen Spiegel sprechen, wie dies auch getan wurde (vgl. Silverman 1988), nur gibt es keinen Spiegel. Es gibt kein Bedürfnis, sich im eigenen äußeren Bild zu erkennen, und darin könnte man den Kern von Bewußtsein vor jeder Reflexion sehen. Denn wenn es eine Oberfläche gibt, die die Stimme zurückwirft, erlangt die Stimme eine eigene Autonomie und tritt in die Dimension des Anderen ein, sie wird eine einbehaltene Stimme, und der Narzißmus bröckelt. Der beste Zeuge ist letztendlich Narziß selbst, dessen Geschichte, was vielleicht nicht überraschend ist, sowohl den Blick als auch die Stimme einbezieht. Aber seine merkwürdige ›Affäre‹ mit der Nymphe Echo, die nur seine Worte wiederholen, nicht aber selbst sprechen konnte, ist die Geschichte einer gescheiterten Liebe und eines gescheiterten Narzißmus – die zurückgeworfene Stimme ist nicht seine eigene Stimme, und er würde eher sterben als sich dem Anderen hinzugeben (»Ante', ait 'emoriar, quam sit tibi copia nostri'«, sagt Ovid). Und als die Nymphe stirbt, bleibt nur ihre Stimme zurück, die weiterhin unser Echo herstellt, die Stimme ohne Körper, der Rest, die Spur des Objekts.

Trotzdem gibt es innerhalb der narzißtischen und selbstaffektiven Dimension der Stimme etwas, das sie zu stören droht – die Stimme, die einen am intimsten berührt, die man aber nicht meistern kann und über die man keine Macht oder Kontrolle hat. Wo sich die Stimme als ein Problem für die Psychoanalyse zeigte, war sie es immer als die widerspenstige Stimme des Anderen, die sich dem Subjekt aufdrängte. In ihrer spektakulärsten Form war dies die ausgedehnte Erfahrung des ›Stimmenhörens‹, das weite Feld der Hörhalluzinationen, die sich als realer aufdrängten als jede andere Stimme. In einer geläufigeren Form gab es die Stimme des Gewissens, die uns auftrug, unsere Pflicht zu tun, worin die Psychoanalyse schnell die Stimme des Über-Ich erkannte – nicht einfach eine Internalisierung des *Gesetzes*, sondern ausgestattet mit einem Mehrwert, der das Subjekt in eine Position unauslöschlicher Schuld versetzt: Je mehr man gehorcht, desto schuldiger ist man. Um es in die vereinfachte Form eines Slogans zu bringen: Der Mehrwert des Über-Ich gegenüber dem *Gesetz* ist genau der Mehrwert der Stimme; das Über-Ich hat eine Stimme, das *Gesetz* sitzt mit dem Buchstaben da. Es gab die hypnotische Stimme, die Unterordnung verlangte, und ihr Mechanismus – die Wiederholung einer Formel, die beim Wiederholen jede Bedeutung verlor – war genau der Versuch, die Objekt-Stimme vom Sinn zu isolieren.[2] Als sich die Psychoanalyse durch scharfe Abgrenzung von Hypnose und ihrer suggestiven Macht etablieren wollte, mußte sie daher die ominöse Autorität dieses fremden Objekts in Betracht ziehen und analysieren. Da gab es die Aphonie, ein häufiges hysterisches Symptom, der Kontrollverlust über die eigene Stimme, die plötzliche Unfähigkeit, die eigene Stimme zu benutzen, das erzwungene Schweigen – jenes Schweigen, das die Objekt-Stimme nur um so deutlicher erscheinen läßt, vielleicht in ihrer reinen Form, denn ihrer Bestimmung nach ist sie letztlich bar jeder phonischen Substanz. Zugrunde lag das Problem der Stimme der Mutter, der ersten Vergegenwärtigung einer Dimension des Anderen, ausgestattet mit den rückwirkenden Phantasien einer primären Verschmelzung noch vor der Einführung eines Signifikanten und eines Mangels (vgl. z. B. Kristevas *chora*), die zudem in ihrer Zweideutigkeit auch paranoide Vorstellungen von ›in der Falle sitzen‹ hervorruft: die Stimme, die beides war, Nest und Käfig (vgl. Silverman 1988, S. 72 f., 101 f. etc.).

So wurde, was die Psychoanalyse angeht, der selbstaffektiven Stimme einer Selbstpräsenz und Selbstbeherrschung ständig widersprochen durch ihre entgegengesetzte Seite, jene widerspenstige Stimme des Anderen, die man nicht kontrollieren kann. Beide müssen allerdings zusammen gedacht werden: Man könnte sagen, daß im Innersten des Narzißmus ein fremder Kern liegt, den die narzißtische Befriedigung zwar zu verschleiern versuchen mag, der aber ständig damit droht, sie von innen heraus zu unterminieren. Zu der Zeit als Lacan, genötigt von seinem anfänglichen Verständnis, den berühmten Text über das Spiegelstadium schrieb, besaß er noch immer keine Theorie des Objekts, und später mußte er seinen frühen Skizzen einige ausführliche Nachbemerkungen anfügen – vor allem im Seminar über die vier Grundbegriffe der Psychoanalyse (Lacan 1978), in dem ein ganzer Abschnitt den Titel trägt: *Die Spaltung von Auge und Blick.* Der Blick als Objekt, abgespalten vom Auge, ist genau das, was verborgen wird durch das Bild, in dem man sich selbst erkennt, er ist nicht etwas, das im Blickfeld vorhanden sein könnte, und dennoch spukt es in ihm aus dem Inneren.[3] Erscheint er als Teil des Bildes, wie dies beispielsweise in der Erfahrung des Doppelgängers der Fall ist, der eine ganze

[2] Die Befehlsgewalt der Stimme ist schon der Haltung des Zuhörens eingeschrieben. Sobald man zuhört, hat man angefangen zu gehorchen. Das Verb *to obey* gehorchen stammt etymologisch vom französischen *obéir* ab, was wiederum vom lateinischen *ob-audire*, zuhören, abstammt. Man kann dieselbe etymologische Verbindung im Deutschen finden, wo *Gehorsam* von *hören* hergeleitet ist, genau wie in einer Vielzahl anderer Sprachen. *His Master's Voice* ist also ein höchst angemessenes Emblem.

[3] Unter vielen Formulierungen kann man hier die weniger bekannte, aber sehr klare Formulierung aus dem Seminar über die Angst herausgreifen (22. Mai 1963), die Sitzung, in der der Blick in Analogie

Bibliothek von romantischer Literatur gefüllt hat, so sprengt er unmittelbar die bestehende Wirklichkeit und führt zur Katastrophe. Analog gibt es eine Spaltung zwischen der Stimme und dem Ohr (vgl. Miller 1989, S. 177 f.). Hier muß dieselbe innere Störung des Narzißmus eingeführt werden wie auch dieselbe inhärente Doppeldeutigkeit der scheinbar sich selbst durchsichtigen Selbstaffektion.

Sobald das Objekt, ob als Blick oder als Stimme, als Angelpunkt der narzißtischen Selbstwahrnehmung erscheint, führt es einen Bruch im Kern der Selbstpräsenz herbei. Es ist etwas, das selbst nicht präsent sein kann, obwohl die gesamte Vorstellung von Präsenz sich darum aufbaut und nur durch seine Auslassung etabliert werden kann. So erscheint das Subjekt, weit davon entfernt, durch Selbstwahrnehmung in der Klarheit seiner Präsenz zu sich selbst konstituiert zu sein, nur in einer unmöglichen Beziehung zu dem Teil, der nicht vergegenwärtigt werden kann. Nur insofern, als es ein Reales (der Lacansche Name für diesen Teil) als Unmöglichkeit von Präsenz gibt, gibt es ein Subjekt. Die Stimme mag wohl ein Schlüssel sein zur Präsenz des Präsenten und zu einem ungetrübten Innenleben, doch in ihrem Innersten hält sie dieses unhörbare und unerträgliche Objekt Stimme fest, das die Präsenz alles andere als transparent macht. Wenn also für Derrida das Wesentliche der Stimme in der Selbstaffektion und in der Selbsttransparenz liegt, dem Gegensatz zur Spur, zum Rest, zur Alterität, etc., dann fängt für Lacan das Problem hier erst an. Derridas dekonstruktive Wende entzieht der Stimme eher ihre unabänderliche Doppeldeutigkeit, insofern sie auf den Grund der illusionären Präsenz reduziert wird, wogegen der Lacansche Ansatz versucht, aus ihrem Kern das Objekt als inneres Hindernis der Selbstpräsenz herauszulösen. Denn das Objekt verkörpert die ganze Unmöglichkeit, Selbstaffektion zu erlangen, es führt die Spaltung ein, den Bruch in der Mitte der vollen Präsenz und verweist sie auf eine Leere.

Der überzeugendste Aspekt der umfassenden Derridaschen Analysen ist, daß er zeigen kann, wie ein scheinbar marginales Thema – das des Primats der Stimme über die Schrift, die phonozentristische Voreingenommenheit – durch die gesamte Geschichte der Metaphysik hindurch ständig wiederkehrt und wie es von Natur aus und notwendigerweise mit allen maßgeblichen metaphysischen Anliegen verbunden ist. Dieser eine, ausgesprochen begrenzte Blickwinkel scheint auszureichen, um die Geschichte der Metaphysik in all ihren weiten Verzweigungen zu schreiben. Der reine Umfang ist überwältigend, seine Kohärenz zwingend. Trotzdem, die phonozentrische Voreingenommenheit ist vielleicht doch nicht die ganze Geschichte des metaphysischen Umgangs mit der Stimme. Es existiert eine andere metaphysische

und Opposition zur Stimme gesetzt wird: »[…] unter der Form von *i(a)* ist mein Bild, meine Präsenz im Anderen ohne Rest. Ich kann nicht sehen, was ich in ihm verliere. Dies ist der Sinn des Spiegelstadiums. […] *a*, was fehlt, ist nicht spiegelbildlich; es kann im Bild nicht erfaßt werden.«

Geschichte der Stimme, in der die Stimme, weit davon entfernt, der Wächter der Präsenz zu sein, als etwas Gefährliches, Bedrohliches, vielleicht Ruinöses eingeschätzt wird. Es gibt eine Geschichte der Stimme, in der sie ein Mißtrauensvotum erhält. Nicht nur die Schrift, auch die Stimme kann der metaphysischen Konsistenz als Bedrohung erscheinen und als zerstörerisch für Präsenz und Sinn angesehen werden. Lacan mußte die Ambiguität der Stimme und ihre bedrohliche andere Seite nicht erst erfinden – die Metaphysik war sich ihrer seit langem bewußt. Der spezielle Ort, an dem man danach suchen kann, sind philosophische Abhandlungen zur Musik – sicherlich wieder eine sehr begrenzte Perspektive, aber eine, die lange Schatten wirft. Lassen Sie uns also einen sehr knappen Überblick über einige paradigmatische Fälle versuchen.

II. In einem (wenn auch recht zweifelhaften und mythischen) der ältesten Texte über Musik, äußert der chinesische Kaiser Chun (ca. 2200 v. Chr.) das folgende einfache Prinzip: »Lasse die Musik dem Sinn der Worte folgen. Halte sie einfach und kindlich. Man muß anspruchsvolle Musik verurteilen, die ohne Sinn und verweiblicht ist« (zitiert bei Poizat 1991, S. 197 f.). Trotz der Einfachheit dieses Ratschlags (und da er von einem Kaiser kommt, ist es mehr als ein Rat, eher eine Vorschrift, die zu befolgen ist, was verwickelte Fragen zur Beziehung von Macht und Musik hervorruft) sind die wesentlichen Anliegen, die allesamt mit erstaunlicher Hartnäckigkeit durch die Geschichte hindurch wiederkehren werden, hier schon *in nuce* beisammen: Musik, im besonderen die Stimme, sollte nicht allzu weit von den Worten abweichen, die sie mit Sinn ausstatten; sobald sie sich von ihrer textuellen Verankerung entfernt, wird die Stimme gerade durch ihre verführerischen und vergiftenden Kräfte sinnlos und bedrohlich. Darüber hinaus wird die Stimme jenseits des Sinns ganz selbstverständlich mit Weiblichkeit gleichgesetzt, während der Text, die Instanz der Bedeutung, in dieser einfachen paradigmatischen Opposition auf der Seite der Männlichkeit steht. (Ungefähr viertausend Jahre später wird Wagner in einem berühmten Brief an Liszt schreiben: »Die Musik ist ein Weib.«) Die Stimme jenseits des Sinns ist ein sinnloses Spiel der Sinnlichkeit, eine gefährlich attraktive Kraft, wenn auch in sich selbst leer und frivol. Die Dichotomie von Stimme und *logos* hat sich schon etabliert. – Ein paar tausend Jahre später ist sie für Platon immer noch gültig:

Denn Gattungen der Musik neu einzuführen, muß man scheuen, als wage man dabei alles; weil nirgends die Gesetze der Musik geändert werden, als nur zugleich mit den wichtigsten bürgerlichen Ordnungen […] Hier also, sprach ich, müssen sich, wie es scheint, unsere Wächter ihre Hauptwacht erbauen, in der Musik. – Wenigstens, sagte er, schleicht diese Gesetzwidrigkeit sich gar leicht ein und unbemerkt. – Ja, sagte ich, als wenn es nur Scherz wäre, und gar nichts Böses daraus entstände. – Es entsteht auch, sagte er, nichts anderes daraus, als daß sie nach und nach sich festsetzend allmählich in die Sitten und Gewöhnungen einfließt, aus diesen dann versteigt sie sich schon größer in die Geschäfte der Bürger miteinander, und von diesen Geschäften, o Sokrates, kommt sie dann an die Gesetze und die Verfassung in großem Übermut und Üppigkeit, bis sie endlich alles, das gemeinsame Leben und das besondere, umgekehrt hat. (*Der Staat* IV, 424 c–e)

Vorsichtig ausgedrückt, ist Musik also sicherlich keine lustige Angelegenheit. Sie kann nicht leicht genommen werden, sondern muß mit der größten philosophischen Besorgnis und äußerster Wachsamkeit behandelt werden. Sie ist eine so grundlegende Angelegenheit, daß jede Konzession unausweichlich allgemeine Dekadenz auslöst; sie unterminiert das soziale Gefüge, seine Gesetze und Sitten, und bedroht gar die ontologische Ordnung selbst. Denn der Musik ist ein ontologischer Status zuzuschreiben: sie besitzt den Schlüssel zu einer Harmonie von ›Natur‹ und ›Kultur‹, dem natürlichen und dem menschengemachten Gesetz.[4] Mischte man sich in diese Sphäre ein, wäre alles in Frage gestellt, und die Fundamente wären geschwächt. Dekadenz beginnt mit musikalischer Dekadenz: Am Anfang, in den großen Zeiten des Ursprungs, wurde die Musik vom Gesetz reguliert und war eins mit ihm, aber bald gerieten die Dinge außer Kontrolle:

Später aber machten im Laufe der Zeit Dichter den Anfang mit der unmusischen Gesetzesverletzung, Leute, die zwar von Natur dichterisch begabt waren, aber vom Recht und Gesetz der Muse nichts verstanden, indem sie, in bakchantischem Taumel und über Gebühr von der Lust beherrscht, [...] alles mit allem vermengten und so über die Musik ungewollt aus Unverstand die Lüge verbreiteten, daß die Musik nicht die geringste Richtigkeit in sich selbst habe, sondern am richtigsten nach der Lust dessen, der sich daran freut, beurteilt werde, mag dies nun ein besserer oder ein schlechterer Mensch sein. (*Gesetze* III, 700 d–e).

Sobald das Vergnügen blasphemisch zur Regel erhoben wird (»und dennoch sagen die meisten, die Richtigkeit der Musik beruhe auf ihrer Fähigkeit, den Seelen Lust zu verschaffen. Aber das zu behaupten ist unerträglich und gar nicht fromm«, *Gesetze* II, 655 d), sobald man sich weigert, in der Musik den Gesetzen zu entsprechen, sind die heimtückischen Folgen nicht abzusehen – Schamlosigkeit, mora-

---

4 Aus diesem Grunde wird die Musik auch völlig anders behandelt als die Malerei, die endlose Probleme der Imitation, der Kopie, der Mimesis, etc. bietet.

lischer Verfall, der Zusammenbruch aller sozialen Bindungen.[5] Um diese wahrhaft apokalyptische Vision zu verhindern – das Ende der Zivilisation, die Rückkehr zum Chaos, ausgelöst von harmlos aussehenden Veränderungen musikalischer Formen –, muß man den musikalischen Angelegenheiten eine strikte Reglementierung auferlegen. Die erste Regel, das wichtigste Gegenmittel im Kampf mit dem Ungeheuer ist: »Und Tonart und Takt müssen doch der Rede folgen« (*Der Staat* III, 398 d, und weiter 400 d). Denn den Kern des Problems bildet die Stimme, die sich vom Wort löst, die Stimme jenseits des *logos*, die gesetzlose Stimme.

Andere Vorschriften folgen. Es sind die Formen zu unterbinden, die die Seele verweichlichen oder sie nachlässig machen – die ›klägliche‹ gemischte lydische Form, die hochlydische (»denn sie sind schon Weibern nichts nütze, die tüchtig werden sollen, geschweige Männern«, *Der Staat* III, 398 e) und auch die ionische. Dagegen sind die Formen zu bewahren, die für Männer geeignet sind, für Krieger und für männliche Bescheidenheit und Mäßigung – die dorische und die phrygische.[6] Die sexuelle Charakterisierung zieht sich durch die Musikgeschichte (und dies wird bis in unsere Zeit so bleiben mit den sexuellen Konnotationen von Dur- und Molltonarten, *durus* = hart und daher männlich, *mollis* = weich und daher weiblich).[7] Konsequenterweise müssen die polyharmonischen Instrumente verbannt werden, die einen freien Übergang zwischen den Formen erlauben, die »Modulationen«, und besonders die Flöte, »das vielsaitigste Instrument« (*Der Staat* III, 399 d). Tatsächlich gibt es einen zusätzlichen, einfacheren und zwingenderen Grund dafür: Man kann keine Wörter sprechen, während man Flöte spielt.[8] Die

---

5   »Auf diese Freiheit wird dann bald *die* folgen, daß man der Obrigkeit sich nicht mehr unterwerfen will, und darauf wieder die, daß man sich der Unterwürfigkeit unter Vater, Mutter und ältere Leute und den Vorschriften der selben zu entziehen sucht, dann, wenn man bereits beinahe bis zum Äußersten gekommen ist, die daß man dem Gehorsam gegen die Gesetze zu entgehen trachtet, und endlich als dieses Äußerste selbst die daß man um Schwüre und Treu und Glauben und überhaupt um die Götter sich nicht (mehr) kümmert, sondern die alte Titanenart, von der man erzählt, (wieder) nachahmt und kundgibt, aber dann auch wieder dem gleichen Schicksale (mit mir) verfällt ein unseliges Leben zu führen und nie ein Ende seiner Plagen zu finden.« (*Gesetze* III, 701 b–c)

6   Für Aristoteles' analoge Sichtweise vgl. *Politik* VIII, 1340 b. Etwas weiter (1342 b) widerspricht er allerdings genau jener Passage aus dem *Staat*, die die phrygische Form betrifft.

7   Vgl. auch: »Ferner wird es erforderlich sein nach einem festen Muster Gesänge welche für das weibliche und solche welche für das männliche Geschlecht sich eignen zu unterscheiden und demgemäß auch Harmonie und Rhythmos ihnen anzupassen. Denn es wäre ein arger Fehler wenn die ganze Harmonie und der ganze Rhythmos eines Liedes in der Art verfehlt wäre daß in ihnen der Charakter des Geschlechts, wie es sich in jedem Liede aussprechen soll, nicht zum Ausdrucke käme.« (*Gesetze* VII, 802 e)

8   Vgl.: »Bemerken wir auch noch als einen der erziehlichen Wirkung der Flöte entgegengesetzten Umstand, daß das Flötenspiel das begleitende Wort unmöglich macht. Deshalb haben die Früheren

Blasinstrumente haben die tückische Eigenschaft, sich vom Text zu emanzipieren, sie sind Substitute für die Stimme, gleichsam eine Stimme jenseits der Worte. Kein Wunder, daß Dionysos die Flöte zu seinem bevorzugten Instrument wählte (vgl. Pans Flöte), während Apollon sich für die Leier entschied. »Und wir werden ja wohl auch nichts Arges tun, sprach ich, wenn wir den Apollon und dessen Instrumente dem Marsyas und den seinigen vorziehen.« (*Der Staat* III, 399 e)[9] Und kein Wunder, daß die Flöte zu den Frauen paßt: »so bringe ich nächstdem den Vorschlag, daß wir die eben hereingetretene Flötenspielerin gehen lassen, mag sie nun sich selbst spielen oder, wenn sie will, den Frauen drinnen, und daß wir für heute uns untereinander mit Reden unterhalten« (*Symposion* 176 e). Die Flöte wird von einem Mädchen gespielt, und das zu ihr passende Publikum sind Frauen (von der Flöte zu zweifelhafter Tugend ist es nur ein kurzer Sprung), während Männer sich mit Philosophie beschäftigen. – Von der mythischen Verbindung der Flöte mit Gorgo etc. soll hier gar nicht die Rede sein.

So haben wir in der Musik das beste Heilmittel und die größte Gefahr, die Kur und das Gift. Es ist eigenartig, daß Derridas berühmte Analyse des *pharmakon* (vgl. *La Pharmacie de Platon* in Derrida 1972), als Heilmittel und Ruin, bei ihm auf die Schrift bezogen, auch auf die Stimme angewendet werden kann. »Beruht [...] das Wichtigste in der Erziehung auf der Musik, weil Zeitmaß und Wohlklang vorzüglich in das Innere der Seele eindringen, und sich ihr auf das kräftigste einprägen, indem sie Wohlanständigkeit mit sich führen, und also auch wohlanständig machen, wenn einer richtig erzogen wird, wenn aber nicht, dann das Gegenteil?« (*Der Staat* III, 401 d–e)

Die Frage ist also, wie eine Balance zwischen ihren wohltuenden und ihren gefährlichen Effekten erreicht wird, wo die Linie gezogen werden muß:

> Also, wenn einer sich der Musik dazu hingibt, sich die Seele durch die Ohren wie durch einen Trichter anfüllen und vollgießen zu lassen von den nur eben beschriebenen süßlichen und weichlichen und kläglichen Melodien, [...] der wird zuerst zwar, was er Mutiges an sich hatte, wie Eisen schmeidigen und brauchbar machen, da es zuvor unbrauchbar und spröde war; wenn er aber anhaltend nicht nachläßt, sondern immer mehr sänftigt, dann schmilzt er es wirklich und bringt es in Fluß, bis er sich den Mut ausgeschmolzen und wie die

---

dieses Spiel mit Recht aus dem Kreise der Jugend und der freien Bürger verbannt« (Aristoteles, *Politik* VIII, 1341 a).

[9] Vgl.: »alle bacchische und verwandte Stimmung liegt von allen Instrumenten am meisten in den Flöten« (Aristoteles, *Politik* VIII; 1342 b).

Sehnen der Seele ausgeschnitten hat und sich weichlich gemacht in der Schlacht. (*Der Staat* III, 411 a–b)[10]

Wie kann man also hoffen, das richtige Maß dieses gefährlichen Genusses zu erzielen? Bis zu einem gewissen Punkt ist die Musik erhaben und erhebt den Geist; ab einer bestimmten Grenze jedoch bringt sie Verfall, den Niedergang aller geistigen Fähigkeiten, ihre Auflösung im Genuß. Wo soll man aufhören? Kann der Philosoph diesem grenzenlosen, unendlichen Genuß eine Grenze setzen? Kann er die heilende Wirkung bewahren, ohne das tödliche Gift mit aufzunehmen?

Lassen wir für den vorliegenden Zweck Aristoteles beiseite, der seltsamerweise den größten Teil des achten Buches seiner *Politik* der Musik als zentralem Teil seiner Erziehungstheorie gewidmet hat; gehen wir noch einmal fast tausend Jahre vorwärts und schauen in Augustinus' *Bekenntnisse*, Buch X, 33. Dort lesen wir die folgende bemerkenswerte Meditation über das »Sündigen mit dem Ohr«:

Auch heute noch, ich gesteh' es, ruhe ich gern eine Weile im Wohllaut der Töne, wenn sie durch deine Worte beseelt und von lieblichen Stimmen kunstreich gesungen werden. [...] Aber wenn sie mit den belebenden Worten bei mir eindringen, fordern sie in meinem Herzen auch einen würdigen Platz, und schwerlich weise ich ihnen den richtigen an. Denn mir will scheinen, daß ich ihnen bisweilen mehr Ehre erweise, als sich gebührt. Ich fühle nämlich, daß unsere Herzen durch die heiligen Worte lebhafter zu Andachtsgluten entflammt werden, wenn man sie singt, als wenn man nicht singen würde, und daß alle Stimmungen unseres Gemüts je nach ihrer Eigenart ihre besonderen ihnen entsprechenden Weisen in Gesang und Stimme haben, durch welche sie, als bestände da irgendeine geheime Verwandtschaft, angeregt werden. Aber das sinnliche Lustgefühl, dem man den Geist nicht ausliefern darf, da es ihn übertäuben will, betört mich noch oft. Denn es begnügt sich nicht damit, der Vernunft als bescheidener Begleiter nachzufolgen, sondern, obschon es nur um ihretwillen zugelassen werden dürfte, sucht es Vortritt und Führung zu erlangen.

Wir können nun nicht mehr überrascht sein, erneut die Stimme als Hauptquelle von Gefahr und Verfall zu finden. Auch das Heilmittel ist ähnlich: Bleibe beim Wort, dem Wort Gottes, versichere Dich, daß das Wort die Oberhand behält, um die Stimme jenseits des Wortes loszuwerden, die unermeßliche Stimme. Athanasius hat also äußerst weise gehandelt, als er vorschrieb, die Psalmen seien zu singen

---

[10] Aristoteles wird sich mit demselben Problem beschäftigen müssen. Die freien Künste, mit der Musik auf dem höchsten Ehrenplatz, sind für die Erziehung grundlegend, »ohne daß es einem freien Mann ungeziemlich wäre; verlegt man sich aber allzu eifrig auf sie, um es zur Meisterschaft in ihnen zu bringen, so würde das die angegebenen Schäden nach sich ziehen.« (*Politik* VIII, 1337 b)

»mit so geringer Flexion der Stimme, daß es näher zum Sprechen als zum Singen sei.« Sollte das Singen nicht eher verbannt werden, um die Ambiguität zu vermeiden?

> Jedoch wenn ich meiner Tränen gedenke, die ich beim Gesang der Gemeinde in den Frühlingstagen meines neu gewonnenen Glaubens vergoß, sodann auch dessen, wie ich noch jetzt ergriffen werde, nicht so sehr durch den Gesang als durch die Worte des Liedes, wenn es mit reiner Stimme und im passenden Tonfall gesungen wird, erkenne ich den großen Wert auch dieses Brauches an. So schwanke ich hin und her, bald die Gefahr der Sinneslust, bald die erfahrene Heilsamkeit bedenkend. […] Mag sich immerhin ein schwächeres Gemüt durch den einschmeichelnden Wohllaut zu frommen Gefühlen anregen lassen. Widerfährt es mir jedoch, daß mich mehr der Gesang als das gesungene Wort ergreift, so muß ich gestehen, daß ich sträflich sündige, und dann möcht' ich am liebsten keinen Gesang mehr hören.

Wieder ist es eine Frage der Grenze, des unmöglichen guten Maßes, denn Musik ist sowohl dasjenige, was die Seele zur Göttlichkeit erhebt, als auch eine Sünde, *delectatio carnis*. Sie zeigt die Fleischlichkeit in all ihrer Heimtücke, da sie von aller Materialität befreit scheint, sie ist die subtilste und perfideste Form des Fleisches.

Das Schwanken des Heiligen Augustinus definiert sehr genau das Ausmaß dessen, was in den nächsten tausend und mehr Jahren die gestörte und komplizierte Beziehung der Kirche zur Musik ausmachen sollte. Das Hauptproblem, das mit einer befremdlichen Beharrlichkeit immer wieder auftauchte, war das der Reglementierung und Kodifizierung sakraler Musik, letztlich die Beschränkung der Stimme auf die Heilige Schrift, den Buchstaben. Doch egal welche Regulierungen versucht wurden, immer gab es eine Ritze, ein Hintertürchen, einen Rest, der immer wieder erschien, das Überbleibsel eines höchst zweideutigen Genusses. Beispielsweise konnte es die Form des *iubilus* annehmen, jenes dem Halleluja zugewiesenen Raumes, mit dem das allgemeine Prinzip einer Silbe pro Note verlassen wird und die Stimme im eigenen Jubilieren vorherrscht, das Melisma ohne jede Unterstützung. In einer überaus erstaunlichen Entwicklung wurden diese Noten ohne Worte später mit neuen Wörtern und ganzen Sequenzen (im technischen Sinn des Wortes) unterlegt, die dann den Text mit häretischer Einmischung bedrohten. Aber ist *iubilus*, wenn auch gefährlich, nicht gleichzeitig auch der angemessenste Weg, um Gott zu preisen? Augustinus selbst sagt es: Das Jubilieren drückt aus, was in Worten nicht ausgedrückt werden kann, die Singenden sind so überwältigt von Freude, daß sie die Worte aufgeben und dem Herzen freien Lauf lassen. »Et quem decet ista iubilatio, nisi ineffabilem deum?« (Zitiert nach O'Donnells Kommentar zu *Confessions*, 1992, Bd. III, S. 218–219) Es ist also nur die reine Stimme jenseits der

Worte, die der Unsagbarkeit Gottes entspricht. Aber können wir je sicher sein, daß es wirklich Gott ist, den wir preisen?

Dasselbe Dilemma zeigt sich an den enormen Problemen, die die Einführung der Polyphonie mit sich brachte, denn wenn mehrere Stimmen zur gleichen Zeit singen und dabei ihren eigenen Melodielinien folgen, wird der Text unverständlich. Wir sehen es nochmals beim Kampf gegen die Chromatik, da die Halbtöne die harmonische Struktur zu unterminieren und die Verweichlichung des Geistes, den verbotenen Genuß, herbeizuführen drohen. Jede neue musikalische Entwicklung hatte verheerende Effekte und wurde sofort, auf sehr platonische Weise, als ein Weg zum moralischen Ruin betrachtet. Papst Johannes XXII. mußte ein seltsames Dekret zur Musik herausgeben (*Docta sanctorum Patrum* von 1324), um die Dinge in Ordnung zu bringen, jedoch vergebens. Das Tridentinische Konzil mußte sich im 16. Jahrhundert mit denselben Problemen abmühen und empfahl dasselbe Gegenmittel der Intelligibilität gegen die Stimme: *in tono intelligibili voce, voce clara, cantu intelligibili* (vgl. Poizat 1991, S. 144f.). Alle Dokumente scheinen von derselben Hand geschrieben und von derselben einzigen Obsession geleitet worden zu sein: die Stimme an den Buchstaben zu heften, ihre zerstörerische Kraft einzugrenzen, ihre inhärente Ambiguität aufzulösen.

Aber nicht alles paßte in dieses monotone Bild. Einige mystische Strömungen boten eine erstaunliche Umkehrung dieses wuchtigen Paradigmas: Musik ist der einzig angemessene Weg zu Gott, da sie präzise auf einen Gott jenseits des Wortes zielt. Sie ist ein Weg zu einem unbegrenzten und unsagbaren Wesen, eine Qualität, der sich schon Augustinus bewußt war. Was zur Debatte steht, ist ein Genuß jenseits des Signifikanten, etwas, das die Perspektive öffnet für das Lacansche Problem des weiblichen Genießens (das Lacan selbst genau durch die Frauenmystik anging, vgl. Lacan 1975, S. 70f.). Aber wenn Gott das musikalische Prinzip *par excellence* ist und das göttliche Wort seine wahre Dimension nur in der singenden Stimme erhält, dann könnte die radikale Folgerung daraus sein, daß das bloße Wort dem Teufel angehört. Dieser extreme Schluß wurde tatsächlich von Hildegard von Bingen gezogen, der berühmten Äbtissin des 12. Jahrhunderts, die sich – neben ihren philosophischen Studien und ihrem Gedankenaustausch mit einigen der bekanntesten Männer ihrer Zeit – hauptsächlich dem Komponieren widmete. In *Ordo virtutum*, einem musikalischen Moralstück, haben wir die Geschichte einer Seele, die vom Teufel versucht und von den Tugenden errettet wird – von personifizierten Tugenden, die natürlich singen. In einer höchst seltsamen *tour de force* ist der Teufel die einzige männliche und die einzige sprechende Rolle, eingesperrt in Wörter, den reinen *logos*. Eine von Natur aus unmusikalische Kreatur ist der Teufel, weil er nicht singen kann (man könnte hinzufügen: kein Wunder, daß aus seinen Versuchungen nicht viel wird). Natürlich war die Kirche zu Zweifel und Sorge verpflichtet – die

Synode von Trier 1147 verdächtigte Hildegard von Bingen als Häretikerin, im Zweifel, ob ihre Visionen nicht eher vom Teufel als von Gott kämen. Ist die Stimme, die sie hört und aufschreibt, wirklich die Stimme Gottes? Gibt es eine Möglichkeit, dies festzustellen? – Es bedurfte der Autorität eines Bernard von Clairvaux, um Hildegard zu retten.[11]

Die Frage, die letztlich gestellt wurde, reduzierte sich auf dies: Kommt Musik von Gott oder vom Teufel? Denn was jenseits des Wortes ist, kündet sowohl von höchster Erhebung als auch von abscheulichster Verdammnis. Was unsere Seelen zu Gott erhebt, macht Gott doppeldeutig; jenseits des Wortes ist Gott vom Teufel nicht zu unterscheiden. Musik mag wohl das Element spiritueller Erhebung jenseits von Wörtlichkeit und Repräsentation sein, aber aus genau demselben Grund führt sie auch, jenseits der lenkbareren sinnlichen Vergnügen, das unbezähmbare und sinnlose *Genießen* ein. In der Stimme kann keine Sicherung oder Transparenz gefunden werden, im Gegenteil, die Stimme unterminiert jede Sicherheit und jede Fixierung eines festen Sinns. Die Stimme ist ungebunden, unabgesichert und nicht zufällig auf der Seite der Frau. Aber wenn sie diese fatale Ambivalenz einführt, wäre es nur konsequent, die Kirchenmusik insgesamt zu verbannen – und tatsächlich, dieser extreme Schluß wurde als anderes Extrem von den Puritanern gezogen: Fünfzehn Jahre lang, von 1645 bis 1660, zur Zeit Cromwells, war die Musik aus der Anglikanischen Kirche verbannt, Gesangbücher und Notenblätter wurden verbrannt und Orgeln abgerissen als »Pfeifen des Teufels« (vgl. Poizat 1991, S. 44). Gott wurde wiedereingesetzt im Wort und im Schweigen.

Lassen Sie mich diese ›kurze Geschichte der Metaphysik‹ mit der Französischen Revolution beenden, obwohl noch weit mehr Umwege berücksichtigt, mehr Details geprüft und mehr Autoren untersucht werden müßten. Am Höhepunkt der siegreichen Revolution hatte jemand 1793 die brillante Idee, das *Institut national de la musique* zu gründen, eine Institution, durch die der Staat nun, im wohlbegründeten Interesse des Volkes, für die Musik Sorge tragen wollte.[12] François-Joseph Gossec,

---

[11] Zu Hildegard, die in letzter Zeit zu einer modischen Figur geworden ist, vgl. Dronke, Peter (1984): *Women Writers of the Middle Ages*, Cambridge; Newman, Barbara (1987): *Sister of Wisdom*, Berkeley; Flanagan, Sabina (1989): *Hildegard of Bingen*, London; Pernoud, Régine (1994): *Hildegarde de Bingen*, Paris. Keines dieser Bücher wird allerdings ihrem musikalischen Werk wirklich gerecht.

[12] Das Projekt wurde am *18. Brumaire* des Jahres II der Revolution dem Konvent präsentiert. Ein weiterer bemerkenswerter 18. Brumaire, der seinem Pendant um sieben Jahre vorausging. Marx' Theorie kann also ausgeweitet werden: Napoleons *Coup d'Etat* war selbst schon eine Wiederholung, in weitgehender Übereinstimmung mit Platons Sicht, daß musikalische Veränderungen soziale Veränderungen ankündigen. Nur daß sie bei Platon die Dekadenz ankündigten, während sie hier die Vorbotin der Diktatur waren.

der für das Projekt verantwortlich war, hat in einem programmatischen Text pflichtbewußt niedergeschrieben, daß das Ziel darin bestehen sollte, die Musik zu fördern, »die den Verteidigern der Gleichheit Kraft und Ansporn gibt, und die Musik zu untersagen, die mit ihren effeminierten Klängen der Salons und der dem Betrug geweihten Tempel die französische Seele nur verweichlicht« (zitiert nach Attali 1977, S. 111). Die Musik müsse ins Freie entlassen werden, heraus aus den Höfen, den Kirchen und Konzerthallen, sie müsse im Freien aufgeführt werden, zugänglich für jeden; die Melodien sollten von der Art sein, daß das Volk mitsingen könne, ohne die pompösen und prätentiösen Kunstgriffe, die nur den Degenerierten nütze. Gossec selbst fand Eingang in die Musikgeschichte als Initiator von Massenchören und als einer der ersten Komponisten für Blechblasorchester. Musiker sollten Staatsangestellte werden, nicht abhängig von der Großzügigkeit der Reichen, und das ganze musikalische Reich sollte von oben her gut geplant und organisiert werden.[13]

Der Spieß kann also umgedreht werden, und dieselben Waffen können gegen die Kirche verwendet werden, die nun als Hauptagent der Stimme gegen den Sinn angesehen wird. Doch dieses eine Mal waren die Verteidiger der Vernunft in perfekter Übereinstimmung mit ihren Feinden, die sinnlose und effeminierte Stimme war für beide gleich gefährlich. Es ist auch sehr bezeichnend, daß eines der ersten Dekrete der Revolution das Verbot des öffentlichen Singens von *castrati* betraf, die zu den emblematischen und monströsen Galionsfiguren der Perversion und Korruption des *ancien régime* wurden – die Verkörperungen seines entarteten *Genießens*, verkörpert von der Stimme.[14]

---

[13] François-Joseph Gossec (1734–1829) erwarb sein musikalisches Wissen und einigen Ruhm als Hofkomponist. 1766 wurde er *intendant de la musique* des Prinzen Condé, und 1774 wurde er *maître de musique* an der Royal Academy, dann Gründer und erster Direktor der École royale de chant. Nach der Revolution war er der Musikinspektor und eine der wichtigsten musikalischen Autoritäten Frankreichs für ein Vierteljahrhundert. 1816, nach dem Zusammenbruch Napoleons und der Restauration, wurde er aufgrund seines Treueeids auf revolutionäre Ideen entlassen, so daß er in großer Armut und völlig vergessen starb. Unter seinen zahlreichen Werken findet man beispielsweise *Hymne à Jean-Jacques Rousseau, Hymne à l'Etre Suprême, Hymne à la liberté, Chant du 14 juillet*, etc.

[14] Aus Platzgründen kann ich hier nicht in das faszinierende Reich der Geschichte der *castrati* eindringen, ihr Aufstieg innerhalb der katholischen Kirche im 16. Jahrhundert, ihr quasi engelsgleiches Auftreten, das scheinbar den Genuß der Stimme vom Sex trennt, ihre massive Präsenz in der Oper, ihr unglaubliches Ansehen, das über drei Jahrhunderte reichte, ihr gradueller Niedergang, bis sie auf die Sixtinische Kapelle beschränkt wurden, die ihre Wiege und immer auch ihre Zuflucht war, der Kern der Perversion genau im Herzen der Kirche, schließlich ihr Bann, erst 1903, durch Papst Leo XIII. Aufs unmittelbarste stellen sie die Frage nach der Beziehung von Stimme und Kastration, die offensichtlichere Demonstration des strukturellen Bindeglieds zwischen Kastration und dem Objekt in der Psychoanalyse (vgl. beispielsweise Lacans Graph des Begehrens, in dem die Stimme und die

III. Aus diesem kurzen und notwendigerweise schematischen Überblick kann man den vorläufigen Schluß ziehen, daß die Geschichte des ›Logozentrismus‹ nicht ganz Hand in Hand mit dem ›Phonozentrismus‹ verläuft, daß es eine Dimension der Stimme gibt, die der Selbsttransparenz, dem Sinn und der Präsenz entgegenläuft: Die Stimme gegen den *logos*, die Stimme als das Andere des *logos*, ist radikale Alterität. Die ›Metaphysik‹ war sich dessen immer wohlbewußt, wie wir gesehen haben, dabei zwanghaft an einer einfachen exorzistischen Formel festhaltend, sie ständig wiederholend, durch Jahrtausende hindurch geführt von derselben unsichtbaren Hand. Was sie als Metaphysik definierte, war vielleicht auch die Verbannung der Stimme. Die ›phonozentristische‹ Stimme war nur ein Teil der Geschichte, ihre narzißtische Erfüllung, das illusorische Versprechen der Präsenz, Reduktion ihrer inhärenten Ambivalenz und ihr Anteil an der Alterität. Trotzdem haben wir mit dieser einfachen Teilung die wahre Dimension des Objekts Stimme noch nicht erreicht. Hier erst beginnt das Lacansche Problem wirklich.

In dem einfachen Paradigma, das ich aufzuzeichnen versucht habe, war dem *logos* – im weitesten Sinne das, ›was Sinn macht‹ – die Stimme entgegengesetzt als ein Eindringen von Andersheit, *Genießen* und Weiblichkeit. Aber es gibt auch noch eine andere Stimme: die Stimme des Vaters, die Stimme, die von Natur aus mit dem *logos* verhaftet ist, die Stimme, die befiehlt und bindet, die Stimme Gottes. Wenn es einen Bund gibt, dann muß es eine Stimme geben. Das ist das Problem, das Lacan in seinem Seminar über die Angst aufgreift (22. Mai 1963), wobei er seine Inspiration einer bemerkenswerten Analyse entnahm, die Theodor Reik dem Schofar widmete, einer primitiven Form des Horns, das im jüdischen Ritus benutzt wird und eines der ältesten Blasinstrumente ist.

Woher kommt die erstaunliche Kraft des Schofars? Es wird beispielsweise viermal zum Ende von Yom Kippur geblasen, in sehr langen, nachhallenden Tönen, die im Ruf stehen, die Seele mit unwiderstehlichen, tiefen Gefühlen zu erfüllen.[15] Es gibt keine Melodie, nur die langgedehnten Klänge, die an Stiergebrüll erinnern. Reik sieht den Schlüssel zu ihrem Geheimnis im Freudschen Mythos von *Totem und Tabu*:

> Der eigentümlich angstvolle, stöhnende, schmetternde und lang aushallende Ton des Schofars wird uns verständlich durch die Wiedererinnerung an das

---

Kastration auf parallelen und analogen Plätzen zu finden sind – Lacan 1989, S. 315). Zur Geschichte der *castrati* sind die besten Darstellungen bisher vielleicht Barbier, Patrick (1989): *Histoire des castrats*, Paris, und Ortkemper, Hubert (1993): *Engel wider Willen*, Berlin.

[15] Das Schofar wird auch bei einer Reihe anderer ritueller Gelegenheiten benutzt, die von Reik sorgfältig untersucht wurden. Am 27. Juli 1656 hörte Spinoza den Ton des Schofars, der den formellen Text der Exkommunizierung, gelesen von einem Priester, begleitete.

Brüllen des Stieres; er erhält seine ernsthafte Bedeutung dadurch, daß er im unbewußten Seelenleben des Zuhörers die Angst und den letzten Todeskampf des Vatergottes darstellt – wenn der Vergleich nicht so arg deplaciert erschiene, dürfte man sagen: seinen Schwanengesang. [...] Als die Vatergestalt im Totemtier wiedergefunden und als Gott verehrt wurde, ahmten die Bekenner seine Stimme durch onomatopoetische Laute nach. Das nachgeahmte Tiergebrüll bedeutete nun zugleich die Anwesenheit des Gottes inmitten seiner Verehrer als auch ihre Gleichsetzung mit ihm. Aus dem Horne, dem auffallendsten Zeichen jenes totemistischen Gottes, wurde im Laufe von Jahrhunderten ein Instrument gewonnen, das nun zur Lautnachahmung als Mittel herangezogen wurde. (Reik 1919, S. 213, 214)

Man muß also im Ton des Schofars die Stimme des Vaters wiedererkennen, den Schrei des sterbenden Urvaters der primitiven Horde, das Übriggebliebene, das kommt, um die Begründung seines Gesetzes heimzusuchen und zu besiegeln. Wenn sie seine Stimme hören, stiften die Gläubigen seiner Gemeinde ihren Bund, ihre Allianz mit Gott, sie versichern ihre Unterordnung und ihren Gehorsam zum Gesetz. Das Gesetz selbst, in seiner reinen Form, bevor es etwas besonderes befiehlt, ist verkörpert von der Stimme, der Stimme, die totales Einverständnis befiehlt, obwohl sie in sich sinnlos ist. Der Buchstabe des Gesetzes kann seine Autorität durch das Überbleibsel des toten Vaters erlangen, jenem Teil von ihm, der nicht ganz tot ist, der nach seinem Tode übrigblieb und seine Präsenz bezeugt – seine Stimme –, aber auch seine Abwesenheit, *ein Ersatz für eine unmögliche Präsenz*, eine zentrale Leere umhüllend. Es ist die rituelle Wiederholung seines Opfers und die Erinnerung an den unmöglichen Ursprung des Gesetzes und verdeckt seinen Mangel an Ursprung. Diese Geste ist aber höchst zweideutig, denn wer muß erinnert werden? Wer ist letztlich der Adressat dieser Stimme? In Lacans Worten: »Ist nicht derjenige, dessen Erinnerung wachgerufen werden muß, den man erinnern machen muß, ist das nicht der Gott selbst?« Denn die Funktion dieser Stimme, abgesehen davon, daß sie Gott verkörpert, besteht auch darin, Gott daran zu erinnern, daß er tot ist, falls er das vergessen hat.

Der Klang des Schofars bekommt seine Unterstützung aus der Bibel, und Reik listet all die zahlreichen Gelegenheiten sorgfältig auf. Jede davon ist bemerkenswert, alle treten sie in dramatischen Momenten auf, meistens, wenn ein Bund begründet oder bestätigt werden muß, wovon der bedeutungsvollste der Moment ist, in dem das Gesetz begründet wird und Moses auf dem Berg Sinai die Gesetzestafeln entgegennimmt. Es war der Klang des Schofars, der in diesem Gründungsmoment dem Volk Gottes Präsenz bewies, denn es konnte nur diesen schrecklichen und befehlenden Ton hören, und nur Moses konnte zu Gott sprechen und herausfinden,

was er sagte. Das Schofar, gewöhnlich als Horn übersetzt, war das Element der
Stimme inmitten des Donners als natürlichem ›Geräusch‹:

> Am dritten Tag, im Morgengrauen, begann es zu donnern und zu blitzen.
> Schwere Wolken lagen über dem Berg, und gewaltiger Hörnerschall erklang. Das
> ganze Volk im Lager begann zu zittern. (Ex 19, 16)
> Das ganze Volk erlebte, wie es donnerte und blitzte, wie Hörner erklangen und
> der Berg rauchte. Da bekam das Volk Angst, es zitterte und hielt sich in der
> Ferne. Sie sagten zu Mose: Rede du mit uns, dann wollen wir hören. Gott soll
> nicht mit uns reden, sonst sterben wir. (Ex 20, 18/19)

Das Schofar ist dort als Stimme ohne Inhalt, die zum Gesetz hält, die Unterstützung
des Gesetzes, die den Buchstaben untermauert. In diesem Inauguralmoment gibt es
eine Trennung zwischen der Stimme, die das Volk als eine schreckliche Befehls-
präsenz hört, und dem Gesetz, aus dem nur Moses ›Sinn machen‹ konnte. Aber es
gibt kein Gesetz ohne die Stimme.[16] Es scheint, daß die Stimme, als ein sinnloser
Rest des Buchstabens, den Buchstaben mit Autorität ausstattet, ihn nicht nur zu
einem Signifikanten, sondern zu einem Akt macht. Sie ist, wie Lacan sagt, »das
Etwas, das die Beziehung des Subjekts zum Signifikanten darin vervollständigt, was
in einer ersten Annäherung *passage à l'acte* genannt werden darf.«[17] Diese »primor-
dialen Signifikanten« sind in sich »Akte«, »namentlich etwas, das passiert, wenn der
Signifikant nicht nur gegliedert ist – was nur seine Verbindung, seine Kohärenz mit
den anderen in einer Kette voraussetzt –, sondern wenn er geäußert und vokalisiert
wird.« Was aber zur Debatte steht, ist nicht wirklich die Idee des Akts oder der

---

[16] Diese Konstellation ist in keiner Weise auf das Judentum beschränkt. In irgendeiner Version
erscheint sie in fast allen alten Mythologien, in denen das Band zwischen Stimme und Schöpfung
und besonders das zwischen Stimme und der Gründung des urzeitlichen *Gesetzes*, allgemein verbreitet zu sein scheint. Vgl. beispielsweise: »Beträchtliche Informationen über die Natur der Musik
und ihre Rolle in der Welt wird von den Gründungsmythen beigesteuert. Jedesmal, wenn die Genesis
der Welt einigermaßen präzise beschrieben wird, schreitet das akustische Element am entscheidenden Moment der Handlung ein. Wann immer eine Gottheit den Willen manifestiert, sich selbst oder
eine andere Gottheit zu gebären, den Himmel und die Erde oder den Menschen hervorzubringen,
sendet sie ein Geräusch aus. […] Die Quelle, von der die Welt stammt, ist immer eine akustische
Quelle.« (Schneider 1960, S. 132). Schneider gibt eine große Anzahl verschiedener Beispiele aus einer
Anzahl alter oder primitiver Kulturen und stellt überzeugend das notwendige Verbindungsglied
zwischen Stimme, Religion und den grundlegenden sozialen Ritualen, die Nabelschnur zwischen
Stimme und einer rudimentären sozialen Bindung dar. Eine enorme Menge anthropologischen
Materials ist analysiert in dem hervorragenden Buch von Rouget, Gilbert (1980): *La musique et le
transe*, Paris.
[17] Für Lacan ist das Konzept der *passage à l'acte* dem des *acting out* scharf entgegengesetzt. Es ist schwer,
ein gutes englisches (oder deutsches) Äquivalent zu finden.

Vokalisation, sondern der Status des Objekts, das beiden zugrunde liegt und welches »von der Phonematisation als solcher abgelöst werden muß«. Das Objekt Stimme legt Zeugnis ab vom Rest eines vorausgesetzten und schrecklichen *Genießens* des *Vaters*, das vom *Gesetz* nicht aufgenommen werden konnte, von jener anderen Seite des *Vaters*, die Lacan *le-père-la-jouissance* nennt, von seinem letzten tödlichen Schrei, der das institutionalisierte Gesetz begleitet. Es ist der Teil, der niemals einfach präsent sein kann, der aber auch nicht einfach abwesend ist: Das Objekt Stimme ist der zentrale Punkt an der Schnittstelle. Es enthüllt die Präsenz und bereitet den Boden für ihre imaginäre Anerkennung – sich selbst anerkennen als den Adressanten der Stimme des Anderen, als auch die Anerkennung der eigenen Stimme in einer Selbstpräsenz –, aber gleichzeitig ist es auch das, was in sich selbst jeder Idee einer vollen Präsenz ermangelt und sie zerstört, es macht sie zu einer gestutzten Präsenz, die den Mangel verdeckt.

Das metaphysische Bild, das wir gezeichnet haben, ist daher irreführend. Wenn das Gesetz, das Wort, der *logos* die Stimme ständig als den anderen sinnlosen Träger des *Genießens* bekämpfen müßte, als weibliche Dekadenz, dann könnte es dies nur, indem es sich implizit auf diese andere Stimme verläßt, die Stimme des *Vaters*, die das Gesetz begleitet. Letztendlich haben wir keinen Kampf des *logos* gegen die Stimme, sondern *die Stimme gegen die Stimme*. Aber ist diese unhörbare Stimme, die zum *logos* gehört, vollkommen verschieden von der mit dem Bann belegten Stimme, die grenzenloses *Genießen* und Niedergang bringt? Ist das *Genießen*, das das *Gesetz* als seine radikale Alterität verfolgt, anders als der Aspekt des *Genießens*, der zum *Gesetz* gehört? Ist die Stimme des *Vaters* von einer vollkommen anderen Art als die weibliche Stimme? Ist die Stimme des Verfolgers von der verfolgten Stimme verschieden? Das Geheimnis besteht vielleicht darin, daß sie beide das gleiche sind; daß es keine zwei Stimmen gibt, sondern nur das Objekt Stimme, das den Anderen in einer unabänderlichen ›Extimität‹ festhält und *barriert*.

Et pourquoi ne pas interpréter une face de l'Autre, la face Dieux, comme supportée par la jouissance féminine? […] Et comme c'est là aussi que s'inscrit la fonction du père en tant que c'est à elle que se rapporte la castration, on voit que ça ne fait pas deux Dieu, mais que ça n'en fait pas non plus un seul.[18]

---

[18] Lacan 1975a, S. 71. Vgl. Lacan 1986, S. 83: »Und warum nicht interpretieren eine Seite des Anderen, die Seite Gottes, als getragen durch den weiblichen Genuß? […] Und weil auch da eben sich einschreibt die Funktion des Vaters, sofern es auf sie ist, daß sich die Kastration bezieht, sieht man, daß das nicht zwei Gott macht, aber daß das darum auch nicht macht einen einzigen.« Der ganze Abschnitt von *Encore*, dem diese Passage entnommen wurde, trägt in der deutschen Übersetzung den Titel *Gott und das Genießen ~~der~~ Frau.*

Denn was das Gesetz mit Autorität ausstattet, ist auch das, was es für immer *barriert*, und die Versuche, die andere Stimme zu verbannen, die Stimme jenseits des *logos*, basieren letztlich auf der Unmöglichkeit, mit der dem Gesetz innewohnenden Alterität zurechtzukommen, die am Punkt seines inhärenten Mangels plaziert ist, den die Stimme verdecken soll. Dieser strukturelle Punkt ist das, was Lacan in seiner Algebra als S(A) gekennzeichnet hat, der Punkt des stets fehlenden höchsten Signifikanten, der den Anderen totalisieren würde, der Punkt einer mangelnden Begründung des Gesetzes, und auch der Punkt, der eine immanente Verbindung zur Weiblichkeit und dem Nicht-Sein der Frau hat.[19] An diesem Punkt der Alterität im Anderen ist das Objekt situiert. Die männliche und die weibliche Position sind zwei Arten, dieselbe Unmöglichkeit in Angriff zu nehmen, sie gehen aus demselben Dilemma hervor als zwei innerlich verbundene Versionen derselben Stimme, die eine unabänderliche Ambiguität behält.

Aus dem Englischen von Isabell Kowalk

---

[19] »Die Frau hat Verhältnis zu S(A̶) und darin bereits verdoppelt sie sich, ist sie nicht alle [...]«, »[...] eben an dem Platz, dem opaken, des Genießens des Anderen, dieses Anderen, als welches sein könnte, wenn sie existierte, die Frau, jenes höchste Sein situiert ist« (Lacan 1986, S. 88, 90).

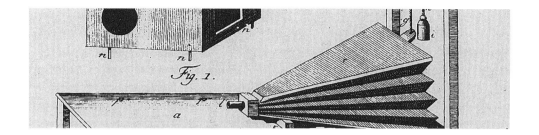

Stimm-Maschinen

Zur Konstruktion und Sichtbarmachung menschlicher Sprache im 18. Jahrhundert

Brigitte Felderer

In den Jahren zwischen 1770 und 1790 verwandte ein hoher Beamter und späterer Hofkammerrat unter Maria Theresia und Joseph II. seine ›Nebenstunden‹ darauf, eine sprechende Maschine zu konstruieren.[*] Die Maschine ist in der Abteilung für Musikinstrumente des Deutschen Museums in München zu sehen.[1] Beim bloßen Betrachten der Apparatur – ein schlichtes, fast unscheinbares Holzkästchen mit einem Blasebalg – wird die Faszinationsgeschichte der *Sprech-Maschine* kaum anschaulich. Was mit einigen wenigen Handgriffen noch möglich wäre, nämlich das Holzkästchen zu deutlich vernehmbaren Sprachlauten zu bringen[2], reichte wohl aus, um den Wahrnehmungskontext des ausgehenden

[*] Der Biographie und den technischen Experimenten des Wolfgang von Kempelen wird im Rahmen eines Projekts an der Wiener Universität für Angewandte Kunst, gemeinsam mit Ernst Strouhal, nachgegangen. Ihm möchte ich an dieser Stelle für viele Anregungen danken. Die Verantwortung für den Text und seine möglichen Irrtümer liegt selbstverständlich bei mir. Bei den Zitaten wurden Schreibweise und Interpunktion übernommen.

[1] Tatsächlich dürfte es sich jedoch um eine Assemblage unterschiedlicher Prototypen handeln, die nach dem Tod des Konstrukteurs zusammengefügt worden sein könnten. Diese Beobachtung verdanke ich Herrn Univ. Doz. Dr. Hartmut Traunmüller von der Universität Stockholm; er hat die Maschine in München gespielt und ist dabei auf einige Probleme gestoßen, die ihn zu dieser Annahme veranlaßt haben.

[2] Die Maschine funktioniert nach wie vor, selbst in der nicht ganz gelungenen Assemblage; so war

18. Jahrhunderts, als die Maschine erstmals öffentlich vorgeführt wurde, annähernd zu vermitteln. Die Sinnlichkeit der Maschinenstimme bleibt uns hier zwar auch versagt, doch steht zur Beschreibung der Sprech-Maschine neben zahlreicher Sekundärliteratur die ausführliche Abhandlung von Wolfgang von Kempelen[3], dem Konstrukteur selbst, zur Verfügung: *Mechanismus der menschlichen Sprache nebst der Beschreibung seiner sprechenden Maschine*[4]. Auf diese Schrift, welche Kempelen seinen langjährigen Experimenten zu sprechenden Maschinen, gleichsam als Nachlaß zu Lebzeiten, folgen ließ, wird sich der vorliegende Beitrag beziehen. Eine weitere Grundlage bot die Habilitationsschrift des in Potsdam lehrenden Joachim Gessinger (vgl. Gessinger 1994), der sich mit den philosophischen, philologischen, anatomischen wie physikalischen Diskursen zu Stimme und Sprache, zu Laut und Buchstabe im 18. Jahrhundert beschäftigt und detailliert darlegt, wie sich diese unterschiedlichen Theorien in den Sprechmaschinen der Epoche vergegenständlicht haben.

Allzu viele Fragen knüpfen sich an das Konstrukt einer sprechenden Maschine, als daß sie an dieser Stelle[5] so ohne weiteres beantwortet werden könnten – Fragen nach zeitgenössischen Kenntnissen zur Funktion der Stimmbänder, nach dem Zusammenhang von Gehör und Sprache, nach der sozialen, lokalen aber auch physiognomischen Zuordenbarkeit (vgl. Meyer-Kalkus 1996) von Stimmen – bis hin zur Frage nach einer mathematisch exakten Beschreibung jener akustischen Effekte, welche der menschliche Mund hervorbringt.

Eine sprechende Maschine sollte krönender Beweis für das analytische Verständnis menschlicher Artikulationswerkzeuge sein; mit einer exakten maschinellen Rekonstruktion menschlichen Sprechens hoffte man auch jene mathematischen und physikalischen Beschreibungsmöglichkeiten zu finden, die eine derartige Maschine nur noch zu illustrieren bräuchte. Das Projekt einer sprechenden Maschine bot

---

Hartmut Traunmüller nach nur wenigen Versuchen in der Lage, mit dem Gerät eine Lautfolge wie [mama] hervorzubringen.

3 Wolfgang von Kempelen wurde am 23. Jänner 1734 in Preßburg als Sohn eines k. k. Hofkammerrats geboren. Er war geschult in Jurisprudenz und Philosophie und freimaurerischen Ideen verbunden. Maria Theresia wußte den aufklärerischen Kleinadel zu instrumentalisieren und rekrutierte aus eben dieser gesellschaftlichen Klasse die Elite ihrer Beamtenschaft. Kempelens Verdienste um die Verwaltung des ungarischen Salzwesens, sein persönlicher Einsatz sowohl bei der Verlegung der Universität von Tyrnau (heute Trnava) in das zentrale Ofen/Pest, vor allem ab 1768 bei der Besiedlung des Banats als Vertrauensmann der Kaiserin, ließen ihn schnell in der Hierarchie aufsteigen: Er wurde Hofsekretär und 1786 Hofrat der Vereinigten Ungarisch-Siebenbürgischen Hofkanzlei. Neben seinem Werk zur Sprechmaschine verfaßte er das Melodram *Andromeda und Perseus* (1781 im k. k. Nationaltheater aufgeführt) sowie zahlreiche Gedichte. 1798 wurde er in den Ruhestand versetzt und verstarb, gerade 70 Jahre alt, am 26. März 1804 in Wien (vgl. Pompino-Marschall 1991).

4 1791 in Wien, bei Degen, erschienen.

5 Zu einer ausführlichen Diskussion vgl. Gessinger 1994, v. a. S. 527–633.

neue Möglichkeiten der Visualisierung ansonsten nicht einsehbarer menschlicher Funktionen.[6]

Als Leonhard Euler[7] 1761 in seinen unterrichtenden Briefen an Friederike Charlotte Ludovica Luise, die sechzehnjährige Tochter des Markgrafen von Brandenburg-Schwedt, von der Plausibilität einer sprechenden Maschine schrieb[8], sah er die Lösung nicht in der mechanischen Wiedergabe menschlicher Artikulationswerkzeuge. Eine sprechende Maschine sollte – nach Eulers Auffassung – die akustische Wirkung, nicht die Physiologie menschlicher Artikulation rekonstruieren. Euler wurde, als er erste Grundlagen zu einer akustischen Theorie der Vokalartikulation formulierte, mit dem Widerstand fehlender Möglichkeiten einer mathematischen Beschreibung konfrontiert. Für seine Zeitgenossen aber war eine künstliche Sprachsynthese ohne das Vorbild menschlicher Anatomie noch kaum denkbar. Sollte es einer Sprechmaschine gelingen, etwa den Vokallaut [a] zu produzieren, so würde in erster Linie der Beweis erbracht, daß die Maschine den Menschen erfolgreich kopieren und Einblick in dessen verborgene Funktionsweisen ermöglichen könnte. Obwohl demnach erste Entwürfe sprechender Maschinen noch der Rekonstruktion menschlicher Anatomie verpflichtet waren, führten die empirischen Zwänge einer Realisierung doch zu erstaunlichen akustischen Effekten. Die Sprechmaschine Christian Gottlieb Kratzensteins, in den Jahren vor 1780 in Kopenhagen entstanden, wie auch die etwa gleichzeitigen Experimente des Oldenburger Naturforschers Christoph Friedrich Hellwag illustrieren exemplarisch, daß jede akustische Errungenschaft in der Entwicklungsgeschichte sprechender Maschinen dem Anspruch nach einer möglichst genauen Visualisierung menschlicher Artikulation verpflichtet war – wobei eine gelungene Sprechmaschine die Beschränkungen (menschen-)sprachlicher Kommunikation wie etwa Lautstärke, muttersprachliche Fixierung u. ä. überwunden haben sollte.[9] Von den Arbeiten Eulers, Kratzensteins und Hellwags wird noch die Rede sein.

---

6 Vgl. dazu z. B. Stafford 1994. Kempelen selbst hatte die Abhandlung erst verfaßt, als er seine praktischen Experimente mit einer sprechenden Maschine beendet hatte. Was der Maschine selbst nicht gelungen war, ihren Konstrukteur als seriösen Gelehrten auszuweisen, sollte eine wissenschaftliche Publikation leisten. Kempelen selbst hatte sein Werk dabei an ein größeres Publikum gerichtet; das Buch erschien in deutsch und französisch, voll anschaulicher Vergleiche und anekdotischer Einschübe. Der Autor wollte bei aller wissenschaftlichen Genauigkeit durchaus unterhaltsam bleiben und verstanden werden.

7 Geb. 15. 4. 1707 in Basel, gest. 18. 9. 1783 in St. Petersburg.

8 Die Briefe datieren zwischen 1760–1762. Zur Person der Prinzessin (1745–1808) siehe Andreas Speisers Vorwort in der zitierten Ausgabe (Euler 1769/1986).

9 Siehe dazu den kurzen Abriß einer Geschichte der künstlichen Sprachsynthese seit Kempelen bei Dudley und Tarnoczy 1950. Die Autoren betonen die Wichtigkeit einer exakten Symbolsprache, um

Wolfgang von Kempelens Verdienst bestand vielleicht nicht in einer Weiter-
führung der theoretischen Grundlagen zur Beschreibung der Vokalartikulation
(Gessinger 1994, S. 607 ff., Swoboda 1891, S. 16 ff.); er lieferte jedoch in seiner langen
Abhandlung die erste Anleitung zum Bau und Gebrauch sprechender Maschinen.
Insofern war sein Projekt wohl ein empirisches. Der Konstrukteur hatte seine
Sprechmaschine zuerst einem interessierten Publikum in ganz Europa gezeigt,
lange bevor er das vermeintliche Geheimnis ihres Mechanismus offenlegte. Vom
Schock, den die Maschine bei ihrem Publikum auszulösen vermochte, werden wir
noch hören. Kempelen hatte seine Sprechmaschine meistens mit einer anderen,
berühmt gewordenen Erfindung, dem sogenannten *Schach-Türken*, vorgeführt.
Dieser Türke, ein Androïd in muselmanischer Tracht, spielte mit dem Publikum
Schach und wußte es mit seinen unberechenbaren Reaktionen regelmäßig zu ver-
blüffen. An der Sprechmaschine Kempelens war vor allem erstaunlich, wie wenig
sie, im Unterschied zum Türken, dem Vorbild des Menschen, selbst des vermeintlichen Maschinenmenschen, ähnelte.

Die Sprechmaschine sollte den Menschen nützen: Großes Ziel ihres aufklärerisch
gesinnten Konstrukteurs war es, gehörlose Menschen zur Lautsprache zu führen.
Die Maschinen-Sprache sollte nicht nur hörbar, sondern vor allem für das Auge
verständlich werden.

Die Sprechmaschinen des 18. Jahrhunderts stehen am Beginn einer Geschichte
der künstlichen Sprachsynthese; sie erweisen sich als systematische Strategien einer
Visualisierung menschlicher Sprache und Kommunikation.

Akustischer Effekt – Artikulatorisches Prinzip

Ein großer Beweis von dem wunderbaren Baue unsers Mundes, der ihn zur Aussprache der Wörter geschickt macht, ist ohne Zweifel auch dieß, daß es der
Geschicklichkeit der Menschen bisher noch nicht gelingen wollen, ihn durch
Maschinen nachzuahmen. Den Gesang hat man zwar nachgeahmt, aber ohne die
geringste Artikulation der Töne und ohne alle Unterscheidung der verschiedenen Vocalen. Ohne Zweifel wäre das eine von den wichtigsten Entdeckungen,
wenn man eine Maschine erfünde, die alle Töne unsrer Wörter mit allen ihren
Artikulationen aussprechen könnte. Wenn man jemals mit einer solchen
Maschine zu Stande käme, und sie durch gewisse Orgel- oder Clavier-Tasten alle

entsprechende phonetische Erfolge zu erzielen. Auch die Bezeichnung »Voder« für eine der ersten nur
elektrisch betriebenen Sprachmaschinen steht schließlich für Voice DEmonstratoR. Der Voder wurde
erstmals bei der New Yorker Weltausstellung 1939/40 vorgeführt. Dudley, Wissenschaftler in den Bell
Laboratories, hatte einen wesentlichen Anteil an der Entwicklung dieses Geräts.

Wörter könnte aussprechen lassen; so würde alle Welt mit Recht erstaunt seyn, eine Maschine ganze Reden hersagen zu hören, die man mit der größten Anmuth würde vergesellschaften können. Die Prediger und Redner, deren Stimme nicht stark oder nicht angenehm genug wäre, könnten alsdann ihre Predigten und Reden auf einer solchen Maschine spielen, so wie jetzt die Organisten musikalische Stücke spielen. Die Sache scheint mir nicht unmöglich zu seyn. (Euler 1768/1986, S. 158 f. [137. Brief, vom 16. Junius 1761])

In diesem Abschnitt einer seiner *Briefe an eine deutsche Prinzessin über verschiedene Gegenstände aus der Physik und Philosophie* geht Leonhard Euler kurz auf das Vokalproblem ein, also auf die Frage, warum die unterschiedliche Tonhöhe der verschiedenen Vokale »nicht in der Schnelligkeit oder der Ordnung der Schwingungen« begründet sei.

Eulers Darstellung des Mundes als unvergleichliches Musikinstrument, sein Einbekenntnis der Schwierigkeit, die so selbstverständlich aus dessen Innerem dringenden Laute wissenschaftlich genau zu beschreiben, mochten der jungen Prinzessin als anschaulich charmantes Exemplum für die aufklärerischen Ansprüche einer physikalischen Wissenschaft erscheinen, die sich nicht mit Antworten auf – außerhalb der Fachkreise – nie gestellte Fragen begnügte, sondern den Anschluß an gesellschaftliche Bedarfslagen herzustellen wußte. Über diese *Wunschmaschine* äußerte sich Euler auch in dem brieflichen Gedankenaustausch mit Johann Heinrich Lambert, worin zwischen 1760 und 1763 unter anderem das Problem der Vokalakustik erörtert wurde (vgl. Ungeheuer 1983) – und in diesem Zusammenhang die Möglichkeit einer sprechenden Maschine, der sich die wissenschaftliche Aufmerksamkeit zuwenden möge. Lambert verwies auf die Analogie zwischen Vokal und Farbe, zwischen Auge und Ohr, auf den Zusammenhang zwischen der optischen Wahrnehmungsqualität und ihrem akustischen Korrelat, hob die Bedeutung der Zunge als Hauptorgan bei der Vokalbildung hervor, verwies auf die Aktivität der Kehle und die unterschiedliche ›Rauhigkeit‹ ihrer inneren Oberfläche – seiner Ansicht nach wesentliche Voraussetzungen, Vokale auf verschiedenen Tonhöhen zu singen. Euler zeigte sich jedoch mit der so skizzierten Lösung nicht zufrieden und formulierte schließlich jenen physikalischen Kerngedanken, auf dem auch heute aktuelle Theorien zur Vokalartikulation beruhen: Die Unterschiede zwischen den Vokalklängen seien in Ausdehnung und Gestalt der Luftmasse, die zuerst angeregt wird, zu suchen – gemeint ist die im *Ansatzrohr*[10] eingeschlossene Luftsäule und deren raumgeometrische Gestalt, wie sie durch die

---

[10] Der Begriff des Ansatzrohres beschreibt den Raum, der von der Stimmritze bis zur Lippenöffnung reicht, einschließlich des Nasenraums. Zu einer Begriffgeschichte siehe Gessinger 1994, v. a. S. 440 ff.

Bewegungen der Artikulationsorgane geformt wird.[11] Euler berücksichtigte das gesamte Schallfeld, also das innere zwischen Stimmbändern und Mundlippen wie das äußere, von dem die sprechende Person umgeben ist.

Leonhard Eulers Sohn, Jean Albert, dürfte schließlich als *Secrétaire des Conférences de l'Académie Impériale des Sciences* jenen Text verfaßt haben, mit welchem die Petersburger Akademie der Wissenschaften den *prix proposé* für das Jahr 1780 ausschrieb; jedenfalls waren die entsprechenden Vorschläge an den Sekretär zu adressieren. Wem es gelänge, Natur und Charakter der Vokallaute, die so wohlunterschieden wären, sich aber in ihrer Artikulation nur geringfügig voneinander abhöben, zu beschreiben, und wer außerdem imstande wäre, eine *vox humana*-Pfeife so zu modifizieren, daß diese die Vokale vollendet imitieren könnte, der sollte den Preis der Akademie erhalten.[12]

Diesen Preis gewann Christian Gottlieb Kratzenstein, Physiker und Anatom in Kopenhagen, zuvor auch an der Petersburger Akademie wissenschaftlich tätig, mit einer Apparatur, die für jeden Vokal eine anders geformte Tube vorsah: Die Gestalt dieser Tuben orientierte sich an der jeweils angenommenen Position bzw. dem Querschnitt des Ansatzrohres bei der Hervorbringung der einzelnen Laute. Kratzenstein nahm jeweils unterschiedliche Weiten für Gaumen-, Zahn- und Lippenöffnung[13] an; die Tuben seiner Sprechmaschine sollten analoge Formen darstellen und visualisieren, wie sich die geometrische Form des Ansatzrohres dem Hörer als Vokal mitteilt (vgl. v. a. Gessinger 1994, S. 545 ff., sowie Ungeheuer 1962, S. 3 f., Köster 1973, S. 68 ff., Fischer-Jørgensen 1979).

Zur selben Zeit arbeitete in Oldenburg der Arzt, Theologe und Naturforscher Christoph Friedrich Hellwag an einem Modell zur Erklärung des Mechanismus menschlichen Sprechens (Vietor 1887, 1890). Auch Hellwag fand sich vor dem Problem, ein möglichst exaktes methodisches Instrument zu entwickeln, um die Artikulation der Laute im einzelnen so zu beschreiben, daß sie mit einiger Übung auch als Phoneme zu reproduzieren wären – sogar ohne je zuvor gehört worden zu sein. Transkripte nie gehörter Sprachen hätten sich auf diese Weise in gesprochene Sprache zurückverwandelt. Hellwag bediente sich keines mechanischen Modells, konzipierte also keinen Apparat, um daran seine Überlegungen zum Zustande-

---

[11] Erst viel später, mit der Websterschen Horngleichung 1919, wurde auch eine mathematische Voraussetzung zur Berechnung dieser Annahme geschaffen, vgl. Ungeheuer 1962.

[12] Der Titel der Ausschreibung lautete: »Tentamen resolvendi problema ab academia scientiarum Petropolitana ad annum 1780 publice propositum: 1. Qualis sit natura at character sonorum litterarum vocalium a, e, i, o, u tam insigniter inter se diversorum. 2. Annon construi queant instrumenta ordini tuborum organicorum, sub termino vocis humanae noto similia, quae litterarum vocalium a, e , i, o, u sonos exprimunt. Petropoli, 1781«, zit. nach Ungeheuer 1962, S. 3.

[13] Eine detaillierte Darstellung findet sich bei Gessinger 1994, S. 568–573.

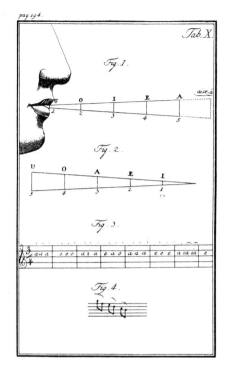

Abb. 23   Kempelen illustrierte hier das Verhältnis der Öffnungsgrade von Zungenkanal und
Mundöffnung bei der Bildung von Vokalen und meinte damit, das Vokalinventar hinreichend erklärt zu haben. Er ging jedoch weder auf die Querschnitte des Ansatzrohres
noch die Form der Schallwellen ein.

kommen der Sprechlaute zu überprüfen; er nutzte vielmehr die Gelegenheit, »den
berühmten Joh. Beck, der mit seinem künstlichen gaumen und dessen Beschreibung von hn prof. Camper in Europa herumreist, mit musse zu untersuchen, u.
hatte das vergnügen, manche vermuthungen, die ich in meiner probschrift de for-
matione loquelæ gewagt hatte, an ihm glücklich bestätigt zu sehen« (zitiert nach
Vietor 1887, S. 259).

   Dieser Johann Beck hatte durch einen Raufhandel Quetschungen im Gesicht
erlitten, und nachfolgender Wundbrand hatte die Nase, einen Teil des harten
Gaumens und den gesamten weichen Gaumen mitsamt dem Zäpfchen zerstört.
Während Beck also sprach, ließ seine Entstellung den Blick auf die sonst verborgenen Artikulationswerkzeuge zu.

   Auch Hellwag, wie vor ihm schon Euler, hielt es für unmöglich, eine sprechende
Maschine als mechanische Simulation der menschlichen Sprechwerkzeuge zu
bauen. Wie Euler zweifelte er jedoch nicht an der Möglichkeit, ohne den Artikula-

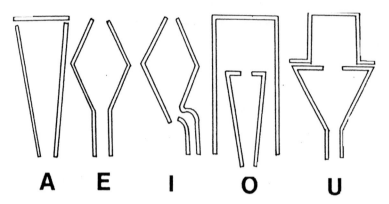

A   E   I   O   U

Abb. 24   Die Darstellung zeigt die verschiedenen Tuben der Vokalmaschine Kratzensteins. Die Abbildung stammt aus Fischer-Jørgensen (1979) S. 144 und bietet eine leicht vereinfachte Wiedergabe der Originaldarstellung.

tionsapparat ganz genau kennen zu müssen, »menschliche Töne und Wörter hervorzubringen, durch Werkzeuge und Vorrichtungen, die den menschlichen ganz unähnlich sind: Hierher gehört ohne Zweifel das Sprechen und überhaupt das Nachahmen der Staaren. So wäre es also auch möglich bey einem unrichtigen Begriff von den menschlichen Sprachwerkzeugen Werkzeuge zu machen, die einzelne Silben darstellen« (Hellwag in Vietor 1890, S. 53).

Sprechende Maschinen dienten dazu, die menschliche Artikulation zu erklären, mit Hilfe einer mechanischen Rekonstruktion Aufschluß über menschliche Sprechfunktionen zu gewinnen; zudem sollten Sprache und ihre phonetischen Bestandteile standardisiert, sowie in weiterer Folge von individuellen sprechenden Körpern unabhängig gemacht werden. Der Wunsch nach einer vollendeten Sprechmaschine setzte eine Beschreibung der unterschiedlichen Laute voraus: abstrahierend, modellhaft, idealerweise von mathematischer Präzision und nicht auf alltagssprachlich wenig eindeutige metaphorische Umschreibungen angewiesen. »Die Kunst, alle Lautbuchstaben und Diphthongen auf dieser Fläche mit mathematischer Schärfe anzugeben, würde die Künstler in Stand setzen in Rücksicht dieses Theils der Aussprache für alle Mundarten in der ganzen Welt die vollkommenste Bezeichnung zu geben, und zu verstehen, ohne jemals die Mundarten, die ihnen schriftlich vorgelegt worden, gehört zu haben.« Der Schluß liegt nahe: »sollte nicht eine auf diese Betrachtungen gebaute Sprachmaschine das zuverlässigste Werkzeug, um das Gehör daran zu üben, abgeben?« (Hellwag in Vietor 1890, S. 50)

Zwei methodisch unterschiedliche Zugänge zeichneten sich ab: einerseits anhand einer maschinellen Rekonstruktion wissenschaftlich exakte Erklärungsmodelle für die menschliche Artikulation zu finden, andererseits – über Analogien

zu bekannten Musikinstrumenten – der menschlichen Stimme vergleichbare akustische Effekte zu erzeugen: artikulatorisch gegenüber akustisch, genetisch gegenüber gennematisch[14], Prinzip gegenüber Effekt.

Kratzenstein hatte seine Maschine gleichsam als Instrument der Sprache konstruiert, das zu einer Lösung des Vokalproblems beitragen sollte; er ging dabei aber
nicht den von Euler initiierten akustischen Weg, sondern orientierte sich an einer
(genetischen) Nachbildung des Artikulationsapparates. Kratzenstein hatte richtig
erkannt, daß die Form des Ansatzrohres eine wesentliche Rolle bei der Vokalartikulation spielt; er lieferte jedoch mit seinen Tuben – die »eine sehr wunderliche und
verwickelte Gestalt« (Willis 1832, S. 398) aufwiesen – keine Wiedergabe der jeweiligen Form des Ansatzrohres, wohl aber den Versuch einer visuellen Erklärung für die
vokalische Lautproduktion, wie sie durch das Gehör wahrzunehmen ist.

Für Euler hatte die wissenschaftliche Herausforderung darin bestanden, seine
Überlegungen und Thesen rechnerisch nachzuweisen, eine Realität des Mathematischen zu schaffen; die Wirklichkeit (einer sprechenden Maschine) sollte dafür nur
einen weiteren Beweis liefern. Er deklarierte eine solche Maschine nicht als wissenschaftlichen Beweis (dessen Evidenz sich Laien nicht so ohne weiteres enthüllt
hätte), sondern als Objekt nützlichen Gebrauchs. Eulers Sprechmaschine sollte all
die (natürlichen) Stimmen ersetzen können, deren Klang, Lautstärke oder Farbe
entweder nicht angenehm war oder nicht weit genug trug. Stimmen ließen sich mit
solchen Vorrichtungen verstärken, verändern, ihrem Einsatz entsprechend optimieren. Hellwag hingegen wollte mit seiner Maschine standardisierte Lautrepertoires
verschiedener Sprachen, unterschiedlicher Dialekte, jederzeit abrufbar machen.[15] In
der Korrespondenz mit Lambert und den *Briefen an eine deutsche Prinzessin*, deren
Veröffentlichung an ein wissenschaftlich interessiertes Publikum gerichtet war, zog
Euler die Grenze zwischen einer (zunehmend) fachsprachlich disziplinierten
schriftlichen Auseinandersetzung und einer anschaulichen, auch dem Laien verständlichen Beschreibung wissenschaftlichen Arbeitens. In den *Briefen* erwähnte
Euler die aufwendigen Vorüberlegungen und Problemstellungen nicht weiter, sondern beschrieb ein mögliches Ziel seiner Forschungsarbeiten; er legitimierte sein
Denken also an einem praktischen Zweck und lieferte zugleich dem hohen Fräulein
– als kultivierter Vertreterin ihres Standes – Versatzstücke zur Selbstdarstellung:

---

[14] Als gennematisch wird jener Untersuchungsaspekt der akustischen Phonetik bezeichnet, der sich auf
    die fertige Lautproduktion als physikalisch-akustisches Ereignis bezieht.

[15] Auch die sprechenden Köpfe des Abbé Mical, 1783 zum ersten Mal der Akademie der Wissenschaften
    in Paris präsentiert, sollten in allen wichtigen Bibliotheken der Welt aufgestellt werden; als entsub-
    jektivierte Instanzen im Dienst der Frankophonie sollten sie aller Welt ein hochsprachliches Franzö-
    sisch zugänglich machen. Vgl. Rivarol 1783, S. 123 ff.

nicht, indem er die wissenschaftlichen Voraussetzungen der Konstruktion einer sprechenden Maschine ausführte, sondern indem er den Kontext ihrer möglichen Anwendungen vorführte. Die wissenschaftliche Suche nach einer Beschreibung der vokalischen Artikulation erhielt damit einen äußeren Zweck: die Maschine, welche ganze Reden hersage – man würde sie »mit der größten Anmuth […] vergesell-schaften können.« (Euler 1789/1986, S. 159)

Wolfgang von Kempelens sprechender Mechanismus

Ich spreche ein jedes französisches oder italienisches Wort, das man mir vorsagt, auf der Stelle nach, ein deutsches etwas langes hingegen kostet mich immer Mühe, und geräth mir nur selten ganz deutlich. Ganze Redensarten kann ich nur wenige und kurze sagen, weil der Blasebalg nicht groß genug ist, den erforder-lichen Wind dazu herzugeben. Z. B. vous etes mon ami – je vous aime de tout mon Cœur, oder in der lateinischen Sprache: Leopoldus Secundus – Romanum Imperator – Semper Augustus. u. d. g. Uibrigens bin ich überzeugt, daß die Maschine ohne sonderliche Kunst mit Tasten, wie ein Clavier oder Orgel so ein-zurichten wäre, daß das Spielen auf derselben gegen der dermaligen Art jeder-man viel leichter fallen sollte, aber das ist eben ein Schritt näher zur Vollkom-menheit, den ich Einigen meiner Leser überlassen muß, die etwan dieser neuen, noch in ihrer Kindheit befindlichen Erfindung einige Aufmerksamkeit schenken, und sie durch ihr Nachdenken und Bemühen weiter fortrücken werden. Sollte ich je Zeit finden dieses bey meiner Maschiene selbst zu Stande zu bringen, so werde ich auch hierüber die Beschreibung nachtragen. (Kempelen 1791, S. 455 f.)

Mit diesen Worten, dem Schluß seiner Abhandlung, setzte Kempelen seinen langjährigen Experimenten an sprechenden Maschinen 1791 ein deklariertes Ende. 30 Jahre nach den erwähnten Briefen Eulers war mit Kempelens Zeilen auch die Aufgabenstellung einer sprechenden Maschine endgültig formuliert. Im zitierten Textstück richtet sich die Maschine selbst an den Leser und künftigen Anwender: »Ich spreche ein jedes französisches oder italienisches Wort.« Jeder geschickte Mensch konnte sein Stimmrecht an die Maschine delegieren, sie statt seiner spre-chen lassen – die Maschine war polyglott. Ihr einmal vollendeter Mechanismus erlaubte die genaue Aussprache auch unbekannter, nicht muttersprachlicher Laute.[16] Die Maschine war in der Lage, über eigene Mängel Auskunft zu geben. Auch pragmatische Rahmenbedingungen schienen überwunden: Das Gerät war

---

[16] Ein solcher Einsatz sprechender Maschinen wird bereits von Hellwag (Vietor 1887, 1890) wie auch von Rivarol (Rivarol 1783) deutlicher formuliert.

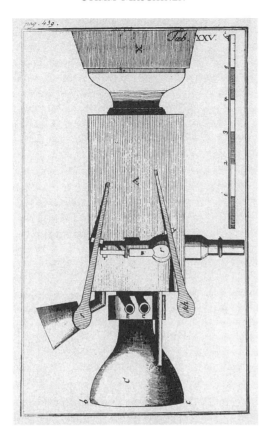

Abb. 25   Das Innenleben der Maschine von oben betrachtet: die Öffnungen *m* und *n* als »Nase«, der Gummitrichter *c* als »Mund«, die Windlade *A* als Ansatzrohr.

vielseitig einsetzbar, sei es zur – im wahrsten Sinne – unpersönlichen Lobpreisung eines Herrschers (des von österreichischen Aufklärern wenig geliebten Leopold II.), sei es zum intimen Bekenntnis aus dem Herzensgrunde eines Maschinenkörpers.

Wolfgang von Kempelen hatte mit seiner Schrift wohl eine der ersten detaillierten Gebrauchsanweisungen zu einer sprechenden Maschine geliefert, noch bevor seine Maschine wirklich alle ihr gestellten Aufgaben erfüllte. Er richtete sich nicht mehr an eine kleine Schar von Experten und Wissenschaftlern (eine scientific community ante litteram), sondern an den vielseitig interessierten Leser, der sich ebenfalls an dem Projekt einer sprechenden Maschine versuchen sollte – an einer Apparatur, unaufwendig konstruiert und »ohne sonderliche Kunst« einfach zu bedienen, zur Hervorbringung aller Feinheiten der menschlichen Stimme.

Kempelens Abhandlung enthält einen einleitenden Teil zur Theorie der Sprache, einen weiteren zur Beschreibung der Sprechwerkzeuge, und einen dritten, phoneti-

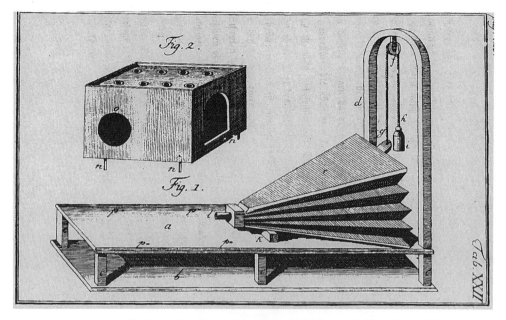

Abb. 26   Der Blasebalg, die »Lunge«, und die Abdeckung der Sprechmaschine,
welche das Innenleben (s. Abb. 4) vor Staub schützen und einer Streuung des Klanges
entgegenwirken sollte.

schen, in welchem Kriterien zur Beschreibung einzelner Laute entwickelt werden.
Erst der vierte und letzte Teil befaßt sich mit der Maschine selbst. Der Apparat wird
als kleiner Holzkasten beschrieben, an dem ein Blasebalg, die »Lunge«, befestigt
war; am gegenüberliegenden Ende war ein Gummitrichter, der »Mund«, montiert.
Wurde der Blasebalg bewegt, kam Luft in das Kästchen, die »Windlade« (der Begriff
stammt aus dem Orgelbau); dieser Luftkörper wurde nun durch verschiedene Klappen und Ventile geleitet. Die Hände verschwanden dabei in zwei Öffnungen der
äußeren Abdeckung, welche die Maschine vor Staub schützen sollte. Während mit
der rechten Hand die Hebel und Ventile an der Windlade betätigt wurden, manipu-
lierte die linke Hand den weichen Trichter, der schließlich die »Stimme« entließ.
Die Maschine war mit einiger Übung so flott zu bedienen, daß ganze Worte und
Sätze gebildet werden konnten.

 Kempelens Konstruktion kannte keine Entsprechungen für Zunge, Zähne oder
Lippen; die geschickte Manipulation des leicht formbaren Gummitrichters und
feines Gehör brachten annähernd erkennbare Laute hervor. Der Konstrukteur
bezog also sein Gehör ein, das – in einem Prozeß der Rückkoppelung – entsprechende Muskelaktivitäten beim Bedienen der Maschine gleichsam auslösen
sollte. Kein Gesetz der Akustik, sondern genaues Hinhören steuerte die Hand-

habung der Maschine; vor allem der Gummitrichter war nur über den subjektiven Höreindruck zu bedienen, mußte einmal so, einmal anders verformt werden. Das feine Gehör und die geschickten Hände des Konstrukteurs bzw. Anwenders garantierten das Funktionieren der Apparatur. Kempelen hatte sich dem Projekt der Sprachsynthese auf praktischem Weg genähert und seine Kriterien zur Beobachtung menschlichen Sprechens den Möglichkeiten der Maschine angepaßt. Joachim Gessinger stellt nach eingehender Analyse von Kempelens Maschine und Buch fest, daß die Konstruktion der Maschine nicht als krönender Abschluß theoretischer Überlegungen zu verstehen sei, obwohl es der Aufbau von Kempelens Abhandlung nahezulegen scheint: Die phonetischen Beschreibungen gingen nicht von jenen des menschlichen Artikulationsapparates aus, sondern bereits von den Funktionsprinzipien der Maschine. Die Lektüre der Abhandlung sollte es jedem Leser erlauben, selbst seine Sprechmaschine zu bauen, geschickt zu bedienen und schließlich die technischen Mängel des Kempelenschen Prototyps zu beseitigen. Kempelens Erklärungen zur Lautbildung von Konsonanten wie Vokalen waren zeitgenössischen Theorien zur Akustik – etwa zum Resonanzverhalten der Luftsäule, zu den Querschnitten des Ansatzrohres bzw. zur Form der Schallwellen – nur wenig verpflichtet. Kempelen hatte seine phonetischen Überlegungen anhand der Leistung der Maschine entwickelt und versuchte dort, wo die Maschine verbesserungswürdig war – beispielsweise brachte sie von allen Verschlußlauten nur [p] hervor – eine möglichst anschauliche Beschreibung zu finden. Kempelen lieferte keine Theorie der Phonetik, sondern eine »*akustische Beobachtung*« (Gessinger 1994, S. 604), welche letztlich die Rückkoppelung des Gehörten immer voraussetzte. Man sah, was man hörte – nicht umgekehrt.

»Getürkt«

Kempelen selbst berichtete in seiner Schrift nichts über die verblüffende Wirkung, welche die Maschine bei Vorführungen, die ihr Konstrukteur regelmäßig inszenierte, auszulösen vermochte. Genauere Kenntnis darüber verdanken wir seinen Zeitgenossen:

> Sie können es nicht glauben, L. Freund, was für eine sonderbare Sensation, das erste Hören einer Menschenstimme und Menschensprache, die augenscheinlich nicht aus einem Menschenmunde kam, auf uns alle machte. Wir sahen einander stumm und betroffen an, und gestunden es uns hernach offenherzig, daß uns im ersten Momente ein kleiner heimlicher Schauer überlaufen hätte.[17]

---

[17] Anonym (1784): »Ueber Herrn von Kempelens Schach-Spieler und Sprach-Maschine. Zweeter Brief«. In: *Der Teutsche Merkur*, 1. Stück, S. 180 f., zitiert nach Gessinger 1994, S. 397 f.

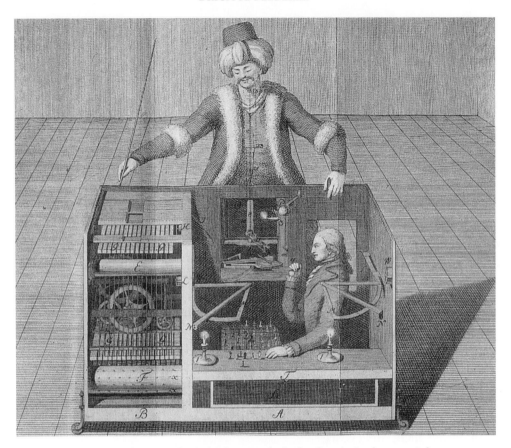

Abb. 27   Freiherr Josef Friedrich zu Racknitz hat bereits in den 80er Jahren
des 18. Jahrhunderts ein Modell des Schachtürken konstruiert, mit dem er die Täuschung
Kempelens aufdecken wollte.

So unvollkommen die Sprechmaschine auch gewesen sein mag, so eindrucksvoll
waren die Effekte ihrer Präsentation. Wolfgang von Kempelen war der Ruf des
begabten Mechanikus bereits vorausgeeilt, als er während der 80er Jahre seine sprechende Maschine auf einer langen Tournee in verschiedenen europäischen Städten
– wie London, Paris, Dresden und Leipzig – vorführte. Die Sprechmaschine,
»*Frucht meiner Nebenstunden*« (Kempelen 1791, S. 4), war nicht das einzige mechanische Experiment ihres Konstrukteurs: Wir wissen von einem Gesundheitsbett für
die Kaiserin[18], der Pumpanlage für den Neptunbrunnen im Schönbrunner

---

[18]   Vgl. Arneth, Alfred Ritter von (1881): *Briefe der Kaiserin Maria Theresia an ihre Kinder und Freunde*,
Bd. 1, Wien, S. 264.

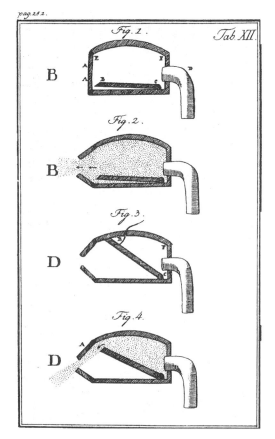

Abb. 28   Die Tafel zeigt die Veränderungen eines stark abstrahierten Ansatzrohres
bei der Produktion von [d] und [b], beides Laute, welche die Maschine nicht zu produzieren
vermochte.

Schloßpark[19]; besonderes Interesse hatte seine 1779 für die blinde Musikerin und
Komponistin Maria Theresia von Paradis konstruierte Schreibmaschine erregt. All
dies blieb jedoch im Schatten einer Maschine, die der Hofkammerrat 1769 zum
ersten Mal dem Wiener Hof präsentiert hatte: einen Androïden im türkischen
Kostüm, der das schwierigste aller Spiele beherrschte – das königliche Schach.
   Der *Mirakulöse Türke* saß an einem Tisch, auf dem sich das Spielbrett mit den
Steinen befand, hielt in der rechten Hand eine Pfeife und bewegte mit der linken die

---

[19]   Haus-, Hof- und Staatsarchiv, Hofbauakten, 1772–1784, Ut. 46, Aktenzl. 555, 1780. Ähnlich wie in
   Sanssouci stellte sich auch bei der Planung der Wasserspiele für Schönbrunn die Zuleitung der notwendigen Wassermengen als gravierendes Problem heraus.

Steine des Schachspiels. Um jeglichem Verdacht von Manipulation zu begegnen, öffnete Kempelen vor Beginn des Spiels nacheinander sämtliche Türen und Klappen an der Vorder- und Hinterseite des Tisches und leuchtete die Öffnungen mit einer Kerze aus; auch die Rückseite der Figur wurde dem Einblick freigegeben – nur kompliziertes Räderwerk bot sich dem Blick des Betrachters. Ein raffiniertes System von Klappen, Spiegeln und verschiebbaren Innenwänden muß es menschlichen Schachspielern in der Maschine erlaubt haben, jeweils die Haltung zu ändern, wenn Kempelen die Türen öffnete. Das Spiel – die wechselnden Positionen der Steine – ließ sich möglicherweise über magnetisierte Gegenstücke verfolgen, die bei jeder Ortsveränderung entsprechend reagierten. Mit einer Storchenschnabel-Mechanik dürfte der eigentliche Spieler den Arm des Türken bewegt haben. Kempelen selbst hatte bei den Vorführungen immer darauf hingewiesen, daß es sich um eine Täuschung, um einen Trick handelte; zweideutig blieb allerdings, ob der Trick nun in der Leistung der Mechanik selbst bestand oder in der gelungenen Täuschung des Publikums. Kempelen hatte zwar keinen *echten* schachspielenden Automaten konstruiert, aber er hatte aus den zur Verfügung stehenden Vorbildern menschlicher Funktionsprinzipien jene wenigen ausgewählt, die plausibel als Teil fürs Ganze gelten konnten. Er gab vor zu verstehen, welche unsichtbaren Mechanismen für die Bewegungen einer Person verantwortlich wären, die Schach spielt: für die Bewegung einer Hand, für das leichte Nicken des Kopfes oder die Geschicklichkeit, einen Spielstein zu versetzen. Der Schachtürke definierte Formen von Äußerlichkeit und wiederholte diese gleichsam gedankenlos. Dem Publikum war wohl bewußt, daß hier nur die Illusion einer denkenden Maschine inszeniert wurde. Doch mit jeder Möglichkeit, Einsicht in das Innere des vermeintlichen Maschinenkörpers zu nehmen, mit jeder angedeuteten Bewegung des Arms und jedem erfolgten Zug im Spiel rückte die mechanische Assemblage als Gegenstand wie Medium der Anschauung ins Zentrum der Aufmerksamkeit. Auf spektakuläre Weise wurde hier ein Ordnungsprinzip sichtbar, das nicht mehr von einer barocken Weltordnung fundiert zu sein schien. Nicht mehr der Mensch in seiner beinahe zu kosmischer Komplexität entfalteten Kreatürlichkeit wurde hier jenseits sozialer Konflikte, politischer Spannungen oder standesgebundener Beschränkungen gespiegelt, sondern der schachspielende Androïd präsentierte sich als eine Miniatur von Macht. Mit der Einsicht in die Anatomie des Androïden – so verschieden von der des Menschen – wurde dem Publikum einerseits die Möglichkeit geboten, sich der eigenen Lebendigkeit und

---

Ausdruck souveräner Naturbeherrschung trugen die »Wasserkünste« – Springbrunnen, Kaskaden u. ä. – im 18. Jahrhundert wesentlich zum Prestige fürstlicher Gartenanlagen bei. Vgl. dazu auch Hajos 1995 und Gothein, Marie Luise (1926): *Geschichte der Gartenkunst*, 2 Bde., Jena.

Verstandesfähigkeit zu versichern[20], andererseits bekam es auf amüsante Weise eine (durch die souveräne Beherrschung wissenschaftlicher Methoden) perfektionierte wie optimierte Partialkompetenz vorgeführt, gleichsam eine Allegorie des funktionalen Beamten, der, im Unterschied zum barocken Höfling, nur noch ganz bestimmte, geregelte Leistungen erbringen mußte.

Gemeinsam mit dem getürkten Androiden führte Kempelen auch erste Modelle der Sprechmaschine vor. Die Wirkung der Sprechmaschine war nicht ohne die Präsentation des Schachtürken denkbar und umgekehrt: Diente das kleine, unscheinbare und dem Menschen so unähnliche Kästchen, dessen Sprache dennoch verständlich war, nicht auch dazu, den Türken plausibel erscheinen zu lassen? Der Konstrukteur konfrontierte den nüchternen Mechanismus der Sprechmaschine der anthropomorphen Vision einer denkenden Maschine. Schien nicht der Schachtürke jenes konkret gewordene Versprechen zu personifizieren, das mit der Sprechmaschine in naher Zukunft einlösbar werden sollte?

Vom Hören und Sehen

Euler sah seine mögliche Sprechmaschine wohl im Einsatz politischer Öffentlichkeit; Kratzensteins Vokalmaschine lieferte einen ersten Schritt zu einem Erklärungsmodell der Funktionsweise menschlicher Sprechwerkzeuge. Für Hellwag bedeutete eine solche Apparatur ein Input-Output-Konstrukt, das es erlaubt hätte, Sprachlaute, wären diese einmal in präzise Handlungsanweisungen übersetzt worden, überall und jederzeit hervorzubringen – unabhängig vom Körper eines *native speaker*; die Ähnlichkeit zum menschlichen Artikulationsapparat hätte dabei eine vernachlässigbare Rolle gespielt.

Kempelen hingegen wollte mit seiner sprechenden Maschine Gehörlose das Sprechen lehren, aber auch Probleme einer fehlerhaften Aussprache abhelfen:

Aller Nutzen – alles Verdienst, das meine gesammelte Entdeckungen haben dürften, mag wohl nur darin bestehn, daß dadurch bey einigen Taubstummen der Unterricht im Sprechen erleichtert, und ein Theil derjenigen Menschen, die eine fehlerhafte Aussprache haben, durch meine Anleitungen davon geheilt werden kann. (Kempelen 1791, S. 4)

---

[20] Siehe zu dieser These auch Bredekamp, Horst (1999): »Überlegungen zur Unausweichlichkeit der Automaten«. In: *Puppen, Körper, Automaten. Phantasmen der Moderne*, Katalog zur gleichnamigen Ausstellung, Kunstsammlung Nordrhein-Westfalen, Düsseldorf vom 24. Juli bis 17. Oktober 1999, hg. von Pia Müller-Tamm und Katharina Sykora, Köln, S. 94–105, v. a. S. 104.

Seine Leserinnen und Leser ließ er allerdings unaufgeklärt darüber, wie denn die Maschine gerade diesen Zweck erfüllen sollte, wenn es doch nur durch genaues Hinhören möglich war, die Maschinenteile so zu bewegen, daß auch die gewünschten Laute hervorgebracht wurden.

Kempelen erzählt von einem Besuch in der Pariser Taubstummen-Schule des berühmten Abbé de l'Épée, verblüfft über die Verständigkeit eines gehörlosen Mädchens.[21] Der Abbé hatte seine Schülerinnen und Schüler einem interessierten Publikum vorgeführt; die Besucher konnten den Gehörlosen Fragen stellen, der Abbé übersetzte diese mittels einer geheimnisvollen Zeichensprache und die Schüler schrieben die Antworten – allen sichtbar – in französischen Worten auf eine Tafel. Es schien, als erlaubte diese Zeichensprache einen Blick in die Geschichte der Sprache selbst, als fände sich in der visuellen Kommunikation der Gehörlosen eine natürliche, noch nicht von der Arbitrarität und Abstraktion der Worte, der Grammatik heimgesuchte Sprache. Motiv für die Anstrengungen des Abbé, der sein privates Vermögen für die Ausbildung von Gehörlosen eingesetzt hatte, war aber weder die lukrative Zurschaustellung seiner Zöglinge, noch karitatives Interesse: Der Geistliche wollte seine Schützlinge in die Geheimnisse des christlichen Glaubens einweihen – sie sollten beten lernen. Der Abbé lehrte allerdings keine autonome Zeichensprache, auch wenn zeitgenössische Philosophen dies gern gesehen hätten[22]; sein Unterricht bestand vielmehr in der Auflistung eines Systems von methodischen Gebärden, deren jede ihre Entsprechung in der geschriebenen Sprache fand. Jedes Suffix, selbst das grammatikalische Geschlecht eines Wortes, wurde durch solche Gesten vermittelt. Ein Schüler, der sich nur auf diese ungemein aufwendige Methode stützen konnte, verfügte also keinesfalls über ein adäquates Verständnis der einzelnen Zeichen, selbst wenn es ihm möglich war, diese Zeichen in ein dem Publikum vertrautes Französisch zu übersetzen. Das System des Abbé war demnach für Gehörlose kaum nachvollziehbar. De l'Épée bediente sich zwar auch jener Gebärdensprache, die in unkodifizierter Form unter Gehörlosen üblich war, doch nur, um seinen Schülern in deren ›Muttersprache‹ ihre neue ›Zweitsprache‹ zu vermitteln. Sein vorrangiges Interesse blieb die Ersetzung dieser authentischen Gebärdensprache durch systematische ›französische‹ Gebärden. Erst die Schüler des Abbé konnten die Gebärdensprache, wie sie auch heute noch von

---

[21] Auch Joseph II. stattete der Schule in den 80er Jahren einen Besuch ab; diese Erfahrung sollte schließlich zur Einrichtung eines Taubstummeninstituts in Wien unter Abbé Storck führen. Joseph stellte *seinen* Taubstummen keine sprechenden Maschinen zur Verfügung, sondern eine Druckerei. Für die Theatersaison 1788/89 wurden dort zahlreiche Opernlibretti gedruckt, u. a. *Don Giovanni* für dessen Wiener Erstaufführung am 7. Mai 1788.

[22] Siehe dazu ausführlich Gessinger 1994, S. 179–341.

Gehörlosen benutzt wird[23], gegen das System ihres Lehrers durchsetzen (vgl. zur Geschichte der Taubstummenausbildung Rée 1999 und Lane 1988). Für die Zeitgenossen mochte mit der von dem Priester gelehrten und auch benutzten Zeichensprache eine einzige, sprachenübergreifende Stimme der Masse gefunden worden sein. Diese Zeichensprache schien frei von höfischem Ästhetizismus: Sie war eine neue, nicht historisch gewachsene Sprache, eine Sprache diesseits der Schrift, deren Ausdruck, als Akt ihres Gelingens, im Grunde schon dem Vollzug des ausgedrückten Wunsches gleichkam. Die Gebärdensprache verkörperte gewissermaßen das Ideal einer freien Rede, einer Linguistik der Tatsachen – im Unterschied zum rhetorischen Vortrag, der in der Politik als aristokratisch galt und abgelehnt wurde (vgl. Göttert 1998, S. 326 f.).

Der Gehörlose war gleichsam geschützt vor Ideologien und Lehren überkommener Herrschaftssysteme; er konnte daher als leibhaftiges Ideal eines unberührten Wilden fungieren, der mit der Möglichkeit, durch (Zeichen-)Sprache zur Vernunft zu finden, auch zur unbedingten Wahrheit finden sollte. Erst die neu erworbene Sprache verlieh den Gehörlosen jene Rechte, die ihnen zustehen.[24] Den stumm gebliebenen, nie artikulierten Wünschen der neuen Bürgerinnen und Bürger wurde endlich unmittelbar Ausdruck verliehen.

Die Sprechmaschine zielte darum auf einen gesellschaftlichen Raum, der jenseits der Repräsentationsordnungen von ›Spiegelsälen‹ errichtet wurde: den pädagogischen, den therapeutischen Raum der Erziehung ›neuer Menschen‹. Hier wurden Vorbilder etabliert, die nicht wie in Kirchen oder an Höfen der *Anschauung* bedurften, sondern gewissermaßen der *Anhörung*. Der Prozeß solch pädagogischer Disziplinierung läßt sich besser in akustischen als in optischen Metaphern analysieren. Beispielsweise ging es darum, das ›Stimmrecht‹ als Metapher politischer ›Mündigkeit‹ zu praktizieren; es ging um ›freie Rede und Meinungsäußerung‹. Das (maschinelle) Training der Taubstummen verkörperte gleichsam das politische Grundinteresse der Aufklärung[25]: den Versuch, den traditionell schweigenden Mitgliedern

---

[23] Oliver Sacks demonstriert höchst anschaulich, daß die Gebärdensprache in mehrerlei Hinsicht die Lautsprache zu übertreffen vermag. Vgl. Sacks 1990.

[24] Vgl. dazu den berühmt gewordenen Fall des Comte de Solar: Abbé de l'Épée hatte einen gehörlosen Knaben aufgenommen, in dem er schließlich den vermeintlich verstorbenen Comte de Solar zu erkennen glaubte. Ein erstes, später widerrufenes Gerichtsurteil gab ihm Recht: Sein taubstummer Schüler konnte – bis zur Widerrufung des Urteils – den Titel tragen. Vgl. dazu Rée 1999, S. 151, und das sehr erfolgreich aufgeführte Theaterstück von Jean Nicolas Bouilly: *Der Taubstumme oder der Abbé de l'Épée* (Bouilly 1801).

[25] Das Porträt als Frontispiz der Schrift Kempelens sollte wohl dessen aufklärerische Positionen verbildlichen: es stellte Ignaz von Born, den bedeutenden Mineralogen und Schlüsselfigur der Freimaurerei in Wien dar. Born konnte die *Loge zur wahren Eintracht* (gegründet am 12. 3. 1781) in kurzer

der Gesellschaft ein Stimmorgan zu verleihen, »als Hauptband der menschlichen Verbrüderung, die Grundfeste der Gesellschaft« (Kempelen 1791, S. 26).

Kempelen, den Idealen karitativer Nützlichkeit wie möglicherweise christlicher Nächstenliebe verpflichtet, wollte seine Apparatur in den Dienst der Ausbildung Gehörloser gestellt wissen. Zugleich ließ sich so seine Loyalität gegenüber aufklärerischen Kreisen in Wien behaupten, ohne jedoch zu riskieren, einer unter Leopold wieder zunehmend restriktiver agierenden Zensur zum Opfer zu fallen.[26]

Die Ode österreichischer Taubstummer an ihren Herrscher, Franz I., illustriert schließlich, mit welcher Konsequenz sich der österreichische Absolutismus aufklärerische Inhalte zu eigen machte und für seine Zwecke zu funktionalisieren wußte:

[...]
Die, emporgerissen aus dem wilden
Dumpfen Zustand, nun auf höh'rer Bahn
Schlüsse fassen und Begriffe bilden,
Und dem Schöpfer mit Bewusstseyn nah'n.
[...][27]

Dem 19. Jahrhundert blieb es vorbehalten, mit den Mechaniken diverser Automaten Subjektivität und Symbolismus zu verbinden, gleichsam melancholische Attribute unzureichender, aber dennoch perfekter Imitation einer Lebendigkeit, an deren Vitalität nun nicht mehr so recht geglaubt wurde. Ein zeitgenössischer Kritiker könnte den hervorragenden Koloratursopran der Interpretin der Olympia in *Hoffmanns Erzählungen* wohl mit dem Vergleich gelobt haben, daß die Perfektion ihrer natürlichen Stimme, die Präzision jener Maschine, welche sie darstellen sollte, nicht übertroffen habe.[28]

Zeit zu einem elitären intellektueller Zirkel formieren. Diese Loge erfüllte durchaus manche Aufgabe einer in Wien ja noch lange nicht vorhandenen Akademie der Wissenschaften und ist als entschiedene Wegbereiterin der Aufklärung in Österreich anzusehen. Born war wenige Monate vor Erscheinen von Kempelens Schrift verstorben und so mag sein Porträt schon zu Beginn der 90er Jahre – die nachfolgenden Geschehnisse gewissermaßen vorwegnehmend – auch dem Andenken aufklärerischer Bemühungen in Österreich gewidmet sein.

[26] Seit dem Freimaurerpatent vom 17. 12. 1785 war die Tätigkeit der Logen nur noch mit großen Einschränkungen möglich. Beispielsweise mußten Zeit und Ort der Logenarbeiten beim zuständigen Magistrat gemeldet werden, ebenso waren die Namenslisten der Mitglieder zu hinterlegen.

[27] Anonym (1814): *Die Taubstummen an ihren Monarchen, Seine Majestät Franz den Ersten Kaiser von Österreich bey seiner siegreichen Rückkehr den 16. Junius 1814*, Wien, S. 6.

[28] »Bella Paalen, deren Bild wir heute bringen, ist eine unserer vorzüglichsten Pathéphonsängerinnen. Die Natur hat ihr ein Organ verliehen, das durch die phonographischen Aufnahmeoperationen nicht

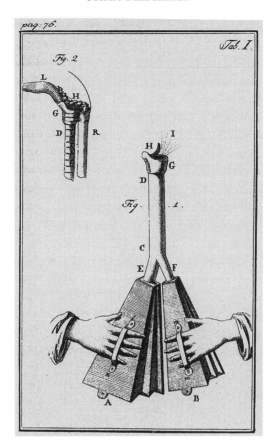

Abb. 29 »*Die zwey Blasebälge, nämlich A. bedeutet die rechte etwas größere, und B. die linke etwas kleinere Lunge, C. D. die Luftröhre, E. und F. die zwey Aeste oder Seitenkanäle, G. den Luftröhrenkopf, H. den Kehlendeckel, die Finger der beyden Hände kann man statt der Ribben annehmen.*«

Die technische Geschichte der Stimme, der künstlichen Erzeugbarkeit des gewohntermaßen natürlich Hörbaren, gewinnt in ihren verschiedenen Innovationen und ihren Instrumentalisierungen eindeutig die Dimension der Visualisierung. Stimm-Maschinen sind in miniaturisierter Weise Zurschaustellungen oder, modern gesagt, *Ausstellungen der Stimme.*

im mindesten verändert wird – eine Seltenheit bei Damenstimmen – sondern durch seinen natürlichen milden Wohllaut die Täuschung hervorruft, man stehe neben der Sängerin selbst und nicht neben einem toten Apparate.« *Pathé-Zeitschrift. Korrespondenz für Sprechmaschinenfreunde und Tagesblätter*, Nr. 2, November, Jg. 1909, S. 3.

Nachsatz:

Nach Kempelens Instruktionen baute auch Charles Wheatstone eine leicht veränderte Version der Sprechmaschine (Wheatstone 1838). Kempelens Sprach-Syn-
thesemaschine in Wheatstones Nachbau sollte auch Alexander Graham Bell sehen.
James Flanagan (1965, S. 167f.), Leiter des *Speech and Auditory Department* der *Bell
Telephone Laboratories* in Murray Hill, New Jersey, erzählt von dem tiefen Eindruck,
den der Wheatstonesche, und eigentlich Kempelensche Apparat bei Bell hinterlassen habe. Bell versuchte, unterstützt von seinem Bruder Melville, eine Kopie der
Stimmorgane herzustellen, indem er einen Abdruck des menschlichen Schädels
und der Stimmorgane aus Guttapercha modellierte. Lippen, Zunge, harter und
weicher Gaumen, Zähne und Pharynx, auch Stimmbänder und Glottis entstanden
auf diese Weise aus Drähten, Gummi und Baumwollwatte. Die Zunge hingegen
bestand aus verschiedenen beweglichen, mit Scharnieren verbundenen Holzteilen.

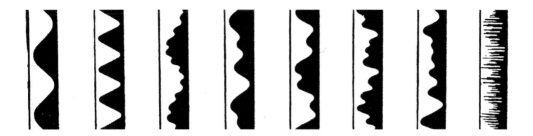

Die Stimme und das Clavichord

Medientechnische Bedingungen der musikalischen Empfindsamkeit im 18. Jahrhundert

Wolfgang Scherer

Von dem Musikredakteur einer Rundfunkanstalt, der sich zur Medien- und Kulturgeschichte der Stimme äußert, sollte man eigentlich mit Recht erwarten können, daß er über das Medium Auskunft gibt, das seine Stimme als radiophone mehr oder weniger gut im Griff hat. Das heißt: Ich sollte eigentlich von der »Radio-Stimme« sprechen, ihre technische Genealogie skizzieren, die merkwürdigen Effekte beschreiben, denen sie im Studio ausgesetzt ist, oder die Muster ihrer digitalen oder analogen Verarbeitung in den Sendekomplexen deutlich machen. Und man sollte erwarten dürfen, daß die Radio-Stimme mit attraktiven Hörbeispielen aufwartet. Wenn ich mich nicht an diese Erwartung halte, sondern die Karriere der transzendentalen Stimme und des melodischen Prinzips im 18. Jahrhundert skizziere, dann geschieht dies unter der Annahme und der Voraussetzung, daß die charakteristischen ausdrucksästhetischen Bestimmungen – wie sie die Stimme in der zweiten Hälfte des 18. Jahrhunderts am Modell des Clavichords erfährt – weitertragen und weiterwirken bis in die Anfänge der phonographischen, ja der grammophonischen Ära. Und wenn einigen eher poetisch begabten Naturen unter den Pionieren des phonographischen Sports um 1900 das Phonogramm einer Stimme noch gleichsam als Photo der Seele erscheint oder – nur um ein Beispiel zu geben – wenn in den frühen Schlagern oder Chansons der 20er oder 30er Jahre die Grammophon-Stimme virtuos auf der emotionalen Klaviatur ihrer Hörer, ihrer Fans spielt, dann gehen diese Setzungen und ihre medialen Variationen auf jenes diskursive Arrangement und auf musikalische und pädagogische, ja auf psycho-technische Praktiken zurück, in deren Zentrum das leise Mode- und Hausinstrument des 18. Jahrhunderts anzutreffen ist: das älteste der Saitenclaviere, das Clavichord. Denn hier, an seiner empfindsam ansprechenden Claviatur, finden Stimme und Seele im Zeichen des Musikalischen zueinander; hier wird Musik am Rand des Imaginären zum Sprechen gebracht, hier wird zuerst jene eigentümliche Stimme vernehmbar, mit der die Musik des empfindsamen Zeitalters zu sprechen beginnt (vgl. Scherer 1989).

Die Erfahrung des 19. Jahrhunderts mit der technischen Dekonstruktion der Stimme, mit ihrer physiologischen und anatomischen, mit ihrer laryngoskopischen und elektrischen Exploration, verarbeitet die Parameter einer beseelten Stimme, wie sie im Umfeld des musikästhetischen und musikpädagogischen Diskurses in der zweiten Hälfte des 18. Jahrhunderts erstmals begegnet. Insofern haben sich die wirklich großen Sängerinnen, die Primadonnen des 19. Jahrhunderts der prä-phonographischen Zeit, tatsächlich die »Seele aus dem Leib« gesungen, wie sie behaupteten, sofern sie das überhaupt noch konnten. Zum Beispiel die García-Sisters. Töchter des großen spanischen Gesangspädagogen und Sängers Manuel García, die kleinen Schwestern von Manuel García, dem Sohn, der den Kehlkopf-spiegel an ihnen entwickelte und ausprobierte, was beiden indessen nichts geholfen hat, da die jüngere der Schwestern, die legendäre Malibran, 1836 auf der Bühne in Manchester zusammenbrach und einen rätselhaften Tod starb: Diagnose Hysteralgie, Gebärmutterschmerz. An diesen neuen, von der Hysterieforschung verorteten Muttermund wandert zum Beispiel die Seele aus – oder das, was von ihr übrig geblieben ist. Die andere García, Pauline Viardot-García, Freundin von Turgenjew, ruinierte sich aus lauter Lust am Singen die Stimme. Oder Johannes Müller, der große rheinische Physiologe und der Gesprächspartner des Dichterfürsten, der mit Kehlköpfen von Leichen experimentierte und – sie anblasend – notierte, es höre sich an »wie eine Jahrmarktspfeife mit Gummimembran« (vgl. Scherer 1987). Auch dahin, in den blinden Lärm des Realen, wandert die beseelte Stimme aus, bevor sie Edisons Phonograph in Echtzeit aufzeichnen, speichern und wiedergeben kann. Die Instrumentalisierung der Stimme als erstes und unmittelbares Organ von Emp-findung, Innerlichkeit und Seele – es geht um das, was Müller und García, was aber auch die Diskurse der prä-phonographischen Phonotypie und der phonetisch-physiologischen Forschung umkreisen – spielt sich an den Tasten jenes »eigent-lichen« Claviers ab (vgl. Neupert 1956): das Clavier mit C geschrieben –, das seit Carl Philipp Emanuel Bachs »Versuch über die wahre Art das Clavier zu spielen« von 1753 und 1762 gerade im deutschsprachigen Raum als Hausinstrument eine ungeheure Verbreitung gefunden hat. Dieses Mode- und Masseninstrument war »Werthers Clavier«, also das verstimmte, empfindsame Instrument Lottes, an dem sich auch ein Werther noch zu schaffen machte –, bevor es vom klangstärkeren und dynamischeren Pianoforte – unserem eigentlichen Klavier, mit K geschrieben – nach 1800 verdrängt wurde.

Mit der epochalen Bestimmung, Musik sei »reine und begriffslose Sprache der Empfindung« (Forkel 1788, S. 66), zieht um 1779 mit Göttingens erstem Universitäts-Musikdirektor Johann Nikolaus Forkel ein Diskurs über Musik in die philosophische Fakultät ein, der nicht aufhören wird, seinem Sujet im Namen der Stimme die exklusive Qualität einer phantastischen natürlichen Natur zuzuschreiben. Forkels »Versuch einer Metaphysik der Tonkunst« zufolge ist Musik »nichts als tonleidenschaftlicher Ausdruck eines Gefühls« und jeder einzelne Ton folglich »Empfindungs-Laut« (Forkel 1788, S. 2). Alle Zuschreibungen, die im Anschluß an Rousseau und mit Herder Musik als »vollkommene Sprache des Herzens« ausweisen, beziehen sich zuerst auf das melodische Konzept der Stimme. Und alle Zuschreibungen, die sich im Anschluß an Rameau, den »Newton der Musiklehre«, auf die Grammatik, die Rhetorik und auf die Logik der Musik als einer »wahren Empfindungsrede« beziehen, handeln von der Ordnung der musikalischen Harmonie als Funktionsharmonik. Dem legendären Streit zwischen Jean-Jacques Rousseau und Jean-Philippe Rameau, der einmal in Frankreich Aufsehen erregt hat – dem sogenannten »Buffonisten-Streit«, der das Wesen der Musik entweder im Zeichen der natürlichen Harmonie oder im natürlichen Zeichen von Melodie und Stimme erklärt wissen wollte –, setzte der Göttinger Universitätsmusikdirektor Forkel ein überraschendes Ende: Indem er einen Diskurs über Musik begründet, der zwischen Musik als Empfindungsrede und musikalischer Logik, zwischen Melodie und Harmonie zu vermitteln im Stande ist. Die mediale Schnittstelle, die diese Vermittlung für Forkel ermöglicht, heißt Clavichord. Rameau wie Rousseau waren beide an dieser musikästhetischen Schwelle gescheitert, die zwei Kommunikationsmedien, zwei Instrumente und zwei Ausdruckstechniken gegeneinander absetzt: nämlich die Gesangsstimme und das Clavier. Beide Musik-Konzepte, das melodische der Stimme und das harmonisch-logische der Claviatur kommen im Clavichord als dem »instrumentum instrumentorum« der jungen deutschen Musikwissenschaft zusammen.

Musik als begriffslose, dennoch aber logische Sprache von Empfindungen – sämtliche Voraussetzungen dieser Mediatisierung stellt das Clavichord: ein Interface, das den diskursiven Zusammenschluß von Melodie/Stimme und Harmonie/ Claviatur ermöglicht. Seine Spielvorrichtung bildet den Ort, an dem sich der für das 18. Jahrhundert charakteristische ausdrucksästhetische Umbruch vollzogen hat. Hier gewinnt die Musik jene neue Ausdrucksdimension, die sich nicht mehr in den Begriffen der barocken Affektenlehre, sondern in denen des musikalischen Sturm-und-Drang oder in denen der neuen musikalischen Empfindsamkeit anschreiben läßt. Daß Musik die verschiedenen Temperamente, typische Seelen- oder Naturzustände nachahmend darstellen kann, dieses traditionsreiche Paradigma, das übrigens an Hand der Registerdynamik des Cembalos erarbeitet worden war, erfährt nun an Hand des Clavichords eine radikale Verschiebung. Es ist nicht mehr zuerst und vor allem die Musik, die etwas ausdrückt. Das 18. Jahrhundert entdeckt am Leitfaden von Melodie und Stimme vielmehr das »musikalische Selbst«. Fortan geht es darum, »sich selbst« in der Musik auszudrücken (vgl. Eggebrecht 1955, 1977). Wie man das macht, wie man sich selbst musikalisch ausdrückt und wie man seine eigenen Empfindungen musikalisch zum Klingen bringt, wie man die Stimme seines musikalischen Selbsts aus der Seele sprechen läßt, nichts anderes lehren die diversen Unterweisungen im Clavichordspielen, die nach Carl Philipp Emanuel Bachs »Versuch über die wahre Art das Clavier zu spielen« den wachsenden Musikalienmarkt beliefern und allmählich einen Code des empfindsamen Clavichordvortrags entwickeln, in dem die Stimme des musikalischen Selbsts resoniert.

»Aus der Seele muß man spielen, und nicht wie ein abgerichteter Vogel!« – Carl Philipp Emanuel Bach, der »Klopstock unter den deutschen Tonsetzern«, rechnet mit dieser ausdrucksästhetischen Maxime mit einer höfisch-barocken Clavierpädagogik ab, deren Instrument das Cembalo gewesen ist (Bach 1753, III, § 7). An seinen Tasten hatten – dies zeigt eindrucksvoll François Couperins »L'Art de Toucher Le Clavecin« von 1716 – die Eleven steif und mit regungslosen Mienen Platz zu nehmen. Die Musik durfte sich um keinen Preis in den Körpern abzeichnen, die sie hervorbrachten. Die Ausübenden sollten vollkommen unbeteiligt dreinblicken, während ihre Finger die Tasten bedienten. Um eine fortlaufende synchrone Selbstkontrolle des Mienen- und Gebärdenspiels zu gewährleisten, schlug Couperin sogar vor, auf dem Cembalo einen Spiegel zu plazieren (Couperin 1716, 1933, S. 11). Diesem höfisch-barocken Setting des musikalischen Vortrags, der die Rolle des Körpers beim Prozeß der Tonerzeugung auf ein Minimum reduziert, korrespondiert exakt die klangliche und dynamische Starrheit des Cembalotons, der sich über unterschiedliche Anschlagsarten grundsätzlich nicht beeinflussen läßt. Anders als beim bürgerlich-empfindsamen Clavichord oder gar beim späteren Pianoforte, dem – so Beethoven – »Schwachstarktastenkasten« –, sorgt die Kielmechanik des Cembalos dafür, daß die Spieler den Ton nicht manipulieren können. Mit dem Anschlag reißt ein Plektrum, bzw. ein Kiel blitzschnell die Saite an, um sofort wieder in seine Ausgangslage zurückzufallen. Gegen diese musikalische Ordnung, die an der CembaloKlaviatur bestenfalls einen »abgerichteten Vogel« zuläßt, der den unverrückbaren Konditionen der Kielmechanik mit einer Mechanisierung der Spielbewegungen antwortet und nur dasjenige mechanisch abruft oder auslöst, was in den wohlmensurierten, wenig später auch wohltemperierten Saiten hinter der Klaviatur fertig gebildet vorliegt, treten die Clavichordpädagogen im Namen von Melodie und Stimme, Beseelung und Ausdruck an.

Zu ihnen gehört zum Beispiel Daniel Gottlob Türk, der wie Forkel seit 1779 Universitätsmusikdirektor war, allerdings in Halle, und dort mit der Ausbildung von Privatmusiklehrern beauftragt. Daß der »gute Vortrag außer der Fertigkeit im Mechanischen noch viel andre Kenntnisse und vor allen Dingen eine gefühlvolle Seele voraussetzt«, wie das Türk in seiner 1789 erschienenen Clavichord-Schule formuliert, durchzieht wie ein roter Faden die clavichordpädagogische Literatur (Türk 1789, 1962, S. 369). »Denn wer selbst nicht empfindet, wie kann der andere empfindend machen«, so paraphrasiert etwa Georg Simon Löhlein Carl Philipp Emanuel Bach in seiner 1765 herausgekommenen Clavier-Schule (Löhlein 1765, S. 66 und 67). Tatsächlich gilt das »eigene richtige Gefühl für alle in der Musik auszudrückenden Leidenschaften und Empfindungen« als »letzte und unentbehrlichste Erforderniß zum guten Vortrag«. Für den Clavichordspieler gilt:

> In dem ein Musickus nicht anders rühren kann, er sey dann selbst gerührt; so muß er notwendig sich selbst in alle Affeckten setzen können, welche er bey seinen Zuhörern erregen will; er gibt ihnen seine Empfindungen zu verstehen und bewegt sie solchergestallt am besten zur Mit-Empfindung. Bey matten und traurigen Stellen wird er matt und traurig. Man sieht und hört es ihm an! (Bach 1753, 1957, S. 122)

Der musikalische Vortrag, wie er am Clavichord zu praktizieren ist, trainiert nicht mehr, aber auch nicht weniger, als die im Kanon der Clavichordpädagogik ausdifferenzierten Spielarten musikalisch-natürlicher Empfindungen. Zugleich tritt die Clavichordpädagogik an zu lehren, was keine Regel lehren kann, und formuliert so jenes grundsätzliche »double bind«, das den Individuen am Clavichord zwingend zum musikalischen Selbst verhelfen soll – ein »double bind«, das in den verschiedensten Variationen begegnet und den Klavierunterricht mitunter bis heute begleitet. Denn zugleich mit der Aufforderung, mit dem Körper zur »Verstärkung des Ausdrucks beizutragen« (Türk 1789, 1962, S. 23), wird die Unterdrückung aller unanständigen und unschicklichen visuellen Synchronisationen der musikalischen Reproduktion eingefordert.

> Man vermeide alle Grimassen, Mienen und unschicklichen Verdrehungen des Körpers beim Spielen, welche selbst den besten Spieler lächerlich machen; man sitze aber auch nicht ganz unbeweglich, denn sonst würde man verrathen, daß man das selbst nicht fühle, was man andern fühlbar machen will. (Wolf 1783, 1807, S. 9)

Sämtliche spieltechnischen und auch graphischen Varianten dieser sogenannten »Beseelung« des musikalischen Vortrags – von den in den Kompositionen vorgeschriebenen oder den willkürlichen Manieren bis zu den wohlbemessenen

Beschleunigungen und Verlangsamungen der Anschläge im freien »Tempo rubato« oder im »Spielen ohne Takt« oder im Improvisieren einer »Freyen Fantasie« – dienen alle einer Codifizierung der musikalischen Reproduktion nach dem Modell der melodischen Gesangsstimme, wie sie Rousseau entworfen hat. Die legendäre »singende Art«, das Clavichord zu spielen, bringt das Instrument zu jener Deutlichkeit eines Sprechens, in dem sich das musikalische Selbst vergegenwärtigt. Die Imitation der maßgeblichen akustischen Eigenschaften der menschlichen Stimme, in der sich – ganz nach Rousseau – als Organ der Seele die Bewegungen der Empfindungen selber unmittelbar abbilden, erstreckt sich vor allem auf die Stiftung eines Zusammenhangs, eines »Superlegatos«, in dessen akustischer Präsenz die Zwischenräume zwischen den Tasten, zwischen den diskreten Tonhöhen oder zwischen den einzelnen Noten aufgehoben wären zur kantablen Linie einer melodisch-transzendentalen Stimme. »Es braucht einen Sinn«, schreibt Rousseau, »es braucht eine Verbindung in der Musik wie in der Sprache; es muß etwas von dem, was vorausgeht, auf das, was nachfolgt, übertragen werden, damit das Ganze eine Gesamtheit ausmache und wirklich eins genannt werden kann.« Tatsächlich: Die Clavichordpädagogik des 18. Jahrhunderts macht Ernst mit diesem Entwurf von Rousseau, wie ihn Jacques Derrida griffig vorgestellt hat, und plant eine Stimme ohne Differenz, eine Stimme ohne Schrift, die den zerstückelten Leichnam der Partitur aus lauter toten Noten zum beseelten Leib, zur stimmige Empfindungsrede werden läßt (vgl. Derrida 1974 und 1978). Dabei konzentriert sich die Unterweisung im musikalischen Vortrag ganz auf die Reglementierung und Ausdifferenzierung der Anschlagsmodifikationen, denn hier, auf Tasten, kommen Körper und Musik für einen Augenblick zusammen. Hier geschieht es, daß sich das musikalische Selbst als Stimme ausspricht. Alle spieltechnischen Operationen der Beseelung an Instrument und Medium Clavichord entwerfen erstens: die Begabung der Körper zum Selbst, und zweitens: die Begabung der einzelnen, diskret voneinander abgesetzten Clavichordtöne zur kantablen Linie, in deren melodischem Kontinuum sich die »Stimme des musikalischen Selbsts« verspricht. Beides ereignet sich über den Anschlag, der – so Forkel – »beim Clavier eben das ist, was in der Rede die Aussprache ist« (Forkel 1802, 1985, S. 31). In Johann Friedrich Reichardts Schreiben über die berlinische Musik, 1775 erschienen, lesen wir: »Das erste Mittel, auf dem Clavier den Gesang zu befördern, ist ohnstreitig dieses, daß der vorhergegangene Ton so lange liegenbleibt und dadurch der Schall desselben so lange erhalten wird, bis der darauffolgende Ton angeschlagen ist. Diese Vermischung des Schalls tut dann einigermaßen das, was der Sänger und Bläser vermittelst der Luft, der Saiteninstrumentalist vermittelst des Bogens hervorbringt.« Mit diesem Konzept der Gesangsstimme erscheint die Seele musikalisch als gleichsam ungebrochene musikalische Linie. Die melodische Form ist seit Rousseau aufgerufen, alle Operationen der musikalischen Grammatik, der

Harmonie und der Logik, die sich von der elementaren differenziellen Tonhöhen-anordnung ableiten, wie sie die Klaviatur buchstäblich be-greifbar macht, im Zeichen eines natürlichen Ursprungs mit den Handgreiflichkeiten ihrer Historie zu versöhnen. Über diese transzendentale Stimme, die als Entwurf und Modell hinter noch jeder Melodie hörbar wird und die Instrumentalmusik aus der zweiten Hälfte des 18. Jahrhunderts regelrecht besetzt, hält die Musik Kontakt zum vermeintlich Natürlichen ihres Ursprungs. Wer Musik hört – so paraphrasiert Sulzer in seiner *Allgemeinen Theorie der schönen Künste* Rousseau –, »der muß sich einbilden, er höre die Sprache eines Menschen, der, von einer gewissen Empfindung durchdrungen, sie dadurch an den Tag legt.« (Sulzer 1792–1799; Eggebrecht 1955, 1977, S. 85). Und in Türks Clavichord-Schule heißt es: »Überhaupt spielt derjenige Instrumen-tist am besten, welcher der Singstimme am nächsten kommt, oder einen schönen singenden Ton hervorzubringen weiß. Denn was sind alle bunten Passagen, wenn es auf wahre Musik ankommt, gegen einen schmelzenden, herzerhebenden ächten Gesang« (Türk 1789, 1962, S. 331). Und in Heinrich Laags Clavichordschule von 1774 erscheinen schlicht »alle musikalischen Instrumente als eine Nachahmung der menschlichen Stimme« (Laag 1774, S. 8). Und schließlich übt Georg Friedrich Mer-bachs Clavichord-Schule für Kinder von 1783 das musikalische Aussprechen über Tasten ein; hier heißt es: »So wie der Mund die auf dem Papier stehenden Buch-staben und Worte ausspricht, eben so thun dies die Tasten auf dem Clavier, welche gleichsam die vorliegenden Noten aussprechen, daher ist auch das ganze musika-lische a b c auf dem Clavier anzutreffen« (Merbach 1783, S. 1). Man bemerkt: Die gesamte Problematisierung und Ausdifferenzierung des Clavichordanschlags voll-zieht sich unter seiner gleichzeitigen Bestimmung als ein Aussprechen, in dem Stimme und Melodie zusammenfallen.

Mehr noch. Jedes akustische Ereignis, jeder »Schall« wird nach dem am Cla-vichord gewonnenen und eingeübten Modell der Stimme codiert. Für Johann Gott-fried Herders »Philosophie des Tonartig-Schönen« gibt es gar keinen »leeren Schall«. Jeder Schall spricht und »drückt ein Inneres aus; er bewegt ein Inneres.« So findet die Stimme zur Natur, die durch sie spricht:

Ein Stoß erschüttert den Körper; was sagt sein Schall? ›Ich bin erschüttert; so vibrieren meine Theile und stellen sich wieder her!‹ […] Was ist also der Schall anders, als die Stimme aller bewegten Körper, aus ihrem Innern hervor? ihr Lei-den, ihren Widerstand, ihre eregten Kräfte andern harmonischen Wesen laut oder leise verkündend.[1]

---

[1] Herder, Johann Gottfried (1800/1880): »Kalligone. Vom Angenehmen und Schönen«. In: *Sämtliche Werke*, hg. von B. Suphan, Bd. 22, Berlin, S. 22, bzw. Herder, Johann Gottfried (1967): *Kalligone*. Repro-graphischer Nachdruck der Suphan-Ausgabe, Hildesheim, S. 67 und 63.

Menschen oder »harmonische Wesen« erklingen nicht viel anders als jene elastischen Körper, mit denen ein Ernst Florens Friedrich Chladni experimentiert (vgl. Chladni 1787). Denn »durch und durch sind wir elastische Wesen«.[2]

> Der ganze Mensch erklingt gleichsam, und es entstehen Empfindungen nach dem Verhältnis der Töne und der Beschaffenheit der Massen, wodurch sie hervorgebracht werden. Unser Gefühl selbst ist nichts anders, als eine innere Musik, immerwährende Schwingung der Lebensnerven. Die Musik rührt sie so, daß es ein eignes Spiel, eine ganz besondre Mittheilung ist, die alle Beschreibung von Worten übersteigt.[3]

Daß und wie zum Beispiel Saiten schwingen und andere Saiten zum Mitschwingen anregen, das hat die Akustiker seit der Antike beschäftigt (vgl. Scherer 1990). Die Schwingungslehre, insbesondere die Resonanztheorie, dient nun als Modell für ein akustisches Kommunikationssystem, in dem »ganz besondere Mittheilungen« zirkulieren, und das die Bedingtheiten des Schriftmediums hinter sich läßt, um sich – wie nicht erst Pestalozzis »Menschenbildung durch Ton und Sprache« entdeckt – weit unmittelbarer und effizienter in elastische Körper einzuschreiben. Und daß Gefühl und Musik zusammenfallen, dafür sorgt die Clavichordpädagogik, die schließlich nicht nur Clavierspielen, sondern Empfindungen abrufen und erzeugen lehrt. Was ist das Zusammenspiel von Auge und Schrift gegen die sympathetische Verschaltung von Ohr und Stimme im Zeichen einer jederzeit am Hausinstrument verifizierbaren Resonanztheorie? Denn Ohren sind – und darauf insistiert die Pädagogik eines Pestalozzi (Pestalozzi 1808, 1935, S. 292) – »die Gehörkammer unserer Seele, eine Echokammer der feinsten Art.«[4] Sie sind es nicht zuletzt deswegen, weil sie sich nicht verschließen lassen. Der philanthropischen Erziehungslehre markiert das Ohr den Prototyp eines Sinnesorgans, über das eine »unvermerkte« Einschreibung den Weg zur Seele (des Kindes) sucht – und findet. Hinreichende Erklärungen für diese Form der akustischen Einschreibung liefert die transzendental überhöhte Resonanztheorie. Über diesen akustischen Kanal ereignet sich jene fundamentale Einstimmung, die den Anfang aller Sozialisation bildet. Und auch hier begegnen Stimme und Clavichord in sympathetischem Arrangement.

Zurück zum Clavichord und seinen technischen Besonderheiten. Daß Anschlagen und Aussprechen gerade am Clavichord zusammenfallen können, daß die Verschaltung von Stimme, Musik und Empfindung tatsächlich funktioniert, dafür sorgt seine Mechanik. Die sogenannte Tangentenmechanik ist in der Tat die einzige,

---

[2] Herder: »Kalligone«, a. a. O., S. 22.

[3] Heinse, Wilhelm (1795–1796, 1903): »Hildegard von Hohenthal«. In: *Sämtliche Werke*, Leipzig, Bd. 5, S. 25.

[4] Herder: »Kalligone«, a. a. O., S. 22.

über deren Tastatur sich während und vor allem noch nach dem Anschlag der musikalische Ton dynamisch beeinflussen läßt. Die zum Anschlagen der Saiten dienende Vorrichtung besteht aus einfachen Hebeln, bestückt mit platten Messingstiften, den Tangenten, die die gleichlangen und quer zur Klaviatur verlaufenden Saiten entsprechend den jeweiligen Tonhöhen abteilen. Der Ton erklingt also im Moment seiner gleichzeitigen Bemessung; ein Vorgang, der einen großen Teil der aufgewandten Energie absorbiert, daher die recht geringe Lautstärke des Clavichords, daher aber auch die vielgepriesene Intimität seines musikalischen Anspruchs. Solange der Finger die Taste niederdrückt, hält die metallene Tangente fühlbaren Kontakt mit der Saite. Wer einmal Clavichord spielt, der empfindet den Druck der Tangente an die Saite. Über wechselnden Fingerdruck läßt sich noch nach dem Anschlag minimaler Einfluß auf den Parameter Tonhöhe nehmen und es entsteht das, was die zeitgenössischen Lehrwerke als »Saitengefühl« bezeichnen. Und genau darin liegt der entscheidende Unterschied zwischen Clavichord und Cembalo, aber auch der zum Pianoforte: Mit den Schwankungen des Drucks auf der Taste kommt der Ton zu einem stimmähnlichen Vibrieren; man hört dem Ton die Bewegung an, die ihn trägt. Stellen wir uns zum Beispiel eine aufsteigende Tonreihe vor c-d-e-f-g, so bewirkt jedes Nachdrücken auf den Clavichordtasten nach dem Anschlag, daß die Saitenspannung bzw. die Tonhöhe ansteigt und der Eindruck entsteht, die Töne glitten aufsteigend fast nahtlos – ohne Differenz – ineinander. Ein spiel- und instrumententechnischer Kniff, der es in der Tat erlaubt, die klavieristische Ordnung aus diskreten Tonhöhen und Tasten dem Ideal des melodischen Kontinuums der Gesangsstimme anzunähern. Mit diesem Tragen oder Wiegen der Töne zum kantablen Legato und mit dem charakteristischen Clavichord-Vibrato, der sogenannten »Bebung«, ergehen seit Carl Philipp Emanuel Bach alle musikalisch-akustischen Anzeichen der Beseelung des Vortrags. Das wahre Saitengefühl, in dem sich die melodische Stimme verspricht, stellt sich über eine ungeheure Disziplinierung und Sensibilisierung des Fingerspitzendrucks ein. Wo jeder einzelne Ton nicht nur einfach abgerufen wird wie beim Cembalo, sondern gebildet und als Klangereignis überwacht werden will, ist die taktile Kontrolle zu permanenter Aufmerksamkeit gerufen. Der passionierte Clavichord-Spieler Walter Dirks bringt das so auf den Punkt: »Schlägt man im Eifer des Greifens und Springens zu hart an, so steigt der Ton ungebührlich; gibt man ihm ein prachtvolles Staccato, wie man es vom Klavierspielen gewohnt ist, so verliert der Ton seinen klingenden Kern, er wird stumpf und schartig.« (Dirks 1940, S. 13) Gerade weil sich über die derart ansprechenden Tasten der zentrale Parameter Tonhöhe ungebührlichen Manipulationen aussetzt, verlangt das Clavichord eine ziemlich rigide Disziplin des Anschlags. Und gerade deshalb fand es Einsetzung als Instrument einer radikalen sensomotorischen Selbstkontrolle, die die Stimme des musikalischen

Selbsts hervortreiben sollte. Jede noch so kleine Unregelmäßigkeit im Anschlag schlägt sich zugleich im akustischen Output nieder. Jede Regung überträgt sich ins Akustische und das Instrument reflektiert wie ein akustischer Spiegel die psycho-dynamische Disposition seines Spielers, der sich über seine Tasten buchstäblich aus-drückt.

Und umgekehrt. Denn diesem sympathetischen Sich-Mitteilen von Empfindungen über die Verkopplung von Anschlag, Taste und Saite entspricht zugleich ein »sympathetisches Hören«, wie es zum Beispiel Herders »Philosophie des Tonartig Schönen« entwirft. Für Herder »spielt die Musik in uns ein Clavichord, das unsere eigene innigste Natur ist.«[5] Und schon ist aus dem Musik-Instrument ein quasi natürliches Organ geworden. Tatsächlich avanciert das Clavichord zu *dem* Modell des musikalischen Hörens, und in Anlehnung an die eher phantastischen Befunde der anatomischen und physiologischen Diskurse rechnet Herders »innere Physik des Geistes« doch tatsächlich mit einem veritablen Clavichord im Ohr oder mit sogenannten »Cordialsaiten«, die wie die Saiten hinter der Klaviatur des Clavichords »in uns allen« gespannt sind. »Wir gehen die Schraubengänge und am Tympanum des Ohrs vorbei«, schreibt Herder, »Organe, die nur dazu da sind, den Schall zu verfeinern, und da treffen wir ein Saitenspiel von Gehörfibern an ...«[6] In diesem, der technischen Anlage des Clavichords abgelauschten Saitenspiel resonieren die Diskurse der Menschenbildung à la Pestalozzi ebenso wie die Stimmen der Mütter oder die Stimmen der natürlichen Empfindungen.

»Wie eine Saite der andern zutönt, und mit der reinern Dichtigkeit und Homogenität aller Körper auch ihre vibrierende Fähigkeit zunimmt, so ist die menschliche Organisation, als die feinste von allen, notwendig auch am meisten dazu gestimmt, den Klang aller andern Wesen nachzuhallen und in sich zu fühlen ... Bei Kindern sehen wir also die Wirkung dieses Konsensus gleichgestimmter Wesen in hohem Maße; ja, eben dazu sollte ihr Körper lange Jahre ein leicht zutönendes Saitenspiel bleiben. Handlungen und Gebärden, selbst Leidenschaften und Gedanken gehen unvermerkt in sie über, so daß sie auch zu dem, was sie noch nicht üben können, wenigstens gestimmt werden und einem Triebe, der eine Art geistiger Assimilation ist, unwissend folgen.«[7]

Das gesamte nicht-schriftliche, akustische Kommunikationssystem, das auf der Resonanzfähigkeit von Saiten basiert, läuft über die stilisierte und ausdrucksästhe-

---

[5] Herder: »Kalligone«, a. a. O., S. 22, bzw. Herder: *Kalligone*, a. a. O., S. 68.

[6] Herder, Johann Gottfried (1769, 1879): »Kritische Wälder. Oder Betrachtungen, die Wissenschaft und Kunst des Schönen betreffend«. In: *Sämtliche Werke*, hg. von H. Düntzer, Berlin, Bd. 22, S. 472.

[7] Herder 1784–1791; Haase, Frank (1986): *Kleists Nachrichtentechnik. Eine diskursanalytische Untersuchung*, Freiburg, Opladen, S. 45.

tisch ausdifferenzierte Stimme des Clavichords. Die »Gleichstimmung« der Menschenwesen ergeht exakt in seinem Namen, nach Maßgabe seiner instrumenten- und spieltechnischen Parameter. Denn dem imaginären Saitenspiel im Organismus des Clavichord-Spielers-und-Hörers entspricht genau jenes Saitenspiel, an das die Tasten rühren.

Aus diesem Grund konnte auch mit der Ablösung der Cembalopädagogik auf den Spiegel über der Klaviatur verzichtet werden. Die fortlaufende Selbstkontrolle war nun in ein anderes, in ein musikalisch-akustisches Medium übergegangen. Das Clavichord projizierte wie die Gesangsstimme als akustischer Spiegel die Reflexe der bewegten Seele. Innere Spannung übertrug sich unmittelbar in die von Saiten. In ihren vibrierenden Schwankungen versprach sich bebend vor Präsenz die Stimme des musikalischen Selbsts. Diesen akustischen Reflex, der nun als delikates Anzeichen von Beseelung zirkuliert, die Stilisierung des natürlichen Naturlauts, hat Carl Philipp Emanuel Bach als »Bebung« auf den Begriff gebracht und ihm ein graphisches Notationszeichen zugeordnet. An welcher Stelle man nun buchstäblich »aus der Seele zu spielen« hatte, an welcher Stelle die Stimme des musikalischen Selbst singen sollte, das verdeutlichten jetzt Punkte, die über den langen Noten, von einem sich darüber wölbenden Legatobogen zusammengehalten, die Anzahl der jeweiligen Druckimpulse den Augen und Fingerspitzen vorschrieben. Über dieses Nachdrücken, über diese taktile Sensation mit dem musikalischen Effekt der Bebung wiegt sich im Verlauf des 18. Jahrhunderts das empfindsame Selbst ins Saitengefühl des Musikalischen, um hier einer vertrauten, einer gleichsam familiären Stimme zu begegnen, die zu ihm spricht. Schließlich gilt das Clavichord als »Mutter aller musicalischen Instrumente« (Auerbach 1930, S. 45). Und der Tastenmund spricht aus, was allen anderen Mündern nur in der akustischen Materialität eines kaum weniger stilisierten Seufzers über die Lippen kommt. »Ach« – wie heißt es bei Christian Friedrich Daniel Schubart, dem auf dem Hohen Asberg eingekerkerten Theoretiker dieser neuen musikalischen Empfindsamkeit: »Ach, so lang ich noch die Saite / Bebend rühre, tön' ihr Klang.« (Schubart 1839–40, 4, S. 168)

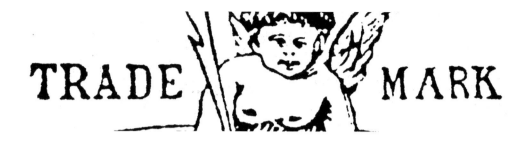

Helmholtz und Edison
Zur Endlichkeit der Stimme

John Durham Peters

Der Messias, schreibt Walter Benjamin, kommt auf unscheinbare Weise. Der Phonograph Thomas Alva Edisons, ein eher unscheinbares Gerät, bestehend aus Trichter, Membran, Nadel und Walze, teilt die Historie in zwei Hälften: Von nun an gibt es ein Davor und ein Danach. Vor 1877 verklangen alle Geräusche; ja Sprache und Musik, wie wir sie kennen, wären nie möglich gewesen, wenn Schall nicht verfliegen würde. Von Hegel in ihrer Flüchtigkeit gar zum philosophischen Prinzip, zum Zeichen menschlicher Endlichkeit und Sterblichkeit erhoben, erlöst Edison die Stimme vom Fluch der Vergänglichkeit. Seinem Phonographen gelingt die »Festhaltung aller Arten von Tonwellen, die bisher als ›Flüchtige‹ gekennzeichnet waren« (Edison 1878, S. 530). Der Traum von der Konservierung und Wiederabspielbarkeit von Sprache und Musik ist allerdings nicht neu, er reicht von den »mots gelés« in Rabelais' *Pantagruel* (Kapitel 4) bis zu Baron Münchhausens eingefrorener Trompete, die beim Auftauen alle Töne verströmte, die der Winter in ihr gefangen hatte. Ein weniger tiefgekühlter Traum der Schallkonservierung findet sich im Schreiben selbst, das Platon in seinem *Phaedrus* als eine Art Phono-Graphie betrachtet, eine Aufzeichnung von Stimmen. Im antiken Griechenland war das Schreiben als Festsetzung des *kleos* – akustischen Ruhmes – ein weitverbreiteter *Topos*, in dieser mündlichen Welt, in der leises Lesen wenig »réson d'être« (Svenbro 1988) hatte. Die Vorwürfe, die Sokrates im *Phaedrus* dem Schreiben macht – wegen seiner Simulation lebendiger Intelligenz, wegen seines Wiederholungszwanges, seiner Zerstörung des direkten zwischenmenschlichen Austausches und seines Nomadisierens abseits des adressierten Publikums –, gewinnen Bedeutung auch für den Phonographen (Peters 1999, S. 36–51, 160–164). Im Text oder in der Aufnahme kommen einer Stimme der Körper, also die Sterblichkeit, und dem Autor die Kontrolle über seine Rede abhanden. Der Phonograph, genau wie zuvor die Schrift, hebt alte Zuschreibungen der Stimme auf: Distanz, Dissipation, Diskretion. Mit dem Phonographen – wie auch mit Mikrophon, Telefon und Radio – scheint die Endlichkeit der Stimme ganz augenscheinlich verloren.

In diesem Sinne ist die Phonographie in vielerlei Hinsicht ein weitaus schockierenderes Emblem der Moderne als die Fotografie. Seit unvordenklichen Zeiten hielten Zeichnungen und Gemälde Momente in der Zeit fest, Tonaufzeichnungen jedoch verlangen Dauer, eine vierte Dimension, die die bemalte Oberfläche allenfalls implizieren kann. Die Aufbewahrung von Tonereignissen erfordert eine Art der Einschreibung, die Zeit in ihrer Serialität erfaßt (Kittler 1986). Vom »singenden Draht« (Telegraph) zum Phonographen, zu Mikrophon und Telephon weiter über Tonfilm, Radio, HiFi-Stereo und Tonband bis hin zur digitalen Speicherung und Wiedergabe in all ihren verschiedenen Modi spannt sich ein Bogen, der die wahrscheinlich radikalste aller sensorischen Reorganisationen der vergangenen zwei Jahrhunderte umreißt. Ebenso wie ihr so viel eingehender studierter Gefährte, das Auge, sind Stimme und Ohr zum Gegenstand von Übertragung, Speicherung (Aufnahme) und Verarbeitung (Verstärkung) geworden. Mit anderen Worten, sie expandierten in Raum, Zeit und in ihrer Macht. Die Entkörperlichung von Gehör und Stimme ist ebenso bedeutsam, wie es die Hypertrophie des Auges ist.

Würde man die Untersuchung der verlorenen Endlichkeit der menschlichen Stimme erst mit dem Phonographen beginnen, hieße das, zu spät in die Geschichte einzusteigen. Als Marshall McLuhan die Medien als Ausweitungen des menschlichen Nervensystems bezeichnete, bot er schlicht eine clevere Metapher an. Es schien ihm nicht bewußt zu sein, daß es eine lange Tradition physiologischer Untersuchungen gab, in denen die Teile des menschlichen Nervensystems als Ausweitungen von Medien betrachtet wurden. Der Phonograph war nur eines von vielen Gerätschaften, die in den 1850er bis 1880er Jahren als künstliche Ausstülpungen des menschlichen (oder manchmal auch tierischen) Nervensystems konstruiert wurden, viele davon hergeleitet vom Telegraphen. Die Vorstellung beispielsweise, daß das Telegraphennetz die Nervenbahnen der Nation darstellte, war nicht nur eine liebgewordene Metapher des 19. Jahrhunderts; mit dem Modell des Telegraphen wurde sowohl in der Neurophysiologie als auch in der Sozialwissenschaft gearbeitet. Um es mit den Worten Foucaults zu sagen: Der Telegraph fand seinen Platz nicht nur in der Überwachung der Gesellschaft, sondern auch in der Disziplinierung des Körpers. Sein automatisches Schreiben auf Endlospapier, seine Trennung von Auge, Ohr, Stimme und Hand und die Möglichkeit der feinsten Messung kleinster Zeitintervalle inspirierte Mitte des 19. Jahrhunderts eine Vielzahl von Konstruktionen und Vorrichtungen zur Erfassung kleinster Veränderungen an verschiedenen Körperteilen bzw. Organen. Der Kymograph zur Erfassung des Pulsschlages gehörte ebenso dazu wie der Myograph zur Registrierung von Muskelzuckungen, der Sphygmograph, ein Gerät zur Aufzeichnung der Pulskurve, der Seismograph, der geologische Aktivität mißt, oder der Hygrograph zur Feststellung der Luftfeuchtigkeit. In der neueren Forschung wurde die Genealogie der Medien des 20. Jahrhunderts bereits bis hin zu anatomischen Theatern, Wachsfigurenkabinetten, Märchenspielen, Trivialliteratur, philosophischen Spielzeugen wie Kaleidoskop und Lebensrad und dem Zirkus ausgedehnt. Eine jedoch mindestens ebenso wichtige Quelle für die Maschinerie der heutigen Unterhaltungsindustrie waren medizinische Meßgeräte, die gebaut worden waren, um mit den menschlichen Sinnen wie dem Auge oder dem Ohr zu interagieren. Film, Telephonie, Phonographie, Fernsehen und Mensch-Computer-Schnittstellen verkörpern psychotechnische Praktiken, die aus dem Studium – und der Simulation – der menschlichen Sinne abgeleitet wurden. Sie sind verbreitete Früchte der Experimentalpsychologie und somit, in Nietzsches Verständnis von Ästhetik, »angewandte Physiologie«.

Um die Entstehung der Stimmaufzeichnung und generell der akustischen Medien sowie deren anschließende Verbreitung und ihre große kulturelle Signifikanz zu begreifen, kommt man nicht umhin, seinen Blick über Edison hinaus zu richten. Von Edison, der als Erfinder der Duplex-Telegraphie, des Phonographen, des Kinetoskops und der elektrischen Glühbirne (eine grundlegende Technologie für das zukünftige Radio mit seinen Vakuumröhren), gar nicht zu reden von seiner nur knapp verfehlten Beteiligung an der Entwicklung der Schreibmaschine, des Mikrophons und des Telephons, an vorderster Front der Gründerzeit der analogen Medien steht, muß man in seine Vätergeneration blicken, in der die Wissenschaft der Sinnesorgane entstanden war, mit Hermann von Helmholtz (1821–1894) als führendem Kopf. Als wahrscheinlich letztes großes Universalgenie der Wissenschaft spielte Helmholtz, – neben seinen vielen weiteren Leistungen, vor allem als Physiker, Physiologe, Philosoph und Epistemologe des Auges und des Ohres – eine Schlüsselrolle bei der Externalisierung und Instrumentalisierung der Sinne, einer Technik, die, obwohl zum großen Teil vergessen, entscheidend für die Entstehung unserer modernen Medien werden sollte. »Helmholtz beschrieb das Nervensystem als einen Telegrafen – und das nicht nur zum Zweck einer populären Darstellung. Seine Anhänge – die Sinnesorgane – betrachtete er als medialen Apparat« und adaptierte folglich »eine Vielzahl von technischen Gerätschaften, die in der Telegraphie Verwendung fanden, so daß sie zur Messung kleiner Zeitintervalle und zur graphischen Aufzeichnung zeitlicher Ereignisse in der Sinnesphysiologie benutzt werden konnten.« (Lenoir 1994, S. 185, 186) McLuhan hatte ganz recht damit, Medien und Physiologie zu verbinden, aber er begnügte sich zu schnell mit einer poetischen Montage anstelle von historischen Forschungen. Um die Stimme im Zeitalter ihrer technischen Reproduzierbarkeit zu ergründen, darf man nicht außer acht lassen, daß sie vor ihrer Mechanisierung externalisiert wurde. Und der bedeutendste Vertreter dieser Externalisierung ist vermutlich Helmholtz, so wie Edison derjenige der Mechanisierung ist.

I. Helmholtz

Wissenschaftler und Ingenieure des neunzehnten Jahrhunderts waren damit beschäftigt, die großen und entscheidenden Unterschiede zu untersuchen, die von kleinsten Quantitäten verursacht wurden: Katalysatoren in chemischen Reaktionen, Vitamine, Spurenelemente (wie z. B. Thallium), Nebenprodukte des Kohlenteers, Phonographenrillen, Funksignale, Radioaktivität und allen voran Elektrizität. Helmholtz bildete dabei keine Ausnahme. Seine Pionierarbeiten zu Reaktionszeiten, blinden Flecken und Nachbildern sowie die Auswirkungen der gleichschwebenden Temperierung auf das Schicksal der westlichen Musik zeigten alle die tiefgreifende Bedeutung kleinster Differenzen, die bisher kaum beachtet worden waren. Und doch bildeten sie die entscheidende Differenz: Die Ergebnisse seiner frühen Forschungen zu Nervenlaufzeiten bestimmter Impulse in den Rückenmarksnerven von Fröschen führten schließlich zu nichts geringerem als zum Umsturz von Kants Unterscheidung der numenalen und der phänomenalen Welt, und damit eines bestimmten Seelenbegriffes in der Philosophie. Von seinem Lehrer, dem Physiologen Johannes Müller, hatte Helmholtz gelernt, daß »der Unterschied der Empfindungen verschiedener Sinne nicht abhängig sei von den äusseren Einwirkungen, welche die Empfindung erregen, sondern von den verschiedenen Nervenapparaten, welche sie aufnehmen.«[1] Müller drängte die Kantsche Problematik der konstituierenden Kräfte der Wahrnehmung in eine neue physiologische Richtung, wobei die Grundannahmen jedoch unangetastet blieben. Helmholtz ging darüber hinaus. In einem Brief an seinen Vater von 1850 schrieb er: »Daß uns die Zeitdauer dieser Fortpflanzung (im Nerv) so ungeheuer klein vorkommt, liegt daran, daß wir eben nicht schneller wahrnehmen können, als unser Nervensystem arbeitet, und uns deshalb die Zeiträume, welche dieses zu seinen Verrichtungen gebraucht, unwahrnehmbar klein sind.« (zit. nach Lenoir 1992, S. 217) Die Möglichkeit des profunden Selbstbetruges wird im »ich denke« installiert. So, wie der blinde Fleck aufgefüllt

---

[1] Zitiert wird im folgenden aus: *Die Lehre von den Tonempfindungen als physiologische Grundlage für die Theorie der Musik* (4. Aufl. 1877) mit der Sigle TE. Hier: TE, S. 244.

wird und daher das Auge seine eigene Verzweigung mit dem Sehnerv nicht wahrnehmen kann, genauso entdecken wir die strukturelle Unvermeidlichkeit des Miß-
lingens von Selbstbeobachtung und innerer Wahrnehmung in der Tatsache, daß wir
die minimalen Verzögerungen, mit denen unsere Nerven ihre Signale senden, nicht
beobachten können. Mit anderen Worten, der Zugriff der Seele auf sich selbst und
auf den Körper ist immer nur über eine Kluft hinweg möglich. William James formulierte mit charakteristischer Eloquenz die Konsequenzen, die sich aus Helmholtz' Messungen der Nervenlaufzeiten ergaben:

> Das geflügeltes Wort ›schnell wie ein Gedanke‹ hatte seit unvordenklichen Zeiten
> all das bezeichnet, was wunderbar schien und sich in seiner Geschwindigkeit
> dem menschlichen Zugriff entzog; die Art und Weise in der nun die Wissen-
> schaft ihre schicksalsschwere Hand an dieses Geheimnis legte, erinnerte die
> Menschen daran, wie Franklin als erster ›*eripuit coelo fulmen*‹ (dem Himmel den
> Blitz entriß) und damit das Regiment einer neuen und kälteren Rasse von Göt-
> tern ankündigte. (James 1890, Bd. 1, S. 85 f.)

Für diese neuere und kältere Rasse der Götter, angeführt von Helmholtz und seinem zeitweiligen Doppelgänger Nietzsche, gab es keinen glücklichen Zufluchtsort
des Numenalen mehr, der mit den Phänomenen nur asymptotisch durch Glauben
oder Setzung verbunden war. Vielmehr nahm die *Ästhetik* ihre alte griechische Verbindung zur Empfindung (*aisthêsis*) wieder auf. Malerei wurde der Optik zugeordnet, Musik der Akustik. Schönheit mit ihrem emotionalen und kognitiven Überfluß
wurde zum Objekt von Physik, Physiologie und Psychologie. »Kants Frage nach den
Grundbedingungen der Möglichkeit aller Erkenntnis wird bei Helmholtz reformu-
liert zu einer experimentalphysiologisch faßbaren Frage nach den Bedingungen der
Raumwahrnehmung.« (Lenoir 1992, S. 208) Mit Müller war das *apriori* physiologisch geworden; mit Helmholtz wurde die qualitative Struktur der Sinnesorgane zu
einer quantitativen. Dabei behielt Helmholtz immer eine bestimmte wohlwollende
Bescheidenheit gegenüber großen künstlerischen Leistungen bei, genauso wie
gegenüber den komplexeren Bereichen des Geistes: Seine Methode war eindeutig
reduktionistisch, aber er gab nie vor, damit mehr zu erklären, als er konnte, selbst
wenn die Logik seiner Schriften weit radikaler in jene kälteren Regionen reichte, die
James angedeutet hatte.

Seine beiden großen Beiträge zur Physiologie des Auges und des Ohres waren
das dreibändige *Handbuch der physiologischen Optik* (1856–1867) und *Die Lehre von
den Tonempfindungen als physiologische Grundlage für die Theorie der Musik* (1863;
vierte Auflage, 1877). Letzteres enthält mehrere faszinierende Beiträge zur Musiktheorie. Stellenweise klingt Helmholtz wie Hegel, wenn er beispielsweise Dissonanzen als Voraussetzungen von Versöhnung versteht, an anderer Stelle wie Adorno

und dessen Verständnis zur Teil-Ganzes-Beziehung in musikalischen Formen oder gar wie Schönberg in der Beobachtung der Tendenz zur Auflösung des tonalen Systems. In den musikalischen Erörterungen des Buches argumentiert Helmholtz, daß die Stimme (und nicht das Klavier) das wichtigste Musikwerkzeug des Menschen sei, weil sie so unendlich fein in ihren Stimmungen sei und nicht durch festgelegte Noten eingeschränkt würde wie das Klavier, die Orgel oder auch die offenen Saiten einer Violine, die alle eine leicht verstimmte Temperierung bewirken. Unsere modernen Ohren sind durch die Hörgewohnheiten des gleichtemperierten Klaviers korrumpiert, da Klavier und Orgel uns gelehrt haben, Töne als konsonant zu empfinden, die tatsächlich bis zu einem Fünftel eines Halbtones von ihrer eigentlichen Tonhöhe abweichen. Die Stimme ist die Referenz der natürlichen Temperierung, die Quelle der minimalen quantitativen Differenzen, die einen so immensen qualitativen Unterschied generieren. Helmholtz entwirft eine Art Naturgeschichte der Stimme, die sowohl physikalische wie auch kulturelle Grundlagen berücksichtigt.

Für Helmholtz präsentierten sich die Sinnesorgane, allen voran das Ohr und das Auge, als Meßinstrumente, deren scheinbar rein qualitative Funktionen auf quantitative Effekte zu reduzieren sind. Er stellt fest, »dass die Sinnesorgane uns zwar von äußeren Einwirkungen benachrichtigen, dieselben aber in ganz veränderter Gestalt zum Bewußtsein bringen, so dass die Art und Weise der sinnlichen Wahrnehmung weniger von den Eigenthümlichkeiten des wahrgenommenen Gegenstandes, als von denen des Sinnesorgans abhängt, durch welches wir die Nachricht bekommen.« (Helmholtz 1853, S. 49) Sehen und Hören funktionieren strukturell parallel: Die Schattierung, Intensität und Sättigung von Farben entsprechen der Tonhöhe, Lautstärke und Klangfarbe von Tönen. Die Erinnerung an ein Bild verhält sich zum Bild, wie Harmonie zur Melodie (TE, S. 595). Und doch unterscheiden sich die beiden Organe auch. Das Auge arbeitet synthetisch; das Ohr, im Gegensatz dazu, hat erstaunliche analytische Fähigkeiten, besitzt eine Art morphologisches Geschenk (man ist versucht, hier einen Widerhall Goethes herauszuhören, Helmholtz verzichtet jedoch darauf, dessen Sprache direkt zu verwenden). Vom Ohr kann eine einzige Wellenform als Menge sich überschneidender Harmonien gehört werden. »Es ist diese Zerlegung der Schwingungen in einfache pendelartige eine sehr auffallende des Ohres.« (TE, S. 209) Auf das Auge dagegen treffen niemals einzelne elementare Eindrücke von Farbe: Jede Wahrnehmung im Auge geschieht additiv (TE, S. 110). Das Auge »hat keine Harmonie in dem Sinne wie das Ohr; es hat keine Musik« (Helmholtz 1857, S. 90). Die Fähigkeit zur Wahrnehmung kleinster Zeitintervalle differiert bei Auge und Ohr bemerkenswert. Das Ohr kann, selbst wenn es sie nicht zählen kann, 132 Schläge pro Sekunde als einzelne Schläge wahrnehmen. Für das Auge hingegen geht Helmholtz von einem Maximum von 24 Bildern pro

Sekunde aus, die es noch unterscheiden kann; eine Zahl, die schließlich eine große Bedeutung für die Bildwechselfrequenz von Kinofilmen bekommen sollte (TE, S. 289). Dagegen übertrifft das Auge das Gehör in der momentanen Raumwahrnehmung. Das Ohr kann zu einem bestimmten Zeitpunkt nur einen kleinen Ausschnitt aus dem Klangozean erlauschen, der uns umgibt, da der Gehörgang den Hörraum stark einengt, ganz so wie ein Fernglas vor dem Auge das Gesichtsfeld (TE, S. 46–48).

Helmholtz' wesentlichster Beitrag zur musikalischen Akustik war die Erkenntnis, daß die unendlich verschiedenen Klangfarben von Stimmen, Instrumenten und überhaupt allen Tönen durch Obertöne entstehen. Während die Tonhöhe durch die Frequenz der Schallwellen bestimmt wird und die Lautstärke durch die Amplitude, hängt die Tonqualität von der Form der Wellen ab oder um genauer zu sein, von den Serien von Obertönen, die eine zusammengesetzte Welle mit sich führt. Die spezielle Klangfarbe eines Musikinstrumentes beruht auf nichts weniger Mysteriösem als seinen Obertönen, ebenso die menschliche Sprache. Selbst Vokale, die Herzstücke der Rede und des Gesangs, unterscheiden sich nach Helmholtz nur durch eine bestimmte Tonhöhe und eine jeweils charakteristische Serie von Obertönen (Helmholtz prägte den Begriff der »Eigenton-Theorie der Vokale«). Durch das Wissen um die Obertöne werden plötzlich alle Töne prinzipiell synthetisierbar, ganz egal, wie sie sonst entstehen. »Es ist gleichgültig, ob es durch die schwingenden Saiten des Claviers und der Violine, durch die Stimmbänder des menschlichen Kehlkopfs, durch die Metallzungen des Harmonium, die Rohrzungen der Clarinette, Oboe und des Fagotts, durch die Schwingung der Lippen der Blasenden im Mundstück der Blechinstrumente, oder durch die Brechung der Luft an den scharfen Lippen der Orgelpfeifen und Flöten geschieht.« (Helmholtz 1857, S. 60 f.) Vokale können von Instrumenten und Maschinen durch Resonanzröhren, Klaviere und elektrifizierte Stimmgabeln nachgeäfft werden, (TE, S. 196 ff.) und schließlich auch durch den Phonographen und das Telephon.[2] Helmholtz ebnet alle Modalitäten ein und schert sich nicht um körperliche Ursprünge: Schall ist Schall ist Schall. Was zählt, ist die Wellenform und nicht die Quelle (selbst wenn Helmholtz in der Praxis einsehen muß, daß bestimmte Klangquellen überaus schwierig zu imitieren sind, allen voran die Stimme). Ohr und Stimme sind somit vom sterblichen Körper abgetrennt worden und nun – als unsterbliche Organe – in der Lage, verschiedenste Paarungen mit (und als) Maschinen einzugehen.

---

[2] Alexander Ellis, Helmholtz' englischer Übersetzer, fügte 1885 einen ausführlichen Anhang ein, in dem die Relevanz von Edisons Phonographen für das Studium der Vokallaute erörtert wurde. Vgl. Helmholtz 1877/1954, S. 538–543.

Helmholtz' kreativer Umgang mit Instrumenten sowohl im Experiment wie auch als Analogie war entscheidend für seine reduktionistische Methode. Die schöpferische Rolle des Telegrafen konnten wir bereits sehen: Jedoch »Telegraphenapparate waren nicht nur als Vergleichsgegenstände und Experimentiergeräte wichtig, sondern die Telegraphie verkörperte auch ein Zeichensystem, das Helmholtz' Ansichten von mentalen Repräsentationen und ihren Beziehungen zur Wirklichkeit bestimmte.« (Lenoir 1994, S. 206 f.; als Beispiel TE, S. 245 f.) Aber wiederum andere Geräte bestärkten ihn in seiner Neigung, Auge und Ohr als Instrumente zu begreifen, vornehmlich seine Erfindungen Augenspiegel und Resonator. Letzterer bestand aus speziell geformten Glasflaschen, die so gestimmt waren, daß sie jeweils bei einer ganz bestimmten Tonhöhe begannen, mitzuschwingen. Auf diese Weise konnte Helmholtz zum einen die Existenz von Obertönen zeigen und zum anderen sein Gehör darauf trainieren, diese zu hören. Anfangs verschloß er ein Ende der Flasche mit einer Membran aus einer Schweinsblase, und visualisierte ankommende Schallvibrationen, ganz nach dem Vorbild Chladnischer Klangfiguren, anhand der Muster, die im auf die Membran gestreuten Sand entstanden. Im nächsten Versuch paßte er den Flaschenhals mit geschmolzenem Siegellack so an, daß er in den Gehörgang eingeführt werden konnte und auf diese Weise »an Stelle der (vorher) angewendeten künstlichen elastischen Membran das Trommelfell des Beobachters tritt.« Der große Vorteil dieses Modells ist, daß der Resonator »in directer Verbindung mit den empfindenden Nervenapparaten (des Ohrs) steht« (TE, S. 73–75). Ein Ohr, das mit diesen Resonatoren ausgerüstet war, konnte nun nicht mehr nur Obertöne in der Musik hören, sondern die ganze Welt scheint voller Geräusche zu sein, »ja man bemerkt den Ton des Resonators sogar zuweilen im Sausen des Windes, im Rasseln der Wagenräder, im Rauschen des Wassers auftauchend.« (TE, S. 74) Alles kann zu einer potentiellen Stimme werden! Jeder Körper in Helmholtz' Universum beginnt zu schwingen, und die periodischen Schwingungen produzieren einen Klang, die irregulären ein Geräusch. Selbst das Trommelfell an sich ist, wie alle elastischen Körper, ein Resonator, der auf spezifische Tonhöhen anspricht (etwa 2640 bis 3168 Vibrationen pro Sekunde), ein Bereich, in dem die menschliche Stimme besonders reich an Obertönen ist. Diese bestehende Harmonie von Stimme und Gehör ist nach Helmholtz einer der Gründe, warum das Zirpen der Grillen als so durchdringend empfunden wird, da es das Trommelfell genau in seiner sensibelsten Region erreicht (TE, S. 187). Helmholtz denkt hier offenbar, wie vor ihm Plato und später Ingeborg Bachmann, an jene Lebewesen, die ihre Stimmen behielten, obwohl sie ihr Menschsein aufgaben – die Zikaden. In jedem Fall ist diese akustische Entdeckung das Ergebnis eines Instrumentes, das in jeder Hinsicht genauso wenig aufsehenerregend war wie der Phonograph (ein Glasresonator, der mit Hilfe von Siegellack in den Gehörgang gesteckt wurde) und eine clevere Ersetzung (eine

Nervenmembran wurde an Stelle einer künstlichen Membran gesetzt). Helmholtz merkt jedoch an, daß die unscheinbaren Resonatoren die Möglichkeitsbedingungen seiner akustischen Studien bildeten (TE, S. 75).

Ein weiteres konstitutives Instrument für Helmholtz' Arbeiten zum Gehör war Cagniard de la Tours Sirene, die Tonhöhe als Funktion der Frequenz mißt. So wie er Kants Mannigfaltigkeit in ein kontinuierliches Feld von Quantitäten verwandelte, so benutzte Helmholtz diese Sirene als experimentellen Beweis für die Gültigkeit der Pythagoräischen Verhältnisse, indem er beispielsweise zeigte, daß bei exakter Verdopplung der Frequenz eine perfekte Oktave erklingt (TE, S. 20–22). Die Sphärenmusik wurde zum Objekt empirischer Messungen, ähnlich wie Fourier es schon gezeigt hatte. In der Tat ist *Von den Tonempfindungen* eine Art illustrierter Katalog der Mitte des 19. Jahrhunderts existierenden Instrumente. Ein Zeichen für Helmholtz' anerkannte Stellung im gesellschaftlichen Leben seiner Zeit ist die Tatsache, daß er Zugang zu den allerbesten damals existierenden wissenschaftlichen Geräten wie auch zu Musikinstrumenten hatte. Dazu gehörten Klaviere von Steinway und Bausch genauso wie eine Guadanini-Violine und natürlich die sie spielenden besten Musiker, die man damals kannte. So vermaß Helmholtz die Fingerstellung des berühmtesten Geigers seiner Zeit, Joseph Joachim, und stellte dabei fest, daß dieser bis zu 4 mm von der traditionell üblichen Fingerstellung, das heißt also von der Gleichtemperierung, abwich und intuitiv in einer natürlichen Temperierung spielte (TE, S. 525).

Aber natürlich sind Instrumente nicht nur Spielzeuge, sondern ebenso Denk- und Befehlswerkzeuge. James, der in den Vereinigten Staaten das erste experimentalpsychologische Labor nach deutschem Vorbild aufbaute, schrieb über die Arbeitsweise der Psychophysiker: »Jedes neue Problem erfordert eine neue elektrische oder mechanische Disposition der Apparate.« (James 1890, Bd. 1, S. 88) Helmholtz verstand den Resonator als Gerät, das ihm dazu diente, das Gehör zu schulen, gleichwohl war er schon nach dem Muster des Ohres gebaut worden und im wortwörtlichen Sinne ein Hörgerät. Diese Metaphorisierung des Ohres als Instrument lädt zur Instrumentalisierung des Ohres ein. Das Klavier und das Ohr sind schlicht zwei Sorten von Apparaten (Vgl. TE, S. 210). Besonders deutlich wird die Interaktion von Medien und Nerven am Helmholtzschen Modell, mit dem er das Hören als Schwingungen elastischer Nervenanhänge beschreibt. So wie Helmholtz in seinem Resonator das Trommelfell durch eine Schweinehaut ersetzt, so versteht er das Ohr als eine Art Klavier mit Saiten, die nicht an den Stimmstock des Klavierrahmens, sondern an die Nerven angeschlossen sind. Das Hören wird zu einem außerordentlich feinfühligen Vorgang der mit wunderbar kleinen Quantitäten zu tun hat: Das Ohr muß »eine Bewegung von großer Amplitude und geringer Kraft, welche das Trommelfell trifft, […] verwandeln in eine von geringer Amplitude und größerer Kraft, die dem Labyrinthwasser mitzutheilen ist.« (TE, S. 219)[3] Das Ohr hört also durch Mitschwingen, genau so, wie die Saiten eines Klaviers bei gehobenem Dämpfer mit Tönen, die auf sie treffen, mitschwingen. »Könnten wir nun jede Saite eines Claviers mit einer Nervenfaser so verbinden, dass die Nervenfaser erregt würde und empfände, so oft die Saite in Bewegung geriethe: so würde in der That genau so, wie es im Ohre wirklich der Fall ist, jeder Klang, der das Instrument trifft, eine Reihe von Empfindungen erregen.« (TE, S. 210) Diese Vorstellung ist für Helmholtz kein reines Wunschdenken. Die etwa 4 500 äußeren Wölbungen der Cochlea könnte man in jeweils fast 600 für jede der etwa sieben musikalisch nutzbaren Oktaven aufteilen (nur ein sehr junges Ohr kann in einem Umfang von bis zu elf Oktaven hören). Jeder Klang im Universum regt nun eine oder mehrere dieser Wölbungen, »welche wie die Tasten eines Claviers regelmässig neben einander liegen« (Helmholtz 1857, S. 75), zum Schwingen an.[4] Jeder Klang, jede Sprache und jede Musik spielen somit auf unserem inneren Klavier, auf diesem seltsamen Apparat, dieser Verflechtung von schwingenden Saiten und Nervengewebe. In diesem Projekt der Kreuzung von Mechanismus und Organismus war Helmholtz ganz ein Sohn seiner Zeit. Für Helmholtz hat jede Person ein Klavier im Ohr. Er sieht nicht, wie Herder und Pestalozzi, das Clavicord als Instrument der inneren Empfindsamkeit (Scherer 1999), sondern als ein Meßinstrument für Bewegungen, die von periodisch schwingenden Körpern produziert werden. Incipit Aufschreibesystem 1900 (Kittler 1995).

Obwohl nicht ohne Kritiker (unter ihnen James 1890, Bd. 2, S. 170), so blieb Helmholtz' Theorie des Hörens doch bis zu Georg von Bekesys Mitte des zwanzigsten Jahrhunderts nobelpreisgekrönter Arbeit tonangebend. Die Theorie umreißt sehr gut Helmholtz' generelle Denkweise: »In physiologischer Beziehung ist [...] zu bemerken, dass durch diese Annahme [eines mitschwingenden inneren Klaviers] die verschiedene Qualität der Gehörempfindungen nach Tonhöhe und Klangfarbe zurückgeführt wird auf die Verschiedenheit der Nervenfasern, welche in Erregung versetzt werden.« (TE, S. 244) Voilà: Auf einen Streich finden wir Qualität in Quantität verwandelt, Kontinuität in diskrete Teile, Klänge in Empfindungen, Kunst in Physiologie. Er fügt eine Klaviertaste, eine Stimmgabel und das empfindlichste Knöchelchen des Innenohres zusammen. Offensichtlich also philosophiert Helmholtz mit dem Hammer.

---

[3] Wie heute bekannt ist, bewegt sich das Trommelfell in einem Maße, das dem Durchmesser des Wasserstoffmoleküls entspricht.

[4] Um die extrem genauen Differenzierungen, zu denen ein musikalisch ausgebildetes Gehör fähig ist, zu erklären, meint Helmholtz, sei es vermutlich notwendig anzunehmen, daß auch Kombinationen mehrerer Saiten gleichzeitig schwingen können.

Bei dem Versuch festzustellen, was in der Konstruktion und der Wissenschaft von Sinnesorganen das Vorbild und was die Kopie ist, wird einem schwindlig. Wie wir bei Edison sehen werden, ist es oft gerade das Ziel, diese beiden zu vermischen. »Psychotechnik verschaltet Psychologie und Medientechnik unter der Vorgabe, daß jeder psychische Apparat auch ein technischer ist und umgekehrt« (Kittler 1986, S. 238). Zwei Jahre vor seinem erfolgreichen Telefonanruf bei Watson von 1876 versuchte Alexander Graham Bell, nach dem Helmholtzschen Ohrmodell ein harmonisches Telefon zu bauen, »ähnlich einer musikalischen Spieldose von der Größe eines Klaviers mit zwischen 3 000 und 5 000 Zinken, als Replikation der haarförmigen Organe des Corti-Organes im menschlichen Ohr« (Winston 1998, S. 38). Bell hielt diese Experimente unter Verschluß, aus Angst, sich lächerlich zu machen »besonders bei jenen, die die Helmholtzschen Experimente nicht kannten« (die er in französischer Übersetzung las). Mit Bell ist es nun also so weit: Das Ohr wird nicht mehr nur als Klavier vorgestellt, sondern es wird ein Klavier *als* Ohr gebaut. Die Metaphern entspringen den Buchseiten – und den Ohren – und direkt hinein in die Maschinen. Schade, daß Bells Ohr-Klavier ein Mißerfolg war, vielleicht hätten wir sonst flüssigkeitsgefüllte Harfen in unseren Telefonen, als Entsprechung zu denen in unserem Kopf. Bell trieb die implizite Logik Helmholtzscher Analogien auf die Spitze: das Ohr als ein akustischer Apparat, der außerhalb des Körpers nachgebaut werden konnte. Helmholtz beschreibt, genau wie Ärzte und Psychophysiker seiner Zeit, den menschlichen Körper als eine Ansammlung von Instrumenten-Metaphern: Die Stimme ist ein Musikinstrument, eine Rohrflöte oder ein Holzblasinstrument; die Kehle ist eine Orgelpfeife; die Stimmbänder sind Membranzungen, das Trommelfell ist ein Resonator. Mit dieser Praxis zeigt Helmholtz, daß Metaphern, wie Medien selbst, Zeitmaschinen und Materietransmitter sind, die Körper rekonfigurieren und durch Raum und Zeit transportieren können.

Helmholtz mag den Traum, Apparaturen zu bauen, die von körperlichen Beschränkungen unabhängig machen, stimuliert haben, gleichzeitig jedoch lenkte er den Blick auf eine ganz neue Art der Endlichkeit unserer Sinnesorgane. Niemals zuvor waren die Mängel des Ohres so deutlich aufgezeigt worden: der begrenzte Umfang seiner Hörfähigkeit, sein mikroskopischer (und so gar nicht panoramatischer) Fokus auf das Universum des Klanges und die zwar extrem kleinen, aber nicht unterschreitbaren Quanten der Hörfähigkeit. Helmholtz zeigt wiederholt die alltäglichen Fehlleistungen gewöhnlicher Wahrnehmung und weist als Konsequenz in seinen Arbeiten nachdrücklich darauf hin, daß die Sinnesorgane alles andere als perfekt sind, er verweist auf die Wahrnehmungsschwellen (die Fechner »gerade noch wahrnehmbare Unterschiede« genannt hatte), auf Nachbilder, optische Täuschungen, die Produktion kombinatorischer Töne, fehlende Sensibilität der Haut usw. So wie seine Enthüllung der kleinen Intervalle, in denen die Nervenleitung geschieht, half, das übermächtige Kantische Ich zu entthronen, so gab, wie wir bei Edison sehen werden, die Konstruktion von Sinnesorganen, die zu artifiziellen Instrumenten wurden und von artifiziellen Instrumenten, die Sinnesorgane replizierten, den Blick frei auf sowohl verlorene wie auch gewonnene Endlichkeit. Die neuen Modelle vom grenzenlosen Hören fielen auf das Ohr zurück indem sie zeigten, daß es ein Instrument mit Schwachstellen ist. Selbst in Edisons kombinierter Ohr-Stimmen-Maschine, dem Phonographen, verweist die Unsterblichkeit der Stimme ebenso auf eine neue Mortalität.

II. Edison

Der amerikanische Erfinder-Unternehmer und der deutsche Wissenschaftler haben viel gemeinsam, und diese Affinität beginnt bei ihrer jeweiligen Faszination für den Telegraphen, die Brutstätte der Medienapparate des 19. Jahrhunderts. Für Helmholtz bot der Telegraph ein Modell des Nervensystems und ein Reservoir für das Instrumentarium seiner Experimente; Edison, der in seiner Jugend als Aushilfstelegraphist arbeitete, bot er einen Lebensunterhalt. Seiner zukünftigen Frau schrieb Edison den Heiratsantrag als Morse-Code in die Hand, und seine Kinder erhielten die Spitznamen *Dot* (Punkt) und *Dash* (Strich). Sowohl Edison wie Helmholtz hatten institutionelle Machtpositionen inne, Helmholtz seit 1871 als Direktor des Physikinstitutes der Berliner Universität und von 1887 bis zu seinem Tod 1894 als Leiter der Physikalisch-Technischen Reichsanstalt Charlottenburg, Edison als führender Kopf seiner Ingenieurbüros, Labors und Fabriken. Beide lernten kleinste Quantitäten zu berücksichtigen, lernten, »viele scheinbar unwichtige und kleine Details zu beachten« (Edison 1878, S. 528). Beide arbeiteten sich mit unendlicher Geduld und Ausdauer durch schier unübersehbare Materialmengen. Edison soll angeblich 6 200 verschiedene Stoffe auf ihre Eignung als Glühfaden in seiner elektrischen Birne getestet haben. Und sowohl Helmholtz wie Edison sahen einen Isomorphismus von Auge und Ohr. Folgerichtig schrieb Edison über die Ursprünge des Films: »Im Jahre 1887 hatte ich die Idee, daß es möglich sein müßte, ein Instrument zu bauen, welches das Gleiche, was der Phonograph für das Ohr tut, für das Auge vollbringen könnte. Und wenn es dann gelänge, die beiden zu kombinieren, könnte man jede Bewegung und jeden Ton aufzeichnen und simultan wieder abspielen.« (Edison 1948, S. 84) Aber es gibt auch entscheidende Unterschiede: Edison war ein Empiriker, Helmholtz ein Experimentator; für Edison war der Effekt am wichtigsten, für Helmholtz die Theorie. So erinnert sich Edison an den Telegraphen: »Die beste Erklärung, die ich jemals bekam, war die eines alten schottischen Leitungsreparateurs, der mir folgendes sagte: wenn es einen Hund, beispielsweise einen Dackel gäbe, der so lang wäre, daß er von Edinburgh bis London reichte, dann würde er, wenn man ihn in Edinburgh am Schwanz zöge, in London bellen. Das verstand ich. Aber es war schwierig, dahin zu kommen, zu verstehen, was durch den Hund bzw. den Draht ging.« (Edison 1948, S. 216) Nicht im Traum hätte sich Helmholtz mit so einer Erklärung zufrieden gegeben! Wenn Edison der Archetyp der Yankee-Genialität ist, des Genies, das der Ignoranz entspringt, dann ist Helmholtz der Archetyp der deutschen Wissenschaft, der Macht, die aus Wissen entsteht.

Abgesehen von der epochemachenden Zeitkonservierung folgt der Phonograph in jeder Hinsicht dem Weg, den Helmholtz für Gehör und Stimme vorgezeichnet hatte. Edison selbst war ein überaus gerissener Kommentator der großen kulturellen Bedeutung seiner Erfindungen, bis auf den einen blinden Fleck: die Zukunft des Phonographen als Herzstück einer populären Musikindustrie. Nicht vor 1914, also fast fünfzig Jahre nach der Erfindung der Tonaufnahme, wurde die erste Sinfonie (Beethovens Fünfte) aufgenommen. Das ursprüngliche Ziel Edisons war die Aufzeichnung von Stimmen, nicht das Abspielen von Musik, ihm ging es um Konservierung, nicht Wiederholung, um Stenographie und nicht Unterhaltung. »Entworfen zur Konservierung von Worten, wurde es [das Grammophon] zu einem Verbreiter von Klängen.« (Attali 1977, S. 201) Der Phonograph stellte anfänglich einen Versuch dar, die Telegraphenübertragung zu verbessern: Er sollte ein Gerät sein, das Worte aufbewahren und wiederholen konnte, ohne dabei die Arbeit einer menschlichen Hand zu benötigen und ohne die Fehler, die die schwankende menschliche Aufmerksamkeit bewirkt, zu machen. Was als Übertragungshilfe begann, endete als Aufnahmetechnik. Das Ziel, Entfernungen zu überbrücken, führte zur Überbrückung der Zeit. Ganz wie ein Phonographen-Enthusiast 1896 ein klein wenig zu übereilt annoncierte: »Der Tod hat einen Teil seines Stachels verloren, da wir jetzt die Stimmen der Toten für immer bewahren können.« (Anonym 1896, S. 1) Aufzeichnung ist im Grunde umgekehrte Übertragung, und der Phonograph deckt diese Reversibilität auf – durchaus nicht die geringste unter seinen Leistungen. Um sie zu übertragen, müssen Daten in irgendeiner Form aufgezeichnet werden. Edison jedoch betrachtete seine Phonographen sehr sachlich und nüchtern als einen Stenographie-Ersatz, einen un-menschlichen Sekretär, eine akustische automatische Schreibmaschine, als etwas, das er durch die Wahl des Namens für seine Erfindung ausdrückte: *Phonography* war im Amerika des 19. Jahrhunderts über lange Zeit hinweg die Bezeichnung für eine bestimmte Form der Kurzschrift.

Als erstes, ähnlich wie bei Helmholtz, inaugurierte die Stimme des Phonographen ein neues Zeitalter von in ihren Eigenarten verschwimmenden Körpern, eine merkwürdige Verschmelzung von Bienen, Hunden, Engeln und Menschen. Beim ersten Hören des Phonographen sagte Edison der Überlieferung nach: »I was never so taken aback in my life.« (»Noch nie hat mich etwas derartig verblüfft.«[5]) Der Phonograph versetzte Edison ontogenetisch und phylogenetisch zurück in die an Nachahmungen so reichen Zustände von Kindheit, primitiven Völkern oder Tieren (Taussig 1993, S. 211–214). Sein Singen des Kinderliedes »Mary had a little lamb« in den Phonographentrichter ließ die unendliche Wiederholbarkeit zukünftiger Werbejingles erahnen. Mit dem Phonographen wird die Zeit selbst zum Bauchredner. Engel (Deutsche Grammophon) und Hunde (Nipper, der bei Victor der Stimme seines Herrn – *his master's voice* – lauscht) waren über lange Zeit die beliebtesten Logos von Schallplattenfirmen. Der Phonograph, der hin und wieder »Repetiermaschine« genannt wurde, schien das Sprechverhalten von Kleinkindern zu imitieren: Echolalie (James 1890, Bd. 2, S. 407). In einem Bericht von 1878 wird folgende Anekdote vom »Papa des Phonographen« überliefert:

> ›Eines Tages kam ein Hund hier vorbei und bellte in den Trichter‹ berichtet Edison ›und dieses Bellen wurde in phantastischer Qualität reproduziert. Wir haben die Walze gut aufgehoben und nun können wir ihn jederzeit bellen lassen. Dieser Hund mag von mir aus sterben und in den Hundehimmel kommen,‹ fügt er in fast Schrecken erregendem Ton und mit weit ausholender Handbewegung hinzu, ›aber wir haben ihn – alles, was Stimme hat, überlebt.‹ (Croffut 1878, S. 218)

Edison gebärdete sich als eine Art umgekehrter Zerberus, als Mann, der über das Eintreten des Hundes in die Geisterwelt entschied. Der Phonograph eröffnete auch den oberhalb und unterhalb des menschlichen Hörumfanges liegenden Klangraum, indem er die Hörschranken in gewisser Hinsicht verletzte: »Klangwellen, die über dem menschlichen Hörspektrum liegen, können mit dem Phonographen aufgezeichnet und dann in einer tieferen Tonart wiedergegeben werden (d. h. indem man die Abspielgeschwindigkeit verringert), bis wir die Aufnahme dieser unhörbaren Vibration schließlich hören.« (Edison 1888, S. 642) Zeitachsenmodulation ermöglicht uns, die Sprache der Bienen und Hunde oder die Gesänge der Engel heimlich zu belauschen. Nicht länger schränken die Dissipation des Schalls und die Unvollkommenheit der Sinnesorgane den Erfahrungshorizont ein. Wir können nun das Unerhörte hören. Wie später das Mikrophon, das nach dem Mikroskop benannt wurde, machte der Phonograph »außerordentlich schwache Töne« faßbar. Solche Maschinen sind Hörgeräte, die der Hörbarkeit neue unmenschliche Horizonte eröffnen: »Mr. Hughes [der Erfinder des Mikrophons] behauptet, daß selbst der Schrei einer Fliege im Todeskampf hörbar sei.« (DuMoncel 1879, S. 145 f.)

Zum zweiten warf die Mimikry des menschlichen Vokal- und Hörapparates, wiederum ähnlich wie bei Helmholtz, die Frage nach Original und Kopie auf. Die

---

[5] Anm. d. Ü.: Das Englische *be taken aback*, das für die folgende Argumentation wichtig ist, verliert in der deutschen Übersetzung leider seinen Vergangenheitsbezug.

Rhetorik, die sich um die frühen Tonaufnahmen entspann, war oft uneins darin, welche Art von Kopie der Phonograph denn nun produzierte – eine Imitation, einen Doppelgänger oder eine Reproduktion. Edison war davon überzeugt, daß die Aufnahme dem Original in nichts nachstehe. »Der Phonograph ist die Feuerprobe für jede Stimme, da er die Stimme so wie sie ist einfängt, in der Tat ist es nicht mehr und nicht weniger als die Wieder-Herstellung der Stimme.« (Edison 1948, S. 83) »Die Aufnahmen sind keine Imitationen, sondern Reproduktionen der Stimmen, Worte, Musik oder Geräusche, die Sie zu konservieren wünschen, und sie werden so akkurat wiedergegeben, daß Sie eine bekannte Stimme sofort und problemlos wiedererkennen werden, selbst wenn Jahre vergangen sein sollten, seit die Aufnahme gemacht wurde« (zit. nach Wurtzler 1999, Kap. 3, S. 13), versprach 1896 eine Anzeige von Emil Berliners Grammophon. Edison untersagte den Händlern und Verkäufern, seine *Diamond Disc Technology* als Maschine zu bezeichnen – es war ein Musikinstrument (Thompson 1995, S. 142)! Die Firma Victor, die 1904 einen Exklusivvertrag mit Caruso abschloß, veröffentlichte eine berühmt gewordene Anzeige, in welcher der Sänger und das Grammophon abgebildet waren, und die Bildunterschrift erklärte: »Beide sind Caruso.« Nach Carusos Tod in den frühen Zwanzigern verkündete eine weitere Anzeige: »Der unsterbliche Caruso singt aus dem Jenseits, in welches er hinübergeschritten ist.« (Wurtzler 1999, Kap. 3, S. 43) Diese Mensch-Maschine-Mischlinge leben seit der Helmholtz-Generation fort.

Die vorsätzliche Konfusion von menschlicher Stimme und Maschine wurde in den sogenannten »Klangproben« auf die Spitze getrieben, mit denen Edisons Phonographen und ihre Aufnahmen zwischen 1915 und 1925 in den Vereinigten Staaten vermarktet wurden. In über 4 000 solchen Tests demonstrierte die Company insgesamt vermutlich ca. zwei Millionen Theaterzuschauern, daß sie als Hörer den Unterschied zwischen einer realen Stimme und einer Aufnahme eben dieser Stimme nicht erkennen würden (Thompson 1995, S. 53). Dazu erläutert Edison »Der Sänger oder die Sängerin steht neben dem Phonographen und singen mit einer Aufnahme, die er oder sie vorher gemacht haben, mit. Plötzlich hört der Sänger auf, aber das Lied geht weiter und das Publikum bemerkt den Unterschied nur daran, daß der Sänger seinen Mund geschlossen hat.« (Edison 1948, S. 83) Mit diesen Tests sollten die beiden Apparate Mensch und Maschine dauerhaft verkoppelt werden. Zu Beginn der Testkampagne im Jahre 1915 annoncierte eine Anzeige bescheiden: »Dieser Neue Edison war die Natur selbst. Er war Künstler in allem, ausgenommen der Form.« (Wurtzler 1999, Kap. 3, S. 35) Trotz aller Rhetorik war die »Form« (der sterbliche Körper) nicht die einzige spürbare Differenz. Einige der Mit-Sänger gaben später zu, ihre Stimme verstellt zu haben, um sie dem metallischen Klang des Phonographen ähnlicher zu machen (das heißt also, in Erinnerung an Helmholtz, einen geringeren Umfang an Obertönen zu haben). Offensichtlich funktioniert die Mensch-Maschinen-Mimesis beidseitig. Wie schon Helmholtz vor ihm, so versuchte Edison bei seinen »Klangproben« die Lücke zwischen menschlichen Körpern und technischen Geräten als Klangquellen zu schließen. Wie nicht anders zu erwarten, mißlang die Doppelung jedoch, und ein ektoplasmatischer Überschuß haftete der angeblichen Identität von Stimme und Maschine an. »Sprache ist in gewisser Weise unsterblich geworden«, schrieb der *Scientific American* 1878 über Edisons Apparatur; jedoch gerade in dieser ›gewissen Weise‹ residieren die Geister. Die Behauptung der Austauschbarkeit erzeugt Doppelgänger. Wie alle Science Fiction- und Stephen Hawking-Leser wissen, impliziert eine Zeitreise immer eine stoffliche Replikation, und die dabei entstehenden neuen Körper haben fast immer etwas Unheimliches an sich.

Zum dritten kokettierten die Klangmedien immer wieder mit dem Platzverweis von Stimme und Körper des Anderen. Körperliche Anwesenheit konnte zum Hindernis werden. Ein diesbezügliches Schlüsselerlebnis resümierte Charles Batchelor in einem Brief an den *English Mechanic* vom 3. Januar 1878: »Die Worte wurden von der Maschine so naturgetreu wiedergegeben, daß ein Herr, der diese Vorführung miterlebte, nicht glauben wollte, daß sie tatsächlich von der Maschine erzeugt würden. Er ließ sich nicht davon abbringen, daß dies die Vorstellung eines Bauchredners sei, bis Edison sich in einen anderen Raum begab und jemand anders das Instrument bediente.« (Zit. nach Edison 1878/1998, S. 7) Der Beweis einer erfolgreichen Kommunikation wird kurioserweise dadurch erbracht, daß ein Mensch in einen anderen Raum geschickt wird. Akustische Medien sind also Maschinen, die Körper von einem Raum in einen anderen transportieren – oder sie daraus verbannen.

In einer autobiographischen Notiz erinnert sich Edisons großer Rivale Alexander Graham Bell an die Vorlesungen seines Vaters, die dieser Anfang der 1860er Jahre in Edinburgh über das von ihm entwickelte universale Lautalphabet hielt, welches ein System zur graphischen Darstellung von Vokalklängen darstellte. Schon vor der Existenz von Phonograph und Telephon verfolgte Vater Bell das Ziel, Töne über die Grenzen von Raum und Zeit hinweg originalgetreu zu reproduzieren. Der junge Alexander diente seinem Vater als Assistent und verließ in dieser Rolle den Vortragssaal, während »Freiwillige auf die Bühne gerufen wurden, die dort die seltsamsten und unheimlichsten Geräusche von sich gaben. Mein Vater studierte dabei genau ihre Münder und suchte die Mechanik des Sprechapparates, die er an ihnen beobachtete, mit Hilfe seiner Lautsymbole wiederzugeben.« Daraufhin kehrte Alexander in den Raum zurück, las die Symbole seines Vaters und produzierte auf diese Weise die ursprünglichen Geräusche, was dem Publikum Überraschung und Beifall abnötigte. Einen besonderen Triumph erlebte der junge Bell, als er einen Klang »beim ersten Versuch richtig wiedergeben konnte, den er noch niemals zuvor gehört hatte« (Bell 1922, S. 228 f.). Dies ist die Urszene der Überbietung von An-wesenheit durch Programmierung. Für eine überzeugende Vorstellung wird das Original gleichgültig. Erfolgreiche Kommunikation bedarf keiner Verinnerlichung. Wir sind im Reich der Effekte – des Pragmatismus, jener Philosophie, die so perfekt zum Aufschreibesystem 1900 paßt. Wie in Turings Simulationsspiel, das gleicher-maßen den Anderen aus dem Raum schickt, bildet Text die einzige erlaubte Mög-lichkeit der Kontaktaufnahme oder Begegnung mit dem Anderen. Bell fand auf diese Weise den heiligen Gral der modernen Medien: einen Code, der als adäquates Substitut des Originals betrachtet werden kann. Die Immunität der Kommunika-tionskanäle gegen den lästigen Faktor der körperlichen Anwesenheit – das war das große Ziel von Helmholtz bis Edison und von Bell bis Turing. Dieses Projekt aber ist immer wieder mißlungen – wenn auch nur auf die unscheinbarste Weise.

Die Bevorzugung der Abwesenheit gegenüber der Anwesenheit durchzieht Edi-sons ersten Essay über den Phonographen. Er brüstet sich damit, daß seine Assi-stenten »eine oder mehrere Spalten eines Zeitungsartikels, der ihnen unbekannt ist und der in ihrer Abwesenheit in den Apparat gesprochen wurde«, transkribieren können, »ohne dabei ein einziges Wort auszulassen« (Edison 1878, S. 528 f.). Er erklärt weiterführend, daß der Phonograph nach Belieben Klangwellen mit all ihren »ursprünglichen Eigenschaften« generiert, »ohne daß die Originalquelle anwesend ist oder auch nur ihre Zustimmung erteilt hat, und das nach Ablauf jeder beliebigen Zeit.« (Edison 1878, S. 530) Und wieder sind Entfernung, Tod oder Dis-kretion keine Hindernisse. »Die phonographischen Briefe können zu Hause oder im Büro eines Freundes diktiert werden; die *Anwesenheit* eines Stenographen ist *nicht notwendig.*« (Edison 1878, S. 532) Sein Vorschlag geht sogar dahin, daß ein Telephon mit angeschlossenem Phonographen die Potentiale für Mißverständnisse im direkten Gespräch beseitigen würde: »Männer werden es vorteilhafter finden, sich etwa eine halbe Meile voneinander zu entfernen, um wichtige geschäftliche Verhandlungen zu führen, als sie direkt miteinander zu besprechen« (Edison 1878, S. 532) (auf diese Weise e-mail vorwegnehmend). Da die Tonqualität des Phonogra-phen in den Anfangszeiten oft sehr schlecht war, stellte sich das Problem, wie das Original, auf das man keinen direkten Zugriff hat, möglichst täuschend echt her-aufzubeschwören sei. Dies zeigt das klassische Problem der Telekommunikation, wo eine Nachricht verschickt wird, die der Empfänger nicht schon kennt, ein Pro-blem, das Claude Shannon 1948 mit seiner mathematischen Theorie zur Redun-danz in der Signalübertragung formalisieren sollte. Edisons Wunsch war es, eine Kopie zu produzieren, die in der Lage ist, die unmittelbare Erfahrung zu simulieren; die es unnötig macht, vor Ort zu sein.

Viertens richtet der Phonograph die Delikatesse des Wortsalates an. Ein Gast, der Edison 1878 in seinen Werkstätten in Menlo Park, New Jersey, aufgesucht hatte, berichtete, was passierte, als man eine Walze wiederbespielte, mit der zuvor schon etwas anderes aufgenommen worden war, das angeblich eine spanische Begrüßung sein sollte:

> Dann spricht Edison in das Mundstück: ›Mary had a little lamb its fleece was white as Jack and Jill went oh stop, aufhören! Ruhe!‹ – die letzten Worte in einem scharfen Tonfall. Nun wiederholt die Maschine das Ganze mit überraschender Klarheit – als die Nadel jedoch bei der wiederholten Abspielung etwas zu weit vorn abgesetzt wird, erwischt sie ein Stück der vorangegangenen Aufnahme und das hört sich dann so an: ›Fetxa d'un penjat Mary had a little lamb‹ usw. (Croffut 1878, S. 217)

Auf diese Weise eröffnet der Phonograph ein neues Spektrum des Unsinns, des Schreibens ohne Sinn oder Gedanken (Kittler 1985, Kittler 1986). Durch den Phonographen wurde der eifersüchtige Gott des Schreibens zu Fall gebracht, denn das Gerät zeichnete die Dichte des Signifikanten auf, ohne sich der Disziplin des Signifikats zu unterwerfen, und stimulierte auf diese Weise die Entstehung von Psychoanalyse, Phonetik, Tonarchiven und Sprachtherapie, die alle auf dem Gebiet des Sprechens arbeiten, das eben etwas anderes ist als Sprache. Mit dem Phonographen treten wir in eine neue Welt der Juxtaposition und des abgebrochenen Dialoges, die Kafka, T. S. Eliot, Samuel Beckett und die Marx-Brothers möglich machte. Schon Edison imaginierte eine neue Anatomie des Gesprächs:

> Der Phonograph empfängt und anschließend überträgt er an unsere Ohren wirklich alles, was gesagt wurde – und zwar genau *so*, wie es gesagt wurde – unmittelbar und mit der untrüglichen Genauigkeit einer Fotografie. Zum ersten Male werden wir erkennen, was ein Gespräch wirklich ist, genau so, wie wir erst vor wenigen Jahren und nur mit Hilfe der Fotografie gelernt haben, wie sich ein galoppierendes Pferd tatsächlich bewegt. (Edison 1888, S. 648 f.)

Sich auf Muybridge beziehend, prognostiziert Edison hier die Gesprächsanalyse, die tatsächlich aber erst in den 1960er und 70er Jahren mit der Technologie des Tonbandgerätes aufkommen sollte. Die Sprache ist mit Edison unsterblich geworden, aber sie ist plötzlich auch voller Versprecher und Unterbrechungen.

Schließlich hat die Instrumentalisierung der Stimme im Gegenzug den Menschen zu einem Behinderten gemacht. Die Perfektionierung der menschenähnlichen Instrumente provozierte die Unvollkommenheit der Körperorgane. Edison, der bekanntermaßen schwerhörig war, rühmte sich sogar: »Ich bin ein Phonograph«, da sein Ohrenschaden den Effekt hatte, daß er, genau wie der Phonograph, Schwierigkeiten mit den hohen Frequenzen hatte, die das Gerät nicht aufzeichnete und die er nicht hörte. Für seinen persönlichen Mythos, den er sorgsam pflegte (Dadley 1996), war die Taubheit keine Schande, sondern ganz im Gegenteil der Beweis seiner Authentizität. In einem Anzeigentext von 1913 heißt es: »›Ich höre mit meinen Zähnen‹, sagte er [Edison], ›und mit meinem Schädel. Normalerweise halte ich einfach meinen Kopf an den Schalltrichter des Phonographen, wenn ich jedoch einen ganz schwachen Ton auf diese Weise nicht hören kann, dann beiße ich mit meinen Zähnen in das Holz und vernehme ihn dieserart laut und deutlich.‹« (Wurtzler 1999, Kap. 3, S. 37) Dies zeigt wieder den oralen Primitivismus des Phonographen: Hören wird zum Kauen. Wenn das Ohr nicht funktioniert, benutze einfach den Mund. Tatsächlich liegt eine merkwürdige Logik in Edisons Kauen an seiner Maschine, denn der Phonograph (im Gegensatz zum Grammophon, das ein ROM, also ein Nur-Lese-Gerät ist) bildet tatsächlich eine Reversibilität von Mund und Ohr, von Aufnahme und Wiedergabe.

Menschliche Unvollkommenheit verhalf den Phonographen zum Verkauf. Edward Johnson, einer der frühen fahrenden Verkäufer von Edisons Phonographen, beschreibt seine teilweise abenteuerlichen Reisen, auf denen er Einheimische mit der kleinen Maschine erschreckte. Wenn er keinen Freiwilligen aus dem Publikum gewinnen konnte, sang er, der überhaupt nicht singen konnte, selbst in den Trichter des Phonographen.

> Die Reaktion auf mein erstes Singen ist schon heftig, aber wenn sie hören, wie der Phonograph den Gesang wiedergibt, mit *all* seinen Unvollkommenheiten, dann erlebe ich einen wahren Aufschrei. Und dann erkläre ich ihnen, daß dies ein quasi negativer Beweis dafür ist, daß der Phonograph tatsächlich *alles* reproduziert – und das Ganze führt zu einer wunderbaren Veranschaulichung der Funktionsweise des Instrumentes. (Edison 1878/1998, S. 44)

Neue Prothesen machen uns zu Göttern und gleichzeitig zu Krüppeln, indem sie uns zeigen, was uns bisher fehlte (Freud 1930). In der Tat ist das, was der Phonograph bieten kann, ein Negativbeweis.

Die vermutlich beste Beschreibung der Behinderungen, die Helmholtz, Edison und ihre Kollegen uns auferlegten, lieferte ein anderer Psychologe, der das Helmholtzsche Werk in- und auswendig kannte und in Amerika inmitten der elektrischen Gerätschaften des späten 19. Jahrhunderts lebte. William James, der wie Helmholtz ein ausgebildeter Mediziner war, beobachtete an sich selbst und seinen Patienten das Verschwinden traditioneller menschlicher Wahrnehmungsformen und einer damit verbundenen Körperlichkeit. Diese Veränderungen sah er keineswegs als Verlust, sondern als Gelegenheit zur Neuerfindung. In James' Verständnis lehrte der große Psychophysiker und Mystiker Fechner nicht die traurige oder stoische Auflösung unserer Körper in Automatismen, sondern die Möglichkeit »eines vollkommen anderen Lebensplanes«:

Nur unserer Inferiorität ist es zu schulden, daß wir so tierähnlich leben müssen. Die Notwendigkeit, sich hin und her zu bewegen, die Glieder zu strecken und den Körper zu beugen, ist nur Ausdruck unseres Mangels. Was sind unsere Beine anderes als Krücken, mit deren Hilfe wir unbändige Anstrengungen unternehmen, um Dingen nachzujagen, die wir nicht in uns haben. Die Erde dagegen ist nicht solch ein Krüppel. Warum sollte sie, die alle Dinge ihr eigen nennt, die wir so schmerzlich vermissen, Gliedmaßen analog zu unseren haben? Weshalb sollte sie ein Teilstück ihrer selbst nachahmen? (James 1909/1967, S. 538)

Behinderung (in diesem Fall motorische Behinderung) wird somit zum grundlegenden Bestandteil der menschlichen Verfassung. Jenen Kulturpessimisten, die befürchten, daß akustische Maschinen uns unmenschlich werden lassen (vgl. u. a. Stern 1930), ist James mit seiner Auffassung haushoch überlegen, da er erkannte, wie vor ihm schon der Heilige Augustinus, daß Menschen niemals etwas anderes waren als Kreaturen inmitten von künstlichen Körpern und Organen.

Mit seinen Beschreibungen der Psychopathologie in den umfangreichen *Principles of Psychology* (1890) erstellte James einen Katalog der verschiedenen Formen der Inkorporation des Medienzeitalters: Aphasie (Menschen, die hören, aber nicht sprechen können, genau wie Radiohörer); Agraphie (der Zustand, in dem ein Mensch schreiben, jedoch nicht lesen kann – bzw. in Bartlebys Worten: »prefers not« –, so, wie beim blinden Maschineschreiben); Anästhesien der Haut (Menschen, die sehen und hören, aber nicht fühlen können, wie die Zuschauer von Tonfilm oder Fernsehen). »Eines der häufigsten Symptome bei Personen, die an extremen Formen von Hysterie leiden, sind Veränderungen der natürlichen Sensibilität von Körperteilen und Organen.« (James 1890, Bd. 1, S. 202) Für James sind die Psychopathologien seiner Zeit etwas ähnliches wie die Schizophrenie für Deleuze und Guattari: Sie präsentieren sich als medieninduzierte Veränderungen der verschiedenen Organe und Körper. Die Geschichte der Geisteskrankheiten im 19. Jahrhundert wird von Fällen dominiert, in denen Patienten als lebende Metaphern der Medien auftreten (wie Janets Fallstudien belegen).

McLuhan bemerkte, daß der Inhalt eines jeden neuen Mediums ein altes Medium sei. So wurde, wie er sagte, das Auto anfangs als pferdelose Kutsche bekannt, genauso wie das Telephon ein sprechender Telegraph war, oder das Radio ein drahtloser Telegraph. Immer sind die entscheidendsten Effekte eines neuen Mediums rückwirkende, nicht zukünftige. Das war es, was Edison verblüffte.[6] Nach und nach enthüllen die Medien körperliche Mängel. Was unser Menschsein ausmacht, ist das,

---

6 Anm. d. Ü.: Im Englischen ein Wortspiel von *be taken aback* (erstaunt/verblüfft sein) und Effekten, die *backwards* wirken.

was übrigbleibt, wenn alle Medien aus den Körpern und Seelen entfernt worden sind. Durch das Telephon wurden wir taub für ferne, durch den Phonographen für vergangene Stimmen. Im *Phaidros* war Plato/Sokrates darum besorgt, daß das Schreiben uns vergeßlich machen könnte. Mit der Kamera wurden unsere Augen vergeßlich für vergangene Blicke. Künstliche Intelligenz verschob den Ort unseres Menschseins in die Haut, aus der Intelligenz in *physis* und *kallos* (Turing 1950). Medien, die unsterblich machen, sind Medien, die sterblich machen. Sie verhelfen nicht allein Stimmen und anderen Organen zu Unvergänglichkeit, vielmehr führen sie uns rückwirkend die Schwächen aller unserer körpereigenen Instrumente vor Augen.

Um verstehen zu können, auf welche Weise sich die Medien in unseren Körper einschreiben, brauchen wir eine Geschichtsphilosophie, die die Herstellung des »schon Neuen« erkennt. All das, was neu hinzukommt, bringt etwas zum Vorschein, was schon immer da war – was aber gleichzeitig niemals zuvor da war. So bestand das grundlegende Prinzip von Edisons Phonographen darin, daß er »Klänge, die bis dahin flüchtige gewesen waren, einsammelte und aufhob« und sie in dieser Form »willkürlich reproduzierbar« machte (Edison 1878, S. 527). Mit dem Phonographen kommt eine vollständig neue Variante des »bis dahin« in die Welt. Bevor es den Phonographen gab, hatte Schall nicht die Wahl, kein flüchtiger zu sein. Mit dem Phonographen gibt es in der Natur der Klänge einen Bruch, der dazu führt, daß die gesamte Klanggeschichte neu geschrieben wird. Charles Sanders Peirce, einer der wenigen Wissenschaftler des 19. Jahrhunderts, der es mit Helmholtz an Vielseitigkeit hätte aufnehmen können, dachte über eine Archäologie der verschollenen Stimmen nach: »Geben wir der Wissenschaft nur noch hundert Jahrhunderte für die weitere Steigerung der geometrischen Progression, und sie wird herausfinden, daß sich die Tonwellen von Aristoteles' Stimme irgendwie selbst aufgezeichnet haben.« (Zit. nach Peters 1999, S. 162) Damit imaginiert Peirce nicht nur, wie Charles Babbage, Peirces Freund William James, Salomo Friedländer und Hermann Hesse, die Möglichkeit, vergangene Stimmen aus der Luft zu bergen, sondern er nimmt darüber hinaus an, daß die Vergangenheit durch die Zukunft in einer Weise verändert werden wird, die kleinste Spuren besser – und nicht schlechter – zugänglich macht. Er versteht, daß neue Medien uns zu Sinnesorganen verhelfen, die Dinge wahrnehmen, die gleichzeitig immer und niemals da waren. »Offensichtlich ist es der Phonograph, der dem Menschen seine Stimme bewußt macht.« (Perriault 1981, S. 192) Damit liegt Perriault fast richtig. Vor Edison gab es allerdings schon Helmholtz, der uns mit seinen Resonatoren und Stimmgabeln unserer Stimme gewahr werden ließ, und seit unvordenklichen Zeiten kam es zu Echos oder Kehlkopfentzündungen. Die Lehre, die sich aus der Mediengeschichte als Philosophie der Geschichte ergibt, ist die rückwirkende Neubeschreibung des jeweils vorhergehenden Standards als ein beschränkter. Das, was Medien übrig lassen, was sie noch nicht kopiert haben, oder genauer, was sie in ihren Versuchen einer Mimikry aufdecken – das macht Endlichkeit aus. Durch den Phonographen und alle auf ihn folgenden Tonaufzeichnungsgeräte ist die Stimme von ihrer Endlichkeit erlöst worden. Sie ist nun in der Lage, ewig zu leben, weit zu reisen, und sie kann von beliebig vielen anderen gesteuert werden, ganz unabhängig von ihrem ursprünglichen ›Besitzer‹. Aber die akustischen Aufnahme-, Übertragungs- und Verstärkungsgeräte haben auch – in einem historisch nie dagewesenen Maße – die Materialität der Stimme offengelegt, ihre Unzulänglichkeiten, ihr Atmen und Flüstern – mit anderen Worten: ihre Sterblichkeit. Der Phonograph ist ein *memento mori*, eine Quelle der bitteren Wahrheit, daß unser Unvermögen um so offensichtlicher wird, je mehr wir uns den Göttern annähern.[7]

Aus dem Englischen von Antje Pfannkuchen

[7] Ich möchte Clark Farmer, Jim Lastra, Allison McCracken, Cornelius Reiber, Mark Sandberg, Ingo Titze, Katie Trumpener und Steve Wurtzler für Hinweise und Quellen danken. Eine weitere entscheidende Quelle war die *Lilian Voudouris* Musikbibliothek in Griechenland. Meine Forschungen wurden durch ein Stipendium des *Special Projects in the Arts and Humanities* der University of Iowa gefördert.

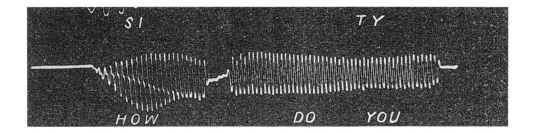

»Töne aus dem Nichts«
Rudolf Pfenninger und die
Archäologie des synthetischen Tons[*]

Thomas Y. Levin

> 4.014 Die Grammophonplatte, der musikalische Gedanke, die
> Notenschrift, die Schallwellen, stehen alle in jener abbildenden
> internen Beziehung zu einander, die zwischen Sprache und Welt
> besteht. […]
>   – Ludwig Wittgenstein, *Tractatus logico-philosophicus* (1921)

I. »Ganz-und-gar-erzitternd«: Die Geburt
der mechanischen Sprache

Am 16. Februar 1931 berichtete die *New York Times* über eine bemerkenswerte Erfindung, die kurz zuvor in England gelungen war: »Synthetische Sprache in London vorgeführt: Ingenieur erzeugt künstliche Stimme, die nie real existierte« (Anonym 1931 a). Der Artikel bezog sich auf eine Präsentation vom 15. Februar, als »zum ersten Mal eine maschinelle Stimme in einem verdunkelten Raum in London […] Wörter hervorbrachte, die nie zuvor über menschliche Lippen gekommen waren«. Die Zeitungen vieler europäischer Länder interessierten

* Dieser Essay ist Teil einer ausführlichen, demnächst erscheinenden Studie der Genealogie des synthetischen Tones, deren Anfänge in großzügiger Weise durch die Pro Helvetia Stiftung und das Princeton University Committee on Research in the Humanities and Social Sciences unterstützt wurden.

313

sich für die Geschichte eines jungen britischen Physikers namens E. A. Humphries, der zu einem Zeitpunkt als Toningenieur für die British International Film Co. arbeitete, als das Studio sich plötzlich mit einem gewaltigen Problem konfrontiert sah. Ein synchronisierter Tonfilm (damals noch eine Neuheit) mit Constance Bennet als Star stand kurz davor, in die Kinos zu kommen. In diesem Film trug der Bösewicht – der über einen besonders schurkischen Charakter verfügte – zufällig denselben Namen wie eine bekannte britische Adelsfamilie, die allerdings ganz und gar nicht willens war, die unleugbare – wenn auch offensichtlich unabsichtliche – Namensgleichheit zu akzeptieren (vielleicht trug auch die neue Erfahrung, den ›eigenen Namen‹ in voller Lautstärke im Kino zu hören, dazu bei). Sie drohten jedenfalls mit einer Verleumdungsklage, falls ›ihr‹ Name tatsächlich genannt würde. Da der Film aber bereits fertiggestellt war, hätte ein Nachdreh enorme Kosten und außerdem Verzögerungen in der Produktion verursacht, die ebenfalls finanziell erheblich zu Buche geschlagen hätten. Die Produzenten entschieden sich daher für eine andere, innovative Lösung: Da es nicht möglich sei, ihren Star zur Nachsynchronisation ins Studio zurückzuholen – die Zeitungsberichte ließen die Hintergründe im dunklen –, habe man beschlossen, daß Humphries unter Anwendung seiner besonderen Kenntnisse als akustischer Ingenieur versuchen sollte, am Film selber die notwendigen Änderungen in der Tonspur zu machen, indem er den Ersatznamen *in Bennets ›eigener‹ Stimme per Hand* erzeugte.

Dieser sensationelle Kunstgriff war damals erstmals möglich, indem das erste auf breiter Basis eingeführte synchrone Ton-auf-Film-System – entwickelt und vermarktet von der Tri-Ergon und der Tobis-Klangfilm Gruppe – einen *optischen* Aufnahmeprozeß nutzte. Anders als das bisher benutzte Vitaphone-System, welches eine separate, synchrone Tonspur auf Phonographenscheiben verwendete, verwandelte die neue Methode Schallwellen über ein Mikrophon und eine lichtempfindliche Selenzelle in Lichtmuster. Das Ergebnis wurde in Form von winzigen graphischen Zeichen auf einem kleinen Tonstreifen photochemisch erfaßt, der parallel zu den Zelluloid-Filmbildern lief.[1] »Um eine synthetische Stimme zu erstellen«,

Weitere hilfreiche Kommentare, Vorschläge und die Möglichkeit zur Einsicht in Archivmaterialien kamen von Jan-Christopher Horak (damals am Münchner Filmarchiv), William Moritz (Iota Foundation, Los Angeles), Roland Cosandey (Vevey) und Rebecca Gomperts (Amsterdam). Besonders möchte ich Professorin Sigrid Weigel (damals Direktorin des Einstein Forums, Potsdam) für die Möglichkeit danken, dieses Material vorzustellen, und Daniela Peter für ihre hilfreiche und intelligente redaktionelle Unterstützung. Diese Studie ist der erfolgreichen Filmtrickzeichnerin Marianne Pfenninger gewidmet, die mich freundlichst und ohne zu zögern empfangen hat und mir erlaubte, ihr persönliches Archiv über die bahnbrechende Arbeit ihres verstorbenen Vaters zu benutzen.

[1] Zu der Entwicklungsgeschichte dieser bahnbrechenden optischen Tonsysteme in Europa und in den Vereinigten Staaten siehe Gomery 1976, S. 50–61; über die Frühgeschichte der Tri-Ergon-Abteilung bei

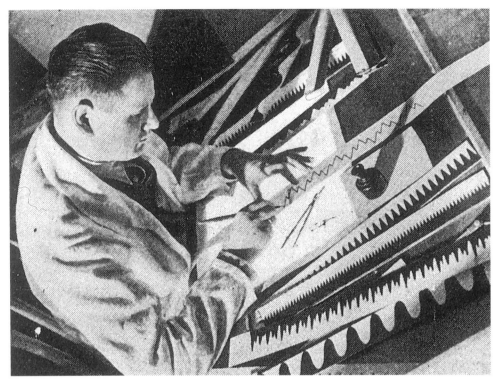

Abb. 30   »Ein Tonstreifen wird von Rudolf Pfenninger gezeichnet. Die Kurve wird
nach Tonhöhe und Lautstärke ausgerechnet und aufgezeichnet.« Photo und Beschreibung
vom Presse-Dienst der Bayerischen Film-Gesellschaft, Oktober 1932

erklärte Humphries, »mußte ich die Töne, die ich reproduzieren sollte, zunächst
einzeln auf den Tonspuren, die die realen Stimmen wiedergaben, analysieren«;
nachdem er festgestellt hatte, welches Wellenmuster zu welchen Tönen gehörte,
d. h. die graphischen Ton-Zeichen aller erforderlichen phonetischen Komponenten
isoliert und identifiziert hatte, machte sich Humphries daran, sie in die gewünschte
neue Klangfolge zu bringen und zu kombinieren, um sie dann, mit einem Ver-
größerungsglas bewaffnet, akribisch auf einem langen Pappstreifen aufzuzeichnen.
In einer hundertstündigen Arbeit wurde die gesamte Folge graphischer Tonkurven
abphotographiert, damit man sie als Grundlage der optischen Filmtonspur verwenden konnte; nach Aussage eines Journalisten, der zu einer Vorführung geladen
war, konnte man die Stimme, als sie auf einem *talkie*-Projektor abgespielt wurde,

der UFA vgl. Bagier 1992, S. 244–247; für Details über die Frühgeschichte und frühen Erfolge des Vita-
phone-Systems siehe Bandy 1989.

tatsächlich verstehen: »Langsam und deutlich, mit einem einwandfreien englischen Akzent sagte sie: ›Ganz-und-gar-erzitternd.‹ Das war alles.« Aber diese Worte – die wunderbar den grandiosen Schauder evozieren, den ihr Status als *unheimliche* synthetische Sprache hervorrief – waren unter diesen Umständen mehr als genug: Man hatte die Idee eines *synthetischen Tones* in die Wirklichkeit umgesetzt, das heißt, man hatte eine Aufnahme realisiert, deren Ursprung nicht mehr ein klingendes Instrument oder ein menschliches Wesen war, sondern eine graphische Zeichnung. Damit war eine theoretische Phantasie in eine technische Realität umgesetzt worden, deren Voraussetzungen mindestens bis zu Wolfgang von Kempelens *Sprachmaschine* von 1791 (von Kempelen 1791, S. 183) zurückreichen.

Die aufgeregte und umfangreiche Berichterstattung der internationalen Presse über diese maschinell erzeugte Äußerung, diese nicht-menschliche Stimme, verriet die enorme Faszination, die in ihrer ganzen theoretischen Bedeutung erst Jahrzehnte später in der post-strukturalistischen Diskussion über Phonozentrismus offenbar wurde: in der seit langer Zeit bestehenden Opposition zwischen der angenommenen ›Präsenz‹ der Stimme, als Bürge des Signifikats des Sprechers, und des ›fehlbaren‹ und problematischerweise ›abwesenden‹ Status des Subjekts (und der resultierenden semantischen Instabilität) im Schreiben. Ganz wie die Derridasche Umgestaltung dieser scheinbaren Opposition, welche das Schreiben als die Bedingung für die Möglichkeit der Sprache aufdeckt (und, weiter noch, der Fülle, Stabilität, und ›Präsenz‹ des bedeutenden Subjekts), so verändert auch das Gespenst einer synthetischen Stimme, das heißt die Techno-Grammatologik von Humphries' Hervorrufung einer Stimme, die nicht von einem Menschen produziert wurde, sondern von einem Prozeß der Analyse und Synthese von akustischen Daten – buchstäblich durch einen Akt der Aufzeichnung –, den Status der Stimme als solcher. Diese zukunftsweisende technologische Artikulation des *linguistic turn*, die Erzeugung einer Stimme durch graphische Zeichen, war jedoch selbst das Ergebnis eines alten Vorhabens, dessen neueste Hervorbringung die Erfindung des Grammophons gewesen war. Dieses Schreiben (grame) des Tones (phone) hatte bereits eine entscheidende Trennung bewirkt, indem es durch die Aufnahme und spätere Wiedergabe der Stimme effektiv die Entkoppelung dieser Stimme von der angeblichen Präsenz einer Äußerung ermöglichte. Wenn dank des Grammophons jemandes Stimme ertönen kann, selbst wenn der dazugehörende Mensch abwesend ist – sogar nachdem er tot ist –, dann ist sie, wie Friedrich Kittler es so passend ausdrückte, »posthum schon zu Lebzeiten« (Kittler 1986a, S. 129); anders gesagt, ist diese Stimme, so gesehen, eine Art Schrift, denn das Schreiben ruft eine *techne* hervor, wie Derrida einmal gesagt hat, die sogar während radikaler Abwesenheit (gemeint ist eine Abwesenheit, die beispielsweise durch den Tod hervorgerufen wurde) weiter funktioniert.

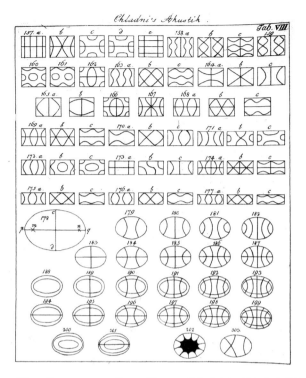

Abb. 31   »Klangfiguren« aus: Ernst Florens Friedrich Chladni, Die Akustik
(Leipzig 1802), Tafel VIII

Doch obwohl die Bedingung der Möglichkeit des grammophonischen Erfassens und der Re-Phänomenalisierung von Tönen de facto eine Art akustisches Schreiben war, blieb die Inschrift, die durch den grammophonischen ›Bleistift der Natur‹ geschrieben wurde, so gut wie unsichtbar und als solche kaum lesbar. Schließlich hing das ›Erzeugen‹ des synthetischen Klanges – d. h. die Fähigkeit, Klang tatsächlich als solchen zu ›schreiben‹ – von vier wesentlichen Entwicklungen ab:

1) von den grundlegenden Experimenten, die Klang in bezug zu graphischen Zeichen setzten und somit das akustische Ereignis *sichtbar* machten;

2) von der Erfindung einer akustischen Schrift, die sich nicht bloß in einer graphischen Übersetzung des Klangs erschöpfte, sondern diesen Klang auch reproduzieren konnte (dies war der entscheidende Beitrag des Grammophons);

3) von der Verfügbarkeit dieser akustischen Umsetzung in einer Form, die *als solche* verstanden und manipuliert, d. h. entsprechend den jeweiligen Anforderungen verändert und angewandt werden konnte; und schließlich

4) von einer systematischen Analyse dieser nun manipulierbaren Zeichen, so daß man schließlich jeden gewünschten Ton produzieren konnte.

Die Archäologie der oben erwähnten roboterhaften Sprache bezieht folglich auch vier Entwicklungsschritte als Voraussetzung mit ein: die Verschriftlichung (*mise-en-écriture*) des Klangs als bloße graphische Übersetzung oder Übertragung; deren funktionale Entwicklung als Mittel, den geschriebenen Klang sowohl nachzuzeichnen als dann auch zu re-phänomenalisieren; die optische Materialisierung dieser sowohl klingenden als auch graphischen Zeichnung, die sie künstlerischen Eingriffen zugänglich macht, und schließlich eine analytische Methode, die einen systematischen Wortschatz für das Erzeugen tatsächlicher Töne aus einfachen Graphemen ermöglicht (wie die, die von Humphries berühmt gemacht wurden). Nach einem kurzen Überblick über die ersten beiden, allgemein bekannteren Entwicklungen konzentriert sich dieser Essay im folgenden auf die späteren, weitgehend unbekannten Stationen der faszinierenden Geschichte der *Entdeckung* des synthetischen Klangs.

II. Genealogie der akustischen Schreibung

Schon in den *Entdeckungen über die Theorie des Klanges* von 1787 (vom sogenannten ›Vater‹ der Akustik, Ernst Florens Friedrich Chladni) kann man von einer graphischen Übertragung des Klangs lesen, die – anders als jede vorhergehende Notation – keineswegs willkürlich festgelegt war. Die Entdeckung Chladnis, daß eine Schicht Quarzstaub auf einer Glasplatte, die durch einen Violinenbogen in Schwingung versetzt wird, deutliche, regelmäßige Muster oder Klangfiguren (wie er sie nannte) bildet, welche spezifischen Tönen entsprechen, zeigt die Existenz von sichtbaren Tonspuren auf, deren ikonographisch-indexikalische Eigenschaft sie auf eine semiotisch entscheidende Art und Weise von allen anderen konventionellen Methoden der Klangnotation unterscheidet. Was diese akustischen »Ur-Bilder« (wie ein Zeitgenosse von Chladni sie nannte) so spannend machte, war die Tatsache, daß sie aus den Tönen selbst zu entstehen schienen und daß, um sie zu verstehen, weniger die für andere Formen der musikalischen Notation erforderliche Hermeneutik als vielmehr eine akustische *Physik* vonnöten war. Die danach folgende Vorgeschichte des Grammophons – und Chladnis praktische Einsicht in das Verhältnis von Klang, Vibration und seiner graphischen Umschrift deutet auf nichts anderes hin als auf den Aufzeichnungscharakter des Grammophons als solchen – beschäftigte sich zuerst mit der Wiedergabe von Tönen als (sichtbare) Zeichen. In der Tat war diese Aufgabe von großem Interesse für das werdende Feld der frühen Linguistik – seit ca. 1830 abwechselnd bekannt als Tonschreibekunst, Phonographie oder Vibrographie –, die die verschiedenen proto-grammophonischen Erfindungen sowohl unter-

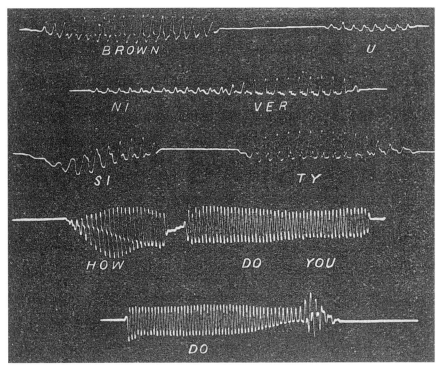

Abb. 32   Photographische Aufzeichnung einer Stimme

stützte als auch davon profitierte[2]. Die wichtigsten dieser Entdeckungen waren: Edouard Léon Scotts wunderbar benannter Phon-Autograph aus dem Jahre 1857, häufig beschrieben als der erste Oszillograph, der für die Erforschung der menschlichen Stimme eingesetzt wurde; Scott-Koenigs Phonautograph aus dem Jahre 1859, der (wie sein Vorläufer) Schallwellen in Echtzeit als lineare Schnörkel übertrug; und Nichols' und Merritts photographische Aufzeichnungen vom Flackern der manometrischen Kapsel von Koenig (1862), in welcher durch Schallwellen hervorgerufene Luftdruckänderungen in Form des Flackerns einer brennenden Gasflamme dokumentiert wurden. Alle diese Technologien erforschten auf verschiedene Weise das Verhältnis von Sprache und deren Aufzeichnung, wie man es beispielhaft aus den Experimenten des Utrechter Physiologen und Augenarztes Franciscus Cornelius Donders im Jahr 1874 ersehen kann. Es wird berichtet, daß er Scotts Phonautograph verwendete, um die Stimme des britischen Schauspielers Henry Sweet aufzuneh-

---

[2]   Eine faszinierende Diskussion über die Funktion der akustischen Technologien in den Debatten über Sprachaufzeichnung und Phonetik im 19. Jahrhundert findet man in Scherer 1987.

men, wobei er neben den akustischen Aufzeichnungen jeweils den genauen Buchstaben notierte, während eine Stimmgabel verwendet wurde, um die Kurve zu kalibrieren (Scherer 1987, S. 48).

Aber wenn damals Schall im allgemeinen – und Sprache im besonderen – mit unterschiedlichen Mitteln als graphische Zeichen sichtbar gemacht wurden, so wurde diese besondere Form der Lesbarkeit (mit unleugbarem analytischen Wert) mit dem Verlust einer anderen Funktionalität erkauft: Schall verwandelte sich bei dieser Methode buchstäblich zu Zeichen, wurde dadurch aber gleichzeitig *stumm*. Das ändert sich schlagartig im nächsten Abschnitt dieser technisch-historischen Entwicklung – Edisons Erfindung des ersten vollkommen funktionsfähigen akustischen Lese-Schreib-Apparates im Jahre 1877 –, der erfolgreich einem neuen Aufzeichnungsmodus den Weg inaugurierte. Töne konnten jetzt sowohl gespeichert als auch reproduziert werden, wurden aber dabei als Zeichen so gut wie unsichtbar. Was zuvor eine visuell adressierbare, aber nicht-tönende Graphematik des Akustischen gewesen war, konnte plötzlich den Schall nachzeichnen und rephänomenalisieren, und zwar mit Hilfe einer Aufzeichnung, die – in einer Geste von medienhistorischer Koketterie – die Geheimnisse ihrer semiotischen Besonderheit in den Aussparungen der phonographischen Rillen versteckte. Diese Unsichtbarkeit förderte nicht nur die magische Aura, die die neuen *Sprech-Maschinen* (wie sie genannt wurden) umgab – die übrigens sogar einige Zeugen der ersten Präsentation der neuen Maschine Edisons an der Pariser Akademie der Wissenschaften am 11. März 1878 dazu verleitete, den Vertreter des Erfinders, du Moncel, der bauchrednerischen Scharlatanerie zu beschuldigen[3], – sondern stellte auch die Frage hinsichtlich des Status der zylinderförmigen Aufzeichnungen. Einerseits war man sich darüber einig, daß es sich bei den unregelmäßig gezackten Spiralrillen um eine Art Schrift handelte – Friedrich Kittler hat z. B. sehr treffend bemerkt, daß der Grund dafür, daß Edisons zylindrischer Phonograph und nicht Emil Berliners flache Grammophonplatte wiederholt das Objekt literarischer Faszination war, hauptsächlich auf die Tatsache zurückzuführen ist, daß die Aufzeichnungsfähigkeit des Zylinders etwas ermöglichte, was vorher nur auf Papier möglich war (Kittler 1986a, S. 92).[4] Andererseits aber waren die Zeitgenossen von Edisons Erfindung jedoch geteilter Meinung, ob man jemals »hoffen könnte, die Ritzen und Rillen des Phonographen zu lesen. Diese Spuren variieren nämlich, was nicht nur aufgrund der unterschiedlichen Qua-

---

3 Für seinen Bericht über diese Begebenheit siehe du Moncel 1974, S. 244f.

4 Wie Kittler ausführt, konnte Berliners Grammophon seine in der Tat weltweite Popularität trotz des Nachteils erlangen, daß nur die Plattenindustrie den »Schreibvorgang« ausführen konnte, während es Edisons Plattenspieler einzelnen Benutzern ermöglichte, Klänge des täglichen Lebens zu speichern und Kopien davon herzustellen, hier allerdings mit dem Nachteil, daß es nur als ein sehr privates Medium nutzbar war.

litäten der Stimmen, sondern auch durch das unterschiedliche Einsetzen und durch die unterschiedliche Intensität der Harmonik dieser Stimmen« (Mayer 1878, S. 723) bedingt war. Andere dagegen waren davon überzeugt, daß man, wie ein späterer Enthusiast es formulierte, »die Aufzeichnungen, wenn man sie genau studiert, eines Tages so gut verstehen und ebenso leicht lesen können wird wie Noten von einem Blatt« (Potamkin 1930, S. 114).

Aus Gründen, die möglicherweise nicht ausschließlich (wenn überhaupt) ›wissenschaftlich‹ waren, vertrat Edison die Position, daß die grammophonischen Zeichen *nicht* als ein »Schreiben« verstanden werden sollten. Im Zusammenhang mit Kongreßveröffentlichungen in den Jahren 1906 und 1908, bei denen es um die Frage ging, ob Tonaufnahmen copyrightfähig seien, formulierte Frank L. Dyer, Edisons Patentanwalt, Vorgesetzter und späterer Biograph, die Position, daß es sich bei Tonaufnahmen keineswegs um Kopien von »Schriften« handele, da sie nicht lesbar seien. Um seine Behauptung zu untermauern, berichtete er, wie Edison selbst vergeblich im Labor versucht hatte, Grammophonplatten durch ein Experiment lesbar zu machen: Nachdem er den Buchstaben *a* aufgenommen hatte, »untersuchte er jede einzelne Rille unter dem Mikroskop, und fertigte eine Zeichnung davon an, bis er nach zwei oder drei Tagen etwas hatte, was er für ein Abbild des Buchstaben ›a‹ hielt.« Bei einer Überprüfung jedoch stellte sich heraus, daß die zwei unterschiedlichen Aufnahmen desselben Buchstabens »zwei völlig unterschiedliche Abbildungen ergaben«.[5] Diese dubiose Verwirrung über den Status von alphabetischen und phonologischen Signifikanten (die zwei Aufnahmen des Zeichens *a* sind unterschiedlich, weil sie sowohl das Zeichen als auch seine *Aussprache* speichern) – die in diesem ökonomisch-juristischen Zusammenhang auf verdächtige Weise gelegen kam – taucht jedoch in einer ähnlichen Diskussion nicht auf, die in einem deutschen Gericht im gleichen Jahr abgehalten wurde: Man verhandelte über den Status von Aufnahmen von polnischen Liedern, die die Unabhängigkeitskämpfe des vorhergehenden Jahrhunderts glorifizierten. Nach einer Reihe von bereits rechtskräftigen Pro- und Kontra-Urteilen entschied das hohe Gericht eindeutig, daß diese grammophonischen Aufzeichnungen in der Tat als Schrift anzusehen seien und folglich nach Par. 41 des Strafrechts, der sich auf illegale »Schriften, Beschreibungen oder Darstellungen« bezieht, verfolgt werden könnten:

Die Frage, ob die Eindrücke auf den Platten und Walzen als Schriftzeichen im Sinne des § 41 St.G.B. anzusehen seien, müsse bejaht werden. Die Laute der menschlichen Stimme würden beim Phonographen in gleicher Weise fixiert wie durch die Buchstabenschrift. Beide seien eine Verkörperung des Gedankeninhaltes, *und es mache keinen Unterschied, daß die Buchstabenschrift diesen Inhalt*

---

5 Der Bericht über Dyers Aussage bei den Kongreßanhörungen ist nachzulesen in Gitelman 1997, S. 275.

durch das Auge, der Phonograph ihn aber durch das Gehör vermittele, denn auch die Blindenschrift, die ihn durch das Tastgefühl vermittele, sei eine Schrift im Sinne des § 41. (Anonym 1906, S. 198, Hvh. TYL)

Wenn man annimmt, daß die Definition des Schreibens in dieser Entscheidung ausschließlich ein funktionale ist (die grammophonische Aufzeichnung ist als Schrift definiert, weil sie als Medium funktioniert, das Sprache speichert und überträgt), bleibt *sowohl* im amerikanischen *als auch* im deutschen Urteil die Besonderheit dieser fast unsichtbaren Schnörkel als *Aufzeichnung* unbeachtet. Da die akustischen Techniker und das Gericht – wie die meisten Endbenutzer – sich mehr mit dem beschäftigten, was die Sprechmaschinen produzierten, und weniger mit dem Vorgang, wie sie es taten, wurde die letztere Frage in zunehmendem Maße von einem völlig anderen Forschungsgebiet bearbeitet, nämlich der Phonetik, deren grundlegender Text das 1867 von Alexander Melville Bell verfaßte und passend betitelte Werk *Visible Speech* ist.[6]

III. Von der »Ritzschrift« zum »Optofonetischen ABC«

Provoziert, so möchte man fast sagen, durch die schriftartige Eigenschaft der jetzt wirklich klingenden grammophonischen Aufzeichnungen und durch ihre Auswanderung in die Unsichtbarkeit der Rille, wurden Phonologen und Phonetiker verschiedenster Art – auf der Suche nach dem Rosetta-Stein der grammophonischen Hieroglyphen – herausgefordert, diese funktionellen akustischen Spuren auf unterschiedliche Weise sichtbar zu machen.[7] Über ihren jeweiligen wissenschaftlichen

---

[6] Bell 1867; siehe auch Scherer 1978, S. 49 f. Interessanterweise war dieser Unterschied bezüglich der Akzentuierung bereits bei der Jahrhundertwende offenkundig, wie man an der ersten Zeile eines Leitartikels von 1903 feststellen kann: »Merkwürdigerweise ist im allgemeinen die phonographische Schrift für den Sprachforscher interessanter als für den Phonographen-Techniker.« (Anonym 1903, S. 577)

[7] Zum Beispiel benutzten sowohl L. Hermann im Jahre 1890 als auch Bevier im Jahre 1900 einen Spiegel, der an einem filigran reagierenden Nachzeichnungsgerät befestigt war und zwar so, daß er einen Lichtstrahl auf einen Film reflektierte, der dadurch photographisch die Umrisse der grammophonischen Schnörkel aufzeichnete, während ein Apparat, der später von einem Mann mit dem passenden Namen Edward Wheeler Scripture entwickelt wurde, eine graphische Umsetzung des Inhalts der phonographischen Rillen erstellen konnte, die auf 300mal in der Breite und fünfmal in der Länge vergrößert wurden. Diese und zahlreiche andere Geräte werden ausführlich in der bemerkenswerten, frühen Studie von Miller (1916) behandelt. Ein nützlicher zeitgenössischer Bericht über den Wettlauf zur Produktion eines Geräts, das erfolgreich Schallwellen photographisch erfassen würde, kann bei Anonym 1900, S. 13, gefunden werden. Die spätere Faszination solcher optischen Umsetzungen akustischer Daten für die Musikwissenschaften wird in White 1929, S. 102–107, deutlich.

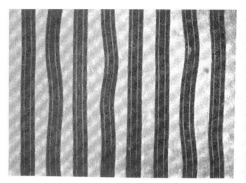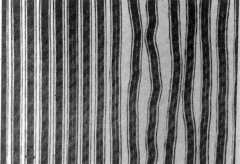

Abb. 33   »Nadelton«: Vergrößerungen von Grammophonspuren.

Beweggrund hinaus warf jedes dieser Experimente auch implizit die Frage nach der Lesbarkeit der graphischen Logik der grammophonischen Spuren auf. Die fortgesetzte Faszination, die von dieser Perspektive ausging, erklärt vielleicht die Sensation, die 1981 ein gewisser Dr. Arthur B. Lintgen auslöste, der in der Lage war – wiederholt und zuverlässig –, unbeschriftete Schallplatten zu ›lesen‹, und zwar nur durch das Betrachten der Rillenmuster. Dabei identifizierte er nicht nur die Stücke, sondern manchmal sogar den Dirigenten oder die Nationalität des Orchesters. Es spielt dabei keine Rolle, ob der »Mann, der sieht, was andere hören« (wie die Schlagzeile eines ausführlichen *New York Times*-Berichts titelte)[8], *tatsächlich* konnte, was er zu können behauptete: In jedem Fall sind seine Leistung und deren enorme Bekanntheit (die sich z. B. in seinem darauffolgenden Auftritt in dem ABC-

[8]   Dem Bericht zufolge: »Vor einem Zuschauerpublikum im Auditorium des Krankenhauses von Abington, in der Nähe von Philadelphia, übergab vor zwei Wochen Stimson Carrow, Professor für Musiktheorie an der Temple Universität, Dr. Lintgen eine Reihe von 20 Langspielplatten, die von Herrn Carrow und zehn seiner Hochschulabsolventen ausgewählt worden waren. Obwohl alle kennzeichnenden Etiketten und Identifikationsnummern überklebt waren, gelang es Dr. Lintgen, das Stück und den Komponisten in 20 Fällen von 20 zu erkennen, indem er einfach die Schallplatten in seine Hände nahm und ihre Rillenmuster in einem normalen Licht überprüfte.« (Holland 1981, S. C28) Diese Nachricht wurde sowohl von dem Nachrichtenmagazin *Time* übernommen (Anonym 1982), als auch einige Jahre später von den *Los Angeles Times* (Anonym 1987); letzterer Bericht wurde vermutlich durch sehr ähnliche Meldungen über Tim Wilson, einen 33jährigen Engländer, ausgelöst, der in England und Amerika in Talkshows auftrat und seine besondere Fähigkeit demonstrierte, unbeschriftete Schallplatten allein aufgrund der Muster der Tonrillen zu identifizieren. Mindestens ein zeitgenössischer Künstler (K. P. Brehmer) wurde so inspiriert von dieser Geschichte, daß er ihm eine Arbeit widmete: *Komposition Für Tim Wilson II* (1986). Vor wenigen Jahren hat MIT-Professor Victor Zue, eine Koryphäe auf dem Gebiet der Sprachverarbeitung, seine Kollegen in der Spracherkennung mit der Fähigkeit überrascht, in Spektrographien aufgezeichnete Wörter lesen zu können, also in den digitalen Darstellungen eines Stimmabdrucks.

Fernsehprogramm *That's Incredible* dokumentiert) ohne jeden Zweifel als kulturelle Allegorie von Bedeutung, als mise-en-scène der zumindest *potentiellen* Lesbarkeit der immer noch mehr oder weniger aussagefähigen Tonrille, und zwar zu einer Zeit, als die Materialität der Aufzeichnung von Klang – mit dem Aufkommen der CD und der bahnbrechenden digitalen Codierung in den frühen 8oer Jahren – phänomenologisch immer weniger greifbar wurde. Lintgens Trauerspiel der akustischen Lesbarkeit, möglicherweise die letzte Manifestation einer langen und anekdotenreichen Geschichte der Lesbarkeit von akustischer Aufzeichnung, bestätigt auch, daß nicht nur die Vorgeschichte, sondern auch die Nach-Geschichte des Phonographen dazu dienen könnte, das aufzudecken, was in den Tiefen der grammophonischen Rillen versteckt bleibt.

In den Anstrengungen, die grammophonischen Zeichen lesen zu können, ist implizit auch die Idee enthalten, daß – sobald der Code entzifferbar gemacht werde – er auch zum *Schreiben* eingesetzt werden könnte. Nach Douglas Kahn war zwar der Antrieb, Töne zu lesen und zu schreiben, »ein weitverbreiteter Wunsch unter Technologen bereits in den 1880ern« (Kahn und Whitehead 1992, S. 11), aber die Faszination, die von dem schier phänomenalen Wunder des gespeicherten Tons ausging (und von allen seinen gleichermaßen erstaunlichen technischen Folgen wie akustischer Umkehrbarkeit, Tonhöhenmanipulation usw.) war – verständlicherweise – so groß, daß es in den fünfzig Jahren nach Erfindung des Grammophons alle Aufmerksamkeit auf sich zog. Das lenkte von den verschiedenen praktischen und theoretischen Fragen ab, die die grammophonischen Spuren selbst erhoben, auch wenn die Fragen als solche erkannt wurden. Typisch in dieser Hinsicht ist die gleichzeitige Blindheit und Einsicht bezüglich der grammophonischen Aufzeichnung im folgenden – suggestiven – Auszug aus Ludwig Wittgensteins *Tractatus logico-philosophicus* von 1921:

> 4.0141 Dass es eine allgemeine Regel gibt, durch die der Musiker aus der Partitur die Symphonie entnehmen kann, durch welche man aus der Linie auf der Grammophonplatte die Symphonie und nach der ersten Regel wieder die Partitur ableiten kann, darin besteht eben die innere Ähnlichkeit dieser scheinbar so ganz verschiedenen Gebilde. Und jene Regel ist das Gesetz der Projektion, welches die Symphonie in die Notensprache projiziert. Sie ist die Regel der Übersetzung der Notensprache in die Sprache der Grammophonplatte. (Wittgenstein 1921/86)

Obwohl Wittgenstein sowohl die grammophonische Aufzeichnung als auch »die Sprache der Grammophonplatte« ins Feld führt und am Schluß sogar grammophonische »Sprache« mit einer anderen Form der musikalischen Zeichensprache gleichberechtigt nebeneinanderstellt, offenbart eine vorsichtige Lektüre des Auszuges, daß, trotz der linguistischen Metaphern, Wittgensteins Interesse weniger der Zeichensprache des Grammophons gilt, als vielmehr der technischen Fähigkeit dieser Sprache, Ton zu speichern und zu reproduzieren. Eine vergleichsweise vollkommen andere Einschätzung der *semiotischen Besonderheit* der grammophonischen Rillen, die gleichzeitig ein wichtiger Indikator für die Verschiebung in der Einschätzung derselben darstellt, ist die interessante Anmerkung in Rainer Maria Rilkes berühmtem Text *Ur-Geräusch*, der nur zwei Jahre früher verfaßt wurde. Dort beschreibt der junge Dichter seine frühe Faszination an der neuen akustischen Technologie: »Nicht der Ton aus dem Trichter überwog, wie sich zeigen sollte, in meiner Erinnerung, sondern jene der Walze eingeritzten Zeichen waren mir um vieles eigentümlicher geblieben.« (Rilke 1919/1920, S. 15) Anders als Wittgenstein, für den das Grammophon bemerkenswert war wegen seiner Fähigkeit, eine bereits existierende Musik zu reproduzieren, erhebt Rilkes Beschäftigung mit dem »Ur-Geräusch« – das möglicherweise aus der grammophonischen Nachzeichnung der Furche in einem Schädel auf seinen Schreibtisch entstehen würde – die Frage nach der Fähigkeit des Grammophons, Töne, die nie zuvor gespeichert worden waren, hörbar zu machen; oder, um Kittlers treffende terminologische Umdeutung anzuwenden, eine Aufzeichnung zu decodieren, die nie zuvor encodiert worden war (Kittler 1986, S. 71).[9] Während der Reiz dieser zukunftsträchtigen technischen Allegorie genau in der trotzdem noch semiotischen Faszination liegt, die Rilkes Überlegungen über die Rille des Schädels als den Träger einer *Signal*form bestimmt (also einer Aufzeichnung, die zwar nicht von einem Subjekt produziert wurde, aber dennoch ein Zeichen irgendeiner anderen sinnstiftenden Kraft sein könnte), würde der Ton, den diese hypothetische Phonographie der Schädelnaht tatsächlich produzieren würde, wahrscheinlich eher wie das klingen, was wir normalerweise als Rauschen charakterisieren, und als solches akustisch mehr auf die Materialität der technischen Vermittlung verweisen, d. h. auf die faktische Topographie der Schallrille (Kittler 1986a, S. 72).

Die Interessen, um die es in der Differenz zwischen Wittgensteins Konzentration auf das *Resultat* der grammophonischen Aufzeichnung und Rilkes Beharren auf den epistemologischen Fragen der physischen Vermittlung *als solche* geht, erfahren wahrscheinlich ihre programmatischste Ausarbeitung in dem berühmten Aufsatz des wegbereitenden avantgardistischen Universalgelehrten László Moholy-Nagy *Produktion-Reproduktion*, veröffentlicht 1922 in der Zeitschrift *De Stijl* (Moholy-Nagy 1922). In diesem klassischen Text des grammophonischen Modernismus der Weimar-Ära argumentiert Moholy-Nagy, daß die Kunst, die die Aufgabe hat, die

---

[9] Kittler drückt es so aus: »Niemand vor Rilke hat je vorgeschlagen, eine Bahnung zu decodieren, die nichts und niemand encodierte. Seitdem es Phonographen gibt, gibt es Schriften ohne Subjekt.«

sensorischen Apparate des Menschen für die Aufnahme von neuen, kreativen Aktivitäten – den Erfordernissen seiner Zeit entsprechend – zu trainieren, das Unbekannte erforschen muß, anstatt das Vertraute einfach zu reproduzieren. Angewandt auf den Bereich der Akustik bedeutet dies, das Grammophon, mit seiner lediglich auf *Re*-Produktion ausgerichteten Technik (also ein Medium, das Klänge, die an einem anderen Ort erzeugt wurden, aufnimmt, speichert und dann reproduziert), in eine Technik der *Pro*-duktion (d. h. in ein Instrument im musikalischen Sinne) zu verwandeln, also in eine Technologie, die neue, noch nie gehörte und ihr eigene Klänge produziert. Damit würde es ein Potential ausschöpfen, das auch von anderen neuen mechanischen Geräten der Musikproduktion in Angriff genommen (aber nicht immer realisiert) wurde, wie zum Beispiel dem Trautonium, dem Sphärophon und dem Aetherophon oder Theremin, die jeweils der letzte Schrei in der westlichen musikalischen Welt um 1920 waren. Moholy-Nagy schlägt vor (dabei ein Interesse zeigend, das eher an Rilke als an Wittgenstein erinnert), zu diesem Zweck die winzigen Zacken in den Rillen der Grammophonplatte mit wissenschaftlichen Methoden zu untersuchen, um so herauszufinden, welche graphischen Formen exakt den einzelnen akustischen Phänomenen entsprechen. Durch Vergrößerung könnte man die formale Logik, die das Verhältnis der Graphematik zur Akustik bestimmt, erkennen und beherrschen lernen; dann wäre man in der Lage, Zeichen zu kreieren, die, nachdem sie auf ihre ursprüngliche Größe verkleinert und auf die Schallplatte übertragen worden sind, als akustische Schrift bezeichnet werden könnten:

> Eine Erweiterung des Apparates zu produktiven Zwecken könnte so geschehen, daß die ohne mechanische Außenwirkung durch den Menschen selbst in die Wachsplatte eingezeichneten Ritzen bei der Wiedergabe eine solche Schallwirkung ergeben, welche ohne neue Instrumente und ohne Orchester eine fundamentale Erneuerung in der Tonerzeugung (neue, noch nicht existierende Töne und Tonbeziehungen), in dem Komponieren und in der Musikvorstellung bedeuten.
> Die Grundbedingung zu dieser Arbeit ist eine experimentell-laboratorische: Die genaue Prüfung der durch verschiedene Schalle hervorgerufenen Arten (Länge, Breite, Tiefe usw.) von Ritzen; Prüfung der selbst hergestellten Ritzen; und endlich mechano-technische Versuche für die Vervollkommnung der Ritzen-Handschrift. (Eventuell auf mechanischem Wege Verkleinerung großer Ritzschriftplatten.) (Moholy-Nagy 1922, S. 306)

Indem man das Grammophon von der bloßen »photographischen« Re-produktion vorgegebener Klänge befreit, würde dieses »Ritzschrift-ABC« – wie Moholy-Nagy es ein Jahr später in dem Aufsatz *Neue Gestaltung in der Musik: Möglichkeiten des Grammophons* nannte – das Grammophon in ein »Generalinstrument [...] das alle bisherigen Instrumente überflüssig macht« verwandeln; es würde einem ermöglichen, die Technik als Mittel einzusetzen, um Klang direkt zu schreiben; es würde Komponisten erlauben, den Zwischenschritt der Aufführung ihrer Werke zu überspringen, indem sie ihre Kompositionen direkt als tönende Handschrift »einkratzen«, und es würde Klangkünstlern die Möglichkeit geben, jede Sprache und jede Form von Klang auszudrücken und zu übertragen, einschließlich bisher noch nie gehörter akustischer Formen und Werke (Moholy-Nagy 1923, S. 102–106).

Die Herausforderung Moholy-Nagys wurde ab Mitte der zwanziger Jahre vom Musikkritiker Hans Heinz Stuckenschmidt aufgenommen und in einer Reihe von polemischen Artikeln in zahlreichen Zeitschriften, von *Der Auftakt* bis *Modern Music*, weiter ausgeführt. Stuckenschmidt benutzte das Grammophon, um seine Argumente für eine Neue Sachlichkeit in der Musik einzuführen, und mobilisierte Moholy-Nagys Argumente (implizit und explizit) in Diskussionen über musikalische Komposition, Interpretation und Aufführungspraxis, einschließlich der in hohem Grade provozierenden Behauptung, daß mittels der Werke, die speziell für die neuen Technologien geschrieben werden, der Komponist die subjektiven Komponenten beseitigen könnte, die unweigerlich durch die nicht-reduzierbare Vieldeutigkeit der traditionellen musikalischen Notation und der Unbeständigkeiten von realen Aufführungen eingeführt werden. Darauf bestehend, daß aufgrund der Erfindung von Maschinen wie dem Grammophon »die Rolle des Interpreten […] der Vergangenheit an[gehört]«[10], erregten Stuckenschmidts philo-grammophonische Artikel bösartige und häufig maschinenstürmerische Reaktionen. Glücklicherweise gab es jedoch auch noch eine andere Seite zur Rezeption seiner Polemiken – eine, die auf seine wichtige Behauptung reagierte: »die wesentliche Bedeutung dieser Maschinen [d. h. Phonographen und Grammophon – TYL] liegt in der Möglichkeit, authentisch für sie zu schreiben.« (Stuckenschmidt 1925, S. 15) In den zwanziger Jahren hatte es eine stark zunehmende Zahl von Werken gegeben, die für »musikalische Maschinen« (wie sie zu der Zeit hießen) geschrieben wurden und damit einen Trend fortsetzten, der bereits fast eine Tradition geworden war: nämlich ausdrücklich für neue akustische Technologien Stücke zu komponieren, z. B.

---

[10] Dies ist die letzte Zeile von Stuckenschmidts höchst umstrittenem Artikel *Die Mechanisierung der Musik* (Stuckenschmidt 1925, S. 8). Vergleiche auch *Maschinenmusik* (Stuckenschmidt 1927) und für einen repräsentativen Artikel, den es auch auf englisch gibt, *Mechanische Musik* (Stuckenschmidt 1926). Während die kuriose Entwicklung Stuckenschmidts kritischer Standpunkte mehr Betrachtung verdient, als hier möglich ist, ist es interessant festzustellen, daß Stuckenschmidt 1929 in einem Artikel über *Moderne Musik auf der Grammophon-Platte* (Stuckenschmidt 1929) seine früheren Plädoyers für grammophon-spezifische Musik vollkommen ignoriert und statt dessen die neuen Medien als Mittel empfiehlt, die Werke zeitgenössischer Komponisten wie z. B. Schönberg zu verbreiten.

die Tonskizze *Für die* [sic] *Pianola*, von Ferruccio Busoni 1908 oder Igor Stravinskys *Etude pour Pianola* von 1917 (deren Premiere 1921 in London in der Aeolian Hall der Pianola-Firma stattfand). Diese Experimente wurden meist auf neu etablierten Musikfestivals wie den Donaueschinger Musiktagen uraufgeführt, in deren Programm von 1926 man Werke für die Welte-Mignon Pianola finden konnte, komponiert von Paul Hindemith, Ernst Toch und Gerhart Münch. Obgleich Stuckenschmidt schon im Jahr 1925 behauptete, »die grundlegenden Versuche auf dem Grammophon habe ich selbst (gleichzeitig George Antheil in Paris) gemacht« (Stuckenschmidt 1925, S. 15), findet sich die früheste dokumentierte öffentliche Darbietung von grammophon-spezifischer Musik erst 1930 beim Musikfest Neue Musik, das an der Staatlichen Hochschule für Musik in Berlin abgehalten wurde, bei dem Ernst Toch eine grammophonische Montage seiner vierteiligen *Fuge aus der Geographie* vorstellte und Paul Hindemith seine oft zitierten, aber erst vor kurzem wiederentdeckten experimentellen »grammophonplatten-eigene[n] Stücke« erstmals aufführte.[11]

Während es sehr gut sein kann, daß verschiedene grammophon-spezifische Klangexperimente in den späten zwanziger Jahren an Randschauplätzen, Labors und nicht-öffentlichen Orten unternommen wurden, von denen es wenige oder keine Spuren mehr gibt, ist die ausgedehnte Zeitspanne zwischen Stuckenschmidts Aufgreifen von Moholys Vorschlag von 1922 im Jahr 1925 und den uns bekannten nachträglichen Realisierungen dennoch möglicherweise aufschlußreich. Tatsächlich ist es von sekundärer Bedeutung, ob Hindemiths und Tochs grammophonische Kompositionen von 1930 die allerersten ihrer Art waren, wie ein zeitgenössischer Kritiker sie damals bezeichnete.[12] In jedem Fall ist aber bemerkenswert, daß, obwohl beide die neuen klanglichen Möglichkeiten erforschten, die sich durch das Übereinanderlagern mehrerer Aufnahmen mit ›Live‹-Musik sowie der Modulation der Geschwindigkeit, der Tonhöhe und der Klangfarbe eröffneten und nur durch den kreativen ›Mißbrauch‹ des Grammophons möglich wurden, keine dieser Kompositionen – noch irgendwelche der anderen »grammophonischen« Werke dieser Zeit – meines Wissens wirklich auf der Stufe des »Ritzschrift-ABCs« eingriffen. Obwohl mehrere veröffentlichte Quellen von frühen Rillenschrift-Experimenten Moholy-Nagys zusammen mit Antheil berichten[13], bestätigt Moholy-Nagy selbst,

---

[11] Für eine intelligente Abhandlung über den ästhetischen und institutionellen Kontext dieses faszinierenden Augenblicks in der Musikgeschichte des 20. Jahrhunderts und der ziemlich außergewöhnlichen Geschichte über die Bergung der Originalplatten, mit denen Hindemith 1930 seine Experimente ausgeführt hat, siehe Elste 1996; mehr Information über die verschiedenen, für die Welte-Mignon-Rollen geschriebenen Kompositionen findet man in König 1978.

[12] Siehe Burkard 1930, S. 230, und Toch 1930, S. 221 f.; vgl. auch Tochs frühen Artikel (1926).

[13] Siehe z. B. Anonym 1932a.

daß er zwar Stuckenschmidts und Antheils Interesse am Erforschen dieser Möglichkeit Mitte der zwanziger Jahre erwecken konnte und daß der Direktor der Vox AG, ein gewisser Jatho, damit einverstanden gewesen wäre, ihnen die Labors für Forschungen zu überlassen, es jedoch »zur Ausarbeitung meiner Anregungen nicht gekommen [ist]«[14]. Nach Moholy-Nagy lag dies an verschiedenen Umständen: Antheil zog nach Paris, wo er an Klavierspielapparaten für Pleyel arbeitete, und Moholy selbst mußte sich seiner neuen Stelle am Weimarer Bauhaus widmen. Die Gründe könnten aber auch mehr technischer Natur gewesen sein, wie Hindemiths ziemlich skeptische Anmerkungen über die Pragmatik der Rillenschrift, die nur ein paar Jahre vor seinem DJ-Auftritt in Berlin veröffentlicht wurden, andeuten:

> Die Versuche, musikalisches Geschehen auf Grammophonplatten und Phonographenplatten manuell einzuritzen, kommen einstweilen nicht in Frage. Bis heute ist man lediglich in der Lage, ganz einfache Verhältnisse darstellen zu können, z. B. bestimmte Vokale in Verbindung mit bestimmten Tonhöhen. Von hier bis zur Erzeugung selbst unkomplizierter musikalischer Gebilde ist ein außerordentlich weiter Weg. Ich glaube nicht, daß diese Aufzeichnungsart jemals für die musikalische Praxis verwendbar zu machen ist. (Hindemith 1927, S. 156)

Wie sich herausstellt, hatte Hindemith gleichzeitig Recht und Unrecht. Wie er vorausgesehen hatte, würde man mit Hilfe des Grammophons *nie* ein richtiges Ritzschrift-ABC verwirklichen können; jedoch gelang es – entgegen seiner Prognose – doch, etwas zu erarbeiten, das den von Moholy-Nagy in Aussicht gestellten Leistungen sehr nahe kam und zwar fast genau zur gleichen Zeit wie die Hindemith-Toch-Experimente, allerdings in einem etwas anderen Medium: den synchronisierten Tonfilm.

Als Pragmatiker erkannte Moholy-Nagy in den neuen *optischen* Filmtonprozessen, die in den späten zwanziger Jahren eingeführt wurden, sofort das Mittel, seine alte Rillenschrift-Vision effektiv verwirklichen zu können. Hier wurden die technischen Schwierigkeiten, verursacht durch die Größe der Rillenschriftmuster, durch eine graphische Übertragung des Tons (welche für das menschliche Auge sichtbar war) beseitigt. In einem Essay mit dem Titel *Probleme des neuen Films*, der in verschiedenen Versionen und Sprachen zwischen 1928 und 1932 veröffentlicht wurde, warf Moholy-Nagy in seiner typisch polemischen Art und Weise den Fehdehandschuh und forderte Filmemacher heraus, die Arbeit aufzunehmen, die der Aufmerksamkeit der Komponisten bis zu diesem Zeitpunkt im großen und ganzen entgangen war (oder die sie einfach ignoriert hatten):

---

[14] Diese Textstelle kann in der wenig bekannten Neuauflage von 1926 (dort S. 367) von Moholy-Nagy 1923 (dort S. 102–106) gefunden werden, mit einer neuen Einleitung und einem Nachwort.

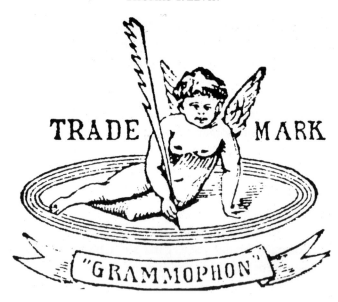

Abb. 34   »Schreibender Engel« – Schutzmarke der Deutschen Grammophon AG
bis 1909

die ›musiker‹ sind bis heute noch nicht einmal zur produktivmachung der grammofonplatte, geschweige denn des radios und der ätherinstrumente gelangt. […] der tonteil des films müßte über das dokumentarische hinaus unsere ohren um bisher ungekannte hörwirksamkeiten bereichern, das gleiche ist im akustischen, was wir vom stummen film in bezug auf das zu sehende erwartet und teilweise bekommen haben. (Moholy-Nagy 1928–1930, S. 346)

Moholy-Nagy, zu »einer optofonetischen synthese [des Tonfilms]« aufrufend, sagte die erfolgreiche Entwicklung eines »abstrakten tonfilm[s]« voraus (der von den Parallelgenres des »dokumentarischen« und »montage«-Tonfilms ergänzt würde) und schlug vor, nur mit der Tonspur zu experimentieren, *unabhängig von der Bildspur*. Das heißt, Moholy-Nagy bewertete die optische Filmtontechnologie als wichtige Innovation *in der Tonaufnahme als solche*, wobei ein wesentlicher Grund sicherlich darin lag, daß diese neue Form der akustischen Aufzeichnung das zu ermöglichen schien, was im grammophonischen Bereich immer so frustrierend schwierig zu bewerkstelligen war: der Zugriff auf den Ton als Zeichen. Er verlangte nicht nur Untersuchungen über »*reale* akustische phänomene« (d. h. gespeicherte existierende Töne), sondern bestand auch auf der Wichtigkeit der

verwendung von optisch notierbaren, aber von der realen existenz *unabhängigen* klanggebilden, die auf dem tonfilmstreifen nach einem vorgefaßten plan gezeichnet und nachher in reale töne umgesetzt werden können. (beim tri-ergon-system z. b. durch hell-dunkle Streifen, deren abc vorher erlernt sein muß […] eine rechte höhe der schöpferischen auswertung wird aber beim sprechenden film erst dann erreicht, wenn wir das akustische abc in form von fotografier-baren projektionen (z. b. bei den lichttonsystemen) beherrschen. das bedeutet, daß wir – ohne reale akustische geschehnisse in der außenwelt – akustische fänomene planmäßig auf den filmstreifen notieren, mit dem optischen, wenn nötig, synchronisiert; d. h. der tonfilmkomponist kann ein ausgedachtes, aber noch nie gehörtes, überhaupt nicht existierendes hörspiel mit dem optofone-tischen abc allein schaffen. (Moholy-Nagy 1928–1930, S. 347)

Moholys eindeutiges Zugeständnis, daß die neuen Techniken des optischen Tons eine alternative Möglichkeit boten, seine ursprüngliche Konzeption des Ritzschrift-ABCs in die Praxis umzusetzen, könnte erklären, warum er in den späten zwanziger Jahren seinen ursprünglichen grammophonischen Ansatz nicht mehr verfolgte: Film schien einfach besser dazu geeignet, die mehr oder weniger gleichen Fragen zu erforschen.

Wie es sich herausstellte, mußte Moholy-Nagy nicht lange auf die erfolgreiche Umsetzung seiner Herausforderung warten. In einem bebilderten Vortrag, den er 1932 in diversen Schulen und Vorlesungssälen in ganz Deutschland hielt – »über jene Erfindung, die eine Revolutionierung des ganzen Tonfilmvorganges bedeu-tet« –, verkündete Moholy mit unmißverständlicher Erregung, daß sein Begriff der Ritzschrift – nun Tonhandschrift genannt – bereits Realität geworden war. Aus der glücklichen Position des Visionärs, dessen Ansichten lange angezweifelt worden waren und der endlich recht behalten sollte, bezog sich Moholy-Nagy nochmals auf seine eigenen Schriften über die Möglichkeiten des synthetischen Tones und schrieb (in der veröffentlichten Fassung seines Vortrags):

[…] macht es die Tonhandschrift möglich, akustische Erscheinungen: hörbare, tönende, ja klingende Musik ohne jedes vorherige Instrumentalspiel aus dem Nichts hervorzuzaubern. Wir sind heute in der Lage, die niedergeschriebenen Töne, das heißt die mit der Hand geschriebene Musik ohne Zwischenschaltung eines Orchesters, allein mit Hilfe des Tonfilmapparats, erklingen zu lassen. Es gereicht mir zur großen Freude, über diese akustische Erscheinung zu berichten, da ich diese Idee schon vor zehn Jahren in Artikeln und Vorträgen geschildert habe, und wenn es mir damals auch nicht gegeben war, die Experimente durch-zuführen, bin ich heute doch glücklich über die Verwirklichung und das Gelingen meiner damals als absurd bezeichneten Vorschläge. Damals ging ich davon aus, daß auf Grund des »eingeritzten Alphabets« Grammophonplatten hergestellt werden können. Diese Platten wären nicht an eine vorher hörbare Musik angeschlossen, sondern ausschließlich aus der Vorstellungswelt des Komponisten geschrieben und gespielt worden. Einige Jahre später dehnte ich die für das Grammophon bestimmten Experimente auf das Radio, den Tonfilm und das Fernsehen [sic] aus. *Heute ist es nun dank der hervorragenden Tätigkeit Rudolf Pfenningers gelungen, diese Ideen auf das Medium des Tonfilms zu übertragen. In der Tonhandschrift Pfenningers haben sich die prinzipiellen Voraussetzungen und die praktischen Vorgänge aufs vollkommenste bewährt.* (Moholy-Nagy 1933, S. 335, Hvh. TYL)

Nach einer zeitgenössischen Besprechung dieses Vortrags, wie er ihn vor einer Versammlung des *Bundes das neue Frankfurt* im Gloria-Palast in Frankfurt am Main am 4. Dezember 1932 gehalten hat (-f. 1932), zeigte Moholy-Nagy zwei Filme im Rahmen seiner Ansprache: *Tönende Ornamente*, vom wohlbekannten deutschen Wegbereiter des abstrakten Trickfilms, Oskar Fischinger, und *Tönende Handschrift*, von einem verhältnismäßig unbekannten, in München arbeitenden schweizerischen Ingenieur namens Rudolf Pfenninger. Wenn man die Einbeziehung von Fischinger in diesem Programm berücksichtigt und bedenkt, daß seine vielfach veröffentlichte Arbeit über das, was er »tönende Ornamente« nannte, mehr als einen Filmhistoriker dazu verleitete, ihm (implizit oder explizit) die Erfindung des animierten Tones zuzuschreiben, warum dann beharrt Moholy-Nagy darauf, daß – in einer Einschätzung, die später praktisch von der ganzen historischen Literatur bestätigt wird – die Entwicklung einer funktionierenden Tonhandschrift (also die Erfindung des synthetischen Tons als solchem) Pfenninger und nicht Fischinger angerechnet werden soll?[15]

IV. Der Wettlauf, der keiner war: Fischinger, Pfenninger und die »Entdeckung« des synthetischen Tons

In einem klassischen Fall von merkwürdiger Gleichzeitigkeit, die in der Geschichte ein sich immer wiederholendes Kennzeichen für die Überdeterminierung ist, welche die Geschichte der Erfindungen prägt, arbeitete eine Anzahl von Leuten

---

[15] In dieser Hinsicht ist die Aussage des Trickfilm-Historikers Gianni Rondolino typisch: »*Tönende handschrift*, realizzato da Pfenninger nel 1930–31, è forse il primo essempio di musica sintetica [...]« (Rondolino 1974, S. 141). Eine der wenigen ausführlichen Abhandlungen über diesen bemerkenswert vernachlässigten akustischen Augenblick in der Geschichte des Avantgardekinos findet man in Schleugl/Schmidt 1974, S. 938–940. Andererseits findet man eine Erwähnung Pfenningers weder in der ansonsten sehr kenntnisreichen und weitreichenden Darstellung des Themas von Robert Russett (1976) noch in der ebenfalls sehr intelligenten Abhandlung über die »Avantgarde des frühen Tonfilms« (Lack 1997, S. 104–111).

während der frühen dreißiger Jahre in verschiedenen Ländern der Welt fieberhaft (aber unabhängig) an Forschungen über etwas, das sie jeweils als »hand-gezeichneten«, »animierten«, »ornamentalen« und/oder »synthetischen Klang« bezeichneten. Neben dem vorher erwähnten Humphries in England gab es in der Sowjetunion nach verschiedenen Berichten nicht weniger als drei unterschiedliche Gruppen von Forschern, die in Leningrad und Moskau am handgezeichneten Ton arbeiteten: In ihren Reihen standen Persönlichkeiten wie der Komponist, Musiktheoretiker und Performance-Anstifter Arsenii Avraamov, der Maler, Buchillustrator und Trickfilmzeichner Mikhail Tsekhanovskii, der Ingenieur Evgenii Sholpo, die Trickfilmzeichner Nikolai Voinov und Nikolai Zhilinski und der Erfinder Boris Yankovskii. Obwohl aus Platzgründen hier nur eine oberflächliche Betrachtung dieser entscheidenden sowjetischen Entwicklungen möglich ist (auf sie wird an anderer Stelle detaillierter eingegangen), darf man nicht außer acht lassen, daß diese Gruppen einige extrem wichtige theoretische und praktische Ergebnisse produzierten, nicht zuletzt die Entwicklung eines Proto-Synthesizers namens »Variofon«, auch bekannt als »Vibro-Eksponator«.[16] Zu genau der gleichen Zeit und, soweit ich weiß, ohne Kenntnis von den Vorgängen in der UdSSR, arbeitete man auch in Deutschland, nämlich Pfenninger in München und ein wenig später Fischinger in Berlin, an ähnlichen Projekten mit ähnlichen Zielsetzungen.

Fischingers viel diskutierte Experimente und Vorträge aus den Jahren 1932–33 basierten auf seinen früheren Arbeiten auf dem Gebiet des nicht-objektiven, abstrakten oder, wie er es zu nennen pflegte, »absoluten« Films, in welchem er die Musikalität bewegter graphischer Formen erforschte (in der schon längst von Viking Eggling, Hans Richter und Walther Ruttmann begründeten Tradition der kinematographischen Synästhesie[17]). Das erste konkrete Ergebnis dieser Forschung über die Beziehungen zwischen musikalischen und graphischen Elementen (die der zeitgenössische Kritiker Bernhard Diebhold mit dem Neologismus »Musographik« bezeichnete[18]) war Fischingers Kompilation *Experimente mit synthetischem Ton*, die

---

[16] Einer der wenigen auf englisch vorliegenden Texte über dieses faszinierende und größtenteils unbekannte Thema, auf das ich ausführlicher in meiner bevorstehenden Studie eingehe, ist von Izvolov (1998). Siehe auch die Einträge von Hugh Davies über »Avraamov, Arseny Mikhaylovich«, »Sholpo, Evgeny Aleksandrovich« und »Variaphon [sic]« in Sadie 1984, Bd. 1, S. 91, und Bd. 3, S. 377, S. 716.

[17] Den umfangreichsten und bestinformierten Überblick über Fischingers Arbeit kann man in Moritz 1974, finden. Moritz steuerte vor kurzem eine lange Studie zum Katalog *Optische Poesie: Oskar Fischinger Leben und Werk* (Moritz 1993) bei. Zur Geschichte des frühen abstrakten Kinos siehe auch Anonym 1979, S. 9–35, Lawder 1975, S. 35–64, und Richter 1949, S. 219–233.

[18] Was man in den zahlreichen Presseberichten über Diebolds Vorträge über »den gezeichneten Film« finden kann, die im Südwestdeutschen Rundfunk (f.t.g. 1932) und im Kino Kamera Unter den Linden (H.A. 1932) stattfanden.

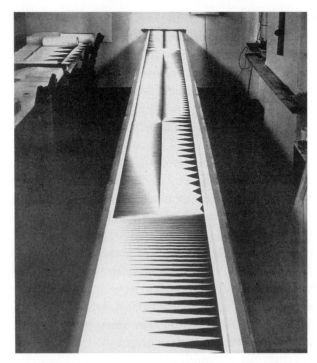

Abb. 35   Ornamentrollen von Oskar Fischinger zur synthetischen Tonerzeugung,
circa 1932/33, Fischinger Nachlaß, Iota Center, Los Angeles

aus »Mustern, die mit Feder und Tinte auf Papier geschrieben und dann auf den für
die Tonspur vorgesehenen Filmrand fotografiert wurden«, bestand.[19] Fischingers
Vorliebe dafür, Formen auf Papier zu zeichnen und sie dann auf Tonspuren zu
photographieren, wurde angeblich dadurch ausgelöst, daß er einen Schlüssel zu
Boden fallen hörte; als er das Geräusch als *das Geräusch eines fallenden Schlüssels*
erkannte, fragte er sich, ob jeder Form ein ganz bestimmtes Geräusch entspricht,
also eine Art ikonische akustische Signatur.

[19]   Diese Beschreibung stammt von einer Programmnotiz zu einer Vorführung von Fischingers »Frühe
Experimente mit handgezeichnetem Ton« an der Londoner Filmgesellschaft am 21. Mai 1933; nachgedruckt in *The Film Society Programmes* 1925–1939 (Anonym 1972). Obgleich dieses Programm den
Zeitpunkt dieser Experimente mit 1931 angibt, beschreibt Eintrag Nr. 28 »Synthetische Tonexperimente« in der Filmographie von Moritz von 1974 »mehrere Rollen von Tonexperimenten von 1932, in
schlechtem Zustand«. Am 10. Dezember 1933 zeigte die Filmgesellschaft eine weitere Zusammenstellung von Fischingers Filmen: »Experimente mit handgezeichnetem Ton«, auf 1933 datiert. Die
Fischinger-Filmographie von 1993 hat diesbezüglich jedoch nur einen Eintrag namens *Tönende Ornamente* und wird als »Experimente mit gezeichneter Lichttonspur. s/w, Ton, 123m, 5 min. (weiter 500m
auf Nitrat erhalten)« beschrieben (Moritz 1993, S. 106).

Wie der Filmhistoriker William Moritz berichtet, führte ihn diese Erkenntnis nicht nur zu einer Reihe von Experimenten, bei denen er die Beziehung zwischen visuellen Formen und ihren entsprechenden akustischen Übersetzungen untersuchte, sondern »Fischinger versuchte [...] auch, Formen und Ornamente zu zeichnen, die ›nicht-musikalische‹ Klänge erzeugten; er fand zum Beispiel heraus, daß das Muster konzentrischer Wellenkreise, das in Cartoons und in der Stummfilm-Ikonographie oft benutzt wird, um das Läuten einer Türklingel oder einer Alarmglocke darzustellen, tatsächlich einen Summton erzeugt, wenn man eine ganze Reihe davon nebeneinander aufzeichnet und dann auf die Tonspur fotografiert« (Moritz 1974, S. 51).[20] Fischinger, von den potentiell weitreichenden Verästelungen eines solchen akustisch-visuellen Isomorphismus begeistert, dachte oft darüber nach, ob es eine mehr als zufällige Beziehung zwischen dem physischen Erscheinungsbild eines Objekts und seiner auditiven Manifestation geben könnte. War es möglicherweise eine tiefe und bisher unzugängliche gemeinsame strukturelle Logik, die sowohl die vorherrschende Ornamentik oder Zeichensprache als auch die dominanten akustischen Eigenschaften einer Gesellschaft bestimmt? In einem immer wieder veröffentlichten Essay von 1932 artikulierte er, z. B. in den folgenden etwas nationalistisch gefärbten Zeilen, was man als eine akustische Variante von Siegfried Kracauers These über »Das Ornament der Masse« beschreiben könnte:

Persönliche, nationale, charakteristische Eigentümlichkeiten werden sich naturgemäß auch im Ornament ausdrücken lassen. Der Deutsche bevorzugt bei seinem Stimmansatz einen heftigen Anschlag. Dies entspricht einer bestimmten heftigen Kurve, während des Franzosen weicher Ansatz sich auch entsprechend im Ornament anders gestaltet. Es gibt also auf diese Weise eine ebenso deutliche »Mundschrift«, wie es eine »Handschrift« gibt.[21]

Diese und ähnliche Fragen standen im Mittelpunkt von Fischingers Untersuchungen, die er unter großem öffentlichen Beifall in einer Vorlesung über den synthetischen Ton in der ersten Augustwoche des Jahres 1932 im Haus der Ingenieure in Berlin hielt.[22]

---

[20] Nach einer anderen Quelle machte Fischinger eine ähnliche Entdeckung mit dem alten ägyptischen Motiv der Schlange: Auf der optischen Tonspur reproduziert, war das akustische Resultat genau das charakteristische Zischen dieses Tiers (Hacquard 1959, S. 34).

[21] Fischinger 1932a; mit zum Teil wesentlichen Änderungen und unter anderem Titel nachgedruckt in b und c. In der Fischinger-Sammlung im IOTA Archiv, Los Angeles, liegt ein Typoskript mit dem Titel »Klingende Ornamente, absoluter Tonfilm«, und ein anderes, ansonsten identisches trägt die Überschrift »Der Komponist der Zukunft und der absolute Tonfilm«. Den hier zitierten Abschnitt findet man interessanterweise nicht im *Filmkurier*-Nachdruck (Fischinger 1932b).

[22] Obgleich Moritz in seiner früheren Abhandlung schreibt, daß dieser Vortrag ein ganzes Jahr vorher

Aber schon lange bevor Fischingers Untersuchungen über die Ästhetik der
»tönende[n] Ornamente« ein breites Publikum gefunden hatten, war es dem wenig
bekannten Trickfilmemacher und Ingenieur Rudolf Pfenninger (1899–1976) gelungen, in den Geiselgasteig-Studios der Münchener Lichtspielkunst AG (EMELKA)
ein funktionierendes und ausführlich dokumentiertes (d. h. nicht apokryphes)
systematisches Verfahren zur Erzeugung synthetischer Klänge zu entwickeln. Der
1899 geborene Sohn des Schweizer Künstlers Emil (Rudolf) Pfenninger (1869–1936)
hatte zunächst bei seinem Vater zeichnen gelernt. Nach frühen Experimenten mit
einer selbstgebauten Kamera und nach einer Lehre als Bühnenmaler in den Münchner Werkstätten für Bühnenkunst Hummelsheim und Romeo, die er 1914
abschloß, arbeitete er zusammen mit seinem Vater als Illustrator am mehrbändigen
Nachschlagewerk von Professor Dr. G. Hegis über die Flora Mitteleuropas (1918–21)
(Hegi 1906–1931). Während dieser Zeit hatte er durch seine Arbeit als Filmvorführer
in verschiedenen Münchner Kinos erste Kontakte mit dem Film – eine Erfahrung,
die ihn mit einem breiten Spektrum von Filmtechniken (Optik, Mechanik, Elektronik) vertraut machte. 1921 wurde Pfenninger von dem in München ansässigen amerikanischen Trickfilmer Louis Seel entdeckt und als Zeichner und Maler engagiert.
Pfenninger stellte Trickfilme für Seels *Münchner Bilderbogen* her, Texttafeln für
Stummfilme, usw. 1925 wurde er von der Kulturfilmabteilung der EMELKA (nach
der UFA die zweitgrößte Filmproduktionsfirma der Weimar-Ära) angestellt, wo er
an *Allmutter Sonne* (1923) mitwirkte, während er gleichzeitig intensiv als Ingenieur
an neuen Radiotechniken arbeitete und mehrere patentierbare Neuerungen für
Lautsprecher, Mikrophone usw. entwickelte. Im Kontext dieser Forschungsarbeiten
begann er seine Experimente mit synthetischem Ton.

Wie bei Fischinger gibt es auch zum Ursprung der von Pfenninger so genannten
»tönenden Handschrift« eine Urlegende. Scheinbar ließ sich Pfenninger jedoch im
Gegensatz zu Fischinger weniger von synästhetischen Ambitionen als vielmehr von
ökonomischen Notwendigkeiten leiten. Die Geschichte besagt, daß der schlecht
bezahlte Erfinder Pfenninger unbedingt eine Tonspur für die experimentellen

(im August 1931) stattfand (Moritz 1974, S. 52), wird in seinem Essay über Fischinger von 1993 der
Zeitraum der gezeichneten Tonexperimente und des diesbezüglichen Vortrags in Berlin als Spätsommer 1932 angegeben (Moritz 1993, S. 33). Das Jahr 1932 wird auch durch Fischingers eigene Publikationen über Tonornamente bestätigt (Fischinger 1932a, b, c, d) sowie durch die umfangreichen
Presseberichte, die erst im Spätsommer und Herbst 1932 erschienen sind (Böhme 1932; Epstein 1932a;
Epstein 1932b; Böhme 1933). Die Verwirrung hinsichtlich des Jahres liegt wahrscheinlich an Fischingers in hohem Maße besitzergreifendem Verhältnis zu diesem Thema und seinem Wunsch zu zeigen,
daß seine Experimente denen Pfenningers vorangegangen waren (die auch im Sommer 1932 zuerst
veröffentlicht wurden) – ein Zwang, der häufig zur Umdatierung von Werken post factum führte.

Trickfilme haben wollte, die er nebenbei herstellte, sich aber weder die nötigen Musiker noch ein Aufnahmestudio leisten konnte.[23] Also setzte er sich an ein Oszilloskop und erforschte die visuellen Muster, die durch bestimmte Töne erzeugt wurden, bis er in der Lage war – irgendwann zwischen Ende 1929 und Anfang 1930[24] –, für jeden Ton eine eigene graphische Signatur zu isolieren. Mit Hilfe der neu entwickelten optischen Tonspur testete er seine Versuchsergebnisse, indem er gewissenhaft die gewünschte Kurve aufzeichnete und sie dann auf die optische Tonspur photographierte. Der entstehende Ton, der mit Hilfe der Selenzelle zum Klingen gebracht wurde, ist nie aufgenommen worden, sondern effektiv von Hand aufgeschrieben: ein handgezeichneter Ton, wie Pfenninger ihn nannte. Und in der Tat, der erste Film mit einer völlig synthetischen Tonspur – eine extrem arbeitsintensive Aufgabe, die das Auswählen der richtigen Kurve für jede einzelne Note mit anschließendem Abphotographieren beinhaltete –, den Pfenninger Ende 1930 für die EMELKA produzierte, war sein eigener Unterwassertrickfilm *Pitsch und Patsch*, dann folgte ein Ballettfilm des Regisseurs Heinrich Köhler mit dem Titel *Kleine Rebellion*.

Nachdem die neu entdeckte »Tönende Handschrift« zum ersten Mal in einer Sondervorführung der Kulturfilmabteilung der EMELKA-Studios im späten Frühling 1931 Journalisten gezeigt wurde, verglichen die daraufhin zahlreich erschienenen Berichte Pfenningers Durchbruch nicht mit der Arbeit von Fischinger, sondern statt dessen mit der tatsächlich vergleichbaren technischen Innovation durch den Ingenieur Humphries in England. Odo S. Matz z. B., der behauptet, einer der ersten Hörer von Pfenningers neuer Technik gewesen zu sein, wirft noch einmal die Frage der historischen Vorrangigkeit auf (verbunden mit einem gewissen Nationalchauvinismus), wenn er in seinem Bericht hervorhebt, daß Pfenninger an seinem Projekt arbeitete, *bevor* die Nachricht von Humphries' Arbeit über die Titelseiten in aller Welt ging. Als ob das noch nicht genug wäre, spielt Matz die Leistung des britischen Konkurrenten als oberflächliche Techno-Mimesis herunter (warum die menschliche Stimme synthetisieren, wenn jedes Mikrophon es besser tun würde?),

---

[23] Zu Pfenningers frühen Trickfilmen gehören *Largo* (1922), *Aus dem Leben eines Hemdes, Sonnenersatz* und *Tintenbuben* (1926). Für die Geschichte des Studios siehe Putz 1996.

[24] Wenn man bedenkt, wie lange Pfenninger benötigt haben muß, seine anfänglichen Entdeckungen in ein funktionierendes System umzusetzen, mit dem er 1930 seinen ersten synthetischen Soundtrack realisieren konnte, scheint die Schlußfolgerung (die zahlreiche Musik- und Medienhistoriker nachvollzogen haben) logisch, daß Pfenningers Entdeckung des synthetischen Tones effektiv »schon in 1929« (Davies 1984, S. 596 f.) stattfand. Das gleiche Jahr wird auch von Peter Weibel genannt: »Rudolf Pfenninger erfand 1929 in München die ›tönende Handschrift‹, indem er auf einem Papierstreifen gezeichnete Töne einzeln direkt mit der Kamera aufnahm und sie so auf die Lichttonspur brachte.« (Weibel 1987, S. 84)

während Pfenninger, der ›wahre‹ Pionier, die wesentlich unbekanntere Ästhetik der neuen, ungehörten Töne erforschte: »Pfenninger hingegen verfolgt auf ähnlichem Wege das Ziel, neue Schallwirkungen zu erzeugen, Schalleffekte, die unseren Ohren unbekannt sind, da sie durch kein Instrument erzeugt werden können. Darin liegt das Magische dieser Erfindung.« (Matz 1931)[25] In der Tat kann es durchaus die Nachricht über Pfenningers Entdeckung gewesen sein, die Fischinger plötzlich anfangen ließ, nach einer generativen statt einer analogen Logik zwischen graphischen Zeichen und musikalischen Tönen zu forschen. Wie sonst soll man die Tatsache erklären, daß er, wie Moritz berichtet, »die Arbeit an seinen sonstigen Projekten [unterbrach], einschließlich *Studie Nr. 11*, um Hunderte von Testbildern vorzubereiten und als Tonspurbilder aufzunehmen« (Moritz 1993, S. 31).[26]

Nachdem die EMELKA durch Presseberichte die Öffentlichkeit neugierig gemacht hatte (möglicherweise, um nicht durch die Nachrichten von Humphries übertrumpft zu werden), wartete sie dann noch über ein Jahr, bevor die ersten allgemeinen öffentlichen Vorführungen von Pfenningers Arbeit mit dem synthetischen Ton in einer mehrere Städte umfassenden Tournee angekündigt wurden, die eine Reihe von Filmen mit völlig synthetischen Tonspuren beinhaltete. *Die Tönende Handschrift: Eine Serie gezeichneter Tonfilme eingeleitet durch ein Film-Interview* wurde in den Münchner Kammerlichtspielen am 19. Oktober 1932 und am folgenden Tag in einer Matinee für geladene Gäste im berühmten Marmorhaus in Berlin uraufgeführt, wobei Pfenninger selbst an letzterer Veranstaltung teilnahm und sich persönlich beim Publikum für »die mit recht bestaunte und beifallsreich aufgenommene Vorführung« bedankte, wie der *Film-Kurier* berichtete (Anonym 1932b). Das Programm, das die EMELKA mit dem Titel *Tönende Handschrift* in ganz Europa 1932 in den Kinos zeigte,[27] bestand aus den oben erwähnten Filmen

25 Siehe auch Anonym 1931b und Anonym 1931c. Im letzteren Artikel wird die Tatsache, daß Humphries' Entdeckung der offensichtliche Test für Pfenningers Innovation ist, im folgenden Zitat klar: »Zur Zeit arbeitet der Erfinder daran, die Tonkurven der menschlichen Stimme mit dem Pinsel und der Zeichenfeder aus dem Nichts auf Grund von exakten physikalischen Experimenten aufzuzeichnen.« Die nationalchauvinistische Darstellung von Pfenningers Entdeckung ist keineswegs ungewöhnlich. Unter einem weitverbreiteten Foto des Erfinders, der darauf mit Streifen von Schallwellen in seinem Studio zu sehen ist, hat die *Bayerische Zeitung* vom 31. Oktober 1932 folgende Legende gedruckt: »Gemalter Tonfilm – eine bedeutsame *deutsche* Erfindung.« (Hervorhebung i. O.)

26 Moritz fährt fort: »Durch das Studium vorhandener Tonspuren beherrschte er schnell die Kalligraphie der traditionellen europäischen Musik und zeichnete *Fuchs, du hast die Gans gestohlen* und andere einfache Melodien auf.« In diesem Kontext ist die zwar plausible, aber unbewiesene Behauptung, eine Technik gemeistert zu haben, die Pfenningers systematischer Arbeitsweise offenbar ähnlich (wenn auch nicht mit ihr identisch) ist, wahrscheinlich Wunsch-Apocrypha.

27 Ich habe Rezensionen und/oder Ankündigungen von Vorführungen der *Tönenden Handschrift* von folgenden Kinos gefunden: dem Capitol in Berlin, den Phoebus Lichtspielen und an der Universität

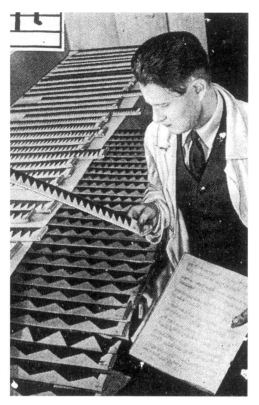

Abb. 36 »Im Tonleitarchiv. An Hand der Partitur werden die benötigten Töne zur Aufnahme ausgesucht.« Photo und Beschreibung vom Presse-Dienst der Bayerischen Film-Gesellschaft, Oktober 1932

Kleine Rebellion und *Pitsch und Patsch*, zwei »grotesken Puppenfilmen« von den Brüdern Diehl namens *Barcarole* und *Serenade* sowie einem »Naturfilm« namens *Largo*. Diesen wurde ein faszinierender pädagogischer Dokumentarfilm namens *Das Wunder des gezeichneten Tones* vorangestellt (der auch für die Wochenschau freigegeben wurde, welche die neue Entdeckung vorstellte). In dieser Dokumentation wird die Geschichte der Tonaufnahme erläutert, gefolgt von einem Pfenninger-Interview mit der charismatischen Filmpersönlichkeit Helmuth Renar. Wie zu erwarten, war die Resonanz bei der Presse umfassend und größtenteils enthusia-

in München, den Capitol-Lichtspielen in Halberstadt, dem EMELKA-Theater in Münster, dem Goethehaus, Imperator und den Universum-Lichtspielen in Hannover, dem Kristall-Palast in Liegnitz und der Brüsseler Filmwoche.

stisch.[28] Die Kritiker, im großen und ganzen fasziniert von der technischen Errungenschaft und den durch sie eröffneten Perspektiven, waren dennoch verwirrt und sogar verstört durch die neuen Töne: Während einige durch die »sehr schöne ›mechanische‹ Musik, eine Art Karussellmusik« bezaubert wurden, schrieben andere über ihre »primitive und etwas nasale Klangfarbe«, daß die Töne einen »Eindruck des Mechanischen, Unbeseelten« vermittelten und daß das Ganze »etwas Schnarrendes und (da die Klänge vorwiegend den Bereichen der Flöten und Zupfinstrumente angehören) auch noch etwas Monotones« habe.[29] Ein Rezensent drückte es so aus: »Es klingt nach gedeckten Orgelpfeifen, nach gestopftem Horn, nach Harfe, nach Xylophon. Es klingt seltsam unwirklich.« (Wolter 1932, S. 12 f.)[30]

Statt einer detaillierteren Darstellung der faszinierenden Rezeptionsgeschichte, die an anderer Stelle aufgegriffen wird, wenden wir uns hier dem repräsentativen Bericht zu, der von Dr. R. Prévot am Tage nach der Premiere in den *Münchener Neueste Nachrichten* veröffentlicht wurde:

> Was wir gestern vormittag sahen, waren schon mehr als Anfangsproben. Unser technischer Sinn war entzückt, unsere Zukunftsphantasie angeregt! [...] Gleichzeitig freilich streikte bisweilen unser musikverliebtes Ohr, regte sich unser wachsames Kunstgewissen.
> War das noch Musik? [...] Selten fühlten wir so deutlich den inneren Unterschied zwischen lebendiger Kunst und technischem Gebilde. Man hörte Klavier und xylophonähnliche Töne, andere, die aus einer Dampfpfeife zu kommen schienen, mit größter Exaktheit zusammen gefügt, wie wenn einer aus Holzteilen einen Baum baut, der täuschend ähnlich sein kann und doch niemals grünen wird! [...] Ohne Zweifel, am besten paßte diese *abstrakte*, diese »skelettarische« Musik zu den gezeichneten Trickgrotesken. Das gab einen reinen technischen Einklang. Und ganz unmöglich erschien der Versuch, Tanz und Mimik *lebendiger* Menschen auf diesem Wege musikalisch zu »beseelen«. Es wirkte wie ein Totentanz! Hier muß ein entschiedenes »Halt!« gerufen werden.

---

[28] Folgend eine Auswahl aus den ausführlicheren Rezensionen der wichtigsten europäischen Zeitungen und Filmzeitschriften, wobei eine beträchtliche Anzahl von Nachdrucken, Lokalrezensionen, Radioprogrammen, Interviews, akademischen Vorträgen und anderen öffentlichen Veranstaltungen, die Pfenningers Werk in den Monaten darauf bewarben, nicht erwähnt werden: Rony 1932, Kroll 1932, St. 1932, Zz. 1932, Anonym 1932 c, Anonym 1932 d, -n. 1932, Anonym 1932 e, wkl. 1932, London 1932, -au- 1932, -e. 1932, W.P. 1932a, b, K.L. 1932.

[29] In dieser Reihenfolge: N. (1932), Pfister (1932), -au- (1932), Huth (o. D.).

[30] Wie zu erwarten, war die Reaktion von Fischingers Mitarbeitern sehr ähnlich: »Als Fischinger die ersten Rollen von *Tönende Ornamente* aus dem Labor holte und den Film auf dem dortigen Projektor abspielen ließ, waren die Techniker über die seltsamen Töne entsetzt und fürchteten, daß weitere Rollen mit diesem Krach ihre Maschinen ruinieren könnten« (Moritz 1993, S. 33).

[…] Es ist dem Film inzwischen gelungen, eine neue »technische Kunst« zu schaffen, die sich wesenseigen vom lebendigen Theater scheidet. Vielleicht gelingt es auch dem Pfenningerschen Verfahren, Töne und Tonkomplexe zu finden, die neu sind und auf natürlichem Wege nicht erzeugbar, eine Musik zu schaffen, die es noch nicht gibt – so eine richtige *Zukunftsmusik*? Hoffen wir, daß sie auch schön ausfällt! (Prévot 1932)

Die Antwort Prévots ist typisch in ihrer Kombination von technisch-fetischistischer Faszination, in der Sorge um die Frage der angemessenen Ton-Bild-Kombinationen und vor allem in der Weise, in der sie die instinktive Bedrohung einer althergebrachten, angeblich nicht-technologischen Auffassung von Musik registriert. Viele Kritiker beharrten darauf, daß Pfenningers Erfindung an anderen neuen elektronischen Musikinstrumenten oder zeitgenössischen Technologien wie dem Theremin oder dem Trautonium gemessen werden sollte, da alle diese Erfindungen nur dann eine Zukunft hätten, wenn sie wirklich »neue« Töne hervorrufen würden (die bloße Nachahmung von bereits existierenden Tönen sei sowohl überflüssig als auch ökonomisch unklug). Aber diese scheinbar progressive Offenheit gegenüber einer unbekannten akustischen Zukunft war natürlich auch selbst eine Strategie, die drohende Gefahr des synthetischen Tons für eine organische Konzeption der Akustik abzuwenden – ein Baum aus Holz, der aber niemals grünen wird! »Unheimlich«, schreibt der Rezensent der Frankfurter Zeitung, »mit welcher Unhemmbarkeit die Technik auf allen Gebieten organische Erzeugung und den natürlich arbeitenden Menschen unnötig macht!« (W. P. 1932) Nirgendwo wird dies deutlicher als in der Verwunderung und dem gleichzeitigen Schrecken, die von der Idee eines, das Werk von Humphries noch übertrumpfenden, abendfüllenden *Sprechfilms* mit rein synthetischen Stimmen ausgelöst wurden (ein Projekt, das vielleicht von Pfenninger vorgesehen war, aber meines Wissens nie realisiert wurde); ein Film, in dem, wie ein Kritiker es ausdrückte, »Worte gesprochen werden, die keinem Menschen gehören!« (wbf 1932) Selbst Kritiker, die bereitwillig zugaben, daß jede instrumentelle Musik als solche notwendigerweise schon mechanisch war, beharrten darauf, daß die Stimme einen Sonderbereich des Extra-Technologischen darstellte: »Eigentlich ist alle Musik mechanisch, mit der einzigen Ausnahme des menschlichen Gesangs. Denn alle Musik wird mit Maschinen gemacht, nur der Kehlkopf ist organisch.« (Bernhard 1930) Pfenningers Verfahren beinhaltete, daß – zumindest theoretisch – diese althergebrachte Behauptung nicht mehr gültig war.

Nach den Pfenninger-Premieren Ende des Jahres 1932 erschienen die ersten veröffentlichten Vergleiche zwischen Fischingers und Pfenningers Arbeiten. Während einige wenige journalistische Berichte damit zufrieden waren, die scheinbare Ähnlichkeit der beiden Projekte festzustellen, setzten die meisten Autoren die Nebeneinanderstellung Fischinger-Pfenninger in die Termini »grundlegender Impuls gegen logische Schlußfolgerung, dekorativ gegen analytisch«, die andeuteten, daß es nicht von ausschlaggebender Bedeutung sei, wer als erster den synthetischen Ton ›entdeckte‹, sondern daß es um zwei ähnliche, aber schlußendlich unterschiedliche Projekte ginge.[31] Das ist die Ansicht, die auch in der von Andor Kraszna-Krausz in *Close-Up* veröffentlichten Zusammenfassung der deutschen Kinoproduktion für das Jahr 1933 vermittelt wird:

> Zwei Deutsche, die an Filmen arbeiten, haben angekündigt, daß sie die Lichtreaktionen von Plastiken mit der Photozelle phonetisch transponieren möchten und sie mit ihren parallel stattfindenden visuellen Aufnahmen verbinden wollen, um Tonfilmentsprechungen zu erhalten. Diese extreme Technik muß durch die Experimente von Oscar Fischinger inspiriert worden sein, dessen Kompositionen von tanzenden Linien die einzige Form abstrakten Films sind, die im regulären Programm der deutschen Kinos gefunden werden können und die von der Öffentlichkeit gut aufgenommen wurden. Fischinger, der ursprünglich durch Synchronisierung von seinen Studien echte Stücke auf Platte aufnahm, versucht seit kurzem, dekorative Musik im Lichttongerät aufzunehmen, um eine bessere Einheit von Bild und Ton zu erreichen. Einfacher, vollständiger und praktischer scheinen die ähnlichen Bemühungen von Rudolf Pfenniger [sic] zu sein, der nach einer langen und schwierigen Analyse erfolgreich die Tonschriften erarbeitet hat und sie auch per Hand zeichnete.[32] (Kraszna-Krausz 1933, S. 76)

Und in der Tat, nach genauerer Betrachtung der Weise, in der jeder dieser Erfinder seine Aktivitäten *entwickelt*, wird es offensichtlich, daß sie trotz der oberflächlichen Ähnlichkeit sehr unterschiedliche Ziele verfolgen. Fischinger – wie er selbst als erster zugeben würde – interessierte sich generell für das Verhältnis zwischen gegebenen graphischen Formen und ihren akustischen Entsprechungen und wie dieser Isomorphismus kulturell-physiognomische Vergleiche ermöglichen könnte. Als er z. B. vorschlug, »die Ornamente primitiver Völker sind zu untersuchen auf

---

[31] Siehe z. B. Kroll 1932, wkl. 1932, Anonym 1932 f.

[32] Der Vergleich wird in etwas anderen Begriffspaaren – künstlerisch gegen kommerziell – in den Programmanmerkungen der Vorführung von Fischingers *Frühen Experimenten mit handgezeichnetem Ton* am 21. Mai 1933 an der Film Society in London dargestellt. In diesem Text, der sehr wahrscheinlich von Fischinger geschrieben wurde oder auf von ihm zur Verfügung gestellten Materialien basierte, wird das Publikum angewiesen, daß sie das, was sie gleich sehen werden, »nicht mit den ähnlichen Effekten verwechseln sollten, die von Hans [sic] Pfenninger erfunden worden sind. Das letztere System ist kommerziell entwickelt worden, um die musikalische Begleitung zu Puppenspiel- und Zeichentrickfilmen zu gestalten« (Anonym 1933 c).

ihren Klangcharakter …«[33], wurde offensichtlich, daß sein Ausgangspunkt das graphische Zeichen ist. Neben diesem soziologischen Interesse plädiert Fischinger wiederholt dafür, daß der handgezeichnete Ton die künstlerische *Oberherrschaft* wiederherstellt, indem er dem Filmemacher die Kontrolle über die Elemente zurückgibt, die das Studiosystem den Spezialisten übertragen hatte. Von der romantischen Ästhetik einen abgedroschenen Topos ausleihend, bestand Fischinger darauf, daß ›richtige‹ Kunst eine solche Kollektivproduktion nicht tolerieren kann, denn

> dieses im wahrsten Sinne reinste und höchste Kunstschaffen formt ausschließlich aus einer einzigen Persönlichkeit direkt, und diese Kunstproduktion, die so entsteht, etwa Werke von Rembrandt, Bach oder Michelangelo, sind unmittelbare Schöpfungen höchster Potenz und gewinnen *gerade durch das Handschriftliche*, Irrationale und Persönliche. (Fischinger 1933, Hvh. TYL)[34]

Obwohl der Artikel, aus dem dieses Zitat stammt, mit »Ingenieur Oskar Fischinger« unterzeichnet ist (was ein anerkennendes Nicken in Pfenningers Richtung bedeuten könnte), wird deutlich, daß für Fischinger der handgeschriebene Ton – man könnte sogar sagen, das Schreiben als solches – völlig im Dienste einer gänzlich anti-technologischen (irrationalen) künstlerischen Absicht steht: »Der handgeformte Film bietet die Möglichkeit zu einem reinen Kunstschaffen.«[35]

Nichts könnte dem Antrieb von Ingenieur Pfenningers zutiefst pragmatischen, nüchternen wissenschaftlichen Untersuchungen fremder sein. Jeden ästhetischen Diskurs völlig vermeidend, konzentrierte sich Pfenninger zunächst auf die technologische Entwicklung einer neuen Form des akustischen Schreibens, einer Semio-Pragmatik des Tones, deren Funktion es war, die Komposition von den Beschränkungen des existierenden musikalischen Instrumentariums und der dominierenden Konvention der Notenschrift zu befreien. Anders als Fischinger, der mit graphischen Formen anfing und dann die von ihnen produzierten Töne erforschte, liegt

---

[33] Dieser Satz aus einem Typoskript von Fischingers Essay *Klingende Ornamente* von 1932, das ich in den Fischinger-Schriften am Iota-Archiv (Los Angeles) gefunden habe, erscheint in keiner der anderen von mir gefundenen Versionen.

[34] Ein Typoskript dieses Artikels im Iota-Archiv (Los Angeles) mit dem Titel *Der Komponist der Zukunft und der absolute Film* zeigt ein handgeschriebenes Datum von 1931–32, was gut ein Beleg für die vorher erwähnte Retro-Datierung sein könnte.

[35] Fischingers anti-technologische Haltung wird unmißverständlich in einem Essay ausgedrückt, der handgezeichnete Musik zum Teil seines Projektes vom »absoluten Film« erklärt; die Definition lautet: »ein Film, der der Technik nur soviel läßt, wie sie wirklich zur Darstellung künstlerischer Schöpfungen leisten kann. Es ist also eine Rettung der Kunst und der künstlerischen Persönlichkeit im Rahmen filmischer Produktion.« (Böhme 1933)

das Hauptaugenmerk Pfenningers auf dem Akustischen, und zwar in der Be-
mühung, exakt die Wellenform zu finden, die es ermöglicht, diesen Ton jederzeit zu
reproduzieren. Pfenningers Kurven sind zweifellos *keine* Ornamente, auch wenn
ihre sinuswellenartigen Formen möglicherweise visuell reizvoll sind, sondern
»Schablonen oder Drucktypen« (Lenz 1932, S. 972), wie zahlreiche Kritiker zu Recht
meinten, d. h. bedeutungstragende Einheiten, die kombiniert werden können, um
Töne auf eine linguistische Art und Weise – will sagen, durchweg technisch und
strikt nach Regeln – zu produzieren. Anders als die Kurven Fischingers, die kontinuierlich fortschritten, bestanden diejenigen von Pfenninger aus diskreten Einheiten. Der vielleicht prägnanteste Unterschied zwischen den beiden Projekten
ist die Tatsache, daß Pfenninger (zumindest theoretisch) in der Lage ist, jeden Ton
von Fischingers Ornamenten reproduzieren zu können, während das im umgekehrten Fall offensichtlich nicht möglich ist. Deswegen überrascht es nicht, daß
Kritiker von Anfang an Pfenningers Erfindung nicht als ornamentale Technik
sahen, sondern zu Recht insistierten, daß es eine neue Technik der akustischen
Aufzeichnung war, und sogar soweit gingen, daß sie behaupteten, er sei beschäftigt
mit dem »Konstruieren eines Gerätes, welches einer Schreibmaschine ähnelt, die,
anstelle von Lettern, Wellenzeichen in eine Reihenfolge setzen wird« (Anonym
1933a, S. 6).[36]

Pfenningers Entdeckung war nicht nur bedrohlich, weil sie die Hegemonie
bestimmter tonaler Systeme in Frage stellte (da graphischer Ton von jeglichen
Obertönen völlig frei und mit Viertelton- und anderen Tonsystemen völlig kom-
patibel ist), sondern auch weil sie eine grundlegende Veränderung im *Status* des
gespeicherten Tones bedeutete. Wie in einer anonymen Rezension im *Völkischen
Beobachter* [sic!] recht deutlich gemacht wird, war aller gespeicherter Ton vor Pfenninger immer eine Aufnahme *von* irgend etwas – einer Stimme, einem Instrument,
einem Zufallsgeräusch: »Nach diesem Verfahren kann nur etwas Hörbares durchs
Mikrophon aufgenommen werden, das wirklich vorhanden ist, d. h. das irgendwo
vorher erzeugt wurde. Rudolf Pfenninger aber schafft Töne aus dem Nichts.« (Anonym 1932g) Wenn Pfenningers synthetische Tonerzeugung *die Logik der akustischen
Indexikalität* – die die Grundlage aller vorherigen gespeicherten Töne war – wirksam *zerstörte*, enthüllte sie gleichzeitig auch den *Rest an ikonischer Indexikalität*, der
in Fischingers nur scheinbar ähnlichen Aktivitäten enthalten ist. In der Tat nimmt
die experimentelle Faszination, die mit dem Festlegen des akustischen Gegenstücks
von einem Profil oder *von* einer bestimmten graphischen Form einhergeht, auf
irgendeiner Stufe immer auch an, daß solche Töne *von* irgend etwas stammen,

---

[36] Soweit ich feststellen kann, wurde kein solches Gerät jemals konstruiert.

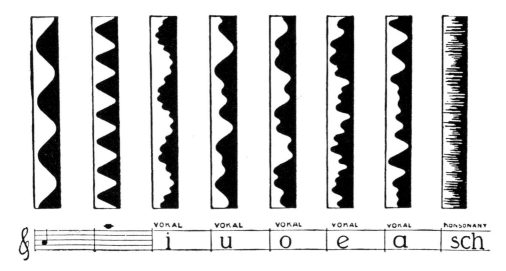

Abb. 37   »So sieht die tönende Handschrift Rudolf Pfenningers aus.« Photo
und Beschreibung vom Presse-Dienst der Bayerischen Film-Gesellschaft, Oktober 1932

selbst wenn dieses Etwas jetzt nur ein wiedererkennbares graphisches Zeichen ist.
Insofern die Arbeit von Fischinger Töne erforscht, die durch verschiedene existierende Dinge gebildet werden (u. a. auch graphische Formen), könnte man sein
Werk als eine vorweggenommene *musique concrète* beschreiben, während Pfenningers synthetische Praxis bestimmten nicht-referentiellen, akustisch konstitutiven
Praktiken der elektronischen Musik näher steht. Insoweit Fischingers Ornamente
semiotisch arbeiten, tun sie es als ›motivierte‹ Zeichen, während Pfenningers Kurven strenggenommen nur von bestimmten – und letztlich arbiträren – Eigenschaften der Selenzelle abhängen, die die Grundlage dieses speziellen optischen Kinoton-
systems ist, mit dem er seine Schall-Graphematiken produzierte. Und es ist dieser
entscheidende semiotische Unterschied, der letztendlich erklärt, warum Moholy-
Nagy Pfenninger und nicht Fischinger die Erfindung eines funktionierenden akustischen Schreibsystems zuschreibt:

> Pfenninger, schließlich, hat auch den Weg zur Tonschrift gefunden. Während
> Fischinger nun den Ton fließend photographiert, nimmt er ihn bildweise auf,
> was zur Fertigung von Schablonen führt, mittels deren bestimmte Töne und
> Tongruppen immer wiederholt werden können. (Moholy-Nagy 1933)[37]

37 Der intelligente Kritiker der *Münchener Zeitung,* Moholy-Nagys Schlußfolgerung nachvollziehend,
    erkannte auch, daß Pfenningers Projekt sich grundlegend von denen seiner Vorgänger unterscheidet,

345

In ihrem rigoros systematischen und analytischen Charakter sollte Pfenningers Forschung also nicht mit Fischinger, sondern eher mit den sehr ähnlichen – und ähnlich linguistischen – Untersuchungen über den synthetischen Ton verglichen werden, die zur gleichen Zeit in der UdSSR von Nikolai Voinov und Aleksandr Ivanov begonnen wurden. Sie schnitten sägezahnartige Tonmuster aus Papier in Form von geschwungenen Kämmen, wovon jedes einem Halbton entsprach, das dann ähnlich wie eine Sammlung von grundlegenden Trickfilmbildschablonen wiederholt und in verschiedenen Kombinationen benutzt werden konnte. Zu den Erforschern von synthetischem Ton in der UdSSR gehörte auch Evgenii Sholpo, der eine sehr erfolgreiche runde »Scheiben«-Variante der Kämme von Voinov und Ivanov entwickelte.[38]

V. Gespeicherter Ton im Zeitalter seiner synthetischen Simulierbarkeit

Wenn Pfenningers Erfindung es möglich macht, Töne zu erzeugen, die – wie er es so treffend bezeichnet – aus dem Nichts kommen, warum sind dann die synthetischen Klänge, die die diversen Filme in der *Tönenden Handschrift*-Serie begleiten, eine banale Nachahmung von existierenden Klängen, die sogar so weit gehen, Händels *Largo* oder die Barkarole aus Offenbachs *Hoffmanns Erzählungen* künstlich zu erzeugen? Ist dies nur ein weiterer Fall von einer radikal neuen Technik, die sich nicht mittels ihrer bis dato unerhörten klanglichen Fähigkeiten zu legitimieren versucht, sondern indem sie sklavisch wohlbekannte klassische Stücke simuliert – entsprechend den frühen Aufführungen des technologischen Wunders Theremin? Unabhängig von der Motivation und gleichgültig, wie trivial es bei der ersten Hörprobe damals erschien, muß der *Effekt*, vertraute Kompositionen von einer Klangquelle zu hören, die weder Instrumente noch Musiker benötigte und aus systematischen Photographien eines graphematischen Vokabulars für eine optische Tonspur bestand, sehr verstörend gewesen sein. Und dieses Unbehagen stammt nicht zuletzt von der Tatsache, daß – obwohl der Ton zu dieser Zeit immer noch

---

und er folgerte daraus: Die Anerkennung für die Erfindung des synthetischen Tones »*gehört also ihm ganz allein.*« Sein Argument jedoch – »Rudolf Pfenningers ›tönende Handschrift‹ *schafft* Klänge aus dem Nichts; Walter Ruttmanns, Moholy-Nagys, Oskar Fischingers Filmstudien und Kastelines Formenspiele *entstammen* der Musik oder einem musikalisch-rythmischen Erlebnis« – bildet die unterschiedlichen Richtungen der kreativen Vektoren verkehrt herum ab: Die Kurven Fischingers werden nicht vom Ton abgeleitet, sie generieren ihn, während Pfenningers Kurven letztlich *von* den Tönen stammen, die sie analytisch rekonstruieren (wkl. 1932).

[38] Einen intelligenten, illustrierten zeitgenössischen Bericht in englischer Sprache findet man in Kaempffert 1935, S. 6.

von der charakteristischen Klangfarbe von traditionellen Instrumenten differenziert werden konnte – es zumindest in der Theorie nur eine Frage der Zeit und der technischen Verfeinerung war, einen Stand zu erreichen, der es dem menschlichen Ohr unmöglich machen würde, einen synthetisch generierten Ton akustisch von einem mit herkömmlichen Mitteln erzeugten Ton zu unterscheiden.

Einige Kritiker schlossen daraus sofort, daß synthetische Musik zukünftig Orchester überflüssig machen würde, denn »man könnte ein Geisterorchester hervorzaubern, das es in Wirklichkeit gar nicht gibt, dessen Klang bloß als Zeichnung existiert«, wie der phantasiereiche Rezensent von *Pester Lloyd* sich ausdrückte (Anonym 1932h). In der Tat deutet Fischinger selbst so etwas an, wenn er in einigen seiner Essays über den handgezeichneten Ton Stuckenschmidts kontroverses Argument aufgreift, daß Musikmaschinen wie das Grammophon die Notwendigkeit eines ausführenden Musikers als Vermittler zwischen Komposition und Realisierung beseitigen würde. Wenn man jedoch die arbeitsintensiven Schritte von Pfenningers synthetischen Tontechniken berücksichtigt, war es kaum wahrscheinlich, daß der synthetische Ton tatsächlich auf eine noch drastischere Art und Weise das noch allzu frische arbeitspolitische Drama wiederholen würde, das aus dem Aufkommen des Grammophons und später des Tonfilms entstanden war (beide eliminierten nach und nach die Notwendigkeit von vollangestellten musikalischen Ensembles zur Begleitung von Filmvorführungen).[39]

Das Erscheinen des synthetischen Tons hat jedoch *eines* grundlegend geändert: die ontologische Stabilität von allen gespeicherten Tönen. Die Einführung des optischen Filmtons in den späten zwanziger Jahren hatte bereits vorher ungeahnte Möglichkeiten bei der Nachproduktion im *Schneideraum* eröffnet und dadurch die *zeitliche* Einheit der akustischen Aufnahmen aufgehoben, da die Töne nun aus unterschiedlichen, zeitlich verschobenen Aufnahmen zusammengesetzt werden konnten. Die Erfindung einer funktionalen Methode zur Erzeugung von synthetischem Ton schien jedoch diese Kampfansage an sogenannte »authentische« Klänge noch weiter zu forcieren. Auch wenn es unwahrscheinlich war, daß man in naher Zukunft eine komplette Komposition aus synthetischen Mitteln *ex nihilo* – oder besser gesagt: *ex stylo* – würde erstellen können, waren minimale und dennoch entscheidende Eingriffe in die Textur von existierenden Aufnahmen jetzt möglich geworden. Humphries hat genau das getan – indem er einige Stellen in der Tonspur

---

[39] Diese Idee blieb dennoch für einige Zeit aktuell: 1936 z. B. bezieht sich Kurt London offenbar auf die Techniken des synthetischen Tons, wenn er vorschlägt, daß man zukünftig »vielleicht ohne ein Orchester auskommen würde und einen Komponisten anweisen könnte, seine Musik in Mustern auf Papier zu komponieren, die dann photographiert und einen sehr merkwürdigen und ungewöhnlichen Klang produzieren würden« (London 1936, S. 197).

eines Films auf eine nicht wahrnehmbare Weise ersetzte. Aber gerade das machte diese Änderungen so verstörend, daß die vom Rest der gesprochenen Wörter nicht zu unterscheidende synthetische Stimme eben von Humphries synthetisch erzeugt war – und folglich grundlegende Zweifel über den Echtheitsstatus von *allem* auf dieser Tonspur erweckte. So war das Ausmaß der kritischen Reaktionen auf seine Bemühungen selbst ein guter Gradmesser für die Bedrohung, die sie für eine bestimmte – indexikalische – Ideologie des gespeicherten Tons darstellte. Während der Schnitt die Integrität der Aufnahme als kontinuierlichen Prozeß bedrohte, untergrub er in keinerlei Hinsicht die Indexikalität des Aufnahmeprozesses als solche, die weiterhin alle umarrangierten, heterochronen Stücke genau so bestimmte, wie sie es tat, bevor diese bearbeitet wurden. Andererseits bedeutete Pfenningers Erfindung des synthetischen Tons nichts Geringeres als das Eindringen in das akustische Gebiet von in der Nachproduktion zusammengesetzten Änderungen – auch als »Korrekturen« oder »Verbesserungen« bezeichnet –, die nicht mehr zur indexikalischen Ordnung gehören. Als Töne aus dem Nichts sind sie nicht mal mehr Töne *von* irgend etwas.

Die meisten Reaktionen auf die *tönende Handschrift* registrierten einfach die große Angst, die die Zersetzung der Indexikalität mit sich brachte, ohne deren Ursprünge artikulieren zu können. In dieser Hinsicht ist folgende Aussage typisch: »Die Konsequenzen dieser Erfindung sind so ungeheuerlich, so gespenstisch, daß sie sich im Augenblick noch gar nicht übersehen lassen.« (Lac. 1932) Ein besonders scharfsinniger Kritiker jedoch konnte genau beschreiben, was auf dem Spiel stand:

> Wie eine photographische Platte durch die Kunst des Photographen retuschiert und verschönert werden kann, in ähnlicher Weise wird man das gesprochene Wort, den Klang und die Modulation der menschlichen Stimme zur höchsten Vollkommenheit gestalten können. Ein weites Gebiet der Tonretuschierung eröffnet sich somit für die Kinoindustrie, und kein Sänger wird in Zukunft Gefahr laufen, das hohe C nicht ganz einwandfrei bewältigt zu haben. (ky. 1932)

Wenn erst einmal falsche Noten korrigiert, späte Einsätze adjustiert, irritierende Obertöne beseitigt und unangenehme Klangfüllen annehmbar gemacht werden können, dann kann theoretisch jede Musikaufnahme vollkommen sein. In der Tat können solche optimierten Produktionen faktisch besser klingen als die »Originale«, wie Herbert Rosen insistiert:

> Ja, wir gehen sogar so weit, zu sagen, daß alle diese Darbietungen wesentlich besser, reiner und einwandfreier klingen als die echten Aufnahmen! Denn all die Zufalls-Möglichkeiten einerseits sowie die einer ganzen Reihe von Musikinstrumenten anhaftenden Mängel andererseits werden jetzt durch die tönende Handschrift behoben. (Rosen 1933a)

Aber diese neue Qualität in der gespeicherten Musik wird natürlich zu einem teuren Preis erkauft, denn jetzt kann keiner mehr ohne weiteres ›wissen‹, wie eine im Rahmen dieser Methode aufgenommene Musikaufführung zustande gekommen ist. Das heißt, ein technologischer Zweifel schleicht sich in die indexikalische Lesbarkeit der Aufnahme ein. An jedem Punkt kann das, was man hört, das Produkt einer synthetischen, in der Pfenningerschen Nachproduktion eingearbeiteten Änderung sein, die als solche unerkennbar bleibt. Dies ist der Anfang einer weitreichenden »Ununterscheidbarkeit« – bezogen auf aufgezeichnete Töne im Zeitalter ihrer Verweisungsmehrdeutigkeit –, die Jahrzehnte später und im Gefolge von vielfach erweiterten Änderungsmöglichkeiten im Aufnahmestudio schließlich zu dem Aufkommen von »direct-to-disc«-Mastering und sogenannter »live«-Aufnahmen führen würde, als (letztendlich vergebliche) Versuche, den Status des gespeicherten Tons vor dem Sündenfall seiner synthetischen Simulierbarkeit wiederherzustellen.

VI. Coda: Das Nachleben des synthetischen Filmtones

Wie sich herausstellte, waren die fünf Filme, die die ersten Ergebnisse von Pfenningers Experimenten mit synthetischem Ton darstellten, auch zugleich seine letzten. In einem Interview aus dem Jahr 1953 erklärte Pfenninger rückblickend die lauwarme Reaktion auf seine Erfindung in den frühen 30er Jahren folgendermaßen: »Die Zeit war noch nicht reif. Meine Erfindung kam zwanzig Jahre zu früh.« (Strobel 1953) Oder vielleicht zu spät: Nur ein paar Jahre danach wurden seine Filme von den Nazis als »seelenlos und entartet«[40] eingestuft, und so kam die Arbeit auf diesem Gebiet praktisch zum Erliegen. Moholy-Nagy selbst nahm einige der Herausforderungen von Pfenningers Technik in Angriff: in einem experimentellen Kurzfilm aus dem Jahr 1933 mit dem Titel *Tönendes ABC*, dessen optische Tonspur nach der Fertigstellung erneut photographiert wurde, so daß er dann gleichzeitig mit dem Ton auf der Bildspur projiziert werden konnte (und es somit ermöglichte, daß man die selben Formen, die man *sah*, gleichzeitig *hörte*).[41] Aber außer einer kurzen

[40] Trotz dieser negativen Beurteilung durfte Pfenninger jedoch während der Zeit des Dritten Reichs und danach in Deutschland bleiben und arbeitete als Produktionsdesigner und Bühnenbildner in den Geiselgasteig Filmstudios außerhalb von München; seine Tätigkeit während dieser Zeit umfaßte u. a. Trickfilmarbeit für *Wasser für Canitoga* (Herbert Selpin, 1939), Produktionsdesign für *Einmal der liebe Herrgott sein* (Hans H. Zerlett, 1942) und *Orient Express* (Viktor Tourjansky, 1944), den Bühnenbildauftrag für *Der Brandner Kasper schaut ins Paradies* (Josef v. Baky, 1949) und Produktionsdesign für *Aufruhr im Paradies* (Joe Stöckel, 1950).

[41] Jahre später erinnert sich Moholy-Nagy: »[die Tonspur für *Tönendes ABC*] nutzte alle Arten von Zeichen, Symbolen, selbst die Buchstaben des Alphabets und meine eigenen Fingerabdrücke aus. Jedes

Erwähnung des synthetischen Tons in der Dokumentation *Der Tonfilm* von W. L. Bagier von 1934 war Deutschland bald nicht mehr für die Arbeit an synthetischem Filmton empfänglich, so wie es in den Jahren davor gewesen war.[42]

Anderswo wurde der handgezeichnete Ton, besonders nach der umfangreichen Werbung in Zusammenhang mit der weltweiten Veröffentlichung und dem Vertrieb von *Tönende Handschrift*, so etwas wie eine internationale Sensation, wenn auch nur eine kurzfristige. In Amerika wurde die neue technische Errungenschaft sogar in kommerziellen Filmen wie Rouben Mamoulians *Dr. Jekyll und Mr. Hyde* von 1931 eingesetzt; dieser nutzte die unglaublichen akustischen Möglichkeiten, die durch die neue Technik zur Verfügung gestellt wurden, um ein korrespondierendes Schallereignis zur Verwandlung des Mannes in ein Monster und umgekehrt zu schaffen. Das Resultat war, wie ein Kommentator es beschreibt, »eine lebhafte, synthetisch erzeugte Tonspur aus übersteigerten Herzschlägen, vermischt mit rückwärts abgespielten Schwingungen von Gongschlägen, Echohall von Glocken und völlig künstlichen Tönen, die durch das Photographieren von Lichtfrequenzen direkt auf die Tonspur entstanden waren« (Knight 1957, S. 158). Nach einigen Artikeln über *Die tönende Handschrift* in französischen und belgischen Zeitschriften[43] begann der handgezeichnete Ton auch in Frankreich in Filmtonspuren aufzutauchen, vornehmlich in der Arbeit von Arthur Hoérée, dessen Zaponage-Technik – die eine dunkle Farbe oder eine Tönung namens Zapon verwendet, um die optische Filmtonspur nachzubearbeiten – sehr erfolgreich in Dimitri Kirsanoffs Film *Rapt* von 1934 verwendet wurde.[44] Obwohl ich nicht feststellen konnte, inwieweit mit dem synthetischen Tonfilm in Italien tatsächlich gearbeitet wurde,

---

visuelle Muster auf der Tonspur erzeugte einen Ton, der wie ein Pfeifen oder wie ein anderes Geräusch klang. Vor allem mit menschlichen Profilen erzielte ich besonders gute Resultate.« (Moholy-Nagy 1947, S. 277) Leider jedoch gibt es keine Möglichkeit mehr, den anscheinend erstaunlichen Fischingerschen Charakter dieses Werkes genauer zu prüfen, da es verlorengegangen ist, aber wir wissen, daß es am 10. Dezember 1933 bei der Londoner Filmgesellschaft gezeigt wurde.

[42] Moritz dokumentiert ausführlich die faszinierenden, aber letztlich vergeblichen Versuche von Fischinger und seinen Anhängern, bis zur Mitte der dreißiger Jahre das grundsätzlich anti-modernistische nationalsozialistische Regime vom großen kulturellen Wert des Genres »absoluter Film« zu überzeugen (Moritz 1993, S. 35–45). Fischinger ging sogar soweit, im Dezember 1935 einen Brief an Goebbels zu schreiben, in dem er Respekt und finanzielle Unterstützung für seine Filme forderte; statt dessen gingen er und seine Filme dank Ernst Lubitsch im Februar 1936 auf ihren Weg nach Hollywood, um einen Job bei Paramount anzunehmen. Hier arbeitete er auch für Disney an der *Toccata und Fuge in D-Moll*-Sequenz für den Episodenfilm *Fantasia* (1938–40).

[43] Siehe z. B. P. W. 1932 und die Rezension Anonym 1933b, S. 265.

[44] Siehe Hoérée und Honegger 1934, S. 90, sowie Hoérée 1934, S. 72f. Für einen allgemeineren Blick auf die Rezeption und Entwicklung des synthetischen Tones in Frankreich siehe James 1981.

waren die damit verbundenen Themen zumindest dort bekannt, da z. B. der deutsche Musiktheoretiker Dr. Leonhard Fürst (der über Fischinger in *Melos* geschrieben hatte) am 2. Mai 1933 an der internationalen Musikkonferenz während des Maifestivals in Florenz einen Vortrag über neue Techniken des Filmtons hielt. Nach diesem Vortrag, der unter anderem Vorführungen von einer Rolle von Fischingers *Tönenden Ornamenten*, Eisensteins *Romance Sentimentale* und Pfenningers *Tönende Handschrift* beinhaltete, begannen erläuternde Essays über das Thema in technischen und touristischen Zeitschriften zu erscheinen.[45] In der Sowjetunion fand man die Ergebnisse der weitreichenden lokalen Forschung über synthetischen Ton in den Tonspuren von Filmen wie z. B. *Symphonie der Welt* (UdSSR 1933), *Präludium von Rachmaninoff* der »Ivoston«-Gruppe aus dem Jahre 1934 und bei der kurzen Zusammenarbeit von Grigori Alexandrov mit Sergei Eisenstein an *Romance Sentimentale* (Frankreich 1930).

Man sollte meinen, daß unmittelbar nach Humphries' sensationellem Durchbruch von 1931 in London die Forschung über den synthetischen Ton in England eine großen Stellenwert einnehmen würde. Obwohl dies augenscheinlich nicht so war (auch wenn es durchaus möglich ist, daß die großen Studios den synthetischen Ton, wenn erforderlich, diskret eingesetzt haben), führte das britische Interesse am Thema jedoch zur wohl bedeutendsten *Rezeption* der anderswo erfolgten Arbeit am synthetischen Ton. Pfenningers technische Innovation wurde ausführlich in mehreren reichlich illustrierten Artikeln in den professionellen britischen Zeitschriften wie *Wireless World* und *Sight and Sound* erörtert.[46] Neben den bereits erwähnten Vorführungen der Londoner Filmgesellschaft von synthetischen Tonfilmen von Fischinger am 21. Mai 1933 und, zusammen mit Moholy-Nagys *Tönendes ABC*, am 10. Dezember 1933, sowie einer Vorführung von *Die tönende Handschrift* am 14. Januar 1934 (in den Programmanmerkungen als »bis jetzt aufwendigster Versuch, synthetischen Ton für Kinozwecke zu nutzen« beschrieben) zeigte die Filmgesellschaft am 13. Januar 1935, also ungefähr zur Zeit der Veröffentlichung der Artikel, eine Doppelvorstellung von Filmen *über* Ton, mit Bagiers *Der Tonfilm* und einem britischen Dokumentarfilm *How Talkies Talk* von Donald Carter, der im Programmheft wie folgt beschrieben wird:

Zwei Filme, die das andere System der Tonaufnahme zeigen. Von speziellem technischem Interesse im englischen Film ist die tatsächliche Aufnahme der

[45] Siehe z. B. die ausgedehnte Diskussion über Pfenninger in einem langen Artikel von Bonacossa (1934, insbesondere S. 578–582).
[46] Rosen 1933b, S. 101, und Popper 1933, S. 82–84. Nur einige Jahre später veröffentlichte diese Zeitschrift auch einen allgemeinen Artikel (Solev 1936a), von dem eine frühere Version existiert (Solev 1936b).

photographischen Spur des Lichtstrahls, der entwickelt wurde, während er ge-filmt wurde. Der Aufnahmevorgang wird normalerweise im Dunkeln durch-geführt, aber man konnte die tatsächlich aufnehmenden Schallwellen – durch Auswahl des geeigneten Film-materials für die Filmkamera und indem man die Szene mit einem Licht beleuchtete, das positiven Film (auf dem aufgenommen wird) nicht beeinflußt – erfolgreich abbilden. Die gezeigten Töne sind synthe-tisch, aber sie folgen der mechanischen Wellenform des Schalls.[47]

Kaum mehr als ein Jahr später wurde ein junger schottischer Kunststudent von John Grierson angestellt, um für das General Post Office Film Board in London zu arbeiten. Dieser Student namens Norman McLaren sollte der wahrscheinlich welt-weit bekannteste und einflußreichste Befürworter des synthetischen Tons werden. McLaren begann seine ersten Experimente in den Jahren nach den oben erwähnten Vorführungen und Artikeln; er improvisierte für *Book Bargain* (1936) (einer der Filme, den er mit der Filmabteilung der GPO drehte) eine direkt in den Film ein-geritzte Tonspur, eine Technik, die er auch für die abstrakten Filme *Allegro*, *Dots*, *Loops* und *Rumba* verwendete (letzterer besteht aus einer Tonspur ohne Film-bilder). Diese Filme drehte er 1939 für das Guggenheim in New York, damals bekannt als das Museum der Nicht-Objektiven Gemälde. Wenn man ihn allerdings nach der Inspiration für die viel systematischere Technik für die Erzeugung von synthetischem Ton fragte, die er in den frühen vierziger Jahren entwickelt hat, erwähnt McLaren die experimentellen Filme auf dem Kontinent, die an der Glas-gower Kunsthochschule (an der er von 1932 bis 1936 studiert hatte) gezeigt wurden:

> Unter anderem gab es einen Film namens *Tönende Handschrift*, der von einem deutschen Ingenieur aus München gemacht wurde – Rudolph Phenninger. [sic] Er hatte ein System entwickelt. Der Film bestand hauptsächlich aus einer Doku-mentation seiner Methode. Er verfügte über ein Kartenarchiv und eine Kamera. Er zog eine Karte heraus und schoß ein Einzelbild und so weiter, und am Ende hatte er dann einen kleinen Trickfilm zusammen. Er hatte Musik dazu, ziemlich lebhafte; sie war künstlerisch nicht sonderlich bemerkenswert, aber eben sehr lebhaft. Das ist die Grundlage, auf der ich mein Kartensystem entwickelt habe. (Collins 1976, S. 73f.)

McLaren verwendete diese Neo-Pfenningersche Methode des »synthetischen ani-mierten Tons« – der auf einem Archiv von 1 Zoll × 12 Zoll großen Streifen aufbaute, die bis zu 120 identische handgezeichnete Schallwellen-Muster trugen, die jeden

---

[47] Programmheft, The Film Society (London), January 13, 1935, nachgedruckt in *The Film Society Pro-grammes*, siehe Anonym 1933c.

Halbton über fünf Oktaven reproduzieren konnten –, um seine späteren Filme mit synthetischen Tonspuren zu versehen, wie den stereoskopischen *Now is the Time* (1951), *Two Bagatelles* (1952), den Oscar-prämierten *Neighbors* (1952) und *Blinkety Blank* (1955). Dieses Verfahren beschrieb er in einer Serie von einführenden und technischen Essays, die sehr hilfreich waren, die Techniken des Prozesses zu verbreiten.[48] McLaren verwendete diese Methode auch für das sieben Minuten lange *Synchromy* (1971), wahrscheinlich das *opus magnum* des synthetischen Tonfilms, das er für die Nationale Filmbehörde von Kanada produziert hat und in dem der Zuschauer die abstrakten Muster sah, die die gleichzeitig hörbaren Töne verursachten. Wie ein zeitgenössischer Kritiker es beschrieb, war das Resultat »eine faszinierende Übung in der ›Wahrnehmung‹ des Tons« (Wilson 1972).

Die nachfolgenden Abschnitte in der umfangreichen und faszinierenden Geschichte des synthetischen Tons – die leider zu viel Platz beanspruchen würde, um hier erschöpfend dargestellt zu werden – erstrecken sich auf einige zusätzliche Bereiche: vom Avantgarde-Film (insbesondere von den experimentellen Trickfilmen) bis zur Entwicklung neuer Notationssysteme und Technologien der Tonproduktion. Ersterer umfaßt, um nur zwei Beispiele zu nennen, die Arbeit der Amerikaner John und James Whitney in den vierziger Jahren (deren »audio-visuelle Musik« ihrer *Five Abstract Film Exercises* von 1943–45 von einer Pendelkonstruktion erzeugt wurde, die eine vollkommen synthetische optische Tonspur generierte) und die Filme von Barry Spinello aus den sechziger Jahren (dessen synthetische Soundtracks – z. B. in *Soundtrack* (1970) – durch Malen und Zeichnen direkt auf dem Zelluloid sowie mittels selbstklebender Materialien wie Klebeband und Klebeschriften erzeugt wurden).[49] In der komplexen Geschichte der Erfindung von neuen Aufnahmemedien (wie dem Magnetband) und von neuen synthetischen Tontechnologien liefert Pfenningers Arbeit den Kontext für die Entwicklung von Erfindungen, z. B. dem Melochord (von Harald Bode, 1947), das in den 50er Jahren in Stockhausens Studio in Köln zur Erzeugung elektronischer Musik benutzt wurde, z. B. dem berühmten RCA Electronic Music Synthesizer (von Harry F. Olson), der 1955 zum erstenmal vorgestellt wurde, z. B. dem modularen Synthesizer (von Robert Moog), der 1964 gebaut wurde, und für die neue starke Verbreitung von MIDI-Schnittstel-

---

[48] Zusätzlich zu dem frühen Artikel, den er zusammen mit Robert E. Lewis verfaßte (Lewis und McLaren 1948), schrieb McLaren eine Broschüre namens *Animated Sound on Film*, die zuerst 1950 von der Nationalen Filmbehörde von Kanada und dann, in einer revidierten Version, als *Notes on Animated Sound* veröffentlicht wurde (McLaren 1953, der mehrfach wieder veröffentlichte Text erschien auch fast ohne irgendeine Zuschreibung in Prendergrast 1977, S. 186–193. Siehe auch Richard 1982.

[49] Siehe Whitney 1947a, S. 31–34, Whitney 1947b, Whitney 1960, S. 62–73; siehe auch Spinello 1970, S. 175f.

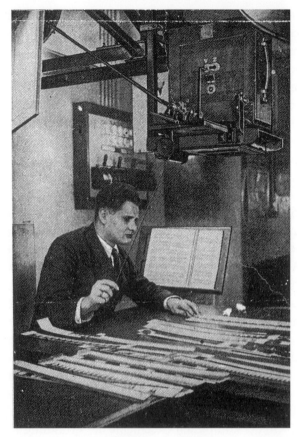

Abb. 38 »Der Erfinder bei der fotografischen Aufnahme der gezeichneten Tonbilder.«
Photo und Beschreibung vom Presse-Dienst der Bayerischen Film-Gesellschaft,
Oktober 1932

len, die die Arbeit und Erfahrung mit Musik als graphischem Material zu einer fast
alltäglichen Angelegenheit werden ließen.

Neben dieser genealogischen Bedeutung ist Pfenningers *tönende Handschrift*
gleichzeitig auch von großem, gänzlich zeitgenössischem *theoretischen* Interesse,
denn sie stellt im Bereich der Akustik eine bemerkenswerte vorwegnehmende Parallele zu jener Tendenz dar, die gerade heute den Status eines großen Teils der visuellen Darstellung verändert. Wenn mit dem Aufkommen der digitalen Bilderzeugung
viele maßgebliche Annahmen über die verschiedenen, grundsätzlich indexikalischen
visuellen Medien des 19. Jahrhunderts wie Photographie und Film in Frage gestellt
wurden, wie man häufig argumentiert hat, dann sind die ästhetisch-politischen
Konsequenzen dieses Paradigmenwandels von grundlegender Wichtigkeit. Genau

wie Pfenningers synthetischer Ton – besonders, wenn er als scheinbare »Korrektur« von traditionellem Tonmaterial innerhalb einer ansonsten indexikalischen Aufnahme funktioniert – die angenommene semiotische *Homogenität* des indexikalischen Felds grundlegend erschüttert und Zweifel erweckt, deren erkenntnistheoretisch kontaminierende Konsequenzen nicht mehr ignoriert werden können, so stellt auch die zunehmende Dominanz einer ähnlichen semiotischen Mischbildung im visuellen Bereich den indexikalischen Status des gesamten visuellen Raums in Frage – wie z.B. die computergenerierten 3-D-Geschöpfe, die eine ansonsten reale filmische Landschaft in Disneys *Dinosaurier* bewohnen. Wenn man Lev Manovichs These berücksichtigt, daß aus dem medienhistorischen Blickwinkel das Aufkommen der digitalen Wissenschaft als Wandel von einem optischen zu einem *graphischen* Darstellungsmodus beschrieben werden kann, der die Medien des 19. Jahrhunderts, aus denen heraus das Kino entwickelt wurde, am besten beschreibt (Manovich 1999, S. 175), so enthüllt die im wesentlichen graphematische Natur von Pfenningers synthetischer Tontechnik einen Schlüsselaspekt dieses graphischen Wendepunkts der neuen Medien: ihren fundamentalen Rang weniger als Malerei denn mittels Aufzeichnung als eine Techno-Logik des Schreibens.

Aus dem Amerikanischen von David Hauptmann

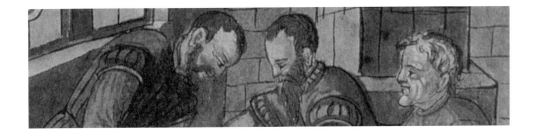

Das Werk der Drei

Vom Stummfilm zum Tonfilm

Friedrich Kittler

Wenn die Stimme denn eine Geschichte hat, dann nie allein. Nicht nur aus systematischen Gründen lassen sich mediale Felder nicht von anderen isolieren. Auch die Geschichte liefert genügend Beispiele für Effekte, die Wandlungen anderer Medien auf die Stimme gehabt haben. Berühmt sind etwa – spätestens seit Büchners Revolutionsdrama – die freien Reden im französischen Nationalkonvent. Dieser Ruhm unterschlägt nur die Tatsache, daß die parlamentsrhetorische Scheinfreiheit ihre Möglichkeitsbedingung an sechzehn Parlamentssekretären hatte, die ausgerechnet in der Königsloge Platz nahmen, um in großartiger Modulo-16-Arithmetik alle Sätze eines beliebigen Redners auf sechzehn Protokolle zu verteilen.[1]

1

Weil die Geschichte der Stimme mithin von den Geschichten anderer Medien affiziert wird, war auch der Stummfilm ein Ereignis dieser Geschichte. Seine Ablösung durch den Tonfilm setzte zwingend voraus, daß Akustik und Optik, Stimme und Bild erst einmal technisch isoliert worden waren. Nur in den Allmachtsphantasien und d. h. Kinderträumen Freuds und McLuhans gibt es einen Menschen, der im

---

[1] Vgl. Orr, Linda (1991): »The Blind Spot of History«. In: dies.: *Headless History. Nineteenth-Century French Historiography of the Revolution*, Ithaca/NY.

357

Vollbesitz seiner Sinne die Augen in den Film und die Ohren in den Phonographen hat entäußern können. Die technikhistorische Empirie hingegen ignoriert den Menschen gar nicht erst. Eine der Voraussetzungen dafür, daß Edison 1877 den Phonographen erfand, war seine halbe Taubheit. Sie erst lehrte ihn, daß Geräusche nicht nur akustische Wirkungen aufs Ohr haben, sondern auch mechanische auf Finger oder Membranen. Eine der Voraussetzungen dafür, daß Edison 1891 auch noch sein Kinetoskop als Filmvorläufer vorstellte, war umgekehrt der Phonograph. Nach Edisons eigenem Zeugnis kam der Gedanke, Gesichter zum Laufen bringen zu können, aus der erfolgreichen Wiedergabe laufender Geräusche. Demgemäß unternahm der Vielfacherfinder von Menlo Park alles, um die zwei technisch isolierten Sinne wieder zu kombinieren. In Edisons *Black Mary*, dem famosen Vorläufer aller Filmstudios, sollten Kinetograph und Phonograph gleichzeitig laufen, damit Kinetoskop und Phonograph die aufgenommenen Slapstick-Szenen gleichzeitig hätten wiedergeben können. Aber so kategorial verschieden waren die Techniken der kontinuierlichen Tonaufnahme und des diskreten oder ruckweisen Filmtransports, daß Edisons erträumter Tonfilm einfach nicht zustande kam. Er scheiterte am Gleichlaufproblem. Mit anderen Worten: Die Standards technischer Medien haben mit dem sogenannten Menschen und seinem sensus communis nichts zu schaffen. Sie schaffen es gerade umgekehrt, den Helden aller Anthropologie in technisch isolierte Sinne zu zerlegen.

Eine Oper von 1907 beginnt nach dem Glissando zweier Solo-Klarinetten mit einem Dialog zwischen Tenor und Alt.

> Wie schön ist die Prinzessin Salome heute nacht!
> Sieh die Mondscheibe, wie sie seltsam aussieht. Wie eine Frau,
> die aufsteigt aus dem Grab.
> Sie ist seltsam. Wie eine kleine Prinzessin, deren Füße weiße
> Tauben sind. Man könnte meinen, sie tanzt.
> Wie eine Frau, die tot ist. Sie gleitet langsam dahin.[2]

Den Alt singt ein Page des Herodes, den Tenor Narraboth, ein in die Prinzessin Salome tödlich verliebter Offizier. Beide singen vom Selben, aber unter anderem Namen. Die Mondscheibe ist wie Salome, die ihrerseits wie die Mondscheibe ist. Das hat gute Gründe, etymologische und andere: Erstens ist das Schöne mit dem Schauen wurzelverwandt, zweitens »scheint« laut Regieanweisung »der Mond sehr hell«. Wenn die schöne Prinzessin Salome den Festsaal ihres Stiefvaters Herodes

---

[2] Strauß, Richard (o. J.): *Salome*. Musikdrama in einem Aufzuge nach Oscar Wildes gleichnamiger Dichtung in deutscher Übersetzung von Hedwig Lachmann. Orchester-Partitur, Mainz London (im folgenden nurmehr nach Seitenzahlen zitiert).

verläßt und jene Terrasse betritt, auf der Narraboth und der Page sie immer schon herbeigesehen haben, fällt daher alles Licht der Mondscheibe auf ihre Schönheit, die ja die Mondscheibe noch einmal ist. Ein Punktscheinwerfer hoch am Opernbühnenhimmel schaltet durch. Und weil die europäischen Theater ihre Punktscheinwerfer sämtlich dem Kinoprojektor abgelernt haben, wird dank optischer Medientechnik die Opernprimadonna zum Stummfilmstar. Das tödliche Schauspiel, das Salome Narraboth bietet, kann beginnen.

Aber noch während Salome im königlichen Festsaal unter den »Maulwurfsaugen« eines Stiefvaters leidet, der sie »fortwährend ansieht«, hat schon ein zweites Drama begonnen. Den Dialog zwischen Offizier und Pagen unterbricht eine Stimme aus dem Off. »Links im Hintergrunde« nämlich liegt »eine Cisterne mit einer Einfassung aus grüner Bronze«, in die Herodes den Täufer Johannes hat werfen lassen. Der eingekerkte Prophet, dessen Namen Oscar Wilde nicht umsonst ins hebräische und damit unvertraute Jochanaan rückübertragen hat, stimmt seine Flüche über ein lasterhaftes Königshaus mithin zwar unsichtbar, aber desto hörbarer an. Seine Zisterne fungiert wie eine metallische Echokammer, die Jochanaans Bariton ebenso prophetisch wie technisch verstärkt. Und weil die fromme Diatonik Jochanaans im Gegensatz zur sexuierten Chromatik Salomes gar keine sinnliche Gegenwart kennt, sondern nur alttestamentarische Vergangenheiten, erweist sich die Echokammer näherhin als Schalltrichter, wie er an Edisons Phonographen der Verstärkung und Reproduktion gewesener Stimmen dient.

Die Tragödie, sagte Hegel, macht die substantiellen Mächte eines Volkes konkret, überführt sie also in »die einfache Entzweiung des Begriffs«[3]: Zwei Menschen oder näherhin Leidenschaften streiten mit allem Recht und Unrecht substantieller, aber partikularer Mächte gegeneinander bis auf den Tod. Das gilt auch von der Tragödie, die Oscar Wilde gedichtet und Richard Strauß vertont hat. Nur sind um 1900 die substantiellen Mächte der Volksreligionen technische Medien geworden. Salome und Jochanaan stehen nicht mehr wie Antigone und Kreon für unterirdisches und himmlisches, familiales und staatliches Gesetz, sondern für Optik und Akustik, Stummfilm und Phonographie. Sie sind wie zwei Königskinder, die aber kein tiefes Wasser scheidet, sondern die medientechnisch notwendige Isolation von Sinnesfeldern. Genau das sagt Salome zu Jochanaan mit seinem phonetischen und d. h. phonographierten Namen:

> Warum hast du mich nicht angesehn, Jochanaan?
> Du legtest über deine Augen die Binden eines,
> der seinen Gott schauen wollte.

---

3 Hegel, Georg Wilhelm Friedrich: *Phänomenologie des Geistes*, Frankfurt am Main 1972, S. 512.

Wohl! Du hast deinen Gott gesehn, Jochanaan,
aber mich, mich, mich hast du nie gesehn.
Hättest du mich angesehn,
du hättest mich geliebt. (331–334)

Um den unsichtbaren Gott, wie ihn der unsichtbare Jochanaan schaute, durch die Anschauung eines Frauenkörpers zu ersetzen, hat Salome Narraboth den befehlswidrigen Befehl erteilt, den Propheten aus seiner »schwarzen Höhle« oder »Gruft« (33) zu holen. Sie hat es getan, um eine ebenso geliebte wie abwesende Stimme mit ihrer eigenen zu verführen. Aber daß der Stummfilmstar seine Stummheit aufgibt und mit endlosen Hymnen auf Jochanaans Schönheit Narroboth in den Selbstmord treibt, macht aus Phonographen noch keine Dramenfiguren. Der Prophet reproduziert auch weiterhin nur jenes Sündenregister, das Sittlichkeitsvereine der Jahrhundertwende dem Stummfilm vorhielten, bis Salome der erotisch-hermeneutische Geduldsfaden reißt.

Damit aber reiht sich »die Prinzessin von Judäa« (83) in eine ebenso kurze wie heroische Tradition. Schon Wagners *Ring*, dieser Gründermythos aller akustischen Massenmedien, hatte eine glückliche Heterosexualität auf das physiologisch schlichte Unvermögen gegründet, die Semantik einer Geliebten zu erfassen. Siegfried begegnet Brünnhildes Vorbehalten gegen augenblickliche Wunscherfüllung mit denkwürdigen Worten.

Wie Wunder tönt,
was wonnig du singst, –
doch dunkel dünkt mich der Sinn.
Deines Auges Leuchten
seh ich licht;
deines Atems Wehen
fühl ich warm,
deiner Stimme Singen
hör ich süß: –
doch was du singend mir sagst,
staunend versteh ich's nicht.
Nicht kann ich das Ferne
sinnig erfassen,
wenn alle Sinne
dich nur sehen und fühlen![4]

4 Wagner, Richard: *Siegfried*, III 3.

Sinn verschwindet also unter Sinnen, Semantik unter Medientechniken, seitdem Gesamtkunstwerke architektonisch, musikalisch und regietechnisch alles daran setzen, mit Leuchten, Wehen und Singen sämtliche denkbaren Parameter von Optik und Akustik zu optimieren. Aber Wilde und Strauß wären keine Gründerzeithelden, würden sie Wagner nicht noch einmal optimierten. Darum braucht der Prophet seinen Mund, obwohl oder weil Salome ihn zum Amt des Küssens einlädt, nur weiter dem Amt des Verfluchens zu weihen, um eine ebenso denkwürdige wie autoreferenzielle Antwort zu erfahren.

> Sprich mehr, Jochanaan,
> deine Stimme ist wie Musik
> in meinen Ohren. (66 f.)

Während also Siegfrieds physiologische Ohren nur göttliche Weisheiten in ein Partialobjekt namens Stimme verwandelten, gelingt Salomes hysterischen Ohren solcher Zauber noch bei Verwünschungen. Ganz ohne den Gegensinn der Urworte bemühen zu müssen, wird ihnen alles, was in Oper oder Musik erklingt, zu Oper oder Musik. Wenn Salome am Ende den Mund von Jochanaans abgeschlagenem Haupt küßt und diesen Kuß auch noch in extremiertem Cis-Dur feiert, »bricht« laut Regieanweisung »der Mond wieder hervor und beleuchtet Salome« (361). Die tragische Begegnung von Phonographie und Stummfilm ist vollbracht, Salome hat sich zu hören und Jochanaan zu sehen gegeben; der Stummfilmstar kann in Scheinwerferlicht, Schweigen und Tod versinken. Am Ende ist die Primadonna unter den Metallschilden einer Leibgarde ganz so verschüttet, wie zu Anfang der Heldenbariton unter grüner Bronze.

2

Die technische Begegnung von Phonographie und Stummfilm brauchte andere Anstalten. Die Synchronisierungsprobleme zwischen einem alttestamentarischen Propheten und einer modernen Hysterikerin waren nichts gegen die Nöte, die die zwei Mechaniken von Tonwalze und Filmprojektor schufen. Tonfilm ist daher erst möglich geworden, als die Elektronikindustrie und d. h. der Erste Weltkrieg die Mechanik selber verabschiedete. Nur Zeitmanipulation im Hochfrequenzbereich erlaubte es, den Niederfrequenzbereich akustischer und optischer Wahrnehmungen so schnell zu manipulieren, daß unsere trägen Sinne von alledem nichts merken.

Der Tonfilm, wie wir ihn kennen, ist das Werk dreier Männer: ein Triergon von Hans Vogt, Joseph Massolle und Dr. Joseph Engl. Als Feen an seiner Wiege, die übrigens in der Babelsberger Straße 49, Berlin-Wilmersdorf, stand, zählen Vogts Erinnerungen zwei Filme und zwei Kriege auf:

Den ersten Kontakt mit dem Stummfilm hatte ich anläßlich des Schützenfestes in einem oberfränkischen Städtchen im Jahre 1905. Vor einem mit glitzernden Lampen geschmückten Zelt trieb ein knallender Motor einen Dynamo, das Ganze mit Girlanden bunter Glühbirnen bombastisch geschmückt. Das neueste Wunder der Technik, der ›Kinematograph‹, war im dunklen Zeltinnern untergebracht. Die ›lebenden Bilder‹ der Leinwand zeigten eine aufblühende, farbig kolorierte Rose und einige über das Schlachtfeld rennende und im Pulverdampf hinkriechende Soldaten des russisch-japanischen Krieges, der damals gerade tobte. Der fünfzehnjährige Bauernjunge war tief beeindruckt. Er konnte sich trotz allen Grübelns keinen rechten Vers auf das Wie und Wodurch des Zustandekommens dieser sich bewegenden, zuckenden Fotografien und Schattenbilder machen.

Acht Jahre später. Die Hafenstadt Kiel. Der junge Mann von damals ist mittlerweile zur kaiserlichen Marine eingezogen worden. In der Erprobungsstelle der Marine für Radiotelegrafie wird er vertraut mit den von der AEG in Berlin hergestellten ersten Verstärkerröhren von R. von Lieben. Er sitzt in einem Kino in der Bergstraße. Ein schöner, hochdramatischer Film *Der Student von Prag* mit Paul Wegener läuft ab. Die Begleitmusik fehlt. Wie Gespenster bewegen die Schauspieler in den Großaufnahmen ihre Lippen. Die Bemerkungen des Erklärers verderben die Stimmung. Das müßte anders sein können! Er denkt an die in seinem Marine-Laboratorium manchmal bläulich aufleuchtende Verstärkerröhre. Verstärkerröhren, schallempfindliche Lichtquellen, fotografierte Töne! Damit müßte es – unklar noch im einzelnen – damit müßte es gehen! Freilich, eine große Aufgabe, auf diesem Wege den stummen, lebenden Bildern die Sprache zu schenken! –

Diese Idee, durch Stellungsantritt, Hochzeit und Weltkrieg zwar zeitweilig unterdrückt, ließ ihn nicht mehr los, wurde für ihn ein Stück Lebensschicksal.

Nach meiner Militärzeit trat ich 1913 in das kleine Hochfrequenzlaboratorium des Dr. Seibt in Berlin ein. Interessante Probleme, Telefone, Radiospulen usw. wurden bearbeitet. 1914 brach der erste Weltkrieg aus und verlangte den ganzen Mann. Bald war ich an der Wasser-, Luft- und Erdfront, bald wieder im Berliner Laboratorium tätig. Nachrichtenmittel für den Verkehr mit verschütteten Schützengräben mußten geschaffen und erprobt werden, Peilgeräte und Peilstationen für die wetteranfälligen Zeppeline. Das traurige Kriegsende kam. […] Aber die alte Idee tauchte wieder auf und ließ mich nicht mehr los. (Vogt 1964, S. 7)

Vogts erster Film, eine namenlose Montage aus viragierten Zeitrafferstudien und Schlachtfelddokumenten, bezieht seine magischen Effekte auf Bauernjungen ersichtlich aus der Elektrotechnik. Irgendein mobiler Dynamo von Siemens oder AEG versorgt auf dem fränkischen Schützenfest zugleich Glühbirnen und Kinoprojektoren, bis die russischen oder japanischen Soldaten eines Krieges, dessen innovative Punktscheinwerfer sie ohnehin zu Schatten machten,[5] als Schattenbilder eines Stummfilms auferstehen.

Der zweite Film dagegen, schon weil er Deutschlands zweiter Autorenfilm war, räumt den Schauplatz ländlicher Vergnügungen; was immer Vogt auf der Kieler Leinwand sieht, steht schon im Schatten des militärisch-industriellen Komplexes, der ihn rekrutiert hat. Deshalb werden aus den Glühbirnen vorm Kinozelt die bläulich aufleuchtenden Verstärkerröhren einer militärischen Nachrichtentechnik. Zwar hatte schon Edison selber, als er die Glühbirne entwickelte, dies Leuchten beobachtet und mit dem stolzen Namen eines Edison-Effekts belegt; aber den Schritt von Elektrik zu Elektronik, von Glühbirne zu Verstärkerröhre schafften erst Forscher, deren mathematisch-physikalisches Grundlagenwissen nicht wie bei Edison aus Tageszeitungen stammte. So kam es, daß Hans Vogt bei aller Wegener-Bewunderung den Film als Film, wie Wegeners autoreferenzieller Vortrag von 1916 ihn ausrufen sollte,[6] gar nicht genießen konnte. Ihn störte eben nicht nur – wie viele andere Drehbuchautoren und Expressionisten der Epoche – die Stimme des obligaten Filmerklärers, sondern auch jene konstitutive Stummheit, die alle Theoretiker des Stummfilms von Münsterberg bis Balázs gerade umgekehrt zur künstlerischen Notwendigkeit erklärten. »Der Höhergebildete«, beschrieb Alfred Döblin 1909 seinen ersten Kinobesuch und sein höhergebildetes Selbst, »verläßt das Lokal, vor allem froh, daß das Kinema – schweigt.«[7] Und noch 1922, bei der Weltpremiere des Tonfilms, verkündete eine Fachzeitung namens *Lichtbildbühne*, »des künstlerischen Filmes Wesenheit und Hauptstärke liege – in seiner Stummheit.« (23. 9. 1922, zitiert bei Vogt 1964, S. 44)

Die technische Trennung der Sinnesfelder hatte ihre ästhetische also im Schlepptau. Deshalb mußte erst ein Marine-Funkingenieur kommen, um die Großaufnahme von Wegeners Kopf mit den Augen einer Salome zu sehen. Der Stummfilm produzierte eben nicht bloß optische Doppelgänger, die in *Der Student von Prag* und überhaupt die proletarisch-blöde, weil sprachlose Verfilmung gefeierter Theaterschauspielerkörper noch einmal selber verfilmten.[8] Er produzierte auch akustische Gespenster, die wie die abgetrennten Köpfe Wegeners oder Jochanaans

---

5 Vgl. Virilio, Paul (1984): *Guerre et cinéma I. Logistique de la perception*, Paris, S. 121.

6 Vgl. Wegener, Paul: »Von den künstlerischen Möglichkeiten des Films«. Nachdruck in: Möller, Kai (1954): *Paul Wegener. Sein Leben und seine Rollen*, Berlin, S. 102–113.

7 Döblin, Alfred: »Das Theater der kleinen Leute«. Nachdruck in: Kaes, Anton [Hg.] (1978): *Kino-Debatte. Texte zum Verhältnis von Literatur und Film. 1909 bis 1929*, München, S. 38.

8 Für Einzelheiten vgl. Holl, Susanne und Kittler, Friedrich (1996): »Ablösen des Streifens vom Buche. Eine Allegorese von Wegeners drei Golemfilmen«. In: *Cinema*, Jg. 41, S. 101–110.

keinen Ton hervorbrachten. Während sie das Haupt des Propheten in einer Großaufnahme, die Mallarmé und Beardsley gefeiert haben, unmittelbar vor ihre Augen und Lippen hielt, sagte Salome:

> Und deine Zunge, sie spricht kein Wort, Jochanaan,
> diese Scharlachnatter, die ihren Geifer gegen mich spie.
> Es ist seltsam, nicht? Wie kommt es,
> dass diese rote Natter sich nicht mehr rührt? (318 f.)

Ganz entsprechend will eine hartnäckige Legende der Filmgeschichte, daß die Zuschauer beim Anblick eines Griffith-Films, der zum erstenmal Köpfe in Großaufnahme vorführte, schreiend aus dem Kino gelaufen seien.

Hans Vogt jedoch, der Marineingenieur, ließ sich vom Stummfilm nur stören. Und Störungen sind genau das, was Ingenieure am meisten lieben: ihre Behebung höret nimmer auf. Deshalb schwebte vor Vogts innerem Auge, wenn es dergleichen unter Stummfilmbedingungen überhaupt noch gibt, kein Student von Prag mehr, sondern eine bläulich aufleuchtende Verstärkerröhre in Großaufnahme. Mit »Verstärkerröhren, schallempfindlichen Lichtquellen« und »fotografierten Tönen«, einigermaßen paradoxen Elektronikschaltungen also, »müßte es gehen«, »den stummen, lebenden Bildern die Sprache zu schenken!«

Aber die Stummheiten, die Heeresfunker wie Vogt und sein »Unteroffizier« Massolle (Vogt 1964, S. 8) zur Sprache erlösen sollten, waren noch lange keine Stummfilme. Zunächst führten die Erfinderautobiographien vom Schützenfest zum Schützengraben. Vier Jahre lang, von 1914 bis 1918, wuchs die als Nachrichtentruppe etatisierte ehemalige Verkehrstruppe des kaiserlichen Heeres von 6 300 auf 191 000 Mannschaften und Offiziere.[9] Ein exponentieller Anstieg, dem nur noch die Wachstumsrate produzierter Verstärkerröhren gleichkam. Im Trommelfeuer vor Ypern entging der Kriegsfreiwillige und Landsturmunteroffizier Wegener nur knapp der Verschüttung, während »ganzen Gruppen« seines Regiments und vor allem Wegeners »liebem Putzer Altenmeyer mit allem Gepäck« die Unterstände im flandrischen Schlamm zur Unterwelt wurden.[10] Und ganz wie die erste Telephonselbstwählanlage der Technikgeschichte Familien mit Bestattungsunternehmern verband, so hatten auch die Heeresfunker Vogt und Massolle, als ginge es noch immer um Salome und Jochanaan, »Nachrichtenmittel für den Verkehr mit verschütteten Schützengräben zu schaffen und zu erproben«. Historisch liegt vor den Einwegmedien der Stimme, also Radio und Tonfilm, grundsätzlich ein Wechselsprechverkehr.

---

[9] Vgl. Lerg, Winfried B. (1970): *Die Entstehung des Rundfunks in Deutschland. Herkunft und Entwicklung eines publizistischen Mittels*, 2. Aufl., Frankfurt am Main, S. 43.

[10] Wegener, Paul (1933): *Flandrisches Tagebuch 1914*, Berlin, S. 142–145.

3

Der Wechselsprechverkehr mit den lebenden Toten kam erst mit »dem traurigen Kriegsende« selber ans Ende. Traurig vor allem für Funker, deren demobilisierte Geräte im November 1918 allen möglichen Revolutionären und Soldatenräten in die Hände fielen. Hans Vogt scheint da glücklicher gewesen zu sein. Er mußte »eine gewöhnliche kinematographische Kamera« zwar erst kaufen, aber den »Erdtelegrafiesender«, mit dem »im physikalischen Institut« der Friedrich-Wilhelms-Universität die erste Tonfilmprinzipschaltung gelang (Vogt 1964, S. 8), brauchte ein ehemaliger Heeresfunker nur zweckzuentfremden. Die famose Erdtelegraphie des Ersten Weltkriegs beruhte auf der physikalischen Tatsache, daß flandrischer Schlamm für Infanterieregimenter zwar das Grauen von Passchendaele, für Heeresfunker dagegen ein Segen der Elektrophysik war. Sie brauchten die zwei üblichen, aber kupferfressenden Stromkabel gar nicht zu verlegen, weil feuchte Erde selber als elektrischer Leiter dienen kann, wenn, aber auch nur wenn extreme Verstärkungen ihrer Signale machbar sind. Vogt hätte die leistungsfähigste Verstärkerschaltung seiner Epoche also nur von feindlichen Telegrammen auf stumme Filmstars umstellen müssen, und der Tonfilm wäre schon 1918 erklungen. Aber genau das tat er nicht. Was der Erdtelegraphiesender bediente, war keine Stimme und überhaupt kein akustisches Signal, sondern eine Glimmlampe, die sein »1000periodiger Wechselstrom« zum Flackern brachte. Und gerade weil Lichtschwankungen im Kilohertzbereich dem trägen Menschenauge gar nicht erscheinen, bestand Vogts Prinzipschaltung darin, sie statt dessen zu filmen. Seine kinematographische Kamera triumphierte als Speichermedium von Signalen, die zwar überhaupt nicht im Hörbereich, aber bei einem Kilohertz doch im Frequenzbereich des Hörens lagen. Hans Vogt brauchte außer seinem Unteroffizier Massolle nur noch den theoretischen Physiker Engl zu engagieren, und das Werk der Drei konnte beginnen.

Mit anderen Worten: Der Tonfilm ist keine Prothese der Stimme, keine Ausweitung des Menschen gewesen. Nur Psychoanalytiker und Literaturwissenschaftler können davon träumen, daß »der Mensch« im Erfinden von »Werkzeugen« oder Medien »seine Organe – die motorischen wie die sensorischen – vervollkommnen oder die Schranken für ihre Leistung wegräumen« würde.[11] In technischer Empirie dagegen ging es – wie beim ersten Schützengrabenradio von 1917 auch – um »Mißbrauch von Heeresgerät«. Um Stimmen und Geräusche auf Zelluloid zu bannen, mußte die Metaphysik des Sich-selbst-Hörens gründlich vergessen, nämlich durch

---

11 Freud, Sigmund (1944–1968): »Das Unbehagen in der Kultur«. In: *Sämtliche Werke. Chronologisch geordnet*, hg. von Anna Freud u. a., London, Frankfurt am Main, Bd. XIV, S. 450.

Schaltungstechnik ersetzt werden. Keiner der drei Heeresfunker hatte Kenntnisse in Akustik oder Neurophysiologie, die das Triergon-Pflichtenheft eben darum auf bloße Randbedingungen reduzierte. Es forderte unter Punkt 3: »Alle erforderlichen Einrichtungen für die Schallaufnahme, -verstärkung, -übertragung, -fixierung, -kopierung und -wiedergabe dürfen den Originalschalleindruck nicht deformieren« (Vogt 1964, S. 11). Gesucht war also ein (wie es heute heißen würde) absolut linearer Frequenzgang, der schon als solcher Shannons nachmaligen Grundsatz aller Informationstechnik implementierte. Wie semantisch aufgeladen nämlich die anstehenden Nachrichten auch sein mögen, so frei von jeder Semantik müssen die Übertragungsketten selber bleiben. Andernfalls könnten sie nur verarbeiten, was einer bestimmten Ontologie gehorcht: Stimmen oder Geräusche, Menschen oder Fledermäuse. So kam es, daß im Werk der Drei die Menschenstimme all ihre Ehrenrechte verwirkte. Kempelens Sprachautomat, wie er vermutlich nur Eulers schrankenlose Bewunderung für ein Gotteswerk namens Mund-Rachen-Raum implementiert hatte, blieb schon darum der Semantik fünf reiner Vokale treu. Vogts »trägheitslose Ultrafrequenzlampe« dagegen, wie Filmstudios sie noch 1950 eingesetzt haben sollen, wandelte Ultraschall bis sage und schreibe einhundert Kilohertz in Licht um (Vogt 1964, S. 20). Für Ohren hätten schon Frequenzen von 50 Hertz bis 16 Kilohertz, für Menschenstimmen gar nur von 200 Hertz bis 8 Kilohertz gereicht.[12] Mit anderen Worten: Das Werk der drei demobilisierten Heeresfunker bezog den Standard seiner Bandbreiten aus keiner Stimmphysiologie, sondern aus dem Mittelwellen-Heeresfunk selber.

Das aber macht es damals wie heute unmachbar, über den Tonfilm anders als technisch zu reden. Was die Erfinder zwischen 1919 und 1922 in jahrelangen Experimenten entwickelten, war eine denkbar allgemeine Übertragungskette, die über das Medium Tonfilm immer schon hinausschoß. Nach dem gnadenlosen und vermutlich zum erstenmal beherzigten Grundsatz, daß jede Übertragungskette nur so gut wie ihr schwächstes Glied ist, entstanden nacheinander: das erste elektrische Mikrophon, der erste vollelektronische Mikrophonverstärker, die erste »fotoelektrische Zelle« ohne Trägheit (Vogt 1964, S. 20 f.), der erste elektrische, nämlich elektrostatische Lautsprecher. Das Mikrophon erlöste nicht nur die technische Akustik, wie die Brüder Weber sie mit Schweinsborsten begründet hatten, vom Rauschen mechanischer Membranen oder statistisch verteilter Kohlekörner. Es konnte im Gegensatz zu Edisons Schalltrichter auch aus Abständen aufnehmen, die sein eigenes Erscheinen auf dem Filmbild verhinderten, lieferte aber eben darum – also nach dem

---

[12] Vgl. Sickert, Klaus (1983): *Automatische Spracheingabe und Sprachausgabe. Analyse, Synthese und Erkennung menschlicher Sprache mit digitalen Systemen*, München, S. 51 f.

Schallgesetz des Abstandsquadrats – nur Spannungen im Millivoltbereich (Vogt 1964, S. 15). Das Mikrophon brauchte mithin als nächstes Glied eine Verstärkerröhre, die seiner Ausgangsspannung ebenso verzögerungsfrei wie linear folgen konnte. Und weil es »1919« »mit den Verstärkerröhren noch recht schwach bestellt war«, kam das Werk der Drei erst beim Typ einer Pentode ans Ziel, die »mit reproduzierbarer Steilheit« heldenhafte »6 Milliampere Anodenstromänderung pro 1 Volt Gitterspannungsänderung« lieferte (Vogt 1964, S. 15 f.). Der Differentialquotient zog also aus Leibniz' mathematischer Theorie in praktische Schaltungstechnik um. Die Ausgangsstromschwankung, das dI/dU von Pentoden, die aus Gründen linearer Kennlinien zudem galvanisch und nicht wie damals üblich induktiv gekoppelt waren, steuerte schließlich jene Ultrafrequenzlampe an, die als letztes Glied der Tonaufnahmekette akustische Ereignisse in photographische Spuren überführte. Nach dem ausdrücklichen Grundsatz, daß »als Schallträger derselbe Film dienen muß, der auch das Bild trägt« (Vogt 1964, S. 11), schrieb sich direkt neben dem zweidimensionalen Filmeinzelbild eine fast eindimensionale, nämlich »0,005 mm« breite »Lichtlinie« aufs Zelluloid (Vogt 1964, S. 21). Damit war die amerikanische Parallelentwicklung von vornherein Makulatur: Das sogenannte Vitaphone der RCA schrieb die Tonspur gerade nicht auf »denselben Film, der auch das Bild trägt«, sondern auf eine Riesenschallplatte, die dieselben Gleichlaufprobleme wie einst Edisons Kinetoskop aufwarf.

Umgekehrt war damit aber auch das Problem akut, daß Optik und Akustik anderen Gesetzen unterstehen. Sie sind nicht bloß philosophisch als Anschauungsformen unterschieden, sondern auch physikalisch als Zeitreihen. Die Tonspeicherung folgt niederfrequenten Ereignissen so kontinuierlich oder analog, wie sie sind. Und weil – wie schon Ernst von Wildbruch wußte – »der Klang der Stimme nicht belügen kann, erscheint mir der Phonograph als der Seele wahrhafter Photograph«.[13] Eine Bildspeicherung dagegen, die dasselbe für elektromagnetische Wellen namens Licht tun wollte, läge noch heute weit jenseits aller technisch machbaren Hochfrequenzen. Für Film, Fernsehen und Computergraphik bleibt daher nur, kontinuierliche Bewegungen diskret, aber doch schnell genug abzutasten, um das träge Menschenauge seinen tragenden Verkennungen auszusetzen.

Für den Tonfilm dagegen, als optisch-akustische Hybridschaltung, kamen beide Gangarten nicht in Frage. Er mußte (wie Ulrich Sonnemanns nervöse Natter bei Vollmond) das Unerhörte lernen, gleichzeitig zu gleiten und zu springen, ungezählte Tonschwingungen und 24 Einzelbildsprünge pro Sekunde aufzunehmen

---

[13] v. Wildenbruch, Ernst: Für die phonographische Aufzeichnung seiner Stimme. Zitiert nach: Bruch, Walter (1979): *Von der Tonwalze zur Bildplatte. 100 Jahre Ton- und Bildspeicherung*. Die Funkschau, Sonderheft, o. S.

und/oder wiederzugeben. An diesem Paradox versagte das vollelektronische Heldentum der drei Entwickler. Für einmal nahmen sie mit einer Mechanik vorlieb, die den diskreten Bildtransport solange abfing oder zwischenspeicherte, bis die parallele, aber analoge Tonfolge abgewickelt war. Triergon hatte gesiegt oder, mit anderen Worten, das Zeitalter der Zeitachsenmanipulation eingeläutet.

4

Die lineare Übertragungskette von Mund zu Ohr war im genauen Augenblick perfekt, als kein Ohr die ungezählten Wandlungen – von Schall zu Strom zu Licht zu Zelluloid zurück zu Licht zu Strom zu Schall – mehr hörte. Am 22. Februar 1920 vermerkte Hans Vogts selbsternanntes »Erfindertagebuch« (Vogt 1964, S. 11) die frohe Botschaft, daß »das Wort ›Milliampere‹ und Klänge einer Mundharmonika von uns Erfindern deutlich gehört wurden« (Vogt 1964, S. 37). Galvanisch gekoppelte Pentoden, deren Steilheit ja sensationelle 6 Milliampere pro Eingangsvolt erreichte, hatten ihre Schuldigkeit getan: sie konnten beim Eigennamen angerufen werden. Genauso gut hätte Vogt die seit Menschengedenken übliche Übertragungskette von Mund zu Ohr einschalten, also zu Engl und/oder Massolle »Milliampere« sagen können.

Nur machen Meßwerte noch keine Abnehmer. Daß die Stummfilmindustrie, vom Konkurrenzprodukt Vitaphone ganz abgesehen, nicht zu Triergon überlief, war ihr technisch-ästhetisches Doppelwesen selber. Aber auch der Berliner Elektronikindustrie predigte Hans Vogt sehr vergebens, daß eine ebenso allgemeine wie lineare elektroakustische Übertragungskette genausogut Tonfilme wie Rundfunksendungen, den um Wechselsprechmöglichkeiten kastrierten Heeresfunk also, abwickeln könne. »Mein lieber, kleiner Vogt«, sprach daraufhin ein namenlos belassener Generaldirektor, »Sie mögen ein tüchtiger Erfinder sein, aber vom Geschäft verstehen Sie so gut wie nichts. [...] Die akustischen Veranstaltungen auf den Sendestationen werden viel Geld kosten. Durch die Antennen werden diese ›Musikströme‹ beim Dach hinausgeschickt. Empfangen kann sie jeder, denn die drahtlosen Wellen breiten sich ja nach überall hin aus. Wer wird für etwas, was frei wie Luft und Licht in sein Haus dringt, gutes Geld aufwenden?« (Vogt 1964, S. 47)

Spätestens nach dieser Aufklärung war klar, daß Schallkonserven nicht kostenlos wie Licht und Luft, aber auch nicht ingenieursdeutsch wie »Milliampere« sein durften. So kam es, daß die verworfene Stimme in ihrer urheberrechtlichsten Gestalt, nämlich als Stimme der Höhen, doch noch triumphierte. Als am 26. Februar 1921 – und zwar in der genauen Mitte der Geisterstunde – »die Sprechkünstlerin Friedel Hintze« »das Gedicht ›Sah ein Knab ein Röslein stehn‹ von Johann Wolfgang v. Goethe« (Vogt 1964, S. 38) ins erste »elektrostatische Mikrophon« (Vogt 1964, S. 15) sprach, siegte wieder der Sinn über die Elektroakustik. Aller Jammer Salomes oder Vogts zerging zu nichts, weil »die Illusion, daß der lebensgroße Kopf vorn auf der Leinwand wirklich spricht, vollkommen war. Entspannt und glücklich saßen wir auf den Zuschauerstühlen. Jetzt konnte am endgültigen Erfolg nicht mehr viel fehlen, glaubten wir harmlosen Erfinder damals.« (Vogt 1964, S. 38)

Aber die »Welturaufführung des Triergon-Tonfilms« – 17. September 1922, Kinopalast Alhambra, Kurfürstendamm (Vogt 1964, S. 40) – machte offenbar, wie harmlos ein Begriff von Sprache war, der Techniker und Sprechkünstlerinnen, Knaben und Röslein, Film und Dichtung wiederverheiratete. Mochte einst die Goethezeit ihr Kapital aus leisem Lesen ebenso toter wie urheberrechtlicher Dichtergeisterstimmen gezogen haben, die *Berliner Börsenzeitung* wußte es besser. Sie erhob am Morgen nach der Weltpremiere keine künstlerischen Einwände wie *Die Lichtspielbühne*, sondern ökonomische: »Inwieweit wirklich dem Sprechfilm die Zukunft gehört, bleibt abzuwarten. Man darf nicht vergessen, daß der sprechende Film seine Internationalität verliert, er wird immer auf kleinere Werke beschränkt bleiben müssen, da Großfilme nur auf dem Weltmarkt amortisiert werden können.« (18. 9. 1922, zitiert bei Vogt 1964, S. 44) Mit dieser doppelten Verschiebung – Weltmarkt statt Weltliteratur wie bei Goethe, Sprechfilm statt Tonfilm wie bei Vogt – war das finanzielle Schicksal von Triergon besiegelt. Die drei Erfinder starben einsam und arm, einfach weil sie den Unterschied zwischen Klang und Stimme, Akustik und Sprachpolitik vergessen hatten. Wie Ingeborg Bachmanns wundersame Zikaden, »die einmal Menschen waren«[14], hoben sie ins technisch reine Klangspektrum ab. Deshalb blieb es, wie schon im Fall Friedel Hintzes, einer Frauenstimme vorbehalten, Hans Vogt wieder auf den Boden oder Asphalt der Wirtschaftskrise zu befördern.

> Der sprechende Film war im Gegensatz zum Stummfilm aus simplen Sprachgründen nicht mehr international verwertbar [...]. An diese zweifellos beträchtliche Schwierigkeit hatten wir drei Techniker nicht gedacht.
> Aber: »Was der Verstand der Verständ'gen nicht sieht, das findet in Einfalt ein kindlich Gemüt.« Meine Frau [Gisela] war es, die hier einen guten Gedanken hatte und ihn mir einmal abends auf der Straße auf dem Nachhauseweg von einem Kinobesuch offenbarte. Sie schlug vor, die Sprachschwierigkeiten dadurch zu überwinden, daß zukünftig von jeder Bildtonfilmszene im Atelier hintereinander Aufnahmen in mehreren Idiomen, in den hauptsächlichsten Kultursprachen, gemacht werden sollten [...]. Dieses Patent, in der Filmindustrie unter

---

[14] Bachmann, Ingeborg (1978): *Werke*, hg. von Christine Koschel, Inge von Weidenbaum, Clemens Münster, 4 Bde., München, Bd. 1, S. 268.

dem Namen ›Gisela‹-Patent bekannt, bekam beträchtliche filmische und wirt-schaftliche Bedeutung. (Vogt 1964, S. 44–46)

So hat Gisela Vogt – allen Göttersprachen, Rauschquellen und Zungenreden sei's geklagt – den Tonfilm wieder in Kultur verkehrt. Die Stimme war keine Musik in Ohren und Herzen mehr, sondern eine Semantik in den Köpfen. Jochanaan zerfiel wieder in Johannes, Iwan, Giovanni, St. John undsoweiter. Die Schauspieler waren keine Stummfilmexpressionisten mehr, die mit hektischer Gestik ihre Sprachlosig-keit zugleich verbargen und verrieten, sondern nationale Sprachrohre, denen kein Filmschnitt mehr ungestraft ins Wort fallen durfte. Das Kontinuum der Menschen-stimme siegte über den Stroboskopeffekt des Films. Flakscheinwerfer blendeten auf – und *Fox' Tönende Wochenschau*, die erste kommerzielle Triergon-Produktion, verkündete in allen beteiligten Nationalsprachen den nächsten Weltkrieg.

Das Alhambra, schrieb Hans Vogt, ist »inzwischen leider auch durch Bomben zerstört« (Vogt 1964, S. 40).

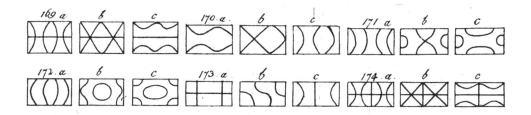

Hommage à Pink Floyd

Anthony Moore

Die erinnerte Klangfarbe einer anderen Stimme klingt innerhalb meines Kopfes genauso wirklich wie in der äußeren Umgebung, und kein magnetisches Feld, so bösartig es auch sein mag, kann die Teilchen oder Wellen dieses inneren Echos durcheinanderbringen. Stimmen hinter der Kinoleinwand sind ebenfalls körperlos und kommen genauso aus der Mitte. Frühe Experimente mit stereoskopischer Plazierung der Stimme sind aufgegeben worden, aus dem Gefühl heraus, daß das Publikum nur abgelenkt würde. Mit dem Klang der aus der Mitte der Bildfläche kommenden Stimme bleibt die Wahrnehmung erhalten, daß die Stimme aus dem Mund des Sprechers kommt, auch wenn ein Schauspieler am Bildrand erscheint. Sie kommt also aus der Mitte, genauso wie der innere Klang einer erinnerten Stimme.

Die Grenzenlosigkeit von Träumen ohne Kanten. Tags enthalten wir unsere Träume, nachts enthalten sie uns. Es ist, als ob der Geist, dieser innerhalb der Zelle des Schädels eingeschlossene Sitz von Träumen, wie Dampf ausströmen und uns mit seinem eigenen Begehren nach unendlicher Grenzenlosigkeit umgeben würde. Es gibt also eine Verbindung zwischen weitem Raum und Träumen. Und deshalb denotieren Echo und Nachhall immer Traumsequenzen. Nehmen wir eine sehr gegenwärtige, sehr reale Militärkapelle, die Marschmusik spielt: Sie wird zum Traum, sobald die Musik zum Echo oder mit Nachhall bearbeitet wird. Ein Traum, eine Erinnerung, eine Vision – alle sind sie eine Abwesenheit und existieren deshalb irgendwo im Raum, sofern Abwesenheit selber Raum schafft. Und unsere Ohren sind nachts für unsere Träume offen, um durch Sound zu evadieren, und Träume teilen diese immersive, alldurchdringende Eigenschaft.

> Um in einen Raum oder eine Landschaft zu blicken, muß ich meine Augen von einem Punkt zum anderen bewegen. Wenn ich dagegen höre, sammle ich gleichzeitig Geräusche aus allen Richtungen: ich bin im Mittelpunkt meiner Hörwelt, die mich einhüllt. Man kann sich im Hören, im Sound ertränken. Es gibt keinen Weg, sich gleichermaßen ins Gesehene zu versenken. (Walter J. Ong)

Es gibt zwischen Wachträumen und Zuhören tiefe Verbindungen. Aus dem genauen Grund, daß unsere Ohren immer offen sind, selbst wenn wir schlafen, schaffen wir Sound-Schirme, psychosomatische Ohr-Lider, die sie an dem Punkt schließen, wo die Signale das Gehirn erreichen. Das haben unsere Körper uns beigebracht. Womöglich haben wir sogar vor unserer Geburt gelernt, dem unaufhörlichen Rauschen des Bluts in unseren Adern zu lauschen – dem bei weitem lautesten Geräusch, das wir je hören konnten, und dennoch stumm für uns. Und selbst wenn man unaufmerksam ist, hört und träumt man noch. Man denke einfach an dieses Schwindelgefühl, das bei der plötzlichen Abwesenheit eines Geräuschs entsteht, das man eben aufgehört hat zu bemerken – eine Art Aufwachen. Aber wenn man seines Hörens bewußt ist, dann wird das Geräusch, auf das man hört, verschwinden (das gilt laut einigen Hörforschern und einer neuen Methode zur Behandlung von Tinnitus, die darauf beruht, daß das Gehirn alles ausschaltet, was endlos weitergeht – »If music be the food of love«).

Früher dachte man, je mehr jemand auf Geräusche hören würde, desto gegenwärtiger und seltsamer würden sie zurücksehen. Jetzt nimmt man dagegen an, daß man eine Art Psycho-Auslöschung bewirken kann, als wäre extreme Bewußtheit der vorletzte Schritt zu völliger Unbewußtheit, daß also Aufmerksamkeit oder Bewußtsein nicht kontinuierlich zunimmt oder abnimmt, sondern ziemlich abrupt zwischen An und Aus umschaltet. Dieser Gewöhnungsprozeß ist wie eine Zeitverschiebung, die sich auf die Gegenphase einschaltet und folglich ein Nichts, eine Stille erzeugt, also eine Art Vergessen erzwingt, das sich unvermeidlicherweise durch die Bewußtheit seines Ereignens selbst bestätigt. Denn nur im kürzesten Zeitraum macht sich uns etwas Neues bemerkbar.

Die Art, in der ein Klang ankommt, seine Hüllkurvenform, enthält ebenso viel von seiner Identität wie die begleitenden Obertöne, die uns die Klangfarbeninformation geben, die wir brauchen, um zwei Instrumente zu unterscheiden, die denselben Ton spielen. Die Geschwindigkeit des Vergessens ist auch eine Funktion der Hüllkurve, und wahrscheinlich kann die Erinnerung plötzlicher ankommen als das Vergessen, das ausklingen mag. Zwischen Zuständen der Aufmerksamkeit und der

Unaufmerksamkeit schaltet man um und wird umgeschaltet. Die Form der Hüllkurve wirkt sich auf die Wahrnehmung des Zustandswechsels aus. Bei einem all-
mählichen Anstieg und einem langsamen Abklingen ist man nicht wirklich sicher,
wann die Aufmerksamkeit aufgehört hat.

Vor 2 500 Jahren entwickelte Empedokles eine Theorie der Wahrnehmung, die
bezeichnenderweise zwischen zwei alternativen Hypothesen angesiedelt war. Im
Fall des Sehens stellte man, schlicht gesagt, fest, daß Gegenstände Licht aussenden,
das ins Auge scheint. Das andere Konzept war sozusagen die Umkehrung, nämlich
daß das Auge wie ein Scheinwerfer funktioniert und den Gegenstand erleuchtet.
Das Denken Empedokles' umfaßte diese beiden Begriffe mit der Aussage, daß das
Auge den Gegenstand tatsächlich beansprucht (engages), indem es seinen Blick auf
ihn wirft. Gleichzeitig aber scheint der Gegenstand auf den Betrachter zurück. Somit
war die Wahrnehmung des Gegenstandes mehr oder minder zwischen Gesehenem
und Sehendem angesiedelt, an einer Schnittstelle (eine ätherische Haut der Inter-
ferenz) außerhalb des Körpers, an der zwei Lichtströme zusammenfließen.[1] Die
Texte des Empedokles sind uns nur in Fragmenten verfügbar. Eine Gruppe heißt
»Die Sinne und der Geist« (vielleicht wäre »das Denken« besser). Im Prinzip beschreibt Empedokles das Ohr ganz so wie die anderen Sinne auch innerhalb seiner
Theorie der Poren; im einzelnen bemerkt er, daß Hörwahrnehmungen von inneren
Geräuschen stammen, wenn die innere Luft einen Klang erzeugt, indem es durch
Schall oder Resonanz bewegt wird. Für Empedokles ist das Gehör, das er einen
fleischigen Zweig oder Ast nennt, eine Art Glocke oder Resonanzboden, die Klänge
erzeugt, um zu jenen in der Außenwelt zu passen. Durch sein Bewegtwerden schlägt
die innere Luft gegen die glockenartigen festen Teile und erzeugt so Klang.

Funktionsumkehr: Dieser Gedanke betrifft (zum Teil) zwei innere Klangphäno-
mene, die das Gehirn-Ohr erzeugt: Tinnitus und otoakustische Sendungen, die
meßbare, vom Ohr ausgehende Klänge sind. Mit solchen Sendungen kehren wir die
üblicherweise akzeptierte Funktion des Ohres als eines bloßen Empfängers um.
Nach innen lauschen ist wie auf die eigene Netzhaut blicken. Man könnte geneigt
sein, uns als von außen umrundet zu denken, wobei Information uns von allen
Seiten zufließt und mit unseren Sensoren kollidiert – Meteoriten von Zeug treffen
auf unsere Haut. Aber Geräusche werden auch von innen erzeugt, was sowohl die
Geräusche unseres Denkens wie auch das physische Geräusch des Körpers in Arbeit
einschließt. Was ist also die Verbindung zwischen dem Klangraum der Welt und der
Kammer oder dem Raum der Wahrnehmung, die wir innerhalb unserer Haut anzu-

---

[1] Siegfried Zielinski, der mein Interesse an der Funktionsumkehrung in bezug auf ein ›sendendes Ohr‹
    kennt, schenkte mir das folgende.

siedeln pflegen? Geräusche, die aus dem Ohr kommen und auf andere auf ihrem Weg nach innen, auf der Schnittstelle des Trommelfells treffen – all das legt ein Modell nahe, wo Signale durch einander hindurch gehen, ihre Selbigkeit bewahren oder verloren gehen, einen Komplex von Wellen, die in manchen Fällen einander verstärken und in anderen einander auslöschen.

In ihrem Buch *Membranen* schreibt Laura Otis:

Anatomisch definiert eine Membran die Form einer Zelle; im wesentlichen wußten die Forscher am Mikroskop, daß Zellen existieren, weil sie ihre Grenzen sehen konnten. Wichtiger noch: die Membran spielt eine physiologische Schlüsselrolle. Als Virchow 1858 den Vitalismus diskutierte, schrieb er, daß die grundlegende Eigenschaft des Lebens eine gleichzeitige Selbständigkeit und Abhängigkeit sei – eine Eigenschaft, die die von ihm beobachteten begrenzten Zellen nachgerade verkörperten. ›Leben‹, schrieb Virchow, ›besteht in einem Austausch, aber es würde aufhören, Leben zu sein, wenn dieser Austausch nicht bestimmte Grenzen hätte. Diese Grenzen setzen einige Standards der Vermittlung und Regulierung sowohl in der einfachen Zelle wie im aus Zellen zusammengesetzten Organismus. In der Zelle haben wir die Membran und den Kern als die Vermittler und Regulatoren kennengelernt.‹ Die Membran definierte die Zellen nicht nur, weil sie sie sichtbar machte und ihr in einem physischen Sinn Grenzen setzte, sondern auch, weil sie es der Zelle erlaubte, ihren eigenen Input und Output zu regulieren. Während diese halbdurchlässigen Membranen die Zellen nie gegenüber ihrer Umgebung abschnitten, erlaubten sie den Zellen doch, ihnen zu widerstehen und diejenigen Moleküle auszuwählen, die eintreten durften.

Man muß also die innere Klanglandschaft erkunden, den Sound aus dem Innenkopf, und über das Problem nachdenken, wie das Innere nach außen kommt, über Veräußerung und Subjektivität, nicht über Objektivität, über den Versuch, außerhalb seiner selbst zu gelangen, daß man immer von innen hört und den Klang der eigenen Stimme nie anders als von innen kennt. Wie kann man nicht in der Mitte seines eigenen Hörens gefangen sein? Sing mit jemand anderem, dann werden die zwei Klänge von innen und außen sich an jener Oberfläche deiner selbst treffen, die das Trommelfell und die Schädelknochen sind. Und hier ist die Zelle, sie wird dein Kopf, das Trommelfell ist die Haut, durch die Signale in beiden Richtungen laufen. Die Membran wird von beiden Seiten in Schwingungen versetzt. Es ist die Haut, die den Tropfen im Meer umgibt, eine dichtere Ansammlung von Molekülen, eine Verdichtung der Luft um eine Lufttasche herum.

Cellula: Mit diesem Werk haben wir im Klang einen kleinen, einschließenden Raum innerhalb eines größeren Raums zu definieren versucht und Fragen von innen und außen, Ortung und Identität zu analysieren versucht. Das Paradox der Haut besteht in dem, was sie enthält und gleichermaßen dem, was sie enthält – ein Tropfen im Ozean. Und wann immer ich das höre, stelle ich mir vor, der Tropfen hänge irgendwo mitten zwischen dem Meeresgrund und der Oberfläche, existiere inmitten der Meerestiefen getrennt und identisch zugleich. Und wenn Raum andere Räume enthält, wie können wir ihrer bewußt werden? Kann eine Leere andere Leeren enthalten? Und was erlaubt es ihnen, ihre autonome Existenz (etwa im Fall von Wortklängen) aufrecht zu erhalten? Diese Vorstellung unterschiedlicher Räume, die aus demselben Stoff sind und ineinander existieren, heißt die Frage stellen: Was trennt sie, was ist die Haut eines Klangs, die ihn vom umgebenden Klangfeld unterscheidbar macht, das zumeist eine kakophone Begleitung ist? Warum können wir ein Gespräch vor einem geräuschvollen Hintergrund verstehen? Wie kann Sound die Individualität der Klänge bewahren? Und wann büßen sie diese distinktiven Qualitäten ein und verschmelzen oder verschwimmen ineinander wie Farben, die dann neue Farben bilden – etwa ein Grün, in dem Blau und Gelb nicht mehr unterscheidbar sind?

In der akustischen Perspektive befindet sich der Hörer am Fluchtpunkt. Was für das Auge der Punkt des Zusammenlaufens in der Ferne ist, ist für das Ohr das Allernächste. Der Fluchtpunkt fällt mit dem Anfangspunkt zusammen und liegt im Zentrum, im Mittelpunkt eines expandierenden Kreises, einer radialen Divergenz, die zu einem Raum wird, der andere Räume enthalten kann. Aber im Zentrum, in der Mitte selber, gibt es nur Raum für einen von uns. Mag sein, daß auch jeder Augenpunkt einmalig und getrennt ist. Aber man kann auf jemand sehen, der auf etwas sieht, und auch auf dieses Etwas sehen – eine sozialisierende Triangulation. Irgendwie kann man, wie beim Träumen, nie wirklich wissen, was andere hören. Träumen und Hören gehen beide vom selben Ort aus, dem Fluchtpunkt zwischen den Ohren. Beim Beginn von Klängen hört man allein, am Ende des Sehens ist man im Fluchtpunkt allein. Am Anfang des Sehens kann man sich andere zumindest vorstellen, deren Blicke auf optischen Nebenlinien in der Peripherie verlaufen; am Ende des Hörens, das nicht mehr im Zentrum, sondern auf der Haut stattfindet, kann man sich einen expandierenden Kreis zumindest vorstellen, der solche anderen umfaßt. Sehen beginnt mit der Vorstellung, daß man nicht allein ist, weil man nicht hinter sich sehen kann; das Zentrum liegt vorn und weit weg. Hören beginnt mit der Vorstellung, allein zu sein, weil man zwar sehen kann, wie jemand einen sieht, aber nicht hören, wie jemand einen hört. Wie dicht die Träume auch bevölkert sein mögen, bleibt doch der Träumer gleichermaßen allein.

Dies ist ein irritierendes Modell des hörenden Selbst, wie es im singulären Punkt des Zentrums isoliert ist. Wie erreicht man also die notwendige Fluchtgeschwindigkeit, um an die Ränder des eigenen Hörfeldes zu fliegen? Mit jemand zusammensingen heißt die Antwort, denn die Kohärenz von Wellen (anders als bei Partikeln) gestattet eine gleichzeitige und doch getrennte Existenz. Wellen können am selben Ort und zur selben Zeit koexistieren. Man stört sie nicht: Wenn man in ein Klang-wellenbad steigt, schwappen sie nicht auf den Fußboden. Ganz so steht es mit der Gleichzeitigkeit von harmonischen und unharmonischen Frequenzspektren, mit der Gleichzeitigkeit von Denken, Hören und Sprechen. Denselben Ort zur selben Zeit einzunehmen, erlaubt uns, der sublunaren Einsamkeit unserer Bannung ins Hörzentrum zu entfliehen.

Der erste Schrei nach Luft, wie Neugeborene ihn ausstoßen, ist der expandierende Kreis einer ersten Rückkopplungsschleife, ein Schrei in die Ohren. Wenn wir die anthropomorphe Vorstellung eines Klangs annehmen können, der auf sich selbst hört, also einen Klang mit Ohren und das Modell des negentropischen Solitons, dann war der erste Schrei, den man ausstieß und hörte – dieser Schrei nach Luft –, eine expandierende Blase, in der alle anderen später gemachten oder ge-hörten Geräusche weiterhin enthalten sind. Was ist dann noch der Unterschied zwi-schen einem Klang, den man macht, und einem, den man hört, wenn der Akt des Hörens ein Machen und umgekehrt das Machen ein Akt des Hörens ist?

Die durchlässige und elastische Membran, die das expandierende kreisförmige Nachleben von Klängen umgibt, ist imstande, einfließende Informationswellen auf-zunehmen. Diese Wellen sind selber andere Klänge, die aus ihren Quellen kommen und durcheinander laufen. Das ist jene gleichzeitige Autonomie und Durchlässig-keit, von der Virchow als von einer vitalen Eigenschaft der Existenz sprach. Die Begrenzung mag Zeit sein. Wenn alle Klänge ineinander enthalten sind, also von denen, die früher kamen, und alle mit derselben Geschwindigkeit wandern und schließlich ein späterer Klang eher verklingt als ein früherer, dann ereignet sich eine umschlossene Dispersion, ein höher entropisches Ereignis innerhalb eines minder entropischen. Also ist Verklingen die Auflösung der Haut, des wohl wichtigsten Organs, das wir haben.

Aus dem Englischen von Friedrich Kittler

Literaturverzeichnis

Anonym (1814): *Die Taubstummen an ihren Monarchen, Seine Majestät Franz den Ersten Kaiser von Österreich bey seiner siegreichen Rückkehr den 16. Junius 1814*, Wien.

Anonym (1896): »Voices of the Dead«. In: *Phonoscope,* Bd. 1, S. 1.

Anonym (1900): »Vorrichtung zur photographischen Aufnahme von Schallwellen«. In: *Phonographische Zeitschrift* 1, S. 13.

Anonym (1903): »Die Phonographische Schrift auf den Platten von Plattensprechmaschinen«. In: *Phonographische Zeitschrift* 4, H. 42, S. 577.

Anonym (1906): »Die Sprechmaschinenschrift und die bestehenden Gesetze«. In: *Phonographische Zeitschrift* 7, H. 9, S. 198.

Anonym (1931a): »Synthetic Speech Demonstrated in London. Engineer Creates Voice which Never Existed«. In: *New York Times* vom 16. Februar 1931.

Anonym (1931b): »Töne aus dem Nichts. Die Phantastische Erfindung eines Müncheners«. In: *Telegrammzeitung* von September 1931.

Anonym (1931c): »Töne aus dem Nichts. Eine Erfindung Rudolf Pfenningers«. In: *Acht Uhr Abendblatt* vom 12. Oktober 1931.

Anonym (1932a): »Die tönende Handschrift«. In: *Lichtbild-Bühne* vom 3. Dezember 1932.

Anonym (1932b): »Tonfilm ohne Tonaufnahme. Die Sensation der tönenden Schrift«. In: *Film-Kurier* vom 20. Oktober 1932.

Anonym (1932c): »Handgezeichnete Musik«. In: *Vossische Zeitung* vom 21. Oktober 1932.

Anonym (1932d): »Tönende Handschrift«. In: *Kinematograph* vom 21. Oktober 1932.

Anonym (1932e): »Pfenningers ›tönende Handschrift‹ im Marmorhaus«. In: *Lichtbild-Bühne* vom 21. Oktober 1932.

Anonym (1932f): »›Tönende Handschrift‹. Neuartige Wirkungsmöglichkeiten des Tonfilms«. In: *Kölnische Zeitung* vom 25. Oktober 1932.

Anonym (1932g): »Tönende Handschrift«. In: *Völkischer Beobachter* vom 25. Oktober 1932.

Anonym (1932h): »Gemalte Musik«. In: *Pester Lloyd* vom 26. November 1932.

Anonym (1933a): »Soundless Film Recording«. In: *The New York Times* vom 29. Januar 1933, S9, S. 6.

Anonym (1933b): »Curieuse expérience«. In: *Musique et Instruments* 285, S. 265.

Anonym (1933c): »Frühe Experimente mit handgezeichnetem Ton«. In: *The Film Society Programmes 1925–1939*; Nachdruck New York 1972, S. 277.

Anonym (1979): *Film as Film. Formal Experiment in Film, 1919–1975*, London.

Anonym (1982): »Read any Good Records Lately?«. In: *Time* vom 4. Januar 1982.

Anonym (1987): »The Man Who Could Read the Grooves«. In: *Los Angeles Times* vom 19. Oktober 1987.

Aristoteles (1912): *Politik*, übers. von Eugen Rolfes, Leipzig.

Attali, Jacques (1977): *Bruits. Essai sur l'économie politique de la musique*, Paris.

-au- (1932): »Gezeichnete Töne. Neue Wege für den Tonfilm«. In: *Berliner Morgenpost* vom 23. Oktober 1932.

Auerbach, Cornelia (1930): *Die deutsche Clavichordkunst des 18. Jahrhunderts* (Diss. Freiburg), Borna/Leipzig.

Augustine (1961): *Confessions*, übers. von R. S. Pine-Coffin, Harmondsworth.

Augustine (1992): *Confessions*, 3 Bde., hg. von J. J. O'Donnell, Oxford.

Augustinus (1958): *Bekenntnisse*, Düsseldorf, Köln.

Augustinus (1982): *Bekenntnisse*, übers. von W. Thimme, München.

Austern, Linda (1989): »Sing Againe Syren: The Female Musician and Sexual Enchantment in Elizabethan Life and Literature«. In: *Renaissance Quarterly* 42, S. 420–448.

Austern, Linda (1993): »Alluring the Auditorie to Effeminacie. Music and the Idea of the Feminine in Early Modern England«. In: *Music and Letters*, S. 349–351.

Austin, John Langshaw (1963/1992): *How to do Things with Words*, Oxford, New York; dt. Ausgabe: ders., (1972): *Zur Theorie der Sprechakte*, Stuttgart.

Bach, C. Ph. Em. (1753/1762, 1957): *Versuch über die wahre Art das Clavier zu spielen, mit Exempeln und achtzehn Probe-Stücken in sechs Sonaten erläutert. Zweyter Theil, in welchem die Lehre von dem Accompagnement, und der freyen Fantasie abgehandelt* wird, Faks.-Nachdruck in einem Band, Leipzig.

Bader, Eugen (1994): *Rede-Rhetorik, Schreib-Rhetorik, Konversationsrhetorik. Eine historisch-systematische Analyse*, Tübingen.

Bagier, Guido (1992): »'Ton mehr aufdrehen – verstärken!'«. In: *Das Ufa-Buch*, hg. von Hans-Michael Bock und Michael Töteberg, Frankfurt am Main, S. 244–247.

Balogh, Joseph (1927): »Voces paginarum«. In: *Philologus* 82, S. 84–109 und S. 202–240.

Bandy, Mary Lea, Hg. (1989): *The Dawn of Sound*, New York.

Barbier, Patrick (1996): *The World of the Castrati. The History of an Extraordinary Operatic Phenomenon*, übers. von Margaret Crosland, London.

Barr, James (1961): *The Semantics of Biblical Language*, Oxford.

Barthes, Roland (1979): *Was singt mir, der ich höre in meinem Körper das Lied*, übers. von Peter Geble, Berlin.

Bell, Alexander Graham (1922): »Prehistoric Telephone Days«. In: *National Geographic Magazine* 41, H. 3.

Bell, Alexander Melville (1867): *Visible Speech. The Science of Universal Alphabetics; Or Self-Interpreting Physiological Letters for the Writing of all Languages in one Alphabet*, London.

Benjamin, Walter (1972–1986): *Gesammelte Schriften*, hg. von R. Tiedemann und H. Schweppenhäuser, Frankfurt am Main.

Benveniste, Emile (1966): *Problèmes de linguistique générale*, I, Paris.

Bernard, Paul (1930): »Mechanik und Organik«. In: *Der Auftakt* 10, H. 11, S. 239.

Biale, David (1979): *Gershom Scholem, Kabbalah and Counter-History*, Cambridge/Massachusetts.

Blanc, Abbé Hubert Le (1973): »Défense de la basse de viole contre les entreprises du violon et le prétensions du violoncel«, übers. von Barbara Garvey Jackson. In: *Journal of the Viola da Gamba Society of America* 10, S. 24–27.

Blanchot, Maurice (1991): *Das Unzerstörbare. Ein unendliches Gespräch über Sprache, Literatur und Existenz*, München.

Boehringer, Robert (1911): »Über Hersagen von Gedichten«. In: *Jahrbuch für die geistige Bewegung*, 2. Jg., Berlin.

Böhme, Fritz (1932): »Verborgene Musik im Lindenblatt. Die Bedeutung von Fischingers Entdeckung für den Tonfilm«. In: *Deutsche Allgemeine Zeitung* vom 30. Juli 1932.

Böhme, Fritz (1933): »Gezeichnete Musik. Betrachtungen zur Entdeckung Oskar Fischingers«. In: *Deutsche Frauen-Kultur* 2, S. 31–33.

Bonacossa, Luciano (1934): »Disegni Animati e Musica Sintetica«. In: *La Vie d'Italia* XL, H. 8, S. 571–582.

Bosse, Heinrich (1978): »Dichter kann man nicht bilden. Zur Veränderung der Schulrhetorik nach 1770«. In: *Jahrbuch für Internationale Germanistik* 10, S. 80–125.

Bouilly, Jean Nicolas (1801): *Der Taubstumme oder der Abbé de l'Épée.* Historisches Drama in fünf Akten, übers. von August v. Kotzebue, Wien.

Bowra, Cecile Maurice (1964): *Pindar*, Oxford.

Brown, Howard (1976): *Embellishing 16th-Century Music*, Oxford.

Büchmann, Georg (1986): *Geflügelte Worte. Der Zitatenschatz des deutschen Volkes*, bearb. von Winfried Hofmann, Frankfurt am Main, Berlin.

Burkard, Heinrich (1930): »Anmerkungen zu den ›Lehrstücken‹ und zur Schallplattenmusik«. In: *Melos* 9, H. 5–6, S. 230.

Burzachechi, Mario (1962): »Oggetti parlanti nelle epigrafi greche«. In: *Epigraphica* 24, S. 3–54.

Bytwerk, Randall L. (1981): »Fritz Reinhardt and the Rednerschule der NSDAP«. In: *Rhetorik.* Ein internationales Jahrbuch. Bd. 2., hg. von Joachim Dyck u. a., Stuttgart, Bad Cannstatt.

Canetti, Elias (1976): *Das Gewissen der Worte. Essays*, München.

Carey, James W. (1989): *Communication as Culture*, Boston.

Casmir, Fred L. (1997): »Hitler als Prototyp des Politischen Redners«. In: *Propaganda in Deutschland. Zur Geschichte der politischen Massenbeeinflussung im 20. Jahrhundert*, hg. von Gerald Diesener und Rainer Gries, Darmstadt, S. 79–99.

Chantraine, Pierre (1950): »Les verbes grecs signifiant lire«. In: *Mélanges Grégoire* II, Bruxelles, S. 115–126.

Chladni, E. F. F. (1787): *Entdeckungen über die Theorie des Klanges*, Leipzig.

Collins, Maynard (1976): *Norman McLaren*, Ottowa.

Corbin, Solange (1960): *L'eglise à la conquête de sa musique*, Paris.

Couperin, F. (1716, 1933): *L'art de Toucher le Clavecin*, Leipzig.

Croffut, William (1878): »The Papa of the Phonograph. An Afternoon with Edison, the Inventor of the Talking Machines«. In: *The Papers of Thomas A. Edison*, Bd. 4, hg. von Robert A. Rosenberg, Baltimore, S. 213–219.

Cusick, Suzanne G. (1993): »Thinking from Women's Lives. Francesca Caccini after 1627«. In: *Rediscovering the Muses. Women's Musical Traditions*, hg. von Kimberly Marshall, Boston.

Dadley, Portia (1996): »The Garden of Edison. Invention and the American Imagination«. In: *Cultural Babbage. Technology, Time and Invention*, hg. von Francis Spufford und Jenny Uglow, London, S. 81–98.

D'Alembert, Jean le Rond (1769): »Von der Freiheit der Musik«. In: *Wöchentliche Nachrichten und Anmerkungen die Musik betreffend*, hg. von J. A. Hiller, Leipzig 1766–1770, 3. Jg., 2. Bd., 32.–38. Stück (6.2.–20.3.1769).

Dan, Joseph (1993): »The Religious Meaning of Sefer Yetzirah«. In: *Jerusalem Studies in Jewish Thought* 11 (hebräisch).

Davies, Hugh (1984): »Drawn Sound«. In: *New Grove Dictionary of Musical Instruments*, hg. von Stanley Sadie, London, New York, S. 596–597.

de Man, Paul (1984): *The Rhetoric of Romanticism*, New York.

de Man, Paul (1985): »Lyrical Voice in Contemporary Theory. Riffaterre and Jauss«. In: ders.: *Lyric Poetry. Beyond New Criticism*, hg. von P. Parker und C. Hosek, Ithaca, S. 55–72.

de Man, Paul (1986): »Hypogram and Inscription«. In: ders.: *Resistance to Theory*, Minneapolis, S. 27–53.

de Man, Paul (1988): *Allegorien des Lesens*, Frankfurt am Main.

de Man, Paul (1993): *Die Ideologie des Ästhetischen*, hg. von Christoph Menke, Frankfurt am Main.

Delbrück, Hans (1900/1964): *Geschichte der Kriegskunst*, Berlin.

Derrida, Jacques (1974): *Grammatologie*, übers. von H.-J. Rheinberger und H. Zischler, Frankfurt am Main.

Derrida, Jacques (1976): »Kraft und Bedeutung«. In: ders.: *Die Schrift und die Differenz*, Frankfurt am Main.

Derrida, Jacques (1978): *Die Stimme und das Phänomen*, übers. von Jochen Hörisch, Frankfurt am Main.

Derrida, Jacques (1988): »Akte(n)«. In: ders.: *Mémoirs. Pour Paul de Man*, Wien, S. 122–202.

Derrida, Jacques (1988): »Qual, Quelle!« In: ders.: *Randgänge der Philosophie*, Wien.

Derrida, Jacques (1995): *Dissemination*, übers. von H. D. Gondek, Wien.

Derrida, Jacques (1995): *Marx' Gespenster. Der verschuldete Staat, die Trauerarbeit und die neue Internationale*, übers. von Susanne Lüdemann, Frankfurt am Main.

Detienne, Marcel (1967): *Les Maîtres de vérités dans la Grèce archaique*, Paris.

Dirks, W. (1940): »Plädoyer für das Clavichord«. In: *Zeitschrift für Hausmusik* 1, S. 11–15.

Drobner, Hubertus R. (1986): *Personexegese und Christologie bei Augustinus* (= Philosophia patrum 8), Leiden.

Du Moncel, Comte Théodore A. L. (1878): *Le Téléphone, le Microphone et le Phonographe*, Paris.

Du Moncel, Comte Théodore A. L. (1879): *The Telephone, the Microphone and the Phonograph,* New York, Neuauflage New York 1974.

Dudley, Homer und Tarnoczy, T. H. (1950): »The Speaking Machine of Wolfgang von Kempelen«. In: *The Journal of The Acoustical Society of America*, Vol. 22, Nr. 2, March, S. 151–166.

Dumke, Dietmar (1993): *Vom Gerichtsschreiber zum Rechtspfleger* (Prozeßrechtliche Abhandlungen, Heft 90), Köln, Berlin, Bonn, München.

Durante, Sergio (1998): »The Opera Singer«. In: *Opera Production and Its Resources*, hg. von Lorenzo Bianconi and Giorgio Pestelli, übers. von Lydia G. Cochrane, Chicago.

During, Jean (1988): *Musique et extase. L'audition mystique dans la tradition soufie*, Paris.

–e. (1932): »Tönende Handschrift. Sondervorstellung im Marmorhaus«. In: *Deutsche allgemeine Zeitung* vom 23. Oktober 1932.

Ebner, Ferdinand (1919/1980): *Das Wort und die geistigen Realitäten. Pneumatologische Fragmente*, mit einem Nachwort von Michael Theunissen, Frankfurt am Main.

Edison, Thomas A. (1878): »The Phonograph and its Future«. In: *North American Review* 126, S. 527–536.

Edison, Thomas A. (1878/1998): *The Papers of Thomas A. Edison,* Bd. 4, hg. von Robert A. Rosenberg, Baltimore.

Edison, Thomas A. (1888): »The Perfected Phonograph«. In: *North American Review* 146, S. 641–650.

Edison, Thomas A. (1948): *The Diary and Sundry Observations of Thomas Alva Edison*, hg. von Dagobert D. Runes, New York.

Eggebrecht, H. H. (1955, 1977): »Das Ausdrucks-Prinzip im musikalischen Sturm und Drang«. In: Eggebrecht, H. H.: *Musikalisches Denken. Aufsätze zur Theorie und Ästhetik der Musik*, Wilhelmshaven, S. 69–111.

Elste, Martin (1996): »Hindemiths Versuche ›grammophonplatten-eigener Stücke‹ im Kontext einer

Ideengeschichte der Mechanischen Musik im 20. Jahrhundert«. In: *Hindemith-Jahrbuch XXV*, S. 195–221.

Epstein, Margot (1932a): »Elektrische Musik. Neue Wege der Musikaufzeichnung«. In: *Berliner Tageblatt* vom 24. August 1932.

Epstein, Margot (1932b): »Gezeichnete Musik. Oskar Fischingers ›Tönende Ornamente‹«. In: *Allgemeine Musikzeitung* vom 25. November 1932, S. 591.

Euler, Leonhard (1768 frz./1769 dt./1986): *Briefe an eine deutsche Prinzessin über verschiedene Gegenstände aus der Physik und Philosophie*, Braunschweig.

–f. (1932): »Film-Experimente. Zu einer Matinée im Frankfurter Gloria-Palast«. In: *Rhein-Mainische Volkszeitung* vom 5. Dezember 1932.

f. t. g. (1932): »Bernhard Diebold vor dem Mikrophon«. In: *Frankfurter Zeitung* vom 18. Juni 1932.

Faulmann, Karl (1880/1990): *Illustri[e]rte Geschichte der Schrift. Populär-wissenschaftliche Darstellung der Entstehung der Schrift, der Sprache und der Zahlen sowie der Schriftsysteme aller Völker der Erde*, Augsburg.

Fest, Joachim (1973): *Hitler. Eine Biographie*, Frankfurt am Main, Berlin.

Feuerbach, Paul Johann Anselm (1921): *Betrachtungen über die Oeffentlichkeit und Mündlichkeit der Gerechtigkeitspflege*, Gießen.

Figes, Orlando (1998): *Die Tragödie eines Volkes. Die Epoche der russischen Revolution 1891 bis 1924*, Berlin.

Fine, Lawrence (1984): *Safed Spirituality*, New York, Ramsey, Toronto.

Fischer-Jørgensen, Eli (1979): »A Sketch of The History of Phonetics in Denmark until the Beginning of the 20th Century«. In: *Annual Rep. Inst. Phonet., Univ. Kopenhagen*, Vol. 13, S. 135–169.

Fischinger, Oskar (1932a): »Klingende Ornamente«. In: *Kraft und Stoff* (Beilage zur *Deutschen Allgemeinen Zeitung*) 30 vom 28. Juli 1932.

Fischinger, Oskar (1932b): »Tönende Ornamente. Aus Oskar Fischingers neuer Arbeit«. In: *Filmkurier* vom 30. Juli 1932.

Fischinger, Oskar (1932c): »… klingende Ornamente! Eine neue Basis der Kunst?« In: *Saarbrücker Landeszeitung* vom 11. September 1932.

Fischinger, Oskar (1932d): »Was ich mal sagen möchte …«. In: *Deutsche Allgemeine Zeitung* vom 23. Juli 1932.

Fischinger, Ing. Oskar (1933): »Der absolute Tonfilm«. In: *Dortmunder Zeitung* vom 1. Januar 1933; nachgedruckt als »Der absolute Tonfilm. Neue Möglichkeiten für den bildenden Künstler«. In: *Der Mittag* vom Januar 1933 und *Schwäbischer Merkur* vom 23. Januar 1933.

Flanagan, James (1965): *Speech Analysis, Synthesis and Perception*, Berlin, Heidelberg, New York.

Flugel, J. C. (1930): *The Psychology of Clothes*, London.

Fögen, Marie Theres (1995): »The Legislator's Monologue«. In: *Chicago Kent Law Review* 70, S. 1593–1620.

Fontanier, Pierre (1968): *Traité général des figures du discours*, hg. von Gérard Genette, Paris.

Forkel, J. N. (1788): *Allgemeine Geschichte der Musik*, Bd. 1, Leipzig.

Forkel, J. N. (1802, 1985): *Ueber Johann Sebastian Bachs Leben, Kunst und Kunstwerke. Für patriotische Verehrer echter musikalischer Kunst*, Berlin.

Foucault, Michel (1973): *Überwachen und Strafen. Die Geburt des Gefängnisses*, übers. von Walter Seitter, Frankfurt am Main.

Foucault, Michel (1988): »Was ist ein Autor? « In: ders.: *Schriften zur Literatur*, übers. von Karin von Hofer, Frankfurt am Main, S. 7–31.

Fraenkel, Béatrice (1992): *La signature. Genèse d'un signe*, Paris.

Freud, Sigmund (1930/1961): *Civilization and its Discontents,* übers. von Joan Riviere, New York.

Freud, Sigmund (1975): *Psychologie des Unbewußten. Studienausgabe,* hg. von Alexander Mitscherlich u. a., Bd. III, Frankfurt am Main.

Frey, Hans-Jost (1990): »Die Verrücktheit der Wörter«. In: *Colloquium Helveticum. Cahiers suisses de littérature générale et comparée* 11/12 (Paul de Man Kolloquium 1989), Bern, Frankfurt am Main, New York, Paris, S. 71–102.

Friedrich, Peter und Niehaus, Michael (1999): »Transparenz und Maskerade. Zur Diskussion über das öffentlich-mündliche Gerichtsverfahren um 1800 in Deutschland«. In: *Poetologien des Wissens um 1800,* hg. von Joseph Vogl, München.

Fumaroli, Marc (1980): *L'âge de l'éloquence. Rhétorique et ›res litteraria‹, de la Renaissance au seuil de l'époque classique,* Genf.

Gaier, Ulrich (1988): *Herders Sprachphilosophie und Erkenntniskritik,* Stuttgart, Bad Cannstatt.

Garber, Marjorie (1992): *Vested Interests. Cross-Dressing and Cultural Anxiety,* New York, London.

Gardthausen, Viktor (1919): »Protokoll. Text und Schrift«. In: *Zeitschrift des Deutschen Vereins für Buchwesen und Schrifttum* 2, S. 97–107.

Gehlen, Arnold (1956): *Urmensch und Spätkultur. Philosophische Ergebnisse und Aussagen,* Bonn.

Geitner, Ursula (1992): *Die Sprache der Verstellung. Studien zum rhetorischen und anthropologischen Wissen im 17. und 18. Jahrhundert,* Tübingen.

Gel, Frantisek (1954): *Internationale und Marseillaise,* Prag.

Gérold, Théodore (1931): »Les Pères de l'église et la musique«. In: *Etudes d'histoire et de philosophie religieuses* 25, Paris.

Gessinger, Joachim (1994): *Auge & Ohr. Studien zur Erforschung der Sprache am Menschen 1700–1850,* Berlin, New York.

Gitelman, Lisa (1997): »Reading Music, Reading Records, Reading Race. Musical Copyright and the U.S. Copyright Act of 1909«. In: *The Musical Quarterly* 81, H. 2, S. 275.

Giustiniani, Vincenzo (1628/1962): *Il Discorso sopra la musica,* übers. von Carol MacClintock, Rom.

Göktürk, Deniz (1999): *Künstler – Cowboys – Ingenieure … Kultur- und mediengeschichtliche Studien zu deutschen Amerika-Texten 1912–1920,* München.

Goldberg, Harvey (1990): »The Zohar in Southern Morocco. A Study in Ethnography of Texts«. In: *History of Religion* 29.

Gomery, Douglas (1976): »Tri-Ergon, Tobis-Klangfilm, and the Coming of Sound«. In: *Cinema Journal* 16, H. 1, S. 50–61.

Goodman, Felicitas D. (1991): *Ekstase, Besessenheit, Dämonen. Die geheimnisvolle Seite der Religion,* übers. von Sieglinde Denzel und Susanne Naumann, Gütersloh.

Göttert, Karl-Heinz (1996), »*Vox* – ein vernachlässigtes Kapitel der Rhetorik«. In: *Die Aktualität der Rhetorik,* hg. von Heinrich F. Plett, München.

Göttert, Karl-Heinz (1998): *Die Geschichte der Stimme,* München.

Graham, William A. (1993): *Beyond the Written Word. Oral Aspects of Scripture in the History of Religion,* Cambridge.

Greenblatt, Stephen (1993): *Verhandlungen mit Shakespeare. Innenansichten der englischen Renaissance,* übers. von Robin Cackett, Frankfurt am Main.

Grimm, Jacob und Wilhelm (1873/1984): *Deutsches Wörterbuch,* Bd. 11, Leipzig.

Grimm, Jacob und Wilhelm (1941): *Deutsches Wörterbuch* Bd. 10, II. Abt., II. Theil, Leipzig.

Guarducci, Maria (1975): *Epigrafia greca*, III, Rom.

Günther, Hartmut (1993): »Graphetik – ein Entwurf«. In: *homo scribens. Perspektiven der Schriftlichkeits-forschung*, hg. von Jürgen Baurmann u. a., Tübingen, S. 29–42.

H. A. (1932): »Bernhard Diebold über Fischingerfilme. ›Das ästhetische Wunder‹«. In: *Lichtbildbühne* vom 1. Juni 1932.

Hacquard, Georges (1959): *La musique et le cinéma*, Paris.

Haecker, Theodor (1989): *Tag- und Nachtbücher 1939–1945*, hg. von Heinrich Siefken, Innsbruck.

Häfner, Ralph (1995): *Johann Gottfried Herders Kulturentstehungslehre. Studien zu Quellen und zur Methode seines Geschichtsdenkens*, Hamburg.

Hajós, Beatrix (1995): *Die Schönbrunner Schloßgärten. Eine topographische Kulturgeschichte*, Wien, Köln, Weimar.

Hamann, Brigitte (1996): *Hitlers Wien. Lehrjahre eines Diktators,* München.

Handover, P. M. (1969): »Die britische Buchdruckerkunst«. In: *Internationale Buchkunst im 19. und 20. Jahrhundert*, hg. von Georg Kurt Schauer, Ravensburg, S. 1–44.

Hartmann, Silvia (1998): *Fraktur oder Antiqua. Der Schriftstreit von 1881 bis 1941*, Frankfurt am Main.

Havelock, Eric (1969): »Dikaiosune. An Essay in Greek Intellectual History«. In: *Phoenix* 23, S. 49–70.

Haverkamp, Anselm (1989): »FEST/SCHRIFT. Festschreibung unbeschreiblicher Feste«. In: *Poetik und Hermeneutik 14*, München, S. 276–298.

Hegi, Gustav (1906–1931): *Illustrierte Flora von Mittel-Europa*, Munden.

Heidegger, Martin (1992): »Die Frage nach der Technik«. In: ders.: *Die Technik und die Kehre*, Pfullingen, S. 5–36.

Heiderhoff, Horst (1971): *Antiqua oder Fraktur? Zur Problemgeschichte eines Streits*, Frankfurt am Main.

Heine, Heinrich (1969 ff.): *Sämtliche Schriften*, hg. von Klaus Briegleb, 7 Bde., München

Hellquist, Elof (1980): *Svensk etymologist ordbok*, I, Lund, 3. Auflage 1980.

Helmholtz, Hermann (1853/1995): »Goethes Scientific Researches«. In: *Science and Culture: Popular and Philosophical Essays by Hermann von Helmholtz*, hg. von David Cahan, Chicago, S. 1–17.

Helmholtz, Hermann (1857/1995): »On the Physiological Causes of Harmony in Music«. In: *Science and Culture: Popular and Philosophical Essays by Hermann von Helmholtz*, hg. von David Cahan, Chicago, S. 46–75.

Helmholtz, Hermann (1877/1954): *On the Sensations of Tone as a Physiological Basis for the Theory of Music*, übers. aus der vierten deutschen Auflage (*Die Lehre von den Tonempfindungen als physiologi-sche Grundlage für die Theorie der Musik*) von Alexander J. Ellis, New York.

Henkel, A. und Schöne, A. (1967): *Emblemata. Handbuch zur Sinnbildkunst des 16. und 17. Jahrhunderts*, Stuttgart.

Henn-Schmölders, Claudia (1977): »Sprache und Geld oder ›Vom Gespräch‹. Über Adam Müller«. In: *Jahrbuch der deutschen Schillergesellschaft* 21, S. 327–351.

Herder, Johann Gottfried (1778/1892): »Ueber die Würkung der Dichtkunst auf die Sitten der Völker in alten und neuen Zeiten«. In: *Sämtliche Werke*, Bd. 8, Berlin 1892, S. 334–436.

Herder, Johann Gottfried (1778/1893): »Plastik. Einige Wahrnehmungen über Form und Gestalt aus Pyg-malions bildendem Traume«. In: *Sämtliche Werke*, Bd. 8, Berlin 1893, S. 1–87.

Herder, Johann Gottfried (1794): »Von der Gabe der Sprachen am ersten christlichen Pfingstfest«. In: *Christliche Schriften*, Riga.

Herder, Johann Gottfried (1960): »Abhandlung über den Ursprung der Sprache«. In: *Sprachphilosophische Schriften,* hg. von Erich Heintel, Hamburg.

Herder, Johann Gottfried (1989): *Werke in zehn Bänden,* hg. von Martin Bollacher u. a., Frankfurt am Main.

Herder, Johann Gottfried (1997): *Journal meiner Reise im Jahr 1769,* hg. von Reiner Wisbert, Frankfurt/M.

Herrmann, Peter (1981): »Teos und Abdera im 5. Jahrhundert v. Chr«. In: *Chiron* 11, S. 1–30.

Heschel, Abraham Y. (1965): *Theology of Ancient Judaism,* London, New York.

Hilgenfeld, Adolf (1850): *Die Glossolalie in der alten Kirche, in dem Zusammenhang der Geistesgaben und des Geisteslebens des alten Christenthums. Eine exegetisch-historische Untersuchung,* Leipzig.

Hindemith, Paul (1927): »Zur mechanischen Musik«. In: *Die Musikantengilde* 5, H. 6–7, S. 156.

Hirshman, Marc (1996): *A Rivalry of Genius. Jewish and Christian Biblical Interpretation in Late Antiquity,* Albany.

Hirzel, Rudolf (1914): *Die Person. Begriff und Name derselben im Altertum,* München.

Hitler, Adolf (1936): *Mein Kampf.* Zwei Bände in 1, 211./212. Aufl., München.

Hobbes, Thomas (1651/1994): *Leviathan,* hg. von E. Curley, Indianapolis, Cambridge.

Hoérée, Arthur (1934): »Le travail du film sonore«. In: *La Revue musicale* 15, S. 72–73.

Hoérée, Arthur und Honegger, Arthur (1934): »Particularités sonores du film *Rapt*«. In: *La Revue musicale* 15, S. 90.

Holdrege, Barbara A. (1996): *Veda and Torah. Transcending the Textuality of Scripture,* Albany.

Holland, Bernard (1981): »A Man Who Sees What Others Hear«. In: *New York Times* vom 19. November 1981, S. C28.

Hughes, Glenn (1993): *Mystery and Myth in the Philosophy of Eric Voegelin,* Columbia, London.

Huth, A. (o. D.): »Die tönende Handschrift. Eine sensationelle Erfindung«. In: *Nordhäuser Zeitung u. Generalanzeiger.*

Idel, Moshe (1981): »The Concept of the Torah in Heikhalot Literature and Its Metamorphoses in Kabbalah«. In: *Jerusalem Studies in Jewish Thought* 1 (hebräisch).

Idel, Moshe (1988): *Kabbalah. New Perspectives,* New Haven, London.

Idel, Moshe (1989): *Language, Torah and Hermeneutics in Abraham Abulafia,* übers. von Menahem Kalus, New York.

Idel, Moshe (1989): *Studies in Ecstatic Kabbalah,* Albany.

Idel, Moshe (1990): *Golem. Jewish Magical and Mystical Traditions on the Artificial Anthropoid,* Albany.

Idel, Moshe (1993): »Some Remarks on Ritual and Mysticism in Geronese Kabbalah«. In: *Journal for Jewish Thought and Philosophy* 3.

Idel, Moshe (1994): *Abraham Abulafia und die mystische Erfahrung,* übers. von Eva Maria Thimme, Frankfurt am Main.

Idel, Moshe (1995): *Hasidism. Between Ecstasy and Magic,* Albany.

Idel, Moshe (1998): *Messianic Mystics,* New Haven, London.

Innis, Harold A. (1997): »Die Strategie der Kultur«. In: *Kreuzwege der Kommunikation,* hg. von Karlheinz Barck, Wien, New York.

Ipsen, Gunther und Karg, Fritz (1928): *Schallanalytische Versuche. Eine Einführung in die Schallanalyse,* Heidelberg.

Izvolov, Nikolai (1998): »The History of Drawn Sound in Soviet Russia«. (Übersetzung James Mann) In: *Animation Journal,* S. 54–59.

Jakobson, Roman (1988): *Semiotik. Ausgewählte Texte*, hg. von Elmar Holenstein, Frankfurt am Main.

James, Richard Schmidt (1981): *Expansion of Sound Resources in France, 1913–1940, and its Relationship to Electronic Music*, Phil. Diss. Michigan.

James, William (1890/1950): *The Principles of Psychology*, 2 Bde., New York.

James, William (1909/1967): »Concerning Fechner«. In: *The Collected Writings of William James*, hg. von John J. McDermott, New York.

Johnson, Barbara (1987): »Strange Fits. Poe and Wordsworth on the Nature of Poetic Language«. In: *A World of Difference*, Baltimore, S. 89–99.

Jünger, Ernst (1932): *Der Arbeiter. Herrschaft und Gestalt*, Hamburg.

K. L. (1932): »Die tönende Handschrift«. In: *Neue Züricher Zeitung* vom 27. November 1932.

Kaempffert, Waldemar (1935): »The Week in Science«. In: *New York Times* vom 11. August 1935, S10, S. 6.

Kahn, Douglas und Gregory Whitehead [Hgg.] (1992): *Wireless Imagination. Sound, Radio, and the Avant-Garde*, Cambridge Mass., London.

Kantorowicz, Ernst H. (1994): *Die zwei Körper des Königs. Eine Studie zur politischen Theologie des Mittelalters*, übers. von Walter Theimer und Brigitte Hellmann, Frankfurt am Main.

Kaplan, Edward K. (1996): *Holiness in Words. Abraham Joshua Heschel's Poetics of Piety*, Albany.

Kapr, Albert und Walter Schiller (1980): *Gestalt und Funktion der Typographie*, Leipzig.

Katz, Steven [Hg.] (1992): *Mysticism and Language*, New York.

Kayser, Hans (1930): *Der hörende Mensch. Elemente eines akustischen Weltbildes* [1918–1930], Berlin.

Kempelen, Wolfgang von (1791): *Mechanismus der menschlichen Sprache nebst Beschreibung einer sprechenden Maschine*, Wien (Neuauflage Stuttgart, Bad Cannstatt 1970).

Kershaw, Ian (1998): *Hitler 1889–1936*, Stuttgart.

Kieser, D. G. (1855): *Elemente der Psychiatrik*. Grundlage Klinischer Vorträge, Breslau, Bonn.

Kip, Hans Gerhard (1952): *Das sogenannte Mündlichkeitsprinzip. Geschichte einer Episode des Deutschen Zivilprozesses*, Köln, Berlin (Prozeßrechtliche Abhandlungen 19).

Kittler, Friedrich A. (1980): »Autorschaft und Liebe«. In: *Austreibung des Geistes aus den Geisteswissenschaften*, hg. von Friedrich A. Kittler, Paderborn u. a., S. 142–173.

Kittler, Friedrich A. (1985): *Aufschreibesysteme 1800/1900*, München.

Kittler, Friedrich A. (1986a): *Grammophon, Film, Typewriter*, Berlin.

Kittler, Friedrich A. (1986b): »Heinrich von Ofterdingen als Nachrichtentechnik«. In: *Novalis. Beiträge zu Werk und Persönlichkeit Friedrich von Hardenbergs*, hg. von Gerhard Schulz, Darmstadt (Wege der Forschung 248), S. 480–508.

Kittler, Friedrich A. (1990): »Real Time Analysis – Time Axis Manipulation«. In: *Zeit-Zeichen. Aufschübe und Interferenzen zwischen Endzeit und Echtzeit*, hg. von Georg Christoph Tholen und Michael Scholl, Weinheim, S. 363–377.

Kittler, Friedrich A. (1991): »Lullaby of Birdland«. In: ders.: *Dichter – Mutter – Kind*, München.

Kittler, Friedrich A. (1994): »Die Laterna magica der Literatur: Schillers und Hoffmanns Medienstrategien«. In: *Athenäum. Jahrbuch für Romantik 4*, Paderborn, München, S. 219–238.

Kittler, Friedrich A. (1995): *Aufschreibesysteme 1800/1900*, 3. Auflage, München.

Kittler, Wolf (1985): *Der Turmbau zu Babel und das Schweigen der Sirenen. Über das Reden, das Schweigen, die Stimme und die Schrift in vier Texten Franz Kafkas*, Erlangen.

Klein, Friedrich-Ludwig (1989): »Das stenographische Protokoll«. In: *Parlamentsrecht und Parlamentspraxis in der BRD. Ein Handbuch,* hg. von Hans-Peter Schneider und Wolfgang Zehe, Berlin, New York.

Klingspor, Karl (1949): *Über Schönheit von Schrift und Druck,* Frankfurt am Main.

Klotz, Sebastian (1993): *Androgynous, and Musically Gifted – the Construction of Tarquinia Molza in Francesco Patrizi's* L'amoros filosofia *– I (1577)* (unveröffentlicher Vortrag).

Knight, Arthur (1957): *The Liveliest Art,* New York.

Knohl, Israel (1995): *The Sactuary of Silence,* Minneapolis.

Knohl, Israel (1996): »Between Voice and Silence. The Relationship between Prayer and Temple Cult«. In: *Journal of Biblical Literature* 115/1.

Knox, Bernard (1968): »Silent Reading in Antiquity«. In: *Greek, Roman and Byzantine Studies* 9, S. 421–435.

Koestenbaum, Wayne (1993): *The Queen's Throat. Opera, Homosexuality, and the Mystery of Desire,* New York.

Kommerell, Max (1928): *Der Dichter als Führer in der deutschen Klassik,* Stuttgart.

König, Werner (1978): »Über frühe Tonaufnahmen der Firma Welte und die Werke für das Welte-Mignon-Reproduktionsklavier«. In: *Jahrbuch des Staatlichen Instituts für Musikforschung Preußischer Kulturbesitz 1977,* Kassel, S. 31–44.

Köster, Jens-Peter (1973): *Historische Entwicklung von Syntheseapparaten zur Erzeugung statischer vokalartiger Signale nebst Untersuchungen zur Synthese deutscher Vokale,* Phil. Diss. Hamburg.

Kraszna-Krausz, Andor (1933): »Beginning of the Year in Germany«. In: *Close-up* 10, S. 74–76.

Krauß, Friedrich (1852): *Nothschrei eines Magnetisch=Vergifteten; Thatbestand, erklärt durch ungeschminkte Beschreibung des 36jährigen Hergangs, belegt mit allen Beweisen und Zeugnissen,* Stuttgart.

Kroll, Dr. Karl (1932): »Musik aus Tinte«. In: *Münchener Zeitung* vom 19. Oktober 1932.

ky. (1932): »Die tönende Schrift. Eine Umwälzung auf dem Gebiete der Tonwiedergabe«. In: *Kölner Tageblatt* vom 18. November 1932; nachgedruckt im *Solinger Tageblatt* vom 3. Dezember 1932.

Laag, H. (1774): *Anfangsgründe zum Clavierspielen und Generalbas,* Osnabrück.

Lac. (1932): »Erschließung einer unbekannten Welt. Gezeichnete Musik«. In: *Tempo* vom 2. November 1932.

Lacan, Jacques (1962/63): *L'angoisse* (unveröffentlichtes Seminar).

Lacan, Jacques (1975): *Schriften II,* hg. von Norbert Haas, Olten.

Lacan, Jacques (1975a): *Le Séminaire, Livre XX, Encore,* Paris.

Lacan, Jacques (1978): *Die vier Grundbegriffe der Psychoanalyse,* hg. und übers. von Norbert Haas, Olten.

Lacan, Jacques (1986): *Encore,* hg. und übers. von Norbert Haas, Weinheim.

Lacan, Jacques (1990): *Freuds technische Schriften,* hg. von Norbert Haas und Hans-Joachim Metzger, Weinheim, Berlin.

Lack, Russel (1997): *Twenty Four Frames Under. A Buried History of Film Music,* London.

Lane, Harlan (1988): *Mit der Seele hören. Die Geschichte der Taubheit,* München.

Lausberg, Heinrich (1990): *Handbuch der literarischen Rhetorik,* Stuttgart.

Lawder, Standish (1975): »The Abstract Film: Richter, Eggeling and Ruttmann«. In: *The Cubist Cinema,* hg. von Standish Lawder, New York, S. 35–64.

Lenoir, Timothy (1992): »Helmholtz, Müller und die Erziehung der Sinne«. In: *Johannes Müller und die Philosophie,* hg. von Michael Hagner und Bettina Wahrig-Schmidt, Berlin, S. 207–222.

Lenoir, Timothy (1994): »Helmholtz and the Materialities of Communication«. In: *Osiris* 9, S. 185–207.

Lenôtre, Guy (1996): *Die Guillotine und die Scharfrichter zur Zeit der Französischen Revolution* (frz. Orig.: Paris 1893), Berlin.

Lenz, Max (1932): »Der gezeichnete Tonfilm«. In: *Die Umschau* 36, H. 49, S. 971–973.

Lewis, Robert E. und Norman McLaren (1948): »Synthetic Sound on Film«. In: *Journal of the Society of Motion Picture Engineers* 50, H. 3, S. 233–247.

Lewy, Hans (1978): *Chaldean Oracles and Theurgy*, hg. von M. Tardieu, Paris.

Liebes, Yehuda (1992): »The Seven Double Letters BGD KFRT, On the Double Reish and the Background of the Sefer Yezira«. In: *Tarbiz* 61 (hebräisch).

Locke, John (1995): *Zwei Abhandlungen über die Regierung*, Frankfurt am Main.

Löhlein, Georg Simon (1765): *Clavier-Schule oder Kurze und gründliche Anweisung zur Melodie und Harmonie*, Leipzig/Züllichau.

Lombard, Emile (1910): *De la glossolalie chez les premiers chrétiens et des phénomènes similaires*, Lausanne, Paris.

London, Dr. (1932): »Pfennigers [sic] ›tönende Handschrift‹«. In: *Der Film* vom 22. Oktober 1932.

London, Kurt (1936): *Film Music*, London.

Lorberbaum, Yair (1997): *Imago Dei. Rabbinic Literature, Maimonides and Nahmanides*, Phil. Diss. Jerusalem (hebräisch).

Lovejoy, Arthur O. (1993): *Die große Kette der Wesen, Geschichte eines Gedankens,* übers. von Dieter Turck, Frankfurt am Main.

Maas, Utz (1991): »Schriftlichkeit und das ganz Andere. Mündlichkeit als verkehrte Welt der Intellektuellen – Schriftlichkeit als Zuflucht der Nichtintellektuellen«. In: *Kultur als Lebenswelt und Monument*, hg. von Aleida Assmann und Dietrich Harth, Frankfurt am Main, S. 211–233.

Manovich, Lev (1999): »What is Digital Cinema?« In: *The Digital Dialectic. New Essays on New Media*, hg. von Peter Lunenfeld, Cambridge Mass., London, S. 173–192.

Matz, Odo S. (1931): »Die tönende Handschrift«. In: *Prager Deutsche Zeitung* vom 31. Mai 1931; nachgedruckt in: *Wahrisches Tageblatt* vom 21. Juli 1931.

Mayer, Alfred (1878): »On Edison's Talking Machine«. In: *Popular Science Monthly* vom April 1878, S. 723.

McClary, Susan (1992): *Georges Bizet: Carmen*, Cambridge.

McClary, Susan (1999): »Gender Ambiguities and Erotic Excess in Seventeenth-Century Venetian Opera«. In: *Actualizing Absence. Performance, Visuality, Writing*, hg. von Mark Franko und Anne Richards, Hanover, N. H.

McClary, Susan (1999): *Conventional Wisdom. The Content of Music Form*, Berkeley.

McClary, Susan und Richard Leppert [Hg.] (1987): *Music and Society. The Politics of Composition, Performance and Reception*, Cambridge.

McDonnell, Myles (1996): »Writing, Copying and Autograph Manuscripts in Ancient Rome«. In: *Classical Quarterly* 46, S. 469–491.

McGinn, Bernard (1972): *The Golden Chain*, Washington D. C.

McGinn, Bernard (1991): *The Foundations of Mysticism, Origins of the Fifth Century*, New York.

McLaren, Norman (1953): »Notes on Animated Sound«. In: *Quarterly of Film, Radio & Television* 7, H. 3, S. 223–229. Nachgedruckt in: Manvell & Huntley (1959): *The Technique of Film Music* (2., völlig überarbeitete Auflage), New York, London, 1975, S. 185–193.; Auszüge in: *Experimental Animation. Origins of a New Art*, hg. von Robert Russett und Cecile Starr, New York, ²1976, S. 166–168; in: *Film Music. A Neglected Art*, hg. von Roy M. Prendergrast, New York, London, ²1992, S. 186–193.

McLuhan, Marshall (1964): *Die magischen Kanäle*, Düsseldorf u. a.

McLuhan, Marshall (1964): *Understanding Media. The Extensions of Man,* übers. von Meinrad Amann, New York.

Menke, Bettine (1997): »Prosopopoiia. Die Stimme des Textes – die Figur des sprechenden Gesichts«. In: *Poststrukturalismus. Herausforderung an die Literaturwissenschaft,* hg. von Gerhard Neumann, Stuttgart, Weimar.

Mensching, Gustav (1926): *Das heilige Schweigen,* Berlin.

Mentz, Arthur (1920): *Geschichte der Stenographie,* Berlin, Leipzig.

Merbach, G. F. (1783): *Clavierschule für Kinder,* Leipzig.

Meyer-Kalkus, Reinhart (1996): »Lichtenberg über die Physiognomik der Stimme«. In: *Der exzentrische Blick. Gespräch über Physiognomik,* hg. von Claudia Schmölders, Berlin, S. 111–132.

Milgram, Stanley (1974/1982): *Das Milgram-Experiment. Zur Gehorsambereitschaft gegenüber der Autorität,* Reinbek bei Hamburg.

Miller, Dayton Clarence (1916/1934): *The Science of Musical Sounds,* New York.

Miller, J. Hillis (1990): »Pygmalion's Prosopopoeia«. In: ders.: *Versions of Pygmalion,* Cambridge/Massachusetts.

Miller, Jacques-Alain (1989): »Jacques Lacan et la voix«. In: *La voix. Actes du colloque d'Ivry,* hg. von I. Fonagy u. a., Paris.

Mittermaier, Carl Joseph Anton (1845): *Die Mündlichkeit, das Anklageprinzip, die Oeffentlichkeit und das Geschworenengericht in ihrer Durchführung in den verschiedenen Gesetzgebungen dargestellt und nach den Forderungen des Rechts und der Zweckmäßigkeit mit Rücksicht auf die Erfahrungen der verschiedenen Länder geprüft von Dr. C. J. Mittermaier,* Stuttgart, Tübingen.

Moholy-Nagy, László (1922): »Produktion – Reproduktion«. In: *De Stijl* 7, S. 97–101. Nachdruck in: *Moholy-Nagy,* hg. von Krisztina Passuth (1987), Dresden, S. 305–306.

Moholy-Nagy, László (1923/1987): »Neue Gestaltung in der Musik. Möglichkeiten des Grammophons«. In: *Der Sturm,* H. 14, S. 102–106. Nachgedruckt in: *Moholy-Nagy,* hg. von Krisztina Passuth (1987), Dresden, S. 308–309.

Moholy-Nagy, László (1926): »Musico-Mechanico, Mechanico-Optico«. In: *Musikblätter des Anbruchs: Sonderheft Musik und Maschine* 8, H. 8–9, S. 363–367.

Moholy-Nagy, László (1928–1930/1987): »Az új film problémái«. In: *Korunk* 10 (1930), S. 712–719; Nachdruck als »Probleme des modernen Films«. In: *Moholy-Nagy,* hg. von Krisztina Passuth (1987), Dresden, S. 344–350.

Moholy-Nagy, László (1933/1987): »Új filmkísérletek«. In: *Korunk* 3, S. 231–237; Nachdruck als »Neue Filmexperimente«. In: *Moholy-Nagy,* hg. von Krisztina Passuth (1987), Dresden, S. 332–336.

Moholy-Nagy, László (1947): *Vision in Motion,* Chicago.

Monteverdi, Claudio (1980): *The Letters of Claudio Monteverdi,* übers. und eingel. von Denis Stevens, Cambridge.

Moritz, William (1974): »The Films of Oskar Fischinger«. In: *Film Culture* 58–60, S. 37–188.

Moritz, William (1993): *Optische Poesie. Oskar Fischinger Leben und Werk,* Frankfurt am Main, S. 7–90.

Mosiman, Eddison (1911): *Das Zungenreden geschichtlich und psychologisch untersucht,* Tübingen.

Müller, Adam (1812/1967): »Zwölf Reden über die Beredsamkeit und deren Verfall in Deutschland«. In: ders.: *Kritische, ästhetische und philosophische Schriften,* hg. von Walter Schroeder und Werner Siebert, Neuwied, Berlin.

Müller, Adam (1983): *Zwölf Reden über die Beredsamkeit und deren Verfall in Deutschland*, hg. von Jürgen Wilke, Stuttgart.

Münsterberg, Hugo (1916/1970): *The Film. A Psychological Study*, New York; dt. (1916/1996): *Das Lichtspiel. Eine psychologische Studie [1916] und andere Schriften zum Kino*, hg. von Jörg Schweinitz, Wien.

–n. (1932): »Die tönende Handschrift. Sondervorführung im Marmorhaus«. In: *Film-Kurier* vom 21. Oktober 1932.

N. (1932): »Klänge aus dem Nichts. Rudolf Henningers [sic] ›Tönende Handschrift‹«. In: *Film-Journal* vom 23. Oktober 1932.

Nagy, Gregory (1979): *The Best of Achaeans*, Baltimore, London.

Neher, André (1981): *The Exile of the Word*, übers. von D. Maisel, Philadelphia.

Neupert, H. (1956): *Das Klavichord. Geschichtliche und technische Entwicklung des »eigentlichen Claviers«*, Bamberg.

Newcomb, Anthony (1980): *The Madrigal at Ferrara, 1579–1597*, 2 Bde., Princeton.

Newcomb, Anthony (1986): »Courtesans, Muses, or Musicians? Professional Women Musicians in Sixteenth-Century Italy«. In: *Women Making Music. The Western Art Tradition, 1150–1950*, hg. von Jane Bowers und Judith Tick, Urbana.

Olender, Maurice (1995): *Die Sprachen des Paradieses. Religion, Philologie und Rassentheorie im 19. Jahrhundert*, übers. von Peter D. Krumme, Frankfurt am Main, New York, Paris.

Orr, Linda (1990): *Headless History, Nintheenth-Century French Historiography of the Revolution*, Ithaca, New York.

Ovid (1990): *Metamorphosen*, übers. von Erich Rösch, München.

P. W. (1932): »Les sons synthétiques de l'ingénieur Pfenninger«. In: *XXme Siècle* vom 16. Dezember 1932.

Padoux, André (1990): *Vac, The Concept of the Word in Selected Hindu Tantras*, übers. von Jacques Gontier, Albany.

Page, Christopher (1989): *The Owl and the Nightingale. Musical Life and Ideas in France 1100–1300*, Berkeley.

Pathé-Zeitschrift. Korrespondenz für Sprechmaschinenfreunde und Tagesblätter, Nr. 2, November, Jg. 1909.

Perlman, Lawrence (1989): *Abraham Heschel's Idea of Revelation*, Atlanta (Brown Judaic Studies).

Perriault, Jacques (1981): *Mémoires de l'ombre et du son. Une archéologie de l'audio-visuel*, Paris.

Pestalozzi, Johann Heinrich (1808): »Ueber den Sinn des Gehörs, in Hinsicht auf Menschenbildung durch Ton und Sprache«. In: *Sämtliche Werke*, hg. von A. Buchenau, E. Spranger und H. Stettbacher, Bd. 16, Berlin, Leipzig.

Peters, John Durham (1999): *Speaking into the Air. A History of the Idea of Communication*, Chicago.

Pfister, Kurt (1932): »Die tönende Handschrift«. In: *Breslauer Neueste Nachrichten* vom 24. Oktober 1932.

Pfister, Oskar (1912): *Die psychologische Enträtselung der religiösen Glossolalie und der automatischen Kryptographie*, Leipzig, Wien.

Pickard-Cambridge, Arthur (1962): *Dithyramb, Tragedy and Comedy*, Oxford, 2.Auflage 1962.

Picker, Henry (1951/1997): *Hitlers Tischgespräche im Führerhauptquartier*, Frankfurt am Main, Berlin, Wien.

Piekarz, Mendel (1978): *The Beginning of Hasidism*, Jerusalem (hebräisch).

Plato (1990): *Werke in 8 Bänden*, hg. von Gunther Eigler, Darmstadt.

Platon (1958): *Meisterdialoge. Phaidon, Symposion, Phaidros*, eingel. von Olof Gigon, übertr. von Rudolf Rufener, Zürich, Stuttgart

Poizat, Michel (1986): *L'opéra ou le cri de l'ange. Essai sur la jouissance de l'amateur d'opéra*, Paris.

Poizat, Michel (1991): *La voix du diable*, Paris.

Poizat, Michel (1992): *The Angel's Cry. Beyond the Pleasure Principle in Opera*, übers. von Arthur Denner, New York.

Polenz, Peter von (1996): »Die Ideologisierung der Schriftarten in Deutschland im 19. und 20. Jahrhundert«. In: *Öffentlicher Sprachgebrauch*, hg. von Karin Böke u. a., Opladen, S. 271–282.

Pompino-Marschall, Bernd (1991): »Wolfgang von Kempelen und seine Sprechmaschine«. In: *Forschungsberichte des Instituts für Phonetik und Sprachliche Kommunikation der Universität München*, 29, S. 181–252.

Popper, Paul (1933): »Synthetic Sound. How Sound is Produced on the Drawing Board«. In: *Sight and Sound* 2, H. 7, S. 82–84.

Potamkin, Harry A. (1930): »›Playing with Sound‹«. In: *Close Up* 7, H. 2; Faksimile-Nachdruck in: *Close Up. A Magazine Devoted to the Art of Films*, hg. von Kenneth Macpherson und Bryher, New York, S. 114; Nachdruck in: *The Compound Cinema. The Film Writings of Harry Alan Potamkin*, hg. von Lewis Jacobs, New York, S. 87.

Prévot, R. (1932): »Musik aus dem Nichts. Rudolf Pfenningers ›Tönende Handschrift‹«. In: *Münchener Neueste Nachrichten* vom 20. Oktober 1932.

Putz, Petra (1996): *Waterloo in Geiselgasteig. Die Geschichte des Münchner Filmkonzerns Emelka (1919–1933) im Antagonismus zwischen Bayern und dem Reich*, Trier.

Quinard, Pascal (1996): *La haine de la musique*, Paris.

Quintilian, Marcus Fabius (1988): *Institutio Oratoriae/ Ausbildung des Redners*, hg. und übers. von Helmut Rahn, Darmstadt.

Racknitz, Josef Friedrich Freiherr zu (1789): *Ueber den Schachspieler des Herrn von Kempelen und dessen Nachbildung*, Leipzig, Dresden.

Rameau, Jean-Philippe (1754/1968): »Observations sur notre instinct pour la musique«. In: ders.: *Complete Theoretical Writings*, hg. von Erwin R. Jacobi, Bd. III, American Institut of Musicology, Paris.

Rée, Jonathan (1999): *I see a Voice. Language, Deafness & the Senses – A Philosophical History*, London.

Reik, Theodor (1919): *Das rRitual. Psychoanalytische Studien*, Leipzig, Wien, Zürich.

Reik, Theodor (1974): *Le rituel. Psychanalyse des rites religieux*, Denoël.

Richard, Valliere T. (1982): *Norman McLaren, Manipulator of Movement. The National Film Board Years, 1947–1967*, Newark.

Richter, Hans (1949): »Avant-Garde Film in Germany«. In: *Experiment in the Film*, hg. von Roger Manvell, London, S. 219–233.

Rieger, Stefan (1995): »Wahnwege des Wissens. Friedrich Krauß und sein ›Nothschrei eines Magnetisch=Vergifteten‹«, Ms. Konstanz.

Riffaterre, Michel (1985): »Prosopopeia«. In: *Yale French Studies* 69 (The Lesson of Paul de Man).

Rilke, Maria Rainer (1919/1920): »Ur-Geräusch«. In: *Das Inselschiff* 1, H. 1, S. 14–20. In: ders. (1966): *Sämtliche Werke*, Bd. 6, Frankfurt am Main.

Ritter, H. und M. Plessner [Hg.] (1962): »Picatrix«, Das Ziel des Weisen von Pseudo-Magriti, London.

Rivarol, Antoine de (1783): Lettre à Monsieur le Président de *** sur le globe Airostatique, sur les Têtes parlantes, et sur l'état présent de l'opinion publique à Paris. Pour servir de suite à la lettre sur le Poëme des Jardins, London (Paris).

Robespierre, Maximilian (o. J.): Ausgewählte Texte, Hamburg.

Roller, Otto (1933): Das Formular der Paulinischen Briefe. Ein Beitrag zur Lehre vom antiken Briefe, Stuttgart.

Rondolino, Gianni (1974): Storia del cinema d'animazione, Torino.

Rony, Jury (1932): »Tonfilm ohne Tonaufnahmen«. In: Pressedienst der Bayerischen Film-Ges.m.b.H. 13 vom 19. Oktober 1932.

Rosand, Ellen (1991): Opera in Seventeenth-Century Venice. The Creation of a Genre, Berkeley.

Rosen, Herbert (1933a): »Die tönende Handschrift«. In: Die Grüne Post 24 vom 11. Juni 1933, S. 14.

Rosen, Herbert (1933b): »Synthetic Sound. Voices from Pencil Strokes«. In: Wireless World vom 3. Februar 1933, S. 101.

Roß, Klaus (1994): Sprecherziehung statt Rhetorik. Der Weg zur rhetorischen Kommunikation, Opladen.

Rotenstreich, Nathan (1959): Judaism and Jewish Rights, Tel Aviv.

Rousseau, Jean-Jacques (1753–55/1989): »Essay über den Ursprung der Sprachen, worin auch über Melodie und musikalische Nachahmung gesprochen wird«. In: ders.: Musik und Sprache, hg. von Peter Gülke, Leipzig.

Rousseau, Jean-Jacques (1754/1988): Abhandlung über den Ursprung und die Grundlagen der Ungleichheit unter den Menschen. In: ders.: Schriften, Bd. 1, Frankfurt am Main.

Rousseau, Jean-Jacques (1762/1964): »Contrat social«. In: Œuvres complètes, Bd. 3, Paris.

Rousseau, Jean-Jacques (1767/1989): »Wörterbuch der Musik«. In: ders.: Musik und Sprache, hg. von Peter Gülke, Leipzig.

Rubiner, Ludwig (1916): »Hören Sie!« In: Die Aktion 6, 8. Juli 1916.

Rück, Peter (1993): »Die Sprache der Schrift – Zur Geschichte des Frakturverbots von 1941«. In: homo scribens. Perspektiven der Schriftlichkeitsforschung, hg. von Jürgen Baurmann u. a. Tübingen, S. 231–272.

Ruprecht, Gustav (1912): Das Kleid der deutschen Sprache, Göttingen.

Russett, Robert (1976): »Experimenters in Animated Sound«. In: Experimental Animation. Origins of a New Art (überarbeitete Auflage), hg. von Robert Russett und Cecile Starr, New York, S. 163–177.

Rust, Hans (1924): Das Zungenreden. Eine Studie zur kritischen Religionspsychologie, München.

Sack, Bracha (1995): The Kabbalah of Rabbi Moshe Cordovero, Jerusalem (hebräisch).

Sacks, Oliver (1990): Stumme Stimmen. Reise in die Welt der Gehörlosen, Reinbek bei Hamburg.

Sadie, Stanley [Hg.] (1984): New Grove Dictionary of Musical Instruments, London/New York.

Sanson, Henri (1989): Tagebücher der Henker von Paris 1685–1847, 2 Bde., hg. von Eberhard Wesemann und K.-H. Wettig, München.

Saussure, Ferdinand de (1967): Grundfragen der allgemeinen Sprachwissenschaft, hg. von Charles Bally und Albert Sechehaye, übers. von Herman Lommel, Berlin.

Schäfer, Peter (1988): Hekhalot-Studien, Tübingen.

Schaller, Hans-Martin (1957/1958): »Die Kanzlei Kaiser Friedrichs II. Ihr Personal und ihr Sprachstil«. In: Archiv für Diplomatik 3, S. 207–286, und 4, S. 265–327.

Schatz-Uffenheimer, Rivka (1993): Hasidism as Mysticism. Quietistic Elements in Eighteenth Century Hasidic Thought, übers. von Jonathan Chipman, Jerusalem, Princeton.

Schauer, Georg Kurt (1969): »Die deutsche Buchkunst im 19. und 20. Jahrhundert«. In: *Internationale Buchkunst im 19. und 20. Jahrhundert*, hg. von Georg Kurt Schauer, Ravensburg.

Schauer, Georg Kurt (1975): *Die Einteilung der Druckschriften. Klassifizierung und Zuordnung der Alphabete*, München.

Scherer, Wolfgang (1987): »Klaviaturen, Visible Speech und Phonographie. Marginalien zur technischen Entstellung der Sinne im 19. Jahrhundert«. In: *Diskursanalysen 1. Medien*, hg. von F. A. Kittler, M. Schneider, S. Weber, Opladen, S. 37–54.

Scherer, Wolfgang (1989): *Klavier-Spiele. Die Psychotechnik der Klaviere im 18. und 19. Jahrhundert*, München.

Scherer, Wolfgang (1990): »Musik und Echtzeit. Zu John Cages 4′33″«. In: *Zeit-Zeichen*, hg. von G. Ch. Tholen und M. O. Scholl, Weinheim.

Schleugl, Hans und Schmidt, Ernst Jr. (1974): *Eine Subgeschichte des Films. Lexikon des Avantgarde-, Experimental- und Undergroundfilms*, Frankfurt am Main.

Schmölders, Claudia (1997a): »Die Stimme des Bösen. Zur Klanggestalt des Dritten Reiches«. In: *Merkur* 581.

Schmölders, Claudia (1997b): *Das Vorurteil im Leibe. Eine Einführung in die Physiognomik*, Berlin.

Schmölders, Claudia [Hg.] (1986): *Die Kunst des Gesprächs. Texte zur europäischen Konversationstheorie*, München.

Schmölders, Claudia [Hg.] (1997): *Der exzentrische Blick. Ein Gespräch über Physiognomik*, Berlin.

Schneider, Marius (1960): »Le rôle de la musique dans la mythologie et les rites des civilisations non européennes«. In: *Histoire de la musique* I, hg. von Roland Manuel, Paris.

Scholdt, Günter (1993): *Autoren über Hitler. Deutschsprachige Schriftsteller 1919–1945 und ihr Bild vom Führer*, Bonn.

Scholem, Gershom (1923/1970): *Das Buch Bahir*. Leipzig, Darmstadt.

Scholem, Gershom (1950): »Two First Testimonies on the Confrarities of Hasidism and the Besht«. In: *Tarbiz* 20 (hebräisch).

Scholem, Gershom (1960): *Zur Kabbala und ihrer Symbolik*, Zürich.

Scholem, Gershom (1967): *Die jüdische Mystik in ihren Hauptströmungen*, Frankfurt am Main.

Scholem, Gershom (1973): »Der Name Gottes und die Sprachtheorie der Kabbala«. In: *Judaica III*, Frankfurt am Main, S. 7–70.

Scholem, Gershom (1974): *The Messianic Idea in Judaism*, New York.

Schön, Erich (1987): *Der Verlust der Sinnlichkeit oder Die Verwandlungen des Lesers. Mentalitätswandel um 1800*, Stuttgart.

Schubart, Christian Friedrich Daniel (1839–40): *C. F. D. Schubarts, des Patrioten gesammelte Schriften und Schicksale*, Stuttgart.

Seckendorf, Gustav Anton Frhr. von (1815–1816): *Vorlesungen über Deklamation und Mimik*. 2 Bde., Braunschweig.

Sheppard, Anthony W. (2000): *Revealing Masks. Exotic Influences and Ritualized Performance in Modernist Music Theater*, Berkeley.

Silverman, Kaja (1988): *The Acoustic Mirror*, Bloomington, Indianapolis.

Simmel, Georg (1908/1968): *Soziologie. Untersuchungen über die Formen der Vergesellschaftung*, Berlin.

Simon, Uriel (1997): *Reading Prophetic Narratives*, Jerusalem (hebräisch).

Sinyard, Neil und Turner, Adrian (1980): *Billy Wilders Filme*, Berlin.

Sloterdijk, Peter (1998): *Sphären. Mikrosphärologie. Bd. 1: Blasen*, Frankfurt am Main.

Soennecken, Friedrich (1881): *Das deutsche Schriftwesen und die Notwendigkeit seiner Reform*, Bonn und Leipzig.

Solev, V. (1936a): »Absolute Music«. In: *Sight and Sound* 5, H. 18, S. 48–50.

Solev, V. (1936b): »Absolute Music by Designed Sound«. In: *American Cinematographer* 17, H. 4, S. 146–148, 154–155.

Speer, Albert (1978): *Tagebücher*, Frankfurt am Main, Berlin, Wien.

Spengler, Oswald (1931): *Der Mensch und die Technik. Beitrag zu einer Philosophie des Lebens*, München.

Spinello, Barry (1970): »Notes on ›Soundtrack‹«. In: *Source. Music of the Avant Garde* 6; nachgedruckt in: *Experimental Animation. Origins of a New Art* (überarbeitete Auflage), hg. von Robert Russett und Cecile Starr, New York, S. 175f.

St. (1932): »Die tönende Handschrift«. In: *Deutsche Filmzeitung* 43 vom 21. Oktober 1932.

Stafford, Barbara Maria (1994): *Artful Science. Enlightenment, Entertainment, and the Eclipse of Visual Education*, Cambridge/Massachusetts, London.

Steinbrink, Bernd: »Actio«. In: *Historisches Lexikon der Rhetorik*, hg. von Gert Ueding.

Stern (später: Anders), Günther (1930): »Spuk und Radio«. In: *Anbruch* 2, S. 65–66.

Strobel, Hans Rolf (1953): »Musik mit Bleistift und Tusche. Der Filmklub zeigt heute Rudolf Pfenningers Kurzfilme«. In: *(Münchner?) Abendzeitung* vom 4. Mai 1953.

Stuckenschmidt, H. H. (1925): »Die Mechanisierung der Musik«. In: *Pult und Taktstock* 2, H. 1, S. 1–8. Nachdruck (allerdings ohne die symptomatisch distanzierte Einleitung seitens der Herausgeber der Zeitschrift) in: ders.: *Die Musik eines halben Jahrhunderts. 1925–1975*, München, Zürich, S. 9–15.

Stuckenschmidt, H. H. (1926): »Mechanische Musik«. In: *Der Kreis* 3, H. 11, S. 506–508; übersetzt als: ders.: »Mechanical Music«. In: *The Weimar Republic Sourcebook*, hg. von Anton Kaes, Martin Jay und Edward Dimendberg, Berkeley, Los Angeles, London, S. 597–600.

Stuckenschmidt, H. H. (1927): »Maschinenmusik«. In: *Der Auftakt* 7, H. 7–8, S. 152–157.

Stuckenschmidt, H. H. (1929): »Moderne Musik auf der Grammophon-Platte«. In: *Der Auftakt* 9, H. 1, S. 12–15.

Svenbro, Jesper (1988): *Phrasikleia. Anthropologie de la lecture en Grèce ancienne*, Paris.

Svenbro, Jesper (1991): »La lecture à haute voix. Le témoignage des verbes grecs signifiant *lire*«. In: *Phoinikeia grammata. Lire et écrire en Méditerranée*, hg. von Claude Barain, Corinne Bonnet, Véronique Krings, Liège-Namur, S. 539–548.

Svenbro, Jesper (1997): »La Grèce archaique et classique. L'invention de la lecture silencieuse«. In: *Histoire de la lecture dans le monde occidental*, hg. von Guglielmo Cavallo, Roger Chartier, Paris, S. 47–77.

Swoboda, Wilhelm (1891): »Zur Geschichte der Phonetik«. In: *Phonetische Studien. Zeitschrift für wissenschaftliche und praktische Phonetik mit besonderer Rücksicht auf die Reform des Sprachunterrichts*, Bd. 4, S. 1–37.

Tasso, Torquato (1972–1983): *Gerusalemme liberata*, a cura di Claudio Varese e Guido Arbizzoni, Milano.

Tasso, Torquato (1978): *Werke und Briefe*, übers. und eingel. von Emil Staiger, München.

Taussig, Michael (1993): *Mimesis and Alterity. A Particular History of the Senses,* New York.

Thompson, Emily (1995): »Machines, Music, and the Quest for Fidelity. Marketing the Edison Phonograph in America, 1915–1925«. In: *Musical Quarterly,* Bd. 79, S. 131–171.

Thomson, George (1950): *Aeschylus and Athens*, 2. Aufl., London.

Tishby, Isaiah (1982–1992): *Studies in Kabbalah and Its Branches*, Jerusalem.

Toch, Ernst (1926): »Musik für mechanische Instrumente«. In: *Musikblätter des Anbruch: Sonderheft Musik und Maschine* 8, H. 8–9, S. 346–349.

Toch, Ernst (1930): »Über meine Kantate ›Das Wasser‹ und meine Grammophonmusik«. In: *Melos* 9, Heft 5–6, S. 221–222.

Treadwell, Nina (1997): »The Performance of Gender in Cavalieri/Guidiccioni's Ballo ›O che nuovo miracolo‹ (1589)«. In: *Women & Music* 1, S. 55–70.

Turim, Maureen (1989): *Flashbacks in Film. Memory and History*, New York, London.

Turing, Alan M. (1950): »Computing Machinery and Intelligence«. In: *Mind* 59, S. 433–460.

Türk, D. G. (1789, 1962): *Klavierschule oder Anweisung zum Klavierspielen für Lehrer und Lernende mit kritischen Anmerkungen*, Faks.-Nachdruck (= Documenta musicologica I, XXIII). Kassel, Basel, London, New York.

Ungeheuer, Gerold (1962): *Elemente einer akustischen Theorie der Vokalartikulation*, Berlin, Göttingen, Heidelberg.

Ungeheuer, Gerold (1983):»Über die Akustik des Vokalschalls im 18. Jahrhundert. Der Euler-Lambert-Briefwechsel und Kratzenstein«. In: *Phonetica* 40, S. 145–171.

Urbach, Ephraim E. (1979): *The Sages. Their Concepts and Beliefs*, übers. von I. Abrahams, Jerusalem.

Vietor, Wilhelm (1890): »Aus C. F. Hellwags Nachlaß, II.«. In: *Phonetische Studien. Zeitschrift für wissenschaftliche und praktische Phonetik mit besond. Rücksicht auf die Reform des Sprachunterrichts*, Bd. 3, S. 43–55.

Voegelin, Eric (1956): *Israel and Revelation. Order and History I*, Baton Rouge.

Voegelin, Eric (1990a): »The Beginning and the Beyond. A Meditation on Truth«. In: ders.: *Collected Works*, Bd. 18, hg. von Th. A. Hollweck, P. Caringella, Baton Rouge.

Voegelin, Eric (199b): *Anamnesis*, hg. und übers. von Gerhart Niemeyer, Columbia, London.

Vogt, Hans (1964): *Die Erfindung des Lichttonfilms* (Deutsches Museum, Abhandlungen und Berichte, 32. Jg., Heft 2), München, Düsseldorf.

Vöhringer, Karl (1989): *Druckschriften kennenlernen, unterscheiden, anwenden*, Stuttgart.

W. P. (1932a): »Der gezeichnete Tonfilm«. In: *Frankfurter Zeitung* vom 2. November 1932.

W. P. (1932b): »Erschließung einer unbekannten Welt. Gezeichnete Musik«. In: *Tempo* vom 2. November 1932.

wbf (1932): »Handgezeichnete Musik«. In: *Telegramm-Zeitung* vom 19. Oktober 1932.

Weber, Max (1922/1980): *Wirtschaft und Gesellschaft. Grundriß der verstehenden Soziologie*, Studienausgabe, 5. revidierte Auflage, Tübingen.

Wegmann, Nikolaus (1998): *Bibliotheksliteratur. Suchen und Finden im alexandrinischen Zeitalter*, Köln (Ms.).

Weibel, Peter (1987): »Von der visuellen Musik zum Musikvideo«. In: *Clip, Klapp, Bum. Von der visuellen Musik zum Musikvideo*, hg. von Veruschka Body und Peter Weibel, Köln, S. 84.

Weigel, Sigrid (1997): *Entstellte Ähnlichkeit. Walter Benjamins theoretische Schreibweise*, Frankfurt am Main.

Weigel, Sigrid (1998): »Die geraubte Stimme und die Wiederkehr der Geister und Phantome. Film- und Theoriegeschichtliches zur Stimme als Pathosformel«. In: *Der Sinn der Sinne*, hg. von der Bonner Kunst- und Ausstellungshalle der Bundesrepublik Deutschland, Bonn, Göttingen, S. 190–206.

Weigel, Sigrid (1999): »Spuren der Abwesenheit. Zum Liebesdiskurs an der Schwelle zwischen ›postalischer Epoche‹ und post-postalischen Medien«. In: *Konfigurationen. Zwischen Kunst und Medien*, hg. von Sigrid Schade und Georg Ch. Tholen, München, S. 80–93.

Weiß, Hermann [Hg.] (1998): *Biographisches Lexikon zum Dritten Reich*, Frankfurt am Main.

Weiss, Joseph (1985): *Studies in Eastern European Jewish Mysticism*, hg. von David Goldstein, Oxford.

Weiss, Piero und Richard Taruskin [Hgg.] (1984): *Music in the Western World. A History in Documents*, New York.

Weithase, Irmgard (1961): *Zur Geschichte der gesprochenen deutschen Sprache*. 2 Bde., Tübingen.

Wenger, Leopold (1953): *Die Quellen des römischen Rechts* (Österreichische Akademie der Wissenschaften, Denkschriften der Gesamtakademie, Band 2), Wien.

Wheatstone, Charles (1838): »Willis, On the vowel sounds […], Kempelen, Le mécanisme de la parole […], Kratzenstein, Tentamen […]«. In: *The London and Westminster Review*, S. 27–41.

White, William Braid (1929): »Music Made Visible«. In: *Proceedings of the Music Teachers National Association* 53, S. 102–107.

Whitney, John (1960): »Bewegungsbilder und elektronische Musik«. In: *Die Reihe. Information über serielle Musik* 7, S. 62–73; auf Englisch als »Moving Pictures and Electronic Music«. In: *Die Reihe* (englische Ausgabe) 7, 1965, S. 61; Nachdruck in: *Experimental Animation. Origins of a New Art* (überarbeitete Auflage), hg. von Robert Russett und Cecile Starr, New York, 1976, S. 171–173.

Whitney, John und James (1947a): »Audio-Visual Music«. In: *Art in Cinema*, hg. von Frank Stauffacher, New York, ²1970, S. 31–34; Nachdruck in: *The Avant-Garde Film. A Reader of Theory and Criticism*, hg. von P. Adams Sitney, New York, 1978, S. 83–86.

Whitney, John und James (1947b): »Notes on the ›Five Abstract Film Exercises‹«. In: *Art in Cinema*, hg. von Frank Stauffacher, New York, ²1970.

Whyld, Ken (1994): *Fake Automata in Chess*, Caistor.

Williams, Cyril G. (1981): Tongues of the Spirit. A Study of Pentecostal Glossolalia and Related Phenomena, Cardiff.

Willis, Robert (1832): »Ueber Vocaltöne und Zungenpfeifen«. In: *Annalen der Physik und Chemie*, Jg. 1832, 3. Stück, S. 397–437.

Wilson, David (1972): »Synchromy«. In: *Monthly Film Bulletin* 39, H. 466, S. 241.

Winston, Brian (1998): *Media Technology and Society. A History. From the Telegraph to the Internet*, London.

Winston, David (1991): »Aspects of Philo's Linguistic Theory«. In: *Studia Philonica* 3.

Wittgenstein, Ludwig (1921/1986): *Tractatus logico-philosophicus*, London, New York.

wkl. (1932): »Von Ruttmann bis Pfenninger. Zu der Sondervorführung in den Kammerlichtspielen«. In: *Münchener Zeitung* vom 22. Oktober 1932.

Wolf, Georg F. (1783, 1807): *Unterricht im Klavierspielen*, Halle.

Wolter, K. (1932): »Gezeichnete Tonfilmmusik«. In: *Filmtechnik* vom 12. November 1932, S. 12 f.

Wurtzler, Steven (1999): *The Social Construction of Electrical Sound Technology*, Phil. Diss. Universität Iowa.

Zapf, Hermann (1975): *Künstlerische Aufgaben in der Gegenwart* (Kleiner Druck der Gutenberg-Gesellschaft Nr. 97), Frankfurt am Main.

Zz. (1932): »Tönende Handschrift«. In: *Germania* vom 21. Oktober 1932.

Zu den Autoren

Mladen Dolar

geb. 1951 in Slowenien. Studierte Philosophie und Französisch an der Universität Ljubljana, dort Promotion und Habilitation (1992). Professor für Philosophie an der Universität Ljubljana mit den Schwerpunkten Deutscher Idealismus und zeitgenössische französische Philosophie. Herausgeber (und z. T. Übersetzer) der slowenischen Werkausgaben u. a. von Schelling, Freud, Adorno, Lacan und Foucault. Buchpublikationen auf Slowenisch u. a.: *Hegels Phänomenologie des Geistes* (2 Bde., 1990, 1992); *Philosophie in der Oper* (1992); zahlreiche fremdsprachige Publikationen in Zeitschriften und Sammelwerken sowie Herausgeber von *Kant und das Unbewußte* (1994); *Wenn die Musik der Liebe Nahrung ist* (zus. m. Slavoj Žižek 2000); *If Music be the Food of Love* (2000).

Brigitte Felderer

studierte angewandte Sprachwissenschaften, Kommunikationswissenschaften und Romanistik in Wien. Sie lehrt an der Universität für Angewandte Kunst Wien und ist als Autorin und Kuratorin tätig. Zu ihren Ausstellungsprojekten zählen u. a.: *Wunschmaschine Welterfindung. Eine Geschichte der Technikvisionen seit dem 18. Jahrhundert* (Wiener Festwochen 1996); *Rudi Gernreich. Fashion will go out of Fashion* (steirischer herbst 2000). Unter ihren zahlreichen Publikationen sind: »›Uns ist nichts zu heiß!‹ Ein Theaterbrand in der Neuen Kronenzeitung. Die Berichterstattung über Thomas Bernhards Heldenplatz aus diskurshistorischer Sicht«, in: Wolfram Bayer (Hrsg.): *Kontinent Bernhard. Zur Thomas-Bernhard-Rezeption in Europa* (1995); »Umgangsformen. Zur Reichweite eines Begriffs«, in: Brigitte Felderer, Thomas Macho (Hrsg.): *Höflichkeitsformen*, Zeitschrift für Didaktik der Philosophie und Ethik, Heft 4/95 sowie »Dos and Don'ts. Gender Representations in a Political Debate«, in: Helga Kotthoff, Ruth Wodak (Hrsg.): *Communicating Gender in Context* (1997).

Karl-Heinz Göttert

geboren 1943, studierte Germanistik und Geschichte in Köln. Nach seiner Promotion 1979 und Habilitation 1985 ist er seit 1990 apl. Professor für deutsche Philologie am Germanistischen Institut der Universität Köln. Seine Forschungsschwerpunkte liegen in den Bereichen Rhetorik und Kulturgeschichte. Neuere Veröffentlichungen u. a.: *Einführung in die Rhetorik* (2. Aufl. München 1994); *Knigge oder: Von den Illusionen des anständigen Lebens* (München 1995) und *Geschichte der Stimme* (München 1998).

Moshe Idel

geboren 1947 in Tirgu Neamtz (Rumänien), studierte Hebräische und Englische Literatur sowie Jüdische Philosophie und Kabbalah in Haifa, lehrte u. a. an den Universitäten von Haifa und Jerusalem, in Yale, Harvard und Princeton. Seit 1991 hat er den Max Cooper Lehrstuhl für Jüdisches Denken an der Hebrew University, Jerusalem, inne. Er ist Mitglied des Institute for Advanced Studies in Jerusalem. Unter seinen zahlreichen Veröffentlichungen: *The Mystical Experience in Abraham Abulafia* (1987, deutsch: *Abraham*

Abulafia und die mystische Erfahrung, 1994); *Studies in Ecstatic Kabbalah* (1988); *Kabbalah. New Perspectives* (1988); *Golem. Jewish Magical and Mystical Traditions on the Artificial Anthropoid* (1990); *Hasidism. Between Ecstasy and Magic* (1994); *Messianic Mystic* (1998). Er ist Herausgeber des Bandes *Mystical Union in Judaism, Christianity, and Islam* (1996).

Friedrich Kittler

geboren 1943; studierte Germanistik, Romanistik und Philosophie an der Universität Freiburg/Breisgau. Seit 1993 ist er Inhaber des Lehrstuhls für Ästhetik und Geschichte der Medien am Seminar für Ästhetik der Humboldt-Universität zu Berlin. Seine Veröffentlichungen umfassen u. a.: *Aufschreibesysteme 1800/1900* (1985); *Grammophon Film Typewriter* (1986); *Dichter Mutter Kind* (1991); *Draculas Vermächtnis. Technische Schriften* (1993); *Daten – Zahlen – Codes* (1998); *Hebbels Einbildungskraft. Die dunkle Natur* (1999); *Eine Kulturgeschichte der Kulturwissenschaft* (2000).

Thomas Y. Levin

geboren 1957 in Cincinnati, ist Assistenz-Professor für Deutsche Sprache und Literatur an der Princeton University. Er studierte in Yale Kunstgeschichte und Philosophie. 1990 war er Fellow am Getty Center for the History of Art and the Humanities in Santa Monica; 1994 Fellow am Collegium Budapest; 1995 Fellow am Internationalen Forschungszentrum Kulturwissenschaften in Wien. Seine Forschungsschwerpunkte sind Kritische Theorie, Ästhetik (insbesondere Film- und Musikästhetik) und Kracauer, Benjamin, Lukács. Er publizierte u. a.: *Siegfried Kracauer. Eine Bibliographie* (Marbach 1989) und ist der Herausgeber von *Siegfried Kracauer. Neue Interpretationen* (Tübingen 1989); *Siegfried Kracauer: Schriften Bd. 6. Aufsätze zum Film* (Frankfurt am Main 1997). Er ist Übersetzer und Herausgeber von *Siegfried Kracauer: The Mass Ornament. Essays* (Princeton 1995).

Thomas Macho

geboren in Wien 1952, promovierte 1976 mit einer Dissertation zur Philosophie der Musik; 1984 habilitierte er sich für das Fach Philosophie mit einer Habilitationsschrift über Todesmetaphern. Zwischen 1976 und 1987 war er zunächst Universitätsassistent, dann Universitätsdozent für Philosophie am Institut für Philosophie der Universität Klagenfurt. Von 1987 bis 1992 war er Leiter des Studienzentrums für Friedensforschung in Stadtschlaining (Burgenland). Seit 1993 ist er Inhaber des Lehrstuhls für Kulturgeschichte am Kulturwissenschaftlichen Seminar der Humboldt-Universität zu Berlin; ebenfalls seit 1993 ist er Gastprofessor für Kunst- und Kulturtheorie an der Hochschule für künstlerische und industrielle Gestaltung Linz. Seine zahlreichen Schriften umfassen u. a.: »Robinsons Tag. Notizen zur Faszinationsgeschichte nationaler Feiertage«, in: Sigrun Anselm/Caroline Neubaur (Hrsg.): *Talismane* (1998), *Todesmetaphern. Zur Logik der Grenzerfahrung* (1987) und *Weihnachten. Der gescheiterte Kindsmord* (2001). Er ist Herausgeber von *Jean-Paul Sartre* (1995) und *Ludwig Wittgenstein* (1996) sowie Mitherausgeber (mit Gerburg Treusch-Dieter) von *Medium Gesicht. Die faciale Gesellschaft* (1996).

Susan McClary

promovierte in Harvard und ist derzeit Professorin der Musikwissenschaft an der University of California at Los Angeles. 1995 wurde ihr der John D. and Catherine MacArthur Foundation Grant verliehen. Ihre Forschungsschwerpunkte liegen im Bereich der Kulturkritik der europäischen Klassik sowie zeitgenössischer populärer Musikgenres. Ihr Buch *Feminine Endings. Music, Gender, and Sexuality* (1991) untersucht Formen kultureller Konstruktion des Geschlechts, der Sexualität und des Körpers in verschiedenen musikalischen Repertoires – von der Oper des frühen 17. Jahrhunderts bis zu Madonna Singles. Ihre Publikationen umfassen u. a.: *Conventional Wisdom. The Content of Music Form* (Berkeley 1999) und *Georges Bizet. Carmen* (1992). Mit Richard Leppert hat sie den Band *Music and Society. The Politics of Composition, Performance and Reception* (1987) herausgegeben.

Bettine Menke

promovierte 1988 in Konstanz und ist nach Beschäftigungen an der Universität Konstanz, der Johann Wolfgang Goethe Universität Frankfurt am Main, der Philipps-Universität Marburg und an der Fakultät für Kulturwissenschaften der Europa-Universität Viadrina Frankfurt/Oder seit 1999 Professorin für Allgemeine und Vergleichende Literaturwissenschaft an der Universität Erfurt. Ihre Dissertation veröffentlichte sie unter dem Titel *Sprachfiguren. Name – Allegorie – Bild nach Walter Benjamin* (1991). 1996 habilitierte sie sich mit einer Arbeit zu *Prosopopoiia. Stimme und Text* (bei Brentano, Hoffmann, Kleist und Kafka) (1999). Darüber hinaus verfaßte Bettine Menke zahlreiche Aufsätze über Literaturtheorie; die Mnemotechnik und Rhetorik der Texte; Dekonstruktion und Feminismus; Benjamins Gerechtigkeit; die Medien: Schrift, Bild und die Töne, anläßlich der Autoren Kafka, Kleist, Stifter, Fontane; über die Gewalt der Töne; das Schweigen der Sirenen und die mythopoetische Figur des Memnon.

Anthony Moore

geb. 1948 in London. Komponist, experimenteller Musiker. Zusammenarbeit mit europäischen Filmemachern und Plattenproduktionsfirmen. 1972 Gründung der Band *Slapp Happy* zusammen mit Dagmar Krause und Peter Blegvad („Sort Of", „Slapp happy", „Desperate Straights", „In Praise of Learning" zusammen mit Henry Cow, zuletzt „CAVA" 1998). Zu seinen Solo-Alben zählen „Out", „Flying Doesn't Help", „World Service" und „The Only Choice". Zusammen mit Pink Floyd nahm er zwei Alben auf („The Division Bell", „A Momentary Lapse of Reason"). Komponierte für Channel 4 die einstündige TV-Oper „Camera" (1991), die Elemente des Experimentalfilms und der Vokalmusik verbindet. Arbeitet mit digitalen Aufnahmeverfahren (Signal Processing, MIDI-Sequencing). Seit September 1996 Professor an der Kunsthochschule für Medien Köln.

Hans Georg Nicklaus

studierte Musik und Philosophie in Düsseldorf und Wien. Nach künstlerischem Abschluß im Hauptfach Violine promovierte er an der Universität Wien im Fach Philosophie und erhielt einen Lehrauftrag der Hochschule für angewandte Kunst in Wien. Seit 1993 ist Hans Georg Nicklaus freier Mitarbeiter des Österreichischen Rundfunks mit regelmäßigen Moderationen von Musiksendungen im Radioprogramm Ö1. Seit November 1993 arbeitet er als Wissenschaftlicher Assistent am Kulturwissenschaftlichen Seminar der Humboldt-Universität zu Berlin, wo er eine Habilitationsschrift zur Metaphorik von Stimme, Gesang und Melodie im 18. Jahrhundert verfaßt. Seine Publikationen umfassen u. a.: *Dissonanzen. Musikphilosophische Aufsätze* (1987) und *Die Maschine des Himmels. Zur Kosmologie und Ästhetik des Klangs* (1994).

John Durham Peters

geboren 1958, studierte englische Literatur und Kommunikationswissenschaft an der Universität Utah und promovierte in Kommunikationswissenschaft an der Universität Stanford. Seit 1986 lehrt er am Department für Kommunikationswissenschaften der Universität Iowa. 1990 war er Gastprofessor für Amerikanistik und Filmwissenschaft an der Universität Nijmegen, 1995–1996 Fellow des National

Endowment for the Humanities, 1998–1999 Fulbright Fellowship Gastprofessor an der Universität Athen und 2000 Leverhulme Fellow am Goldsmiths College, University of London. Seine Schriften beinhalten u. a.: *Speaking into the Air. A History of the Idea of Communication* (1999), sowie zahlreiche Aufsätze und Beiträge zur Politik- und Kulturtheorie sowie zur Mediengeschichte. Seine Arbeiten zu Phonographie; Radio; Nomadismus; Ethnographie; Hegel; Benjamin; Habermas; Adam Smith und John Dewey erschienen in Fachzeitschriften wie Musical Quarterly; Media, Culture and Society; Public Culture; Hermes; Journal of Communication; Critical Studies in Mass Communication; Sociological Theory.

Michel Poizat

geb. 1947. Soziologe, Mitarbeiter der Forschungsgruppe »Psychanalyse et pratiques sociales« am Centre National de la Recherche Scientifique (CNRS) – Université de Picardie. Seine Forschungen gelten insbesondere der subjektiven und sozialen Einbettung der Stimme.
Buchpublikationen: *L'Opéra ou le cri de l'ange. Essai sur la jouissance de l'amateur d'opéra* (1986); *La voix du diable. La jouissance lyrique sacrée* (1991); *La voix sourde. La société face à la surdité* (1996) und *Variations sur la voix* (1998).

Wolfgang Scherer

studierte Musikwissenschaft und Germanistik in Freiburg und ist Musikredakteur im Studio Freiburg des Südwestrundfunks. In zahlreichen Publikationen hat er sich mit den Themen Musik und technische Medien, Kulturgeschichte des Hörens und Soundscapes beschäftigt, darunter: *Babbellogik. Sound und die Auslöschung der buchstäblichen Ordnung* (1983); *Trenet. Verzauberung und technische Medien im Chanson* (1986, mit R. Kloepfer); *Hildegard von Bingen. Musik und Minnemystik* (1987) sowie *Klavier-Spiele. Die Psychotechnik der Klaviere im 18. und 19. Jahrhundert* (1989).

Claudia Schmölders

studierte Germanistik, Philosophie und Musikwissenschaft in Köln, Berlin, Zürich und New York. Nach ihrer Promotion 1973 und langjähriger Tätigkeit als Verlagslektorin wurde sie für das akademische Jahr 1991–1992 als Fellow an das Wissenschaftskolleg zu Berlin berufen. Nach ihrer Habilitation 1995–1996 ist sie nun seit 1998 Privatdozentin für Kulturwissenschaften an der Humboldt-Universität zu Berlin. Unter ihren zahlreichen Schriften erschienen zuletzt: *Das Vorurteil im Leibe. Eine Einführung in die Physiognomik* (1996) und *Der exzentrische Blick. Gespräch über Physiognomik* (1997); *Hitlers Gesicht. Eine physiognomische Biographie* (2000); als Herausgeberin (zus. mit Sander Gilman): *Gesichter der Weimarer Republik. Eine physiognomische Kulturgeschichte* (2000).

Jesper Svenbro

geboren 1944 in Schweden, studierte bei Eric Havelock an der Universität Yale sowie mit Jean-Pierre Vernant an der Ecole Pratique in Paris. 1976 promovierte er an der Universität Lund mit einer Arbeit über die Ursprünge der griechischen Poesie. Seit mehr als zwei Jahrzehnten ist der Schriftsteller und Literaturwissenschaftler Mitglied des Centre Louis Genet in Paris und forscht dort über altgriechische Opferkultur (mit Marcel Detienne) sowie über die Metapher des Webens im antiken Denken (mit John Scheid: *Le métier de Zeus*, 1994). 1988 veröffentlichte er den Band *Phrasikleia. Anthropologie de la lecture en Grèce ancienne*. Eine griechische Ausgabe dieser Arbeit ist in Vorbereitung; englische und italienische Übersetzungen liegen bereits vor. Jesper Svenbro ist der schwedische Übersetzer von Francis Ponge, und seine eigenen Gedichte sind in nunmehr sieben Bänden in schwedischer Sprache veröffentlicht. Auf Deutsch ist erschienen: *Ameisenwege. Figuren der Schrift und des Lesens in der griechischen Antike* (2000).

Cornelia Vismann

ist Wissenschaftliche Assistentin an der rechtswissenschaftlichen Fakultät der Europa-Universität Viadrina in Frankfurt an der Oder, Lehrstuhl für öffentliches Recht, Verfassungsrecht und Verfassungsgeschichte. Derzeit Arbeit an einer Habilitation zum Thema »Verfassungsrechtliche Grundlegung einer Wissens- und Informationsordnung«. Veröffentlichungen u. a.: *Akten. Medientechnik und Recht* (2000); *Geschichtskörper. Zur Aktualität von Ernst H. Kantorowicz* (1998 hrsg. zs. mit W. Ernst); *Widerstände der Systemtheorie. Kulturtheoretische Überlegungen zum Werk von Niklas Luhmann* (1999, hrsg. zs. mit A. Koschorke).

Sigrid Weigel

geboren 1950, studierte Literatur- und Kulturwissenschaften an der Universität Hamburg (Promotion 1977) und habilitierte sich an der Universität Marburg 1986. Zwischen 1984 und 1990 war sie Professorin am Literaturwissenschaftlichen Seminar der Universität Hamburg; von 1990 bis 1993 arbeitete sie im Vorstand des Kulturwissenschaftlichen Instituts am Wissenschaftszentrum Nordrhein-Westfalen. 1992 bis 1998 Professorin am Deutschen Seminar der Universität Zürich. 1998/99 Direktorin des Einstein Forums in Potsdam. Seit 1999 Professorin am Institut für Deutsche Philologie, Allgemeine und Vergleichende Literaturwissenschaft der Technischen Universität Berlin und Direktorin des Zentrums für Literaturforschung. Ihre zahlreichen Publikationen umfassen u. a.: *Flugschriftenliteratur in Berlin* (1978); *Schreiben im Gefängnis* (1982); *Die Stimme der Medusa* (1987); *Topographien der Geschlechter* (1990); *Bilder des kulturellen Gedächtnisses* (1994); *Entstellte Ähnlichkeit. Walter Benjamins theoretische Schriften* (1997); *Ingeborg Bachmann. Hinterlassenschaften unter Wahrung des Briefgeheimnisses* (1999). Jüngere (Mit-)Herausgaben u. a.: *Allegorien und Geschlechterdifferenz* (1995); *50 Jahre danach. Zur Nachgeschichte des Nationalsozialismus* (1995); *Ingeborg Bachmann und Paul Celan – Poetische Korrespondenzen* (1997); *Trauma. Zwischen Psychoanalyse und kulturellem Deutungsmuster* (1999); *Gershom Scholem. Literatur und Rhetorik* (2000); *Lesbarkeit der Kultur. Literaturwissenschaften zwischen Kulturtechnik und Ethnographie* (2000).

Personenregister

Freud, Sigmund 13 f., 81, 86–89, 91, 158, 209 f.,
 229, 231 f., 252, 309, 357, 365
Frey, Hans-Jost 129
Friederike Charlotte Ludovica Luise 259
Friedländer, Salomo 311
Friedrich II. = Friedrich der Große 142
Friedrich II., Stauferkönig 138 f.
Friedrich Wilhelm II. 163
Fumaroli, Marc 94
Fürst, Leonhard 351

Gabrieli, Giovanni 208
Gadamer, Hans-Georg 186
Gaier, Ulrich 95
Garamond, Claude 113
Garber, Marjorie 212
García, Malibran 280
García, Manuel 280
García-Viardot, Pauline 280
Gardthausen, Viktor 137
Geble, Peter 71, 214
Gehlen, Arnold 183
Geißler, Ewald 107 f.
Geitner, Ursula 97, 102, 105–107
Gel, Frantisek 164
George, Stefan 16, 189–191
Georges, Karl Ernst 93
Gessinger, Joachim 258, 260–262, 269, 274
Ghasali, Muhammed Ibn 229
Gikatilla, Rabbi Joseph 45
Gitelmann, Lisa 321
Giustiniani, Vincenzo 203
Gleim, Johann Karl 10
Goebbels, Joseph 192, 350
Goebel, Max 10
Goethe, Johann Wolfgang von 74, 97 f., 111, 210,
 296, 368 f.
Göktürk, Deniz 182
Goldberg, Harvey 52
Gollwitzer, Walter 147
Gombrich, Ernst H. 124 f.
Gomery, Douglas 314
Gomperts, Rebecca 314
Gonzaga, Margherita 199

Gonzaga von Mantua, Guglielmo 203
Goodman, Felicitas D. 17
Goody, Jack X
Göring, Hermann 192
Gossec, François-Joseph 250 f.
Gothein, Marie Luise 272
Göttert, Karl-Heinz XI, 105, 115, 187, 275
Göttsche, Dirk 84
Gottsched, Johann Christoph 94 f.
Gounod, Charles 228
Graham, William A. 38, 48
Grahl, Christian 142
Graves, Robert 189
Greenblatt, Stephen 75, 77
Gregor der Große 218
Grierson, John 352
Griffith, David Wark 364
Grimm, Hans 192
Grimm, Jacob 124, 147, 192 f.
Grimm, Wilhelm 147, 192 f.
Gruenwald, Ithamar 21
Guarducci, Maria 64
Guarini, Anna 199, 202
Guattari, Félix 310
Gulbransson, Olaf 190
Gülke, Peter 154
Gunkel, Hermann 13
Günther, Hartmut 110
Gutenberg, Johannes 93, 110

Haase, Frank 288
Hadamovsky, Eugen 193
Haecker, Theodor 189, 191–193
Häfner, Ralph 97
Hajós, Beatrix 272
Halévy, Jacques 227
Halford, Rob 202
Hallbauer, Friedrich Andreas 95
Hamann, Brigitte 180
Händel, Georg Friedrich 346
Handover, P. M. 112 f.
Hanfstaengel, Ernst 191
Hanisch, Reinhold 180
Harsdörffer, Georg Philipp 95, 102

Morris, William 112, 314, 333.336, 338, 340, 350

Moses Chajim Efrajim von Sudilkow, Rabbi 40, 43

Mosiman, Eddison 9–13

Moulinier, Laurence 228 f.

Mozart, Wolfgang Amadeus 80, 206, 213

Muffs, Yochanan 27

Müller, Adam 100–106, 108, 184, 186 f., 192

Müller, Johannes 280, 294 f.

Müller-Tamm, Pia 273

Münch, Gerhart 328

Münster, Clemens 79, 369

Münsterberg, Hugo 150, 363

Muybridge, Eadweard 308

Nagy, Gregory 55

Nahum, Rabbi Menahem 43, 50

Napoleon 250

Neander, Johann Wilhelm August 8, 12

Nédoncelle, Maurice 118

Neff, Kurt 17

Neher, André 20

Neumann, Gerhard 76, 124

Neupert, H. 280

Nevel, Paul van 207

Newcomb, Anthony 199, 202 f., 205

Newman, Barbara 250

Newton, Sir Isaac 281

Nichols, Edward Leamington 319

Nicklaus, Hans Georg IX

Niehaus, Michael 146

Niehoff, Maren R. 22

Nietzsche, Friedrich 295

Nigal, Gedalyah 35

Novalis = Friedrich von Hardenberg 128

O'Connor, John 225

O'Donnell, James J. 248

Offenbach, Jacques 346

Olender, Maurice 7 f.

Olshausen, Hermann 8, 12

Olson, Harry F. 353

Ong, Walter J. 372

Orr, Linda 135 f., 357

Ortkemper, Hubert 252

Otis, Laura 374

Ovid 80 f., 125, 213, 240

Padoux, André 43, 45

Paganini, Niccolo 208

Page, Christopher 200

Paradis, Maria Theresia von 271

Pardes, H. 44

Parham, Charles Fox 15

Parker, Patricia 130

Parry, Milman 187

Paul, Pastor 15

Paulus, Apostel 4 f., 7, 14, 201, 218

Pauly, August Friedrich 124

Peirce, Charles Sanders 311

Pergolesi, Giovanni Baptista 154

Peri, Jacopo 207, 209

Perlman, Lawrence 20

Pernoud, Régine 250

Perotin 200

Perriault, Jacques 311

Pestalozzi, Johann Heinrich 286, 288, 300

Peter, Daniela 314

Peters, John Durham XI, 292

Peters, Karl 150

Petersen, Julius 192

Petrarca, Francesco 138, 205

Petrus von Vinea 138

Peverara, Laura 199

Pfannkuchen, Antje 312

Pfenninger, Emil 336

Pfenninger, Marianne 314

Pfenninger, Rudolf 313, 315, 323 f., 336–346, 348 f., 351–355

Pfister, Kurt 340

Pfister, Oskar 13–15

Philo von Alexandria 21 f., 25, 46

Phoebus, Rabbi Meschullam 35

Pichl, Robert 84

Pickard-Cambridge, Arthur 70

Picker, Henry 179

Piekarz, Mendel 33, 48

Pignolet de Montéclair, Michel 158

Abbildungsnachweis

Abb. 1   Miniatur: *Ovid: Orpheus und Eurydike*, 1484 (Brügge, Stadtbibliothek) (Bildarchiv Foto Marburg).

Abb. 2   Tizian: *Orpheus und Eurydike* (Nachweiszeit 1492–1576) (Bergamo, Galleria dell' Accademia Carrara) (Bildarchiv Foto Marburg).

Abb. 3   Christian Daniel Rauch: *Eurydike, die der Musik des Orpheus lauscht*, 1833 (Berlin, Nationalgalerie) (Bildarchiv Foto Marburg).

Abb. 4   F. Bartolozzi: *Tancred and Clorinda* (Kupferstich) (Schloßmuseum Sondershausen).

Abb. 5   Textseite aus dem Gebetbuch Kaiser Maximilians, 1513 (aus: Horst Heiderhoff (1971): *Antiqua oder Fraktur?* Frankfurt am Main, Abb. 12) (Fotostelle Universität zu Köln).

Abb. 6   Textseite aus *Specimen des Nouveaux Caractères* des P. Didot (Paris 1819) (aus: Horst Heiderhoff (1971): *Antiqua oder Fraktur?* Frankfurt am Main, Abb. 8) (Fotostelle Universität zu Köln).

Abb. 7   Athanasius Kircher: Musurgia universalis, Rom 1650, Tom. Abb. 15.

Abb. 8   Jacques Louis David: *Schwur im Ballhaus am 20. Juni 1789*, 1790 (Louvre).

Abb. 9   Die Guillotine (aus: Henri Sanson (1985): *Tagebücher der Henker von Paris 1685–1847*, hg. von Eberhard Wesemann und Knut-Hannes Wettig, Bd. 2, München).

Abb. 10   Heinrich Hoffmann: »*Hitler spricht!*«, Massenveranstaltung der NSDAP im Zirkus Krone, München 1923 (aus: Rudolf Herz (1994): Hoffmann & Hitler. Fotografie als Medium des Führer-Mythos, München, S. 141).

Abb. 11–14 Heinrich Hoffmann: *Adolf Hitler*, 1927 (aus: Rudolf Herz (1994): Hoffmann & Hitler. Fotografie als Medium des Führer-Mythos, München, S. 110 f.).

Abb. 15   Cover: H. O. Burggel (1921): *Wie werde ich Redner?* Dresden.

Abb. 16   Karikatur aus *Der Wahre Jacob*, Berlin, November 1931.

Abb. 17   Olaf Gulbransson: *Der ewige Trommler*, aus *Simplicissimus*, 22. Januar 1933.

Abb. 18   David Low: *The man who hears voices*, (aus: David Low (1946): Years of Wrath, New York).

Abb. 19   Struve: *Vox Populi*, aus *Daily Express*, London, 4. März 1933.

Abb. 20   Buchillustration aus *Practica copiosa* von Caspar Stromayr, 1559 (aus: Piotr O. Scholz (1997): *Der entmannte Eros. Eine Kulturgeschichte*, Düsseldorf und Zürich, Abb. 18).

Abb. 21   Tizian: *Venus und der Orgelspieler mit Cupido*, 1548 (Prado).

Abb. 22   Hieronymus Bosch: *Garten der Lüste*, rechter Flügel, ca. 1500 (Prado).

Abb. 23 Wolfgang von Kempelen: Illustration des Verhältnisses der Öffnungsgrade von Zungenkanal und Mundöffnung bei der Bildung von Vokalen (aus: Kempelen (1791): *Mechanismus der menschlichen Sprache nebst der Beschreibung seiner sprechenden Maschine*, Wien, S. 194).

Abb. 24 Die verschiedenen Tuben der Vokalmaschine Kratzensteins (aus: Eli Fischer-Jørgensen (1979): »A Sketch of The History of Phonetics in Denmark until the Beginning of the 20th Century«. In: *Annual Rep. Inst. Phonet., Univ. Kopenhagen*, Vol. 13, S. 135–169, hier S. 144).

Abb. 25 Details der Sprechmaschine Kempelens (aus: Kempelen (1791): *Mechanismus der menschlichen Sprache nebst der Beschreibung seiner sprechenden Maschine*, Wien, S. 428).

Abb. 26 Das Innere der Sprechmaschine Kempelens (aus: Kempelen (1791): *Mechanismus der menschlichen Sprache nebst der Beschreibung seiner sprechenden Maschine*, Wien, S. 439).

Abb. 27 Konstruktion des Freiherrn Josef Friedrich zu Racknitz: Modell des Schachtürken (aus: Racknitz (1789): *Ueber den Schachspieler des Herrn von Kempelen und dessen Nachbildung*, Leipzig, Dresden).

Abb. 28 Wolfgang von Kempelen: Veränderungen des Ansatzrohres bei der Produktion der Laute b und d (aus: Kempelen (1791): *Mechanismus der menschlichen Sprache nebst der Beschreibung seiner sprechenden Maschine*, Wien, S. 252).

Abb. 29 Aus: Kempelen (1791): *Mechanismus der menschlichen Sprache nebst der Beschreibung seiner sprechenden Maschine*, Wien, S. 76.

Abb. 30 »Ein Tonstreifen wird von Rudolf Pfenninger gezeichnet. Die Kurve wird nach Tonhöhe und Lautstärke ausgerechnet und aufgezeichnet.« Photo und Beschreibung vom Presse-Dienst der Bayerischen Film-Gesellschaft, Oktober 1932.

Abb. 31 »Klangfiguren«, aus: Ernst Florens Friedrich Chladni (1802): *Die Akustik*, Leipzig, Tafel XX.

Abb. 32 »Photographische Aufzeichnung einer Stimme«, aus: Du Moncel (1879): The Telephone, the Microphone and the Photograph, New York, S. 254.

Abb. 33 »Nadelton«: Vergrößerungen von Grammophonspuren.

Abb. 34 »Schreibender Engel« – Schutzmarke der Deutschen Grammophon AG bis 1909.

Abb. 35 Ornamentrollen von Oskar Fischinger zur synthetischen Tonerzeugung, circa 1932/33. Fischinger Nachlaß, Iota Center, Los Angeles.

Abb. 36 »Im Tonleitarchiv. An Hand der Partitur werden die benötigten Töne zur Aufnahme ausgesucht.« Photo und Beschreibung vom Presse-Dienst der Bayerischen Film-Gesellschaft, Oktober 1932.

Abb. 37 »So sieht die tönende Handschrift Rudolf Pfenningers aus.« Photo und Beschreibung vom Presse-Dienst der Bayerischen Film-Gesellschaft, Oktober 1932.

Abb. 38 »Der Erfinder bei der fotografischen Aufnahme der gezeichneten Tonbilder.« Photo und Beschreibung vom Presse-Dienst der Bayerischen Film-Gesellschaft, Oktober 1932.